U0188902

RICH's VASCULAR TRAUMA

RICH 血管创伤外科学

原著　[美] Todd E. Rasmussen　　[英] Nigel R.M. Tai　　主译　郭 伟

中国科学技术出版社
·北 京·

图书在版编目（CIP）数据

RICH 血管创伤外科学：原书第 4 版 /（美）托德·E. 拉斯穆森 (Todd E. Rasmussen),（英）奈杰尔·R.M. 塔伊 (Nigel R.M. Tai) 原著；郭伟主译 . -- 北京：中国科学技术出版社 , 2025. 1. -- ISBN 978-7-5236-1068-8

Ⅰ . R654

中国国家版本馆 CIP 数据核字第 20247NH163 号

著作权合同登记号：01-2024-1165

策划编辑　王久红　孙　超
责任编辑　张凤娇
装帧设计　华图文轩
责任印制　徐　飞

出　　版　中国科学技术出版社
发　　行　中国科学技术出版社有限公司
地　　址　北京市海淀区中关村南大街 16 号
邮　　编　100081
发行电话　010-62173865
传　　真　010-62179148
网　　址　http://www.cspbooks.com.cn

开　　本　889mm×1194mm　1/16
字　　数　679 千字
印　　张　26
版　　次　2025 年 1 月第 1 版
印　　次　2025 年 1 月第 1 次印刷
印　　刷　北京博海升彩色印刷有限公司
书　　号　ISBN 978-7-5236-1068-8/R·3349
定　　价　238.00 元

Elsevier（Singapore）Pte Ltd.

3 Killiney Road, #08-01 Winsland House Ⅰ, Singapore 239519

Tel:（65）6349-0200; Fax:（65）6733-1817

注　意

译者名单

主　　译　郭　伟

副 主 译　曲乐丰　陆清声　郝迎学　容　丹

译　　者　（以姓氏笔画为序）

马冀青　丰　蕊　王少凡　王春安生　牛泽林　吉雨金　毕现茹

朱　江　乔　健　伍尚至　刘　鹏　刘芳冰　刘星华　孙　伟

李　渔　李　超　李大志　杨世伟　肖　煜　肖钰宣　吴　彪

吴雅妮　邹思力　郑熙川　张荣杰　陈诗翰　周发权　胡玮麟

唐　力　梁博文　董译文　韩国靖　韩建民　赖以任　魏小龙

内容提要

本书引进自 ELSEVIER 出版集团，聚焦血管损伤领域的全新治疗进展，详尽介绍了血管损伤的分类、诊断、治疗和预后等内容。全书共五篇 37 章，先着重介绍了外周血管损伤的基础知识，包括发展历史、流行病学及诊断治疗的基础理论，然后聚焦救治技术，深入剖析了各类技术及器械（如常规器材、复苏性主动脉球囊阻断术、选择性主动脉弓灌注、体外器官支持等）在血管损伤救治中的应用，接下来对不同部位血管损伤的处理原则、手术要点及术后护理进行了详尽讲解，并分享了来自多个国家的血管损伤救治现状，帮助读者拓展国际视野。本书内容全面，图表丰富，紧跟前沿，可供国内从事血管损伤相关专业的临床医师借鉴。

补充说明

本书收录图表众多，其中部分图表存在第三方版权限制的情况，为保留原文内容的完整性，存在第三方版权限制的图表均以原文形式直接排录，不另做中文翻译，特此说明。

原书参编者

原 著

Todd E. Rasmussen, MD, FACS
Colonel（Ret.）USAF MC
Professor of Surgery and Senior Associate Consultant
Division of Vascular and Endovascular Surgery
Mayo Clinic
Rochester, Minnesota

Nigel R.M. Tai, MB, BS, MS, FRCS
Colonel, Late RAMC
Consultant Trauma & Vascular Surgeon
Royal Centre for Defence Medicine（Research & Clinical Innovation）
HQ Defence Medical Services
Birmingham, United Kingdom;
Vascular Clinical Lead
Barts Health NHS Trust
London, United Kingdom

参编者

Christopher Aylwin, MBBS, MA, FRCS
Consultant Vascular and Trauma Surgeon
Major Trauma Centre
Imperial College Healthcare NHS Trust
London, United Kingdom

Ed B.G. Barnard, BM, BS, BMedSci（Hons）, PhD, FRCEM, FIMC, RCSEd
Senior Lecturer
Academic Department of Military Emergency Medicine
Royal Centre for Defence Medicine (Research & Clinical Innovation)
Birmingham, United Kingdom;
Honorary Consultant in Emergency Medicine
Cambridge University Hospitals NHS Foundation Trust
Cambridge, United Kingdom

Andriy I. Batchinsky
Director, Autonomous Reanimation and Evacuation Program
Brooks City Base
San Antonio, Texas;
Senior Principal Investigator
The Geneva Foundation
Tacoma, Washington;
Manager, Extracorporeal Life Support Capability Area
U.S. Army Institute of Surgical Research
Battlefield Health and Trauma Research Institute
Fort Sam Houston, Texas

Kenneth Boffard, MB, BCh, FRCS, FRCS（Edin）, FRCPS（Glas）, FCS（SA）, FACS
Professor Emeritus
Department of Surgery
University of the Witwatersrand
Johannesburg, South Africa;
Professor and Academic Head
Trauma and Critical Care
Milpark Academic Trauma Centre
Johannesburg, South Africa

Jeremy W. Cannon, MD
Associate Professor of Surgery
Department of Surgery
Perelman School of Medicine at the University of Pennsylvania
Philadelphia, Pennsylvania;
Adjunct Associate Professor of Surgery
Department of Surgery
Uniformed Services University of the Health Sciences
Bethesda, Maryland

Ravi Chauhan, FRCA, FCAI, MBChB, Dip IMC, RCSEd
Intensive Care and Anaesthesia Consultant
Intensive Care
Royal Centre of Defence Medicine
Birmingham, United Kingdom

Kenneth J. Cherry, MD
Edwin P. Lehman Professor of Surgery

Emeritus University of Virginia Medical Center Charlottesville, Virginia;
Consultant, Sentara Vascular Specialists Sentara Norfolk General Hospital Eastern Virginia Medical School
Norfolk, Virginia

Kevin K. Chung, MD
Professor and Chair
Department of Medicine
Uniformed Services University of the Health Sciences
Bethesda, Maryland

Ian D. Civil, MBChB, FRACS, FACS
Director of Trauma Services
Auckland City Hospital
Auckland, New Zealand

Jon Clasper, CBE, DSc, DPhil, DM, LLM, FRCSEd（Orth）
Professor Emeritus & Consultant Orthopaedic Surgeon
Visiting Professor in Bioengineering
Imperial College London;
Clinical Lead
The Royal British Legion Centre for Blast Injury Studies
London, United Kingdom

William Darrin Clouse, MD
Professor of Surgery
Chief, Division of Vascular & Endovascular Surgery

University of Virginia
Charlottesville, Virginia

Lazar B. Davidovic, MD, PhD, FETCS
Head of the Clinic
Clinic for Vascular and Endovascular
  Surgery
Clinical Center of Serbia
Belgrade, Serbia;
Full Professor of Vascular Surgery
Faculty of Medicine
University of Belgrade
Belgrade, Serbia

David L. Dawson, MD
Clinical Professor
Texas A&M University
Temple, Texas;
Vascular Surgeon
Baylor Scott & White Health
Temple, Texas

Demetrios Demetriades, MD, PhD, FACS
Professor of Surgery
University of Southern California
Los Angeles, California

Joseph J. Dubose, MD, Col, MC, USAF
Professor of Surgery
University of Maryland School of Medicine
Baltimore, Maryland;
Director, C-STARS
R Adams Cowley Shock Trauma Center
University of Maryland Medical Center
Baltimore, Maryland

Philip M. Edmundson, MD
Division of Trauma and Emergency Surgery
UT Health San Antonio
San Antonio, Texas

Timothy Fabian, MD
Professor Emeritus
University of Tennessee Health Science
  Center
Memphis, Tennessee

David V. Feliciano, MD
Clinical Professor
Department of Surgery
University of Maryland School of Medicine
Baltimore, Maryland;
Attending Surgeon
Shock Trauma Center
University of Maryland Medical Center
Baltimore, Maryland

Charles James Fox, MD
Associate Professor of Surgery
Baltimore Shock Trauma Center Division of
  Vascular
Surgery
University of Maryland School of Medicine
Baltimore, Maryland

Michaela Gaffley, MD
General Surgery Resident
Wake Forest University School of Medicine
Winston-Salem, NC, United States

Shaun M. Gifford, MD, MS, RPVI
Chief, Vascular Surgery
David Grant Medical Center
Travis Air Force Base
California

Elon Glassberg, MD, MHA, MBA
Medical Corps Israeli Defense Forces
Bar-Ilan University Faculty of Medicine
Safed
Israel
The Uniformed Services University of the
  Health Sciences
Bethesda, Maryland

Peter Gogalniceanu, MEd, FRCS
Senior Surgical Registrar
Departments of Trauma and Vascular
  Surgery
The Royal London Hospital
London, United Kingdom

Matthew A. Goldshore
Department of Surgery
Perelman School of Medicine at the University
  of Pennsylvania
Philadelphia, Pennsylvania

Eitan Heldenberg, MD
Head Department of Vascular Surgery
Hillel Yaffe Medical Center
Hadera, Israel

Joseph A. Herrold, MD, MPH
Assistant Professor
R Adams Cowley Shock Trauma Center
Baltimore, Maryland

Shehan Hettiaratchy, MA, DM, FRCS (Plast)
Lead Surgeon
Imperial College Healthcare NHS Trust
St Mary's Hospital
London, United Kingdom

Tal M. Hörer, MD, PhD
Associate Professor Surgery
Department of Cardiothoracic and Vascular
  Surgery
Örebro University Hospital and Univeristy
Faculty of Life Sceince
Örebro, Sweden

Kenji Inaba, MD, FACS
Professor of Surgery
University of Southern California
Los Angeles, California

**Robert H. James, BSc, FRCEM, FIMC,
RCSEd, RAF**
Consultant in Emergency Medicine & Pre-

hospital Emergency Medicine
JHG (SW), University Hospitals Plymouth
& Devon Air Ambulance;
Honorary Lecturer in Military Emergency
  Medicine and Pre-hospital
Retrieval and Transfer Medicine
Royal Centre for Defence Medicine &
University of Plymouth
Devon, United Kingdom

Jan O. Jansen, MBBS, PhD
Center for Injury Sciences, Department of
  Surgery
University of Alabama at Birmingham
Birmingham, Alabama

Donald H. Jenkins, MD
Professor of Surgery, Division of Trauma
  and Emergency Surgery
UT Health San Antonio
San Antonio, Texas;
Betty and Bob Kelso Distinguished Chair in
  Burn and
Trauma Surgery
Division of Trauma and Emergency Surgery
Associate Deputy Director, Military Health
  Institute
Division of Trauma and Emergency Surgery
UT Health San Antonio
San Antonio, Texas

**Michael Jenkins, BSc, MS, FRCS, FRCS,
  FEBVS**
Consultant Vascular Surgeon
Regional Vascular Unit
Imperial College
Healthcare NHS Trust
London, United Kingdom

David S. Kauvar, MD, MPH
Vascular Surgery Service
Brooke Army Medical Center
Fort Sam Houston, Texas;
Associate Professor
Department of Surgery
Uniformed Services University of the Health
  Sciences
Bethesda, Maryland

Alexander Kersey, MD
General Surgery Resident
Walter Reed National Military Medical
  Center
Bethesda, Maryland

Alexis Lauria, MD
General Surgery Resident
Walter Reed National Military Medical
  Center
Bethesda, Maryland

Gregory A. Magee, MD, MSc
Assistant Professor of Surgery

Department of Surgery
University of Southern California
Los Angeles, California

James E. Manning, MD
Professor of Emergency Medicine (Ret.)
Emergency Medicine
University of North Carolina
Chapel Hill, North Carolina

Miroslav Markovic, MD, PhD, FETCS, FIUA
Professor of Surgery
Faculty of Medicine
University of Belgrade
Belgrade, Serbia;
Vascular Surgeon
Clinic for Vascular and Endovascular Surgery
Clinical Center of Serbia
Belgrade, Serbia

Ernest E. Moore, MD
Distinguished Professor and Vice Chair for Research
University of Colorado Denver
Denver, Colorado;
Director of Research
Surgery
Ernest E Moore Trauma Shock Center
Denver, Colorado

Laura J. Moore, MD
Professor of Surgery & Chief of Surgical Critical Care
The University of Texas McGovern Medical School
Houston, Texas;
Medical Director
Shock Trauma Intensive Care Unit
The Red Duke Trauma Institute
Memorial Hermann Hospital—Texas Medical Center
Houston, Texas

Jonathan J. Morrison, PhD, FRCS, FEBVS, FACS
Assistant Professor and Chief of Endovascular
Surgery
R Adams Cowley Shock Trauma
University of Maryland
Baltimore, Maryland

Sanjeewa Heman Munasinghe, RWP, RSP, VSV, USP, MBBS, MD, FSLCR
Secretary to the Ministry of Health and Indigenous
Medical Services
Colombo, Sri Lanka;
Consultant Radiologist
Army Hospital
Colombo, Sri Lanka

Rossi Murilo, superior, mestrado
Professor of Surgery
University of Valença School of Medicine
Valença-UNIFAA
Rio de Janeiro, Brazil;
Director Executive of FES
State Health Foundation
Rio de Janeiro, Brazil;
Master's
Vascular Surgery UFRJ (Federal University of Rio de Janeiro)
Rio de Janeiro, Brazil

David M. Nott
Consultant Vascular and Trauma Surgeon
Regional Vascular Unit and Major Trauma Centre
Imperial Healthcare NHS Trust
London, United Kingdom

Carlos A. Ordoñez, MD, FACS
Chief, Division of Trauma and Acute Care Surgery
Fundación Valle del Lili
Cali, Colombia;
Professor of Surgery, Trauma and Critical Care
Trauma and Acute Care Surgery Fellowship
Universidad del Valle
Cali, Colombia

Allan Pang, MBChB, FRCA
Academic Department Military Anaesthesia and Critical Care
Royal Centre for Defence Medicine
Birmingham, United Kingdom;
Specialist Anaesthesia Trainee
Anaesthestic Department
James Cook University Hospital
Middlesbrough, United Kingdom

Michael W. Parra, MD
Trauma Research Director
Trauma-Critical Care
Broward Health Level I Trauma Center
Fort Lauderdale, Florida

Douglas M. Pokorny, MD
Division of Trauma and Emergency Surgery
UT Health San Antonio
San Antonio, Texas

Rina Porta, MD, PhD
Vascular Interventionist Radiology
Vascular Surgery
Department of Vascular and Endovascular Surgery
Clínicas Hospital—School of Medicine University of São Paulo—FMUSP
São Paulo, Brazil

Brandon W. Propper, MD
Vascular Surgery Program Director

Walter Reed National Military Medical Center
Associate Professor of Surgery
Uniformed Services University
Bethesda, Maryland

Amila Sanjiva Ratnayake, MBBS, MS
Consultant General Surgeon
Military Hospital
Colombo, Sri Lanka;
Adjunct Associate Professor
Uniformed Services University of the Health Sciences
Bethesda, Maryland

Viktor A. Reva, MD, PhD
Assistant Professor
Department of War Surgery
Kirov Military Medical Academy
Saint-Petersburg, Russian Federation;
Assistant Professor
Department of Polytrauma
Dzhanelidze Research Institute of Emergency Medicine
Saint-Petersburg, Russian Federation

Norman Minner Rich, MD, DMCC
Professor Emeritus in Surgery
USU Walter Reed Surgery
Uniformed Services University of the Health Sciences
Bethesda, Maryland

Igor M. Samokhvalov, MD, PhD, Prof., Colonel MC (Ret)
Deputy Chief Surgeon of the Russian Army
Ministry of Defense of the Russian Federation
Moscow, Russian Federation;
Professor and Chair
Department and Clinic of War Surgery
Kirov Military Medical Academy
Saint-Petersburg, Russian Federation;
Senior Scientific Researcher
Department of Polytrauma
Dzhanelidze Research Institute of Emergency Medicine
Saint-Petersburg, Russian Federation

James B. Sampson, MD
Colonel USAF MC
Air Force Medical Readiness Agency
San Antonio, Texas

Stephanie Savage, MD, MS
Professor of Surgery
Department of Surgery
University of Wisconsin
Madison, Wisconsin

Thomas M. Scalea, MD, FACS
Francis X. Kelly Professor of Trauma Surgery, Director of Program in Trauma, Physician-in-Chief

The University of Maryland School of Medicine
R Adams Cowley Shock Trauma Center
Baltimore, Maryland

David Schechtman, MD
General Surgery Resident
Department of General Surgery
Brooke Army Medical Center
San Antonio, Texas;
Teaching Fellow
Department of Surgery
Uniformed Services University
Bethesda, Maryland

Daniel J. Scott, MD, RPVI
Deputy Chief, Vascular Surgery
San Antonio Military Medical Center
Texas

Niten Singh, MD
Professor of Surgery
Division of Vascular Surgery
University of Washington
Seattle, Washington

Michael J. Sise, MD , FACS
Senior Trauma and Vascular Surgeon
Scripps Mercy Hospital
San Diego, California

Jason E. Smith, MBBS, MSc, MD, FRCP, FRCEM
Consultant in Emergency Medicine
Defence Medical Services
United Kingdom;
Defence Professor of Emergency Medicine
Academic Department of Military Emergency Medicine
Royal Centre for Defence Medicine
Birmingham, United Kingdom;
Honorary Consultant in Emergency Medicine
Emergency Department
University Hospitals Plymouth NHS Trust
Plymouth, United Kingdom

Ian J. Stewart, MD
Deputy Vice Chair of Research
Department of Medicine
Uniformed Services University of the Health Sciences

Bethesda, Maryland

Peep Talving, MD, PhD, FACS
Professor of Surgery
Institute of Clinical Medicine
University of Tartu
Tartu, Estonia;
Director
Division of Acute Care Surgery
North Estonia Medical Center
Tallinn, Estonia

Sujeewa P.B. Thalgaspitiya, MBBS, MS
Head, Senior Lecturer
Department of Surgery
Faculty of Medicine and Allied Sciences
Rajarata University of Sri Lanka
Anuradhapura, Sri Lanka;
Consultant Surgeon
Teaching Hospital Anuradhapura
Anuradhapura, Sri Lanka

Rebecca Joy Ur, MD
Vascular Surgery
Vascular Institute of the Rockies
Denver, Colorado

Pirkka Vikatmaa, MD, PhD
Section Chief Vascular Emergencies
Department of Vascular Surgery
Helsinki University Hospital and University of Helsinki
Helsinki, Finland

Matthew Vuoncino, MD
Integrated Vascular Surgery Resident
University of California—Davis and Travis Air Force Base
Sacramento, California

Carl Magnus Wahlgren, MD, PhD
Chief, Senior consultant
Department of Vascular Surgery
Karolinska University Hospital
Adjunct Professor
Karolinska Institute
Stockholm, Sweden

Fred A. Weaver, MD, MMM
Professor and Chief

Division of Vascular Surgery and Endovascular Therapy
Keck School of Medicine, University of Southern California
Los Angeles, California

Joseph M. White, MD, FACS, FSVS
Associate Professor of Surgery
The Department of Surgery
Uniformed Services University of the Health Sciences and Walter Reed National Military Medical Center
Bethesda, Maryland

Paul W. White, MD
Program Director, Vascular Surgery Fellowship
Walter Reed National Military Medical Center
Bethesda, Maryland;
Associate Professor
Uniformed Services University of the Health Sciences
Bethesda, Maryland
Consultant to the Surgeon General for Vascular Surgery
United States Army

Timothy K. Williams, MD
Associate Professor
Vascular and Endovascular Surgery
Wake Forest Baptist Health
Winston-Salem, NC, United States

Tom Woolley, MD, FRCA, MBBS
Defence Professor
Anaesthetics and Critical Care
Academic Department Military Anaesthesia and Critical Care
Royal Centre for Defence Medicine
Birmingham, United Kingdom

Jeniann A. YI, MD, MSCS
Senior Fellow
Department of Surgery
University of Colorado Anschutz Medical Campus
Aurora, Colorado

原书序一

终有一天，这部出版于 2022 年关于血管损伤治疗最全面的经典著作，将从世界各地医学院校课程的书架上转移到安静的医学图书馆。书中所探讨的新兴热点问题将得到解决并融入临床主流。书中各章所述的创新和新评估方法将成为常规方法，不断更新的治疗流程也将被整合并作为标准实施。为弥补现有能力的不足而制订新管理策略的呼声也将得到回应。血管外科作为 10 个外科亚专科中最年轻的一个，其发展潜力将得到充分发挥。

全新第 4 版及之前的三个版本为这一学科的发展提供了基础教材。当前一版本最终被后一版本取代时，其自身的价值也将发生转变。此时，它的内容将承担不同的责任，即为现代血管外科的创建提供权威的历史记录。每一个修订版都有助于完成一项极具挑战性的任务，即对一门错综复杂、技术性极强并以空前速度发展起来的外科专业进行集中、持续的追踪研究。此外，全新第 4 版还具有真正的国际视角，本版从血管专家的研究中汲取了不同地区和国家的特色，进而为该学科的全球发展做出贡献。

该部著作对血管专家来说至关重要，同时医学历史学家也对其特别感兴趣。它对过往的实践给予了尊重，而正是这些实践最终凝聚成了血管外科的学科规范和血管损伤治疗的指南。回顾历史可以撷取到血管修复领域军民融合的迹象，军医在战争时期所创立的实践疗法往往在和平时期得到巩固和发展，这是血管外科的一个有趣的演进规律。尽管军事伤亡的规模和速度前所未有，但野战手术的经验教训可以被学习、传播并持续应用于民用实践中。在医疗领域，很少能看到在过渡时期仍能保持稳定的进展，而之所以能维持这种现象的关键是临床医生和患者对存活率的期望均有了显著提高，并且持续不减。这项工作为学科进步和良好的历史实践提供了证据和典范。同时也提示我们，当生存的利害关系被重新谈判时，有一些责任需要得到尊重。

无论身处哪个世纪，无论血管损伤的发生机制如何，其中有一件事恒定不变，那就是无论是意料之外还是预料之中的幸存者，都会试图了解他们生命得以挽救的过程。这是我们认为这项工作值得进一步考虑的一个有益的方面。*Rich's Vascular Trauma* 能够促进学科发展、历史反思，最重要的是，它能够解答患者在存活之后提出的最重要、最复杂的问题——"我到底经历了什么"。

Emily Mayhew[①]
Imperial College London, 2021
Harry Parker[②]
London, 2021

---

① Emily Mayhew，帝国理工学院生物工程系爆炸伤害研究中心的驻校历史学家。主要作品包括 *Wounded: From Battlefield to Blighty*（1914—1918），由 Vintage 出版社出版；*The Four Horsemen: War, Pestilence, Famine and Death and the Hope of a New Age*，由 Riverrun 出版社出版。

② Harry Parker，作家兼艺术家，现居伦敦。他 23 岁时加入英国军队，2007 年在伊拉克服役，2009 年在阿富汗服役，担任第 4 营步枪队的上尉。他的处女作 *Anatomy of a Soldier* 由 Faber & Faber 出版社出版。

原书序二

进入 21 世纪的最初 20 年，美国、英国和其他盟国的军事外科界展现了坚定的决心和创新的精神，敢于面对血管损伤所带来的危及生命和躯体功能的挑战。在阿富汗战争和伊拉克战争期间，得益于空中优势与先进的现场和中途救治技术，伤员能够迅速撤离到战区内的外科中心。而病情稳定的患者则被迅速送回半个地球之外的国内部队医院。

军事外科医生应用美国国家医学院所提出的"集中经验主义"方法成功解决了一些血管损伤难题[①]。新型止血带、平衡血制品输注、损伤控制手术（包括使用临时血管分流术）、选择性静脉和胫动脉修复等成为战争期间的标准治疗方法。同时，还首次采用了封闭式负压伤口敷料来控制血管损伤后软组织损伤，并在一线外科医院将血管腔内器械应用于特定的损伤模式。

由于无法对这些疗法进行传统的随机对照研究，外科医生只能依靠登记研究和国际合作来探求真实世界数据，并不断改进提升治疗体系。在此期间，基于现有的最佳证据，以及与平民外科医生的交流沟通，对血管损伤的军用技术和方案进行了细致审议和调整[①]。

现如今的挑战是如何保持自 21 世纪初以来在血管损伤救治方面所取得的进展。2015 年，时值伊拉克战争和阿富汗战争结束之际，*Rich's Vascular Trauma, 3E* 出版，该版本相对曾经的版本取得了很大进展。6 年后，这部经过精心修订的第 4 版更新了许多值得称道的内容，我们需要这些方法来规避所谓的"Walker Dip"[②]，即和平时期或战争间歇期的军事外科手术准备能力出现衰退，而这种衰退的代价将由未来战争中的伤员承担。我们比以往任何时候都更加确信，解决这一难题的关键在于肩负外科救治责任的相关各方，如平民、军事外科从业人员、血管损伤外科医生、院前和院内专家、世界卫生组织人员、人道主义者和军事人员等，跨越国界的合作和共同努力。

我们很高兴地看到，全新第 4 版再次汇集了众多才华横溢的从业者和领导者的贡献，他们将最先进的技术见解与来之不易的智慧相结合，从各种实践环境中汲取智慧。这种方法得到了血管外科学会的认可和采纳。美国空军与军队服务大学的 Todd Rasmussen 是一位有效的领导者、榜样和受人尊敬的导师，他与英国陆军和英国国防医疗服务部的 Nigel Tai 建立了有效的合作关系，这种合作关系源于最近的战争，已为这部教科书的两个版本提供了编写支持。

两位主编延续了 Frank Spencer、Ken Mattox 及 Asher Hirschberg 等先驱者的重要工作，他们的工作是站在前人的肩膀上完成的。这些撰稿人坚守并延续了 Michael E. DeBakey、Carl W. Hughes 等在第二

[①] National Academies of Sciences, Engineering, and Medicine. *A National Trauma Care System: Integrating Military and Civilian Trauma Systems to Achieve Zero Preventable Deaths After Injury*. Washington, DC: National Academies Press; 2016.

[②] Expounded on at the 2013 meeting of the Military Health Services Research Symposium meeting in Fort Lauderdale, FL using the example of the Crimean War to illustrate his point. The phenomenon can be found in almost all historical antecedents. *Military Med*. 2014;179:477-482.

次世界大战、朝鲜战争和越南战争，以及 Colonels Todd Rasmussen 上校[①]和 Nigel Tai 上校从服役经历中所得出的经验。

最后，向我们的朋友、军事外科同事、外科医生 Alasdair Walker 海军中将表示敬意，他于 2019 年去世。Walker 将军在美国军医大学完成了他的外科研究，是本书第 3 版的核心顾问和撰稿人。作为英国武装部队的军医处长，他不懈努力，以求减轻他所定义的现象（Walker Dip）的潜在影响。Walker 将军是军事外科界的一头雄狮，从 1982 年的南大西洋战争到 2009 年阿富汗赫尔曼德省的战争，他具有无与伦比的品格和职业经验。尽管 Walker 将军声名远扬，并已晋升为最高级别的军事领导人，但他与人交谈朴实无华，在指导过程中能宽慰人心，得到了年轻一代内科医生和外科医生的广泛拥护。他的逝世是当代和后代外科医生及伤员的损失。

毫无疑问，*Rich's Vascular Trauma, 4E* 所取得的成功，在很大程度上是 Walker 将军不懈努力的结果，他不断增强并维系了许多国家及军队之间的外科纽带。他为我们留下了丰富的友谊遗产，该版本及未来的版本必将利用这些遗产造福更多的伤员。

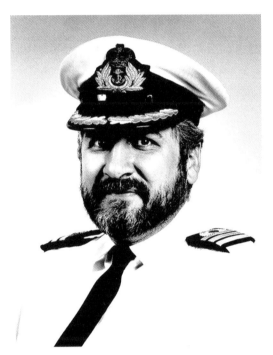

▲ Alasdair Walker 海军中将（1956 年 6 月 22 日至 2019 年 6 月 1 日），大英帝国司令勋章获得者，大英帝国官佐勋章获得者，皇家外科荣誉医师，皇家外科医学院院士，皇家海军

Alasdair Walker 在 1979 年毕业于格拉斯哥大学。1982 年马岛战争期间，他被派驻南大西洋；2003 年在伊拉克战争期间，他领导前线外科突击队 2 队；2009 年，他成为堡垒营三级医院的资深外科医生。其后担任的主要职务包括医疗主任（2009 年）、外科医生医疗政策与作战能力主任（2011 年）、国防部卫生参谋长助理（2014 年）、海军医疗主任及军医总长（2015 年）。2019 年 5 月，他作为海军中将从英国皇家海军退役。此照片为其 1992 年于美国马里兰州贝塞斯达市健康科学统一服务大学外科系任国际学者时拍摄

① Rich NM, Carl W, Hughes CW, De Bakey ME. Recognition of Air Force surgeons at Wilford Hall Medical Center-supported 332nd EMDG/Air Force Theater Hospital, Balad Air Base, Iraq. *J Vasc Surg*. 2007;46(6):1312-1313.

译者前言

自 1978 年 *Rich's Vascular Trauma* 问世以来，该书凭借丰富且极具历史意义的内容、切实可行的临床实践价值，成为血管损伤领域的经典之作。此书系统梳理了军事与平民血管损伤的发展历程、诊疗技术发展及并发症的处理方法，涵盖了从基础理论到临床实践的各个方面。

全新第 4 版在前三版的基础上进行了全面更新与修订，系统总结了 6 年来血管损伤领域的最新治疗进展，不仅对外周血管损伤的救治历史、损伤机制、诊断及治疗进行了系统阐述，并着重对各部位血管损伤的手术治疗进行了由浅入深的介绍，同时纳入了该领域新技术与新器械的应用，极具针对性和实用性。值得一提的是，全新版本更加注重国际化视角，分享了来自全球五大洲 11 个国家的最新血管损伤救治经验。

对读者和学术界而言，本书具有深远的影响。它不仅为医学生与临床医生提供了全面的学习教材，还为血管损伤学的研究与实践提供了新的视角与思路。相信该译著的出版有利于我国青年医师对基础知识的掌握、血管损伤救治流程的优化、手术质量的提高。

翻译过程中，如何精准转换专业术语、准确阐述复杂的医学概念，以及如何既忠实表达原著思想又符合中文读者的阅读习惯，是我们面临的最大挑战。为此翻译组经过多轮审校，以求做到简明扼要、通俗易懂、准确无误，如书中存有不妥之处，敬请广大读者批评指正。

在此，我们特别感谢所有参与本书翻译和出版的同仁，感谢原著者们的杰出贡献，感谢中国科学技术出版社对我们工作的支持，感谢广大读者的信任。

郭 伟

补充说明

书中参考文献条目众多，为方便读者查阅，已将本书参考文献更新至网络，读者可扫描右侧二维码，关注出版社医学官方微信"焦点医学"，后台回复"9787523610688"，即可获取。

目 录

绪篇 写给住院医师
Surgical Trainee's Perspective

ALEXANDER KERSEY   ALEXIS LAURIA **著**
韩建民 **译**

本章简要概述本书中的部分章节内容，旨在方便住院医师应用。对于所选的每一章，都包括概述（突出章节背景）、手术步骤（详细介绍患者评估及处置顺序）和治疗策略（实用提示：什么该做和什么不该做），帮助住院医师做出正确决策，以求患者获得最佳临床结局。

这部分内容有助于住院医师在繁忙的工作期间快速掌握血管损伤基础知识，协助他们在短时间内对相关章节进行更全面的复习。

一、损伤控制性复苏（见第 5 章和第 6 章）

（一）概述

- 损伤控制性复苏（damage control resuscitation，DCR）始于院前阶段，并且贯穿于患者进入急诊科（emergency department，ED）、介入放射科（interventional radiology，IR）或手术室、重症监护病房全过程。
- DCR 优先使用止血带、止血敷料、临时手术［如复苏性主动脉球囊阻断术（resuscitative endovascular balloon occlusion of the aorta，REBOA）］和平衡血制品输注，以减轻出血和休克所带来的影响。
- DCR 强调恢复生理功能后进行手术。

（二）手术要点

- 急诊室准备至关重要：召集团队成员、角色分工、预演可能出现的情况、设备和药品的准备、预备血液制品、穿戴个人防护设备、预先告知后续转入科室（手术室、介入放射科、重症监护室等）和预计所需的会诊科室。
- 在 C-ABC 框架下确定治疗步骤的优先次序。
  - 控制（control，C）灾难性出血：止血带、止血敷料、REBOA。
  - 气道（airway，A）：开放气道。
  - 呼吸（breathing，B）：确保充分通气。
  - 循环（circulation，C）：建立血管通路、控制出血、恢复循环血容量。
- 输注 1∶1∶1 比例的红细胞、血浆和血小板［6 单位浓缩红细胞（packed red blood cell，pRBC），6 单位新鲜冰冻血浆（fresh frozen plasma，FFP），6 单位血小板］。
- 建议将氨甲环酸（tranexamic acid，TXA）纳入复苏方案中。
- 必要时考虑使用广谱抗生素和破伤风药物。
- 麻醉诱导方案与患者生理状况相匹配（使用心功能稳定的麻醉诱导剂，避免心输出量急剧下降）。
- 维持患者体温。

（三）注意事项

1. *应做*

- 熟悉院前急救人员所使用的止血带和止血敷料的类型，了解它们的使用方法和去除方法。
- 了解热缺血时长，并记录在案。
- 只有在特定情况下松解止血带（如在诊断性血管造影之前松解，以评估动脉损伤程度等）。如果没有明显的出血，可保持松解状态，再次出血时立即收紧。

- 如果敷料无效或需探明伤情以制订手术方案，请去除敷料。
- 在患者移动后需重新评估止血带 / 止血敷料，确保其正常功能。
- 早期通过血栓弹性成像（thromboelastography，TEG）/ 旋转血栓弹性检测（rotational thromboelastometry, ROTEM）监测凝血功能；通过多项指标（血流动力学变量趋势、乳酸、尿量等）监测生理状况。
- 随时根据检查和检验结果完善先前制订的治疗计划，并进行相应的沟通。
- 建立并维持开放、闭环式通信和分层任务分配架构（确定团队负责人，但团队成员都应拥有发言权）。
- 使用核查表和定期、正式的简报（SNAP 简报、STACK 简报、"time outs"）来审议治疗进展，以及决定施加重要治疗措施之前（见第 6 章）。

   2. 不应做

- 只为机械性完成任务而忽视了患者具体情况。
- 只专注于主诉病情，未能适当地评估患者整体病情。
- 保证安全前提下，未在插管前评估并记录简短而全面的四肢运动和感觉功能。
- 未考虑伦理问题，或者未设定医疗干预的上限，这可能会导致后续治疗变得徒劳。
- 未考虑创伤治疗团队相关成员（如整形外科）的要求，并且在 DCR 策略中未整合这些建议。

二、血管损伤的诊断和评估（见第 7 章和第 8 章）

（一）概述

- 早期识别血管损伤对于预防远期并发症、截肢或避免死亡至关重要。
  - 见第 7 章（框 7-1）。
- 诊断方式包括详细的受伤史、床旁检查［脉搏检查、多普勒检查、护理点超声、踝肱指数（ankle-brachial index, ABI）］、计算机体层血管成像（CT angiography, CTA）和正式的血管造影。
- 诊断基于以下三点：①病情稳定性；②伴随的损伤；③检查方式的可用性和可行性（如对比剂过敏）。

（二）诊断要点

- 任何活动性出血都应按照 C-ABC 原则（如前所述）进行止血。
- 血管损伤硬体征，CTA 或血管造影显示血管损伤→手术室治疗，见第 7 章（图 7-5）。
  - 活动性 / 搏动性出血。
  - 扩大的血肿。
  - 伤口震颤。
  - 肢端脉搏缺失。
  - 伤肢指数＜0.9。
- 血管损伤软体征。
  - 出血史。
  - 颈部或四肢受伤和不明原因的失血性休克。
  - 血管附近的周围神经损伤。
  - 高危骨折、脱位或穿透伤。
- 脉搏存在并不能除外血管损伤。然而，踝肱指数正常则可大大降低血管损伤可能性。
- 可以对照表格排除各部位的血管损伤，以辅助决定是否需要影像学检查，见第 7 章（框 7-3）。

（三）注意事项

   1. 应做

- 评估隐匿性损伤时应考虑损伤机制。
- 要知道对比剂的叠加使用。
- 注意与放射科医生提前讨论伤情，尽量一次检查全面，避免反复多次放射科检查。
- 整个复苏过程中，需要经常评估脉搏变化，因为低血压和血管升压素可能会干扰检查。

   2. 不应做

- 为病情不稳定的患者安排影像学检查。
- 认为造影检查不会有助于治疗或不会因此改变治疗方案而推迟造影。
- 擅自确认存疑的脉搏（应由另一位医护人员或多普勒检查再次确认）。
- 未能考虑每种影像学检查方式的相关风险（对比剂反应、肾功能障碍、穿刺部位并发症、时间要求、辐射风险）。

三、复苏性主动脉球囊阻断术（见第11章）

（一）概述

- 可作为胸廓切开术和主动脉夹闭术的微创替代方案，用于控制膈下出血。
- 下半身及内脏缺血会带来全身性影响，但这些影响要小于标准的急诊开胸术（emergency department thoracotomy, EDT）及主动脉夹闭术。后续通过研发部分阻断或间歇阻断技术可能会抵消这些影响。

（二）手术要点

- 首先经皮股动脉穿刺，应该在超声引导下穿刺，以最大限度地增加成功率和减少并发症。
- 在腹股沟韧带中下2～3cm处，通过穿刺针和导丝建立动脉通道。使用Seldinger技术置入鞘管，后经鞘管置入导丝，导丝上带有一个顺应性阻断球囊，根据预定的置入长度可将球囊放置到第Ⅰ区或第Ⅲ区，（见第11章，图11-1）。ER-REBOA导管（Prytime Medical；见第11章，图11-2）则不需要导丝引导，使用7F鞘。
- 主动脉分为三个区域：1区（左锁骨下至腹腔干）、2区（腹腔干至低位肾动脉）和3区（肾下主动脉）（见第11章，图11-4）。
- 到达每个区域所需的导管插入长度可通过解剖标志来估算。
  - Ⅰ区：股动脉进入部位至胸骨上切迹。
  - Ⅲ区：股动脉进入部位至脐部。
- 盆腔出血时将球囊置于Ⅲ区，腹腔出血时置于Ⅰ区远心端。
- 可通过X线片确认球囊的位置。
- 使用对比剂/盐水混合液充盈球囊。
  - 球囊充盈至出现可识别的血流动力学反应（中心/上肢血压升高、远端动脉搏动消失或减弱、球囊近心端波形阶跃上升）。
  - 在充盈过程中，触觉反馈对于识别主动脉壁张力和避免损伤非常重要，如果遇到阻力，应停止加压。
- 固定REBOA以防球囊移位，然后将患者转运至合适的科室进行止血（介入放射科、手术室）。
- 必须密切监测阻断时间。Ⅰ区阻断时间必须控制在30min以内，以降低脊髓或内脏缺血/组织梗死的概率。Ⅲ区允许阻断时间相对较长。

（三）注意事项

1. 应做

- 在充分了解患者生理功能的基础上，确定是否需要使用REBOA。
  - 生理状况稳定但随时可能恶化的患者，可以预先置入鞘管，如果病情恶化则立即经鞘管部署REBOA。
  - 不稳定的患者则需要置入球囊阻断，以便更安全地转运至IR/OR。
- 球囊缓慢减压（考虑每2～3分钟回抽1～2ml），以防止血流动力学急剧变化和对心脏造成灾难性的缺血再灌注损伤，切记：给麻醉科同事发出足够的警示。
- 预估气球减压后可能发生再灌注损伤时，应考虑添加药物或准备常见的急救措施（碳酸氢钠、血液及晶体液、血管升压素、高钾血症的处理）。
- 将REBOA作为DCR综合模式的一部分。

2. 不应做

- 不确定目的地或出血控制策略不明确，则将REBOA用作"桥接"治疗。应始终为下一步提前制订计划（包括明确的出血控制策略）。
- 反复多次尝试腹股沟穿刺插管。如果无法经皮穿刺置管，应及早改行手术切开置管。
  - 自耻骨联合至髂前上棘（anterior superior iliac spine, ASIS）的中点向下延伸做纵向切口。
- 应用REBOA治疗胸腔内出血。
- 未能评估患者的并发症，尤其是鞘周血栓导致的下肢缺血，应制订应对计划。

四、临时血管分流术（见第23章）

（一）概述

- 在四肢、交界处和躯干等受损血管上使用分流术是一种理想选择，可以使组织尽早再灌注。
- 如果由于以下原因必须推迟确定性修复，则考虑使用分流器。
  - 生理状况不稳定（如损伤控制手术）。
  - 需要完成其他挽救生命的干预措施。

- 需要进行骨骼固定。
- 缺乏足够的专业知识或材料。
- 分流对动脉和静脉均适用。
- 分流器的留置时间为 2～5h，但有些情况下需要留置更长时间。目标应该是在患者状况、资源和专业技术允许的情况下尽早移除分流器并进行确定性的血管修复术。

（二）手术要点

分流术应作为血管综合治疗计划的一部分，需要一个技术经验丰富、资源充足的团队。

（三）注意事项

1. 应做
- 做好前期工作：显露足够的近端和远端血管；明确损伤范围 / 清创；评估流入道和远端反血；Fogarty 球囊导管清除血栓；肝素盐水冲洗。
- 确保排除分流管远心端血管损伤，以防血流恢复后远端发生大出血，可考虑进行血管造影。
- 根据血管口径和损伤情况选择合适的分流管和位置。
  - 直线型 – 短节段缺损，小术野（见第 23 章，图 23-3 和图 23-4）。
  - 环绕型 – 长节段缺损，大术野（见第 23 章，图 23-5）。
- 记住标准顺序：分流术→骨折复位固定→确定性血管修复术→筋膜切开术。
- 制订明确的治疗计划，了解何时 / 何地可以获得必要的资源。
- 了解分流术相关并发症（分流器脱位、管腔损伤、血栓形成、扭结等），制订相应的应对计划，并告知团队的其他成员。

2. 不应做
- 未充分固定分流器。
- 未考虑损伤 / 分流区域内的侧支和分支点，并且未根据需要进行结扎。
- 在移除分流器之前，未向麻醉医生发出再灌注警告。
- 常规使用全身抗凝治疗。
- 常规使用分流器来桥接肘部或膝部以下小血管的损伤（增加血栓形成的可能性）。

五、颈部损伤（见第 20 章）

（一）概述

- 一个独特、密集和拥挤的解剖区域，包含多个重要结构。
- 根据解剖标志将颈部损伤分为三个区域（见第 20 章，图 20-1）。
  - Ⅰ区，从锁骨延伸到环状软骨。
  - Ⅱ区，从环状软骨延伸到下颌角。
  - Ⅲ区，从下颌角延伸到颅底。
- 临床表现范围很广，既包括外伤性出血，也包括可能导致延迟脑卒中的细微影像学表现。
  - 颈动脉损伤可能表现为对侧肢体无力、失语症或霍纳综合征。
  - 脊椎损伤很少出现症状。
- CTA 普及率的提高使更多的钝性伤［钝性颈动脉 – 椎动脉损伤（blunt carotid and vertebral injury, BCVI）］被发现。
- 应及时进行筛查 BCVI 的风险因素。
  - 头颈部损伤伴有严重的颈部过伸、旋转或过屈。
  - Lefort Ⅱ 型或Ⅲ型骨折。
  - 颅骨骨折累及颈动脉管。
  - 闭合性颅脑损伤伴有弥漫性轴索损伤，格拉斯哥昏迷评分（Glasgow coma scale, GCS）＜6。
  - 颈椎椎体或横突孔骨折、任何级别的颈椎椎体或横突孔骨折或韧带损伤或 C_1～C_3 的任何骨折。
  - 安全带或其他晾衣绳型损伤，伴有明显的颈椎疼痛、肿胀或精神状态改变。

（二）手术要点

- 重视体格检查，存在硬性血管体征是控制气道和手术探查的指征。对于病情稳定的患者，下一步需要进行 CTA 检查。在治疗之前发现病理性神经体征至关重要。
- 对于伴有神经功能缺损的穿透性颈动脉损伤的患者，是否应进行手术治疗存在争议，但没有绝对的禁忌证。如果从昏迷发作到治疗时间超过 3h，以及 CT 提示大脑出现大面积梗死时，需考虑再灌注治疗能否获得理想的效果。

■ 动脉造影和支架置入适用于远端颈动脉（Ⅲ区）出血且手术难以抵达的情况。同样，非常近端的病变（Ⅰ区）需行胸骨正中切开术以控制出血，也可通过覆膜支架治疗。

■ 手术体位和铺单应考虑到开胸及采集静脉的潜在需求。

■ 颈动脉损伤显露术的切口起自胸骨切迹至乳突，位于胸锁乳突肌内侧。颈内静脉应向两侧推移；切断面静脉有利于此操作。显露颈动脉上段（Ⅲ区）需要保留 12 对脑神经，切断枕动脉，并推移下颌下腺，同时保护第Ⅸ对和第Ⅺ对脑神经。

■ 颈动脉修复术的选择。
  ● 单丝缝合（很少建议使用）。
  ● 牛心包或静脉补片成形术。
  ● 大隐静脉或聚四氟乙烯移植物（通常用于长度超过 2cm 的缺损）。

■ Ⅲ区损伤中，可使用 Fogarty 球囊精细操作以控制远端血管。可能的话，应使用分流器来维持顺行血流进行颈内动脉（internal carotid artery，ICA）的修复。如在 Fogarty 取栓术后仍无回流血流时，再尝试进行修复意义不大，建议直接结扎。

■ 由于入路困难，椎动脉损伤的修复极具挑战性；治疗重点在于损伤的评估（CTA），并在严重出血时控制出血（结扎、栓塞），也要接受后循环脑卒中的风险。

■ 椎动脉穿过颈椎横突，椎动脉受伤时的处理方法与显露颈动脉的方法相同。血肿会将颈动脉鞘向前推移，必须将颈动脉和颈内静脉移位才能进入损伤道、颈长肌和受损的椎动脉。需要切除横突的前结节以获得椎动脉近端和远端控制，而这在出血的情况下很难去完成。

■ 此外通过使用止血材料或 Fogarty 导管的球囊来阻断手术显露的损伤部位，同时注意平衡输血和合理利用时间，这可能会使出血停止，为后续的导管栓塞治疗做铺垫。

（三）注意事项

1. 应做

■ 积极筛查 BCVI。以非手术治疗为主，包括抗血栓治疗和 CTA 随访。随访期间出现持续进展的假性动脉瘤可选择性地应用支架或线圈栓塞治疗。

■ 抗血栓治疗（抗凝或抗血小板聚集）是根据损伤模式（表 0-1）、医生经验和指南推荐做出选择。

2. 不应做

■ 血管修复时，未通过严格的手术探查和硬质食管镜检查 + 食管造影 + 气管咽喉镜检查来评估颈部穿透伤是否合并有气管和食管 - 咽喉损伤。

■ 非手术治疗患者未在伤后 7～10 天复查 CTA，以评估病情是否好转或恶化。

表 0-1 血管损伤等级及治疗方式

等级	表现	治疗
Ⅰ	管腔狭窄 <25% 的血管内膜损伤	抗血栓治疗
Ⅱ	夹层或血肿，管腔狭窄 >25%	抗血栓治疗
Ⅲ	假性动脉瘤	抗血栓治疗，血管腔内治疗
Ⅳ	闭塞	抗血栓治疗
Ⅴ	横断	手术治疗（如果无法腔内治疗）

六、上肢和交界区损伤（见第 21 章）

（一）概述（表 0-2）

■ 上肢血管损伤可导致危及生命的出血、组织缺血、神经病变和缺血再灌注损伤。

■ 交界区损伤需要经胸腔进行修复，处理起来极具挑战性，并可能导致严重休克。

■ 锁骨下动脉（subclavian artery，SCA）损伤可以通过覆膜支架进行治疗。

（二）手术要点

■ 交界区穿透伤可表现为上肢体征（功能丧失、脉搏减弱直至明显缺血）、局部体征（锁骨周围搏动性出血或血肿扩大）、胸部体征（大量血胸）。

■ 交界区损伤有多种处理方法。

■ 结扎锁骨下动脉或腋动脉不太可能导致肢体缺失或因侧支循环而发生严重缺血，但可能导致功能障碍；可能的话，建议进行修复或转流。

表 0-2　不同部位血管损伤的手术方式		
部　位	手　术	备　注
右锁骨下动脉近段	胸骨正中切开术	锁骨上切口延长，切除锁骨头
左锁骨下动脉近段	前外侧开胸术	胸骨正中切开加锁骨上切口术（Trapdoor 切口）
锁骨下动脉中远段、腋动脉近段	锁骨上切口（分离胸锁乳突肌和前斜角肌）	锁骨切除，锁骨下切口
腋动脉远段、肱动脉近段	锁骨下外侧切口（切断胸大肌，分离胸小肌）	向臂部侧方延长
肱动脉中远段	肱二头肌内侧沟切口	
尺桡动脉	前臂纵向切口	肘窝上方做 S 形切口，可以显露肱动脉远端

肱动脉损伤应进行修复。

- 如术中通过多普勒证实剩余完好血管血流良好，则单支前臂动脉的损伤可以直接结扎。

（三）注意事项

1. 应做

- 广泛准备所有可能的近、远端控制方法，包括手和前臂，以便进行术中多普勒检查和筋膜切开术。
- 了解关键解剖结构（臂丛神经、迷走神经、膈神经）。
- 如果患者病情稳定，可使用 CTA 确认可能存在的交界区血管损伤部位。
- 对于复杂性损伤，尤其是计划行骨科固定手术的患者，应使用分流器。
- 如果预估骨筋膜室综合征可能性较大，切记要行前臂筋膜切开术（见第 21 章，框 21-1 和图 21-15）。

2. 不应做

- 只将肢体损伤评分系统（见第 21 章，表 21-2 和表 21-3）作为决策的绝对驱动因素，而未考虑其他致损因素。
- 考虑截肢时，不愿征求同事意见。
- 在锁骨下动脉支架置入时覆盖优势椎动脉，或

未对覆膜支架患者进行随访（长期结果未知）。

七、钝性胸主动脉损伤（见第 17 章）

（一）概述

- 钝性胸主动脉损伤（blunt thoracic aortic injury, BTAI）通常发生在左锁骨下动脉起始处以远的主动脉，损伤程度从仅内膜撕裂（主动脉轻微损伤）到假性动脉瘤和完全横断（可发生致命且无法控制的出血）。CTA 是"金标准"。
- 大多数活下来并接受治疗的患者可以通过强有力的血压控制（β 受体拮抗药）和精心监测来暂时控制病情，同时优化安排以进行确定性治疗或处理其他更危及生命的损伤。
  - 一般来说，目标收缩压＜120mmHg。
  - 艾司洛尔因起效迅速、滴注方便，是最常用的降压药物。
- 主动脉腔内支架置入〔胸主动脉腔内修复术（thoracic endovascular aortic repair, TEVAR）〕（见第 17 章，图 17-8 和图 17-9）已成为主流的治疗方式，仅在累及主动脉弓或血管腔内治疗资源有限的时候才进行开放或杂交修复。

（二）手术要点

- 开放式修复是通过左后外侧胸廓切开入路夹紧并缝合主动脉完成，同时主动脉远端灌注以降低脊髓缺血的概率（见第 17 章，图 17-7）。
- 选择合适的支架尺寸是预防 TEVAR 相关并发症的关键（见第 17 章，表 17-4，图 17-10 至图 17-12）。新一代支架适用于年轻患者的主动脉弯曲程度，进而可以避免"鸟嘴状"畸形。
- 大多数患者能够耐受遮盖左锁骨下动脉起源。对于出现锁骨下动脉窃血的患者，可以进行颈 - 锁骨下动脉搭桥手术。

（三）注意事项

1. 应做

- 综合 BTAI 病变的性质和范围、其他相关损伤及设施专业水平来确定最终治疗的时机。
- 对于轻微病变（内膜撕裂、小假性动脉瘤）的患者，考虑保守治疗（早期 CTA 随访）。
- 通过心电监测筛查钝性心脏损伤。

2. 不应做

■ 未能确保对所有 TEVAR 患者实施终身随访计划，以确保及时发现支架相关并发症。

八、心脏、大血管和肺部损伤（见第16章）

（一）概述

■ 胸部损伤很少需要手术，心脏和大血管穿透伤的患者通常无法活着抵达医院。

■ 开胸手术最常见的适应证是肺部大出血、主动脉弓部或颈部血管根部的损伤，或者穿透性心脏损伤。

（二）手术要点

■ 两乳头之间从胸骨切迹至剑突之间穿透伤（称为"心脏框"）或左侧胸部的穿透伤，都应评估是否伴有潜在的心脏损伤。

■ 选择损伤部位的对侧肢体大口径静脉作为通路，通常使用股静脉。

■ 血胸（胸部 X 线显示，立即通过胸腔闭式引流管引流 1200～1500ml 血液），或者心脏压塞（通过超声诊断），或者颈根部出现明显出血应紧急在急诊室行气管插管，并迅速转运至手术室进行手术。

■ 当生理功能不稳定时，应进行急诊开胸术（左前外侧开胸术或考虑右侧损伤时行"蛤壳式开胸术"）（见第16章，图 16-1 至图 16-4）。
- 明确诊断。
- 如果存在心脏压塞，进行心包切开术。
  - 在左膈神经上方的心包做纵向切口。
- 控制心脏、大血管或肺损伤导致的出血。
  - 灾难性的肺出血可以夹闭肺门或肺扭转（见第16章）暂时控制出血，需要切断肺下韧带。
- 夹闭降主动脉以保持循环血量和向冠状动脉和颈动脉的血流灌注。
  - 切除肺下韧带有助于术野显露。
- 行胸内心脏按压。

■ 病情较轻的患者在复苏后生理状况趋于稳定，可以进行更彻底的检查（胸部 CT、CTA 弓形血管），然后转入重症监护室进行密切观察。

如果胸腔闭式引流术的输出量持续（2～4h，每小时超过 200ml）或容量需求增加，应放弃保守治疗。

（三）注意事项

1. 应做

■ 在创伤开腹手术中，利用剑突下心包开窗技术排除心脏压塞（见第16章）。

■ 根据心脏损伤的部位选择相应的修补技术：心房损伤采用夹闭和缝合（永久性单丝）修补；右心室损伤采用无垫片修补；左心室损伤采用垫片修补。

■ 病情危急的心脏损伤，可以考虑使用皮肤钉、Foley 球囊或其他辅助装置暂时处理（见第16章，表 16-2）。

■ 部分阻断（Satinsky 钳）治疗单纯性穿透性主动脉弓损伤。

■ 使用分支血管技术来处理分支血管的复杂损伤（损伤控制→将人工移植物的近端缝合到弓部→将移植物的远端缝合到离断的弓部血管的远端）。

■ 处理肺出血时采用保留肺部的技术（缝合、楔形切除、气管切开术）（见第16章）。

■ 使用血管腔内技术治疗大血管损伤。

2. 不应做

■ 进行徒劳的复苏性开胸术（resuscitative thoracotomy, RT）（在急诊室无生命迹象的钝性伤，现场无生命迹象的穿透伤）。

■ 没有将胸腔填塞作为损伤控制治疗措施。

■ 在放置十字夹钳时损伤胸主动脉后方的肋间动脉。

■ 修复心脏损伤时忽视冠状动脉的位置，不慎结扎或损伤冠状动脉。

■ 忘记在心脏修复后进行术后超声心动图评估瓣膜损伤。

九、腹主动脉、髂动脉和内脏血管损伤（见第18章）

（一）概述

■ 临床表现多种多样，有迅速恶化和失血过多的可能。

■ 腹部血管损伤根据解剖位置分为三区：Ⅰ区为

中线区，Ⅱ区为侧区，Ⅲ区为骨盆区（见第 18 章，图 18-1）。

- CTA 是稳定患者检查的金标准，不稳定患者应进行剖腹探查（对初步复苏无反应或反应短暂）。

（二）手术要点

- 备皮和铺巾应考虑到左前外侧胸廓切开术和腹股沟血管控制的潜在需要。

- 内脏移位、四象限填塞和顺序移除填塞物可去除血液，有助于后续有条不紊地开展具有挑战性的手术。

- 任何 Ⅰ 区腹膜后血肿都需要进行探查，因为其很可能累及主动脉或其分支及下腔静脉（inferior vena cava, IVC）。主动脉（血肿偏向中线左侧）和 IVC（血肿偏向中线右侧）的左或右中位内脏旋转是显露损伤部位的关键步骤，病情极不稳定的患者首先应控制上段腹主动脉（见第 18 章，图 18-2 至图 18-4）。
  - 左前外侧开胸术夹闭胸主动脉可以更好地控制位于上腹腔的 Ⅰ 区大血肿。

- Ⅱ区和Ⅲ区血肿可能需要更谨慎地处理，对于持续出血（血肿扩大或生理状况不稳定）及时进行手术探查。还有一些建议将穿透伤作为指征，特别是对于可能已损伤髂血管的盆腔血肿。

（三）注意事项

1. 应做

- 需要的话，可在剖腹手术前预先放置 REBOA 导管，以便能够迅速阻断主动脉血流。

- 腹腔干分支可在近端结扎，内脏缺血的风险较低；胰腺周围肠系膜上动脉（superior mesenteric artery, SMA）损伤应修复或转流，以免发生灾难性的中段肠梗死。通过小网膜囊或左中位内脏旋转进入腹腔干；通过小网膜囊（在紧急情况下用钉合器切开胰腺）、左中位内脏旋转或小肠系膜根进入 SMA。下段肠系膜动脉可以结扎。肾动脉损伤通常需要结扎并进行肾脏切除术。

- 游离盲肠或乙状结肠以显露髂总动脉和髂外动脉，注意避开输尿管，如果骨盆解剖结构不良，则准备在腹股沟处实现远端控制。

2. 不应做

- 在允许的情况下，不采用血管腔内技术（覆膜支架）治疗盆腔血管损伤（可能的话，在杂交手术室进行）。

- 栓塞前不采用腹膜前填塞技术暂时控制与骨盆骨折相关的出血。

- 未考虑的可能性及临时腹腔造口术的优势，造口术后可以预防腹腔间隔室综合征并可以在后续再探查手术中评估腹腔脏器存活性。

十、下腔静脉、门静脉和肠系膜静脉损伤（见第 19 章）

（一）概述

- 同主动脉及其分支的损伤一样，下腔静脉、门静脉和肠系膜血管的损伤也可危及生命。

- CTA 是首选检查，升结肠和十二指肠周围的血肿对 IVC 损伤及腔静脉充盈缺损具有相当的特异性。

- 复苏性开胸术或 Ⅰ 区 REBOA 是控制主动脉血流的有效手段，以治疗病情急剧恶化的患者。

- 对于部分无血流动力学紊乱、CT 显示血肿为轻微至中等程度的患者，如果没有其他开腹探查的理由（如钝性伤，或者是穿透伤，没有侵犯腹膜或腹膜炎的迹象），可以进行监测和观察。

（二）手术要点

1. 腔静脉

- 利用右中位内脏旋转（见第 19 章，图 19-2），同时广泛游离十二指肠，以实现对下段和上段 IVC 控制。应用手指压迫或小心应用敷料或海绵棒来堵塞损伤两侧的 IVC，而不是试图环绕包扎 IVC 以免损伤腰椎血管。

- 肝后段下腔静脉损伤时，会有暗红色的血液不断从肝脏后部涌出，应先手动压迫肝脏抵住腔静脉，然后进行适当的填塞和（或）门静脉三联的夹闭（Pringle 手法）来处理。

- 如果无法控制出血，则应通过右前外侧胸廓切开术将腹腔切口扩展到右胸，从心包内控制肝上静脉，然后再完全移开肝脏，显露损伤的肝后腔静脉，或者首先通过经皮腔内方法在腔静脉内放置阻断球囊，以便在游离肝脏前阻断肝脏血流。

　2. 门静脉

- 方法是在损伤近端夹住门静脉三联，移开结肠肝曲，进行广泛的 Kocher 手法，然后松开夹钳，以便控制损伤进展，并将静脉与肝动脉和胆总管轻轻剥离，以确定损伤位置和放置血管束带。
- 如果无法实现近端控制，用线性切割器切断胰腺颈部（位于 SMA/ 上段肠系膜静脉左侧），以显露门静脉的最近端部分。

　3. 肠系膜上静脉

- 其损伤与小肠系膜基底部中央血肿相关（位于横结肠系膜上方的腹膜融合处）。
- 从右侧进行中位内脏旋转并进行 Kocher 化处理，允许术者将手放置在损伤静脉的系膜后方。以便于在进入血肿之前进行控制并解剖、夹闭、修复或结扎血管。

（三）注意事项

　1. 应该做

- 在打开大型中央血肿之前要控制主动脉。
- 仔细处理门静脉和肠系膜上静脉（superior mesenteric vein, SMV），因为它们壁薄且容易撕裂。
- 注意到门静脉或上段肠系膜静脉结扎后腹腔脏器缺血。术后积极进行容量复苏，计划早期行探查手术以除外潜在的肠梗死。

　2. 不应做

- 期望在静脉损伤的初次 CT 检查中看到对比剂外渗。
- 结扎肾上段 IVC，断不可行！这可能导致急性肾衰竭。
- 花过多时间试图对门静脉进行复杂的修复，应尽早考虑损伤控制辅助措施，如结扎或转流，以避免大量出血。

十一、下肢血管损伤（见第 22 章）

（一）概述

- 下肢动脉是民间和军事创伤中最常见的损伤部位。
- 术前进行完整的下肢神经血管检查有助于确定损伤模式，以及评估术后可能出现的并发症。

- 高能量损伤机制，尤其是爆炸伤，会导致复杂的多节段损伤，并损伤软组织、骨骼和皮肤。
- 必须结合损伤的整体状况和相关的生理紊乱来综合考虑保肢和血管重建。应将挽救生命和恢复体内平衡放在首位。
- 血管损伤可以结合出血、缺血或 CTA 诊断。后者作为术前检查，在可能存在多节段血管损伤时（霰弹枪伤、多发性长骨骨折）尤其有用。
- 缺血时间非常重要，必须仔细监测以推动修复血管的紧迫性。治疗目标是在伤后 3h 内恢复灌注，虽然传统的教科书是 6h，但最新数据表明 6h 相对太长。
- 很难做出一期截肢的决定，可以向经验丰富的医生征求意见以帮助决策。

（二）手术要点

- 先用近端止血带控制持续性出血，直到显露损伤区域后阻断其上方的血管控制近端出血，随后控制远端出血，然后进入血肿并评估损伤情况。切记将止血带准备好，以便术中操作。
- 止血带不适用于控制腹股沟部位的损伤出血；在经腹膜后入路进入髂外动脉时，应一直用绵棒或手指控制外部出血。可以从腹股沟中点上方至髂前上棘处采用曲线形皮肤切口，分离腹外斜肌的肌腱膜，将内斜肌和腹横肌的纤维分开，后到达腹膜前平面，向内侧延伸至髂外动脉。
- 一般来说，标准的血管轴向切口（腹股沟、大腿前内侧、小腿内侧）（见第 22 章）可用于处理股总动脉、股深动脉和股浅动脉、腘动脉和胫后动脉的损伤。应根据情况果断地延长切口的近端、远端。
- 在考虑患者是否需要转流或行确定性修复之前，需要先明确损伤、评估流入和回流，以及使用 Fogarty 导管拉取损伤部位的上下游血管内的血栓。
- 清创后要确保分流及修复处有足够的健康组织覆盖。

（三）注意事项

　1. 应该做

- CTA 发现股深动脉分支的出血可以使用线圈

栓塞治疗。

- 对于短段缺损，建议应用大隐静脉端 – 端吻合修复，而较长缺损则采用正式的旁路移植。后一种选择与血管结扎术结合使用非常适用于修复腘动脉损伤，避免了术中膝关节内侧韧带的离断。
- 尽可能修复腘静脉和股总静脉损伤，以避免结扎相关并发症。
- 尽可能避免结扎股总动脉、股深动脉或股浅动脉，因为结扎后截肢风险很高。
- 应首选小腿四象限筋膜切开术，除非存在以下情况。
  - 缺血时间＜2h。
  - 术后可确保每小时观察下肢（疼痛、组织松弛度、灌注、脉搏），同时具备快速进行筋膜切开术的手术能力，以应对其发生。与检查结果不相符的疼痛及被动运动时的疼痛通常是骨筋膜室综合征的最初表现。

  2. 不应做

- 有充分证据表明足部血流灌注来自于未损伤血管，仍积极修复小腿单根损伤血管。
- 小腿筋膜切开术时，未能确保四个间隔室都已打开。
  - 前方 / 侧方：观察并触摸两腔之间的隔膜，确保均已通过 H 切口打开。
  - 后方深部：胫骨后神经血管束的可视化。
- 外侧切口时损伤腓浅神经，内侧切口损伤大隐静脉。
- 不要被正常的筋膜室压力所误导，这可以作为诊断的辅助手段，但不能单凭此来排除筋膜间室综合征。

十二、血管损伤时软组织和骨骼创伤处理（见第 26 章）

（一）概述

- 在民用和军事环境中，为在复杂的肢体损伤中取得良好的功能效果，必须及时、协调和一致地采纳多学科意见。
- 二期或延迟截肢是治疗方案的一部分。

（二）手术要点

- 根据 Gustilo-Anderson 系统对开放性下肢骨折

进行分类（Ⅰ～Ⅲ类，其中Ⅲ类分为ⅢA～C，需要血管修复）（见第 26 章，表 26-1）。
- 治疗方案包括：一期截肢，征得患者意见后将一期截肢推迟到日后或手术治疗尝试保肢（血管再通、骨折固定、软组织覆盖）。
- 根据患者的个体情况、整体伤情和未来的功能目标来制订治疗方案。
- 分流术对于决策制订至关重要。
- 远端软组织包膜的存活能力决定了截肢水平，初次清创术的关键目标是要保留存活的软组织，以便在 2～5 天后的复查手术中为后续残肢闭合提供更多选择。

（三）注意事项

  1. 应做

- 一旦明确需要手术，请在手术室进行详细的伤口评估。
- 评估包括对皮肤、肌肉和神经的缺失及骨骼的评估，并检查是否有脱套伤。
- 清创时，应从浅到深，从周边到中心，必要时沿筋膜切开（轴向）拓展伤口。保留附着有连续软组织的骨片。充分冲洗。
- 利用有活力的软组织覆盖血管修复处，必要时可移动局部皮瓣（如股总血管的 Sartorius 皮瓣）。
- 确定性伤口覆盖的同时，制订后续的确定性骨科固定的计划（如固定和皮瓣法），以降低深部感染的风险，并使软组织水肿得到缓解。
- 熟悉各种软组织覆盖方案，包括局部和远端筋膜皮瓣和肌肉瓣、游离皮瓣（见第 26 章）。

  2. 不应做

- 小腿筋膜切开术中损伤到皮肤的穿支血管。
- 在患者生理状况稳定之前进行复杂的软组织重建。
- 在讨论修复方案时未能充分告知患者，尤其是早期截肢方案。

十三、小儿血管损伤的处理（见第 25 章）

（一）概述

- 儿童的血管尺寸、痉挛的倾向及不常见的表现组合在一起，使其治疗变得具有挑战性；其中50% 是医源性损伤。

- 休克患儿中诊断更加困难；连续波多普勒和伤肢指数有助于临床诊断；如果不能进行多普勒检查，CTA 是定位诊断的主要方法。
- ABI 检查异常情况：≤2 岁，ABI<0.88；>2 岁，ABI<0.9（见第 25 章）。

（二）手术要点

1. 四肢

- 采用标准修复技术（一期修复、静脉修补术、反向大隐静脉间置移植术）。
- 由于导管缺乏生长潜力及对其长期通畅性的担忧，应尽可能避免使用合成移植物。
- 应修复损伤静脉，可避免水肿、改善同期修复动脉的通畅性，并改善功能愈后。
- 间断缝合使得吻合口随着血管生长而扩张，血管末端应最大限度地做匙状吻合。
- 受损血管外敷罂粟碱和利多卡因可减轻痉挛，从而降低修复的技术难度。

2. 躯干和颈部

- 钝性颈动脉 – 椎动脉损伤很少从手术探查中受益。应根据损伤的严重程度考虑使用抗血栓药物。应按照成人实践进行随访，以确保不会发生并发症。
- 在年龄较大的儿童中，对弓部血管损伤或颅外颈动脉远端损伤可以进行支架移植修复，但长期疗效尚不清楚，开放式修复是钝性胸主动脉损伤的默认选择。
- 允许术中全身肝素和术后短期抗凝治疗来预防血管血栓形成，长期抗血小板聚集治疗也可行。

（三）注意事项

1. 应做

- 接受儿童血管容易痉挛的倾向，采用最轻柔的技术处理；使用血管束带实现血管控制；使用高倍放大镜和显微血管仪器。
- 切记任何支架修复都应进行长期随访，以评估随着血管系统的生长移植物是否发生移位。

2. 不应做

- 推迟患儿能够耐受的最佳成像方案；建议尽早与麻醉科和儿科同事联系，并制订镇静、麻醉方案，以便进行成像。
- 证据表明，患肢出现缺血性损伤而采取骨折复位等简单治疗，未能恢复血流灌注，但仍不做其他治疗。
- 忘记筋膜切开术是小儿四肢血管损伤管理的重要组成部分，以及随意使用筋膜切开术。

第一篇

治疗程序
Setting the Stage

第1章 血管损伤的发展历程
The Vascular Injury Legacy

NORMAN M.RICH   KENNETH J. CHERRY   **著**

吴雅妮 **译**

大约在 250 多年前，人们就开展了目前有记载的最早的动脉血管缝合修补手术，尽管当时的操作相比现在略显粗糙。直到大约 50 年前，血管外科技术才得以广泛开展和普及，并取得良好的治疗结果。回顾其发展历史，尤其值得注意的是，许多现代血管外科技术在 20 世纪初期就已经通过大量的实验研究和早期的临床应用得到探索发展。但令人惊讶的是，Murphy、Goyanes、Carrel、Guthrie 和 Lexer 等先驱的探索成果直到 50 年后才被广泛接受并应用于血管损伤的治疗中。这些外科医生的开明思维和实践方式的应用受到了他们当时所处时代的限制和阻碍，直到 20 世纪 50 年代之后，借助于移植物材料和影像学的显著进步才能得以实现 [1, 2]。

自从 16 世纪中叶的 Ambroise Paré 以来，创伤外科的重大进展主要发生在武装冲突时期，当时需要在艰苦的野战环境下治疗大批严重受伤的患者。这在血管损伤方面尤其如此。

尽管德国外科医生在第一次世界大战的早期完成了动脉修复手术，但直到朝鲜战争和 20 世纪 50 年代初，将动脉结扎作为动脉损伤的标准治疗方案才被推翻。DeBakey 和 Simeone 在 1946 年的经典著作中清楚地记录了结扎大动脉的结果，他们发现，在第二次世界大战期间的驻欧美军中 2471 例动脉损伤中只有 81 例得到修复，这其中除 3 例外都是通过侧壁缝合修复的 [3]。结扎后近半数的病例导致坏疽和截肢。James Learmonth 爵士表达了许多人得出的悲观结论：对于战争中形成的伤口，几乎没有什么部位可以进行确定性的动脉修复治疗。

然而，在几年后的朝鲜战争中，成功修复动脉损伤的可能性得到了确凿的证明，这主要得益于 Hughes、Howard、Jahnke 和 Spencer 等的工作。1958 年，Hughes 在对朝鲜经验的回顾中强调了这一贡献的重要性，他发现朝鲜战争中总体截肢率降低到约 13%，而第二次世界大战中结扎动脉所导致的截肢率高达 49%[4]。

越南战争期间，代表美国大部分主要外科培训项目的 500 多名年轻美国外科医生治疗了 7500 例血管损伤。1969 年，Rich 和 Hughes 报道了越南战争期间血管登记处初步的血管损伤统计数据。该登记处于 1966 年在 Walter Reed 综合医院建立，旨在记录和跟踪在越南遭受血管损伤的所有服役人员 [5]。登记处的中期报道包括 1000 例主要急性动脉损伤，与初步报道中的总体统计数据相比变化不大 [6]。综合考虑到四肢所有的重要动脉，截肢率仍然保持在 13% 左右。尽管在越南战争中由于高速弹片造成了更多的软组织破坏，但稳定的医院环境和伤员的快速转运（与朝鲜相似）使得成功修复成为可能。然而，腘动脉损伤的救治仍然是个难题，截肢率仍保持在 30% 左右。

在过去的 50 年中，平民血管损伤的救治经验相较于战争时期得到了快速发展，其临床治疗效果比朝鲜战争和越南战争中的军事伤员预后都要好。

一、初始止血控制

自古以来，止血一直是人类关注的重点。控制出血的方法包括各种动植物组织、热铁、沸腾柏油、冷器械、止血药、绷带和压迫。这些方法在 1958 年由 Schwartz 在一篇历史回顾中进行了描述[7]。公元 25 年，Celsus 首次准确记录了使用结扎止血的方法。在前 3 个世纪里，Galen、Heliodorus、Rufus of Ephesus 和 Archigenes 都提倡使用结扎或压迫来控制出血。

Ebers 于 1873 年在卢克索发现了大约公元前 1600 年埃及人使用的古代止血方法。其中包括来自矿物或植物的止血药，包括硫酸铅、锑和硫酸铜[7]。几百年后，在欧洲的中世纪，硫酸铜再次流行起来，被称为止血的"纽扣"。在古代印度，使用压迫、冷却、抬高和热油来控制出血，而在公元前 1000 年左右，中国人使用紧缠绷带和止血药。

Celsus 的著作提供了公元 1~2 世纪止血方法的大部分知识。当进行坏疽截肢时，主流的外科方案是在分界线处截肢以防止出血。公元 1 世纪，Archigenes 似乎是第一个主张在肿瘤和坏疽分界线以上截肢，并使用动脉结扎控制出血。

Rufus of Ephesus（公元 1 世纪）指出，当动脉被部分切断时，它会继续出血，但当完全切断时它会收缩并在短时间内停止出血[7]。公元 2 世纪，罗马的著名医师 Galen 建议将手指按在出血的浅表血管口上一段时间，以促进血栓形成并止血。然而他注意到，如果深部的血管出血，就必须要确定出血来自动脉还是静脉。如果来自静脉，通常可以用压迫或止血药止血，但对于动脉损伤，建议使用亚麻布结扎。

在 Celsus、Galen 及其同代人做出最初的学术贡献之后，结扎术止血在西方医学中基本被遗忘了近 1200 年。传统教会教义与启蒙思想之间产生了冲突，这可能阻碍了西方医学或外科的进步，对活体组织使用刀具被认为是错误的。因此，当时截肢平面选择在缺血分界线以下进行。一位来自摩尔西班牙（公元 10 世纪）杰出的阿拉伯医生 Abu al-Qasim al-Zahrawi 在他的伟大著作 *Kitab Al-Tasrif* 中，支持使用结扎术来治疗血管出血，比 Paré 几乎早了 600 年[7]。

整个中世纪，烧灼术几乎是唯一用于控制出血的方法。不列颠的 Hieronymus Brunschwig（一位阿尔萨斯军医）在 Paré 之前实际上已经描述了使用结扎作为止血的最佳方式[7]。他的经验记录在 1497 年出版的一本教科书中，并详细介绍了对枪伤的治疗方法。Ambroise Paré 在外伤手术方面经验丰富，尤其是在战场上，他坚定地确立了使用结扎来控制开放性血管出血。1552 年，他在缺血分界线以上截肢，重现了 1400 年前 Archigenes 的做法。血管用亚麻布结扎，留下长尾。Paré 还发明了鸟嘴形止血钳，即现代止血钳的祖先，用于在结扎前夹住血管[7]（图 1-1）。以前，血管是用钩子、夹钳或助手的手指夹住的。他设计了人工假肢并提高了包扎技术。在都灵围城战（1536 年）中，Paré 没有油可用于烧烙，因此他采用蛋黄、玫瑰油和松节油的混合物进行止血，并发现这种敷料的效果比油烙的方法更好。

在 17 世纪，Harvey 关于血液循环的重大贡献极大地促进了对血管损伤的理解[7]。尽管公元 1 世纪的 Rufus of Ephesus 似乎讨论了动静脉交通，但直到 1757 年，William Hunter 首次将动静脉瘘描述为一种疾病状态[8]。即便如此，早在公元 2 世纪，Antyllus 就已经描述了动静脉瘘的体征、临床处理（通过近端和远端结扎）及侧支循环的重要性[9]。

止血带的发展也是控制出血的重要进展。紧密的绷带自古以来就被应用，但后来止血带的发展较为缓慢。直到 1674 年，一位名叫 Morel 的军医将一根棍子插入绷带并扭转加压，从而让动脉出血停止[7]。不久之后螺旋止血带逐渐推广开来。这种临时控制出血的方法能够为结扎止血提供足

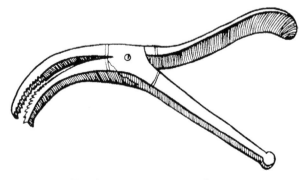

▲ 图 1-1 艺术家创作"鸟嘴形止血钳"概念图，由 Paré 和 Scultetus 在 16 世纪中期发明。它用于在结扎之前抓住血管

引自 Schwartz AM.The historical development of methods of hemostasis. *Surgery*.1958;44:604.

够的时间，鼓励更常使用结扎止血的方法。1873年，Langenbeck 的学生 Freidrich von Esmarch 发明了用于战场急救的弹性止血带绷带[10]。先前人们认为这种压迫会造成血管不可逆转的损伤。他的发现使得外科医生能够在干燥、无血的区域进行选择性手术操作。

结扎并非没有并发症，正如英国海军上将 Horatio Nelson 在特内里费遭受攻击后截肢后发现的那样，"手术时有一根神经被结扎了"，引起了相当大的疼痛并延缓了他的康复[11]。此外，长时间的结扎意味着延迟的伤口愈合。哈斯勒皇家海军医院的助理外科医生 Haire 冒着风险将缝线剪短（而不是留得很长），以允许化脓、坏死和肉芽肿形成，然后再拔除缝线。他观察到"结扎有时会引起麻烦并延缓愈合"，而将缝线剪短可使断端能够在 10 天内愈合。

除了控制伤后出血外，几个世纪以来的第二个主要关注领域是预防继发性出血。由于它的发生频率很高，在受伤血管结扎成为可能之后的几个世纪里，人们一直使用止血术、压缩术和加压术。毫无疑问，结扎后继发性出血的高发生率是由于伤口感染，通常是由于敷料选择或善意的陪护人员传播感染。尽管 John Hunter 在 1757 年展示了近端结扎对控制假性动脉瘤的价值，但由于其未能控制继发性出血，因此结扎术只应用于截肢残端发生继发性出血时[12]。随后，Bell（1801 年）和 Guthrie（1815 年）在动脉破口的近端和远端进行了结扎，取得了比先前更好的结果[13, 14]。

19 世纪，一些关于大动脉结扎的最早的清晰记录特别令人感兴趣。Fleming 于 1803 年首次成功结扎颈总动脉以治疗出血，但直到 14 年后 Coley（1817 年）才报道，因为 Fleming 在手术后不久就去世了[15]。一名英国皇家海军舰船上的仆人企图自杀，割破了自己的喉咙，当 Fleming 看到患者时，他已经失血过多，手腕上已没有脉搏，瞳孔散大。当时对两根甲状腺上动脉和一根颈内静脉进行了结扎。注意到颈总动脉的外层和肌肉层有撕裂，以及甲状软骨和环状软骨之间的气管撕裂，这导致伤口引流物进入气管，引发剧烈的咳嗽，尽管患者似乎正在恢复。伤后约 1 周时间，Fleming 记录道[15]：17 日的晚上，在一次剧烈的咳嗽发作期间，动脉破裂，我的可怜患者瞬间被血液淹没！

可以从以下描述中体会到当时外科医生所面临的困境[15]：在这可怕的情形下，我最终下定决心，只有采用这样的步骤才能够取得成功，即切开伤口并结扎位于伤口内的颈总动脉，可是我从未听说过这样的手术方式。但我认为在这种情况下，结扎颈动脉后可能并不会起到多大的作用，但是总比因为出血而亡要好。所幸在结扎颈总动脉后，伤口迅速愈合，患者最终康复了。

Ellis（1845 年）报道了一名 21 岁的患者双侧颈动脉成功结扎的惊人案例，1844 年，密歇根州大急流城附近的森林中，其当时在设置陷阱时不幸被同伴错认为熊，颈部受了枪伤[16]。大约 1 周后，伤员由于颈部出血，Ellis 不得不结扎患者的左颈动脉。通过 Ellis 对手术的描述，我们可以理解外科医生当时面临的问题[16]：我们将他放在一张桌子上，在 Platt 医生和一名学生的帮助下，我在舌骨肌下方结扎了左颈总动脉。这是一次非常困难的手术，由于组织肿胀的状态，需要保持压力，部位的不良位置，需要使口部保持特定的位置以防止他因血液血肿压迫而窒息，而且当时只能在烛光下进行手术。

在事故发生后的第 11 天出现了再次出血，降低右颈总动脉的压力有助于控制出血。因此，左颈总动脉结扎后的 4 天半后，结扎了右颈总动脉。Ellis 说道[16]：为了方便起见，手术过程中我们让他坐着；当我们收紧结扎时，没有出现不舒服的反应，没有晕厥，头部没有不适感，唯一明显的变化是微弱的苍白，两侧颞动脉搏动停止，以及出血的停止。患者迅速康复，伤口愈合良好，恢复了正常的日常活动。两侧浅颞动脉均无明显的搏动[16]。

几个世纪以来，人们对结扎后保持肢体活力的侧支循环的重要性有着深刻的认识。早在近 2000 年前，Antyllus 就已经指出了这一点[9]。人们也认识到了侧支循环的建立需要时间。Halsted（1912 年）通过在动脉近心端上应用铝箍，治愈了一例髂股动脉瘤，而对远端下肢的循环或功能几乎没有影响[17]。同时，随着无菌术得到认可，对传染病传播与管理的认识发展，结扎后继发性出血和坏疽的发生率显著降低。随后，Halsted（1912 年）通过逐渐完全闭塞犬的主动脉和其他大动脉，使用逐渐收紧的银或铝箍在一段时间内进行实验，证明了侧支循环的作用[18]。

二、早期血管手术

约在 Paré 确立结扎术使用大约 2 个世纪后，首例受伤动脉直接修复的手术成功完成。这次事件发生在 250 多年前，被认为是第一次有记录的血管修复手术。Hallowell 在 1759 年根据 Lambert 的建议，通过将针插入动脉壁并使用 8 字缝合法使伤口边缘对齐来修复肱动脉的损伤[19]（图 1-2）。这种技术（被称为"蹄铁匠"的缝合法）曾被兽医使用，但由于实验失败而声名狼藉。表 1-1 总结了早期的血管修复技术。

表 1-1　1900 年以前的血管修复情况		
技 术	时间（年）	医 生
销钉和螺纹	1759	Hallowell
小象牙夹	1883	Gluck
细针丝	1889	Jassinowsk
连续缝合	1890	Burci
内套吻合	1896	Murphy
全层缝合	1899	Dörfler

改编自 Guthrie GC.*Blood Vessel Surgery and its Applications*.New York:Longmans, Green and Co;1912.

不幸的是，其他人无法复制 Hallowell 的成功经验，几乎可以肯定的是，由于感染和缺乏麻醉

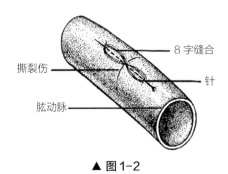

▲ 图 1-2
1759 年，Hallowell 根据 Lambert 的建议进行了第一次动脉修复。这项技术被称为"蹄铁匠（兽医）针法"，在修复肱动脉时，将一根针穿过动脉壁，并将针以 8 字形的方式将边缘固定起来（引自 the original description by Mr. Lambert, *Med Obser and Inq* 1762;2:30-360.）

等多重问题。Broca（1762 年）报道了一例动脉纵行切口的成功缝合[20]。然而，根据 Shumacker（1969年）的说法，自 Hallowell-Lambert 动脉修复手术之后又过了 127 年，直到 1886 年才由 Postemski 报道了第二次动脉侧缝修复术[20]。

随着麻醉和无菌技术的发展，19 世纪后期出现了尝试修复动脉的报道。1889 年，Jassinowsky 通过实验证明了动脉伤口可以缝合并保留管腔，他的工作后来在 1897 年被 Murphy 评为当时发表的最好的实验工作[21,22]。1865 年，伦敦的 Henry Lee 尝试了不使用缝线修复撕裂动脉[23]。1883 年，Glück 报道了 19 次动脉缝合实验，但由于缝合针产生的出血问题，所有实验都失败了，为此他还设计了铝制和象牙制夹具来连接血管的纵向切口，并记录了象牙夹具在大型犬股动脉上的一个实验成功[24]。维也纳的 Von Horoch 报道了 6 个实验，包括一个端-端吻合，所有实验都形成血栓[23]。1889 年，Bruci 在狗身上缝合了 6 个纵行动脉切口，其中 4 个手术成功[20]。1890 年，Muscatello 成功地缝合了一只狗的腹主动脉部分断裂[20]。1894 年，Heidenhain 因在意外切除附着的癌性腺体时，用羊肠线缝合了腋动脉 1cm 的破口，患者在没有任何循环障碍的情况下康复[25]。1883 年，以色列在讨论 Glück 的一篇论文时，描述了在阑尾周围脓肿手术中损伤髂动脉的修复[24,26]。手术是使用五根丝线完成的。然而，根据 Murphy 的个人观察，（1897 年）认为这种类型的动脉修复手术不可能成功[22]。1896 年，Sabanyeff 成功地缝合了股动脉的小裂口[20]。

芝加哥的 J.B.Murphy（1897 年）对动脉修复的发展做出了巨大贡献，并在 1896 年首次成功进行了动脉的端-端吻合[22]。在此之前，Murphy 仔细回顾了动脉修复的早期临床和实验研究，并在实验室研究中广泛评估了不同的技术。Murphy 试图通过实验确定可以切除多长的动脉，并且仍然允许进行吻合。他发现可以切除小腿、颈动脉 1 英寸（1 英寸 ≈ 2.54cm）以内的动脉，由于动脉的弹性，末端仍然通过内套缝合技术吻合。另外还发现，当动脉不超过 3/4 英寸的动脉被切除时，动脉修复可以安全地进行，但在某些位置，如腘窝或腋窝，可以移动肢体，从而缓解修复时的张力。他还得出结论，当超过一半的动脉被破

坏时，最好通过内套缝合进行端 – 端吻合，而不是尝试修复撕裂口。这种修复方式是通过在近端动脉中引入缝合线来完成的，缝透两层血管，并加用三条缝合线将近端动脉内套到远端动脉中，间断缝合进行加固闭合[22]（图 1-3）。

1896 年，Murphy 无法找到涉及完全断裂的动脉缝合手术的病例，因此他报道了他的经验（1897 年），并进行了许多实验以确定他的手术方式的可行性。Murphy 的患者是一名 29 岁的男性，身中两枪，一颗子弹进入股三角区域。该患者于 1896 年 9 月 19 日住院，大约在受伤后 2h 被送往芝加哥库克县医院。当时没有活动性出血或脉搏增强。15 天后，即 1896 年 10 月 4 日，Murphy 第一次见到了患者，并在受伤部位周围听诊到了一个明显的血管杂音而远端脉搏几乎摸不到。2 天后，当向学生展示这个患者时，也发现了伤口

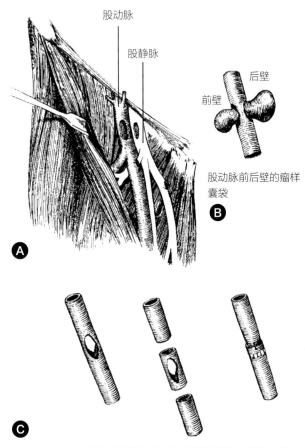

▲ 图 1-3 1896 年首次成功的动脉临床端 – 端吻合术
缝合线放置在近端动脉，仅包括少数外层；使用三条缝合线来确保最终修复（引自 Murphy JB.Resection of arteries and veins injured in continuity—end-to-end suture-experimental clinical research. *Med Record*.1897;51:73.）

周围的局部震颤。因此决定进行手术修复。由于这特殊的历史含义，我们引用手术记录如下。

手术，1896 年 10 月 7 日。沿股动脉方向于腹股沟韧带作一个 5 英寸长的切口。动脉很容易显露，在腹股沟韧带约 1 英寸以上将它从血管鞘中分离出来，后用一根临时的绳子缠绕血管但没有绑扎。沿着血管壁向下仔细解剖到动脉周围血凝块附近。显露动脉出血点下方 1 英寸处，并在其周围结扎依然没有绑扎：小心翼翼地向上解剖到出血点血凝块。通过轻柔地阻断动脉近远心端并抬高动脉，此时静脉开口破口大出血。在动脉后方发现了一个与动脉瘤袋相连的腔，约为榛子大小。在穿孔点上方的动脉前表面上发现了一个大小相同的小动脉瘤囊。静脉出血非常多，并通过手指压迫控制。结果发现，开口外侧的动脉壁仍有 1/8 英寸动脉内侧穿孔，只有 1/16 英寸的外膜带完好无损。子弹穿过动脉中心，破坏了除上述股线以外的所有血管壁，向下和向后穿过，在深静脉交界处上方的后侧和外侧的静脉上形成了一个大洞。

在控制静脉出血方面遇到了很大的困难。在解剖撕裂点上方和下方的静脉后，在股深静脉上临时阻断后控制了出血，缝合修复了静脉。在缝合后可见静脉管腔明显缩小，但是当移除血管阻断钳后，静脉充盈扩张到了正常血管直径的 1/3，取下阻断钳后静脉没有再出血。我们的注意力转向股动脉。游离显露了 2 英寸的股动脉，动脉破口长 3/8 英寸，切除半英寸受损股动脉，用四根穿透动脉壁的双针线将近端内套到远端动脉 1/3 英寸。将外膜从内套部分剥离 1/3 英寸的距离：在重叠的远端的动脉边缘加固一排缝合线，缝合线仅穿透近端血管壁的中层。然后，相邻的外膜处末端进行了缝合。阻断钳去除了缝合处没有一滴血流出。缝合线远端的脉搏立即恢复，并且在胫后动脉和足背动脉能摸到搏动。将动脉周围的血管鞘和结缔组织缝合以支撑动脉壁。用 5% 的苯酚溶液冲洗整个创面，并用蚕肠缝线精确地闭合伤口。没有留置引流。手术时间约为 2.5h，大部分时间用于缝合静脉。动脉很容易固定和缝合，出血很容易控制。患者被放在床上，腿抬高并用棉垫包裹[22]。

损伤的解剖位置、所涉及的大体病变和细致

的修复促成了 Murphy 历史上成功的动脉吻合术。Murphy 提到，手术后 4 天可以在足背动脉中感觉到搏动。随访观察 3 个月无肢体水肿和血流障碍[22]。

随后，Murphy（1897 年）回顾了大动脉结扎后的临床结果[22]。他发现腹主动脉已经结扎了 10 例，只有 1 名患者存活了 10 天。Lidell 报道了 68 次髂总动脉结扎后仅 16 例康复，死亡率为 77%[20]。Balance 和 Edmunds 报道了 31 例患者结扎股动脉瘤后 40% 的死亡率。Billroth 报道了 50% 连续结扎的大动脉的继发性出血。Wyeth 收集了近端结扎治疗颈动脉瘤 106 例的病例，死亡率为 35%。

1897 年，Murphy 总结了他认为动脉缝合所必需的技术。它们与今天普遍遵循的原则非常相似。

1. 完全无菌。

2. 在尽可能少损伤的情况下显露血管。

3. 临时阻断血流。

4. 缝合时控制血管。

5. 血管壁定位精确。

6. 去除阻断钳后通过压力实现完美止血。

7. 伤口的清洗。

Murphy 还报道了 Billroth、Schede、Braun、Schmidt 和其他人成功地缝合了静脉伤口[22]。他亲自使用了五根丝线来闭合一条长 3/8 英寸的颈内静脉破口。

在接下来的几年里，血管外科取得了几项重要的成就。1903 年，Matas 描述了他的动脉瘤内修复技术，这项技术在接下来的 40 多年里一直是动脉瘤修复的标准技术[27]。1906 年，Carrel 和 Guthrie 进行了一系列经典的实验研究，取得了许多重要的结果[28]。其中包括动脉的直接缝合修复、静脉移植，以及血管和器官、肢体的移植。1912 年，Guthrie 独立发表了他在血管外科领域的后续工作[14]。继 Murphy 在 1896 年取得成功后，下一代成功修复动脉缺损是在 10 年后，在 1906 年，Goyanes 当时使用了一个静脉移植物来桥接动脉缺损[22, 29]。在马德里工作的 Goyanes 切除了一个腘动脉瘤，并使用相应的腘静脉恢复了连续性（图 1-4）[29]。他采用了 Carrel 和 Guthrie 开发的三角缝合技术，即通过三根缝线以三角区分动脉口，然后在每个三角区域之间进行连续缝合。1 年后的 1907 年，德国的 Lexer 首次使用隐静脉作为动

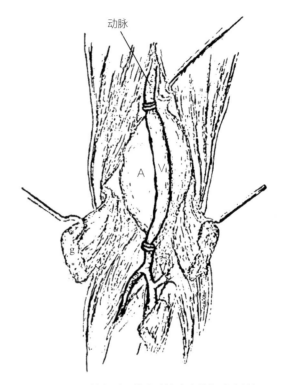

动脉

A V

g

▲ 图 1-4　首次利用静脉移植成功修复动脉缺损

使用 Carrel 的三角测量技术与内皮凝合术，使用一段相邻的腘静脉来修复腘动脉。A. 动脉；V. 静脉；g. 嫁接（引自 Goyanes DJ.Nuevos trabajos chirugia vascular.*El Siglo Med*.1906;53:561.）

脉替代物，在切除腋动脉瘤后恢复连续性[29]。在他 1969 年的回顾中，Shumacker 评论道，在 20 世纪初的几年内，Carrel 的三角缝合（1902 年）、Frouin 的四角缝合（1908 年）和 Mourin 的修正方法（1914 年）已经得到发展[20]。

到 1910 年，Stich 报道了 100 多例通过侧面缝合进行的动脉重建手术[30]。他回顾了 46 例修复，要么是端 - 端吻合，要么是间置静脉移植物[31]。尽管有了这个充满希望的开始，有趣的是，真正在广泛应用血管外科手术技术之前，经历了大约 30 多年的时间。早期修复的失败率很高，通常是因为血栓形成，很少有外科医生认为值得修复动脉。1913 年，Matas 表示血管损伤（特别是动静脉瘤）已成为现代军事外科手术的显著特征，他认为这类伤害必须引起现代军事外科医生的密切关注[27]：从战争中的伤口中获得了对血管损伤进行手术的最及时、最有价值的贡献。以现代军事武器造成的血管损伤的观察机会是非同寻常的。这次最近的战争在手术中心的紧邻地区进行，也

将提供一个研究治疗血管损伤最先进方法的非同寻常的机会。

Matas 在 1913 年的伦敦国际大会上描述了 Soubbotitch 在塞尔维亚军事外科手术中的经验，包括在塞尔维亚土耳其战争和塞尔维亚保加利亚战争期间的血管外伤救治[27]。他报道称治疗了 77 例假性动脉瘤和动静脉瘘。其中有 45 例结扎，但修复了 32 条血管，包括 19 例动脉缝合、13 例静脉缝合和 15 例端 - 端吻合（11 条动脉和 4 条静脉）。令人印象深刻的是，成功避免了感染和继发性出血。1915 年，在讨论 Soubbotitch 的报道时，Matas 强调，一个显著的特点是血管的缝合（环形和侧面修复），而且在巴尔干地区的冲突中，这种方法比之前的战争中更为频繁地被使用[27]。他还指出，根据 Soubbotitch 的统计数据，也许除了 Kikuzi 报道的在日本预备医院中获得的非常显著优势的结果之外，贝尔格莱德的塞尔维亚军队医院外科医生取得的成功远远超过了其他军事外科医生在以前的战争中取得的结果。

三、第一次世界大战的经验

在第一次世界大战初期，随着血管外科新技术的普及，德国外科医生尝试修复急性动脉损伤，在 100 多例中取得了成功[31]。在第一次世界大战的前 9 个月里，低速度的弹药造成了有限程度的动脉损伤。然而，到了 1915 年，高爆炸物和高速子弹的广泛使用，加上大量伤员和疏散速度缓慢，使得动脉修复变得不切实际。

1920 年，Bernheim 前往法国，专门修复动脉损伤[32]。尽管他有丰富的经验和设备，但他得出结论认为进行血管修复是不明智的。他写道[32]：在最近的军事活动中，由于缺乏更现代的修复或重建受损血管的程序，并不是说战斗中没有发生血管损伤；并不是破裂的动脉和静脉及动静脉合并损伤不需要通过精细的缝合或吻合来获得治疗。它们确实需要，而且数量众多，但在几乎所有战伤中普遍存在感染情况下，冒险尝试在动脉或静脉血管进行缝合是愚蠢的。

继发性出血感染的概率很高，几乎完全排除了动脉修复的可能性。此外，关于结扎术后坏疽发生率的统计数据不足，早期的报道后来证明过于乐观。1927 年，Poole 在 *United States Army Medical Department History of WWI* 中指出，如果动脉结扎后有坏疽的危险，则应进行一期缝合，并应非常仔细地观察患者，并且对患者进行仔细观察。

尽管在第一次世界大战中不鼓励处理急性动脉损伤，但许多外科医生经常进行假性动脉瘤和动静脉瘘的修复。这些病例是在急性损伤阶段后期治疗的，当时已经长出侧支循环，确保了肢体的存活能力。1921 年，Matas 记录了这些修复中的大多数是通过侧面或环形缝合进行的动脉缝合，同时切除囊袋或动脉瘤[33]。

1919 年，作为英国外科医生在第一次世界大战中服役的 Makins 建议，在需要结扎大动脉时结扎伴随的静脉，他认为这样可以通过在肢体内保留由侧支循环供应的少量血液更长时间，从而减少坏疽的发生率[34]。这一假设经过 20 多年的争论后最终被放弃。

于 1900 年，Payr、Carrel 和法国外科医生 Tuffier 描述了使用银管和玻璃管进行暂时动脉吻合的方法，这种方法被 Makins 和其他第一次世界大战的军事外科医生成功地采用，但通畅性仅持续 4 天，仅仅促进了一些侧支循环的形成[20, 34]。

四、第二次世界大战经验

DeBakey 和 Simeone 在 1946 年的经典评论中详细记录了第二次世界大战中血管手术的经验，分析了 2471 例动脉损伤[3]。几乎所有人都通过结扎治疗，随后的截肢率接近 49%。只有 81 例修复尝试，其中 78 例通过侧缝合，3 例通过端 - 端吻合，截肢率约为 35%。静脉移植物的使用更加令人失望：在 40 例病例中尝试了静脉移植物，截肢率接近 58%。该报道涵盖了截至 1944 年 12 月的时期。

后来，Barr、Cherry 和 Rich 报道了他们对第二次世界大战期间地中海和欧洲战区军事医疗单位原始记录的研究分析，重点是研究 1944 年 12 月至 1945 年 5 月战争结束期间血管损伤的治疗[35]。这些作者发现，从结扎到修复的实践发生了变化。而 DeBakey 和 Simeone 报道的修复率为 3.3%，战争后半年的外科医生修复动脉的比率增加了。第二辅助外科组修复了 9% 的受伤血管，增加了 3 倍。第三辅助外科组的外科医生修复了 22% 的受伤动脉，增加了 7 倍。第二辅助组截肢率为 25%，而结扎的截肢率为 50%。第三辅助组报道的 107 例修复病例总数比 DeBakey 和 Simeone 报道的 81 例还要多。

太平洋战区没有出现类似治疗理念的转变[36]。太平洋战争只有五篇试图修复的报道。那里的外科医生意识到需要除结扎以外的其他方法，但岛屿战场、广阔的海洋距离、丛林地形和气候、缺乏稳定的补给线、缺乏附近的撤离医院及缺乏快速疏散方法都导致了受伤血管手术的静置。在太平洋地区进行血管重建根本不可能。

伴随静脉结扎的争议问题仍然存在，尽管很少有观察者相信该程序可以增强循环。1949 年由 Linton 总结出了与之前不同的意见[37]。

在结扎和坏疽方面，第二次世界大战惨淡经历的一个令人耳目一新的例外是 Allen M. Boyden 博士的手术：诺曼底登陆后不久修复的股动脉急性动静脉瘘。以下内容摘自 Boyden 自己的原始战地笔记（大约 26 年后的 1970 年），这也强调了即使在军事战斗中，充分记录具有价值。

左腹股沟高度爆炸伤，1944 年 6 月 14 日，22：00 时。股动脉急性动静脉瘘动脉瘤。

术前血压 70~140mmHg；脉搏 104 次 / 分。

手术：1944 年 6 月 16 日，氧化亚氮和氧气。

手术时间：19：10—22：00。

手术期间输血 1 单位。

分离在股深动脉交界处附近孤立的动静脉动脉瘤。

大量出血。

动脉和静脉的破口都用细丝缝合。术后血压 68~120mmHg；脉搏 118 次 / 分，肢体循环在后送前保持完整。

由于这个病例体现了 Boyden 对血管外科的兴趣，第一军的外科医生顾问向他赠送了第一军一半的血管器械和材料。这里面包括两套 Blakemore（Vitalium）管、两个 Bulldog 镊子和一个 2ml 肝素安瓿！

DeBakey 和 Simeone 在 1946 年总结了结扎是治疗受伤动脉的首选方法的结论[3]：很明显，除了结扎之外，没有任何手术适用于军事外科医生

观察到的大多数血管损伤。这不是一个选择的过程，这是一个非常必要的手术，其基本目的是根据大多数动脉战伤的位置、类型、大小和特征，控制出血。

反思主要的原因是第二次世界大战期间受伤和手术治疗之间的平均时间间隔都超过了 10h，这几乎阻止了大多数患者成功的动脉修复。具有历史意义的是第二次世界大战期间使用的非缝合动脉修复方法（图 1-5）。

五、朝鲜战争经验

与第二次世界大战的经历形成鲜明对比的是，朝鲜战争中动脉损伤的成功修复是由于几个因素。血管外科技术取得了实质性进展，麻醉、输血和抗生素也得到了改善。也许最重要的是迅速撤离伤员，通常是通过直升机，这往往允许他

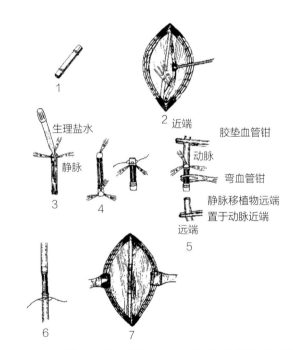

▲ 图 1-5 第二次世界大战期间设计的桥接动脉缺损的非缝合方法的各个步骤

1.Vitalium 管有两个凸起（有时呈凹槽）；2. 显露的股动脉和静脉，静脉被撑开；3. 取下的静脉段用生理盐水冲洗；4.Vitalium 管套入静脉的内部，管子两端被外翻套在管子的两端，用 1~2 个根细丝线固定；5. 静脉移植物的远端倒置在动脉的近端，并由两根细丝结扎固定在那里；6. 靠近玻璃球管末端的静脉结扎固定，进行动脉和静脉的连接；7. 手术完成，显示在股动脉上有一个 2cm 长的桥接（改编自 Blakemore AH, Lord JW Jr, Stefko PL.The severed primary artery in war wounded.*Surgery*.1942;12:488.）

们在 1～2h 从受伤开始运送到外科治疗。此外，彻底认识到清创术、延迟初次缝合和抗生素的重要性大大降低了感染的危害。

最初在朝鲜战争期间，动脉修复的尝试结果令人失望。在一份关于 1951 年 9 月至 1952 年 4 月期间在一家外科医院进行的 8 个月的经验报道中，Hughes 在 1959 年报道称，40 次动脉修复尝试中只有 11 次被认为是成功的[38]。29 次端 - 端吻合术中只有 6 次被认为是手术成功，但最终 6 个静脉移植物手术都失败了。在另一份类似时期的报道中，18 次尝试修复中只有 4 次被认为是成功的。1952 年，Warren 强调需要采取积极的方法，成立了一个由具有血管移植经验的外科医生领导的研究小组[39]。军队中成立了外科手术小组，到 1952 年，血管修复的结果有了改善。Jahnke 和 Seeley 于 1953 年，Hughes 于 1955 年和 1958 年，以及 Inui、Shannon 和 Howard 在 1955 年，发表了重要报道[4, 40-42]。Spencer 和 Grewe 在 1952 年和 1953 年对美国海军陆战队进行了类似的研究，并在 1955 年发表了报道[43]。这些外科医生在相当稳定的条件下在专门的研究小组中工作，考虑到他们处于战区。1950 年担任 Walter Reed 陆军医院外科主任的 Sam Seeley 准将高瞻远瞩，将 Walter Reed 陆军医院建立为血管外科中心，这使得血管损伤患者的治疗成为可能，返回那里继续研究。根据 Hughes 于 1958 年的报道，在共 304 例动脉损伤的经验中，有 269 例被修复，35 例被结扎，总体截肢率为 13%，与第二次世界大战时的约 49% 形成鲜明对比[4]。由于截肢率只是决定动脉修复最终成功或失败的一个方面，因此必须强调，Jahnke 在 1958 年透露，除了肢体丧失率降低外，当动脉修复成功时还应注意肢体功能正常[44]。

六、越南战争经验

在越南，几乎常规的直升机运送，再加上血管外科经验丰富的外科医生的广泛使用，进一步缩短了受伤和治疗之间的时间间隔。1968 年，在 Rich 的一项研究中，越南 750 名遭受导弹伤的患者中，95% 是通过直升机到达医院的[45]。然而，这种迅速转运对整体治疗结果产生了不利影响，因为对于因高速飞行造成严重伤害的患者能够幸存到达医院，但最初的初始救治后往往结果并不好。在以往的军事冲突中，这些患者是不可能活着到达医院的。

根据 Heaton 及其同事的报道，1965 年 10 月 1 日至 1966 年 6 月 30 日期间，美国伤亡人员中已知有 177 例血管损伤，不包括外伤性截肢患者[46]。对 106 名患者进行了 116 次手术，其中 108 处受伤。这些结果包括我们在第二外科医院的救治经历（核磁共振）。报道的结果包括在越南进行的 7～10 天的短期随访。在越南，108 例血管损伤中只有 9 例需要截肢，比例约为 8%。随后，Rich 及其同事在 1969 年和 1970 年对越南血管登记处进行了详细分析，发现截肢率约为 13%，与朝鲜战争时的情况相同[5, 6]。几乎所有截肢都是在受伤后第 1 个月内进行。

越南血管登记处于 1966 年在 Walter Reed 综合医院成立，旨在记录和分析越南陆军医院治疗的所有血管损伤。Rich 和 Hughes 于 1969 年发表的一份初步报道涉及对 500 名遭受 718 处血管损伤的患者进行的完整随访[5]（表 1-2）。虽然越南和盟军军事人员的血管修复并未包括在内，但登记工作很快就扩大到包括所有美国服役人员，而不仅限于士兵。

1967 年，Fisher 在越南收集了 1965—1966 年期间的 154 例急性动脉损伤[47]。其中 108 例动脉损伤具有重要信息，可供陆军医院进行初步审查。1967 年，Chandler 和 Knapp 报道了在越南的美国海军医院处理急性血管损伤的结果[48]。这些患者并未包括在最初的越南血管登记报告中，但在 1967 年之后，报告试图包括所有在越南遭受血管损伤的军事人员，这包括在大约 25 家陆军医院、6 家海军医院和 1 家空军医院接受治疗的美国武装部队现役成员。

与任何登记处一样，越南血管登记处的成功取决于军事和民间社区内数百名个人的合作。在登记处的最初报道中，确定了 20 名外科医生曾做过超过 5 次血管修复手术。从本书第 1 版封面和封底的 500 多名外科医生名单中可以看出，美国每个培训项目中都有许多外科医生为越南取得的总体良好成绩做出了贡献[5]。

除了已经提到的外科医生外，还通过登记处直接联系了数百人。已经获得的合作努力不仅为

表 1-2 越南血管登记处的伤亡中动脉损伤的管理初步报道 [a]

动脉	端-端吻合	静脉移植物	侧缝合线	置入物	Throm-Bectomy	结扎
颈动脉	2	6 (2)	3		(2)	1
颈内动脉			2			1
锁骨下动脉	1					
腋动脉	6 (3)	12 (3)	2 (3)	(1)	(3)	(1)
上肢动脉	57 (8)	32 (10)	2 (1)	1	(9)	1 (2)
主动脉			3 (1)			
肾动脉						1
髂动脉	1	1	1	(1)	(1)	(1)
股动脉	4 (2)	11 (1)	4 (1)	1 (2)	(2)	(4)
股浅动脉	63 (5)	37 (14)	7 (7)	2 (4)	(6)	(4)
腘动脉	31 (5)	28 (13)	6 (4)		(10)	2 (4)
合 计	165 (23)	127 (43)	29 (17)	2 (8)	3 (33)	6 (16)

a. 括号中的数字表示在越南初始修复和修复最初未治疗的主要动脉损伤后进行的额外手术

引自 Rich NM, Hughes CW.Vietnam vascular registry:a preliminary report.*Surgery*.1969;65（1）:218-226.

个别外科医生提供了长期的随访信息，而且还给出了以前错过的其他患者的姓名，并在需要时添加了有关个别患者的其他具体信息。美国外科医师学会在登记处的工作取得了重大成功。

1970 年在芝加哥举行的临床大会上，110 名曾在越南进行动脉修复手术的外科医生在越南血管登记处展览上签名。该展览试图展示一些活动，并展示所有外科医生共同努力的一些中期结果。

Cohen 及其同事在 1969 年的报道强调了治疗战斗血管损伤的外科医生继续面临的重大问题这一事实，该报道评估了在越南 6 个月的经验 [49]。以下代表了一些剩余的主要问题。

1. 与软组织严重损伤相关的动脉损伤。
2. 严重静脉阻塞。
3. 在活力肢体情况下重复进行血管手术。
4. 相关的不稳定骨折。
5. 组织清创不充分。
6. 小腿受伤并伴有小血管损伤。

通过越南血管登记处，身份证明已发送给大多数患者，其姓名和记录都包含在长期随访中 [1, 2, 5]。个别患者通过该渠道的反应非常令人鼓舞，而经常收到的代表性反应是患者欣赏"仍然有人关心"这一事实。过去 50 年来，作者之一在 Walter Reed 陆军医院中心的外周血管外科诊所和登记处对近 1500 名患者进行了评估（磁共振）。目前正在制订初步计划以维持长期的后续行动。这对于确定修复的长期结果及确定这些年轻人修复部位早期动脉硬化等问题的发生率非常重要。我们通过登记处与大约 300 名在越南进行过血管修复的其他外科医生进行了个人联系，并寻求这些外科医生的支持，以帮助完成这一长期后续项目。

七、从 1991 年海湾战争到阿富汗伊拉克战争

自越南战争以来，世界各地发生了许多小范围的冲突。在 1982 年的英属马尔维纳斯群岛战役中，尽管到达野战医院的人员获得了良好的手术结果，但血管方面的经验却很少。1991 年多国海湾战争期间手术病例相对较少，同样没有促进军事血管外科的进步。

9 · 11 事件之后，长达 15 年的战争造成了包括血管损伤在内的严重伤害，White、Stannard 和

Patel 最近的研究表明，现代战斗中这种伤害模式的记录率为 7%～15%，远高于以往战争中报道的比例 [50-52]。背后的原因将在第 2 章中讨论血管损伤发生率增加的问题，但只要说最近的战时经历构成了下文大部分内容的基础就足够了。提供有关阿富汗和伊拉克治疗血管损伤的详细信息超出了本章的范围。然而，诸如局部止血药、止血带的重新出现、临时血管转流、更合理的输血和复苏策略，甚至基于导管的血管腔内技术等策略将在全文中重点强调。最后，这些战争带来的令人烦恼的损伤模式，即血管破坏和不可压迫性躯干出血，将被重新定义，并呼吁新的治疗策略。

八、民间经验

在过去的 10 年中，平民生活中动脉损伤的频率大大增加。这是由于更多的车祸、枪伤和刺伤的惊人增加及越来越多地涉及主动脉插管的治疗和诊断技术使用。

直到 1950 年，大多数普通外科医生对动脉修复技术几乎没有经验或信心。朝鲜战争的经验，加上外科住院医师对血管外科技术的广泛教授，导致 1950—1960 年动脉修复的频率大大增加。Ferguson 等在 1961 年的报道中很好地说明了这一点，该报道讲述了从 1950 年开始的 10 年期间，在亚特兰大治疗 200 例动脉损伤的经验动脉修复治疗的患者比例从 1950 年的不到 10% 增加到 1959 年的 80% 以上 [53]。在研究的后半部分，结扎术仅用于小动脉损伤，如桡动脉或尺动脉或某些内脏动脉。如果比较连续两个 5 年期，死亡率降低了 1/3，截肢率降低了一半。动脉修复的成功率从 36% 提高到 90%。

1964 年，Patman 及其同事报道了达拉斯 271 例动脉损伤修复的经验 [54]。在过去 10 年中，出现了来自美国各大城市中心的一系列报道，所有报道都记录了当前动脉修复技术的有效性。20 世纪 70 年代初期的两个大型系列是 1970 年来自新奥尔良的 Drapanas 及其同事的报道，其中包括 226 例动脉损伤，以及 1971 年来自达拉斯的 Perry 及其同事的累积报道，其中包括 508 例动脉损伤 [55, 56]。

1974 年，Smith 及其同事报道了一项针对底特律 268 名患者的调查，其中四肢和颈部有 285 处穿透伤，共发现 127 处外周动脉损伤 [57]。1975 年，Cheek 和合著者回顾了 Memphis 的 200 例主要血管损伤的手术病例，其中包括 155 例动脉损伤 [58]。1975 年，来自丹佛的 Kelly 和 Eiseman 在 143 名患者的 175 例主要指定血管损伤中发现了 116 例动脉损伤 [59]。1975 年，Hardy 和 Bole 及其同事回顾了杰克逊 353 名患者的 360 例动脉损伤 [60]。1976 年，Bole 及其同事报道了 1968—1973 年纽约市 122 名患者的 126 例动脉损伤 [61]。

在 20 世纪 70—80 年代贝尔法斯特骚乱期间，Baros D'Sa 结合了民用和军用血管外科医生处理血管损伤所需的技能，并因在恐怖分子引起的复杂血管损伤中使用临时转流管而享有国际声誉 [62, 63]。

九、结论

血管损伤管理的进步是由战争需求推动的，现在的情况与中世纪一样。在过去的 50 年中，非战时平民复苏、麻醉和血管内技术的进步进一步推动了这一发展。关于血管损伤何时修复、如何修复、损伤控制血管手术及何时截肢等具体内容将在本书的后续章节中详细介绍。

第2章 血管损伤的流行病学
Epidemiology of Vascular Trauma

PETER GOGALNICEANU   TODD E.RASMUSSEN   NIGEL R.M.TAI   著
陈诗翰 译

在不损失管腔的情况下修复血管。

Dr. Richard Lambert（1759 年）

Lambert 的格言阐述了血管外科医生的工作内容，这一点几个世纪以来一直保持不变。然而，外科医生"为什么"要这样做和"如何"做，每10 年都会发生巨大的变化。特别是血管损伤亚专业在液体复苏与血液制品复苏、止血带使用、即时成像和血管腔内技术的创新，如复苏性主动脉球囊阻断术和覆膜支架方面进行了不断变化的实践。

流行病学研究的真正目的不应局限于按损伤机制（mechanism of injury, MOI）、解剖位置或地理分布列出损伤模式。这些虽然提供了有趣的事实，但有些却只是人为学术实践，其临床应用有限。流行病学的真正目的是了解社会如何变化，以及人类病痛发生的机制。流行病学为外科医生提供帮助，让人们了解损伤模式是如何从患者和外科医生所处的广泛社会和政治背景中产生的。更重要的是，它能够预测不同的基础设施是如何减轻或加剧这种损害的。血管损伤是复杂且灾难性的。研究它的起源和模式能够更精细地展现医疗保健中的问题，这些问题的影响范围远远超过手术室的例行公事。此外，从烙铁到血管内支架，血管外科医疗设备的演变随着医源性损伤范围的扩大本身就对血管损伤的前景产生了影响。

当代血管损伤流行病学变化的驱动因素具体如下。

1. 军事冲突。

2. 平民创伤和城市动荡，包括意外伤害、恐怖主义及与帮派有关的平民暴力。

3. 极端年龄（年老或年幼）的创伤。

4. 微创或血管腔内手术导致的医源性血管损伤。

一、历史回顾

流行病学（源自希腊语，意为"研究降临在人们身上的事物"）的定义是：研究与健康有关的状态或事件在人群中的分布和决定因素，并将这项研究应用于健康问题的预防和控制[1]。创伤作为导致死亡和残疾的因素，其全球性负荷和影响的特征日益明显（表 2-1）。然而，虽然个别血管损伤模式的流行率和发病率在局部情况下已被很好地描述，血管损伤的流行病学研究仍是一个相对未被充分开发的领域[2]。可能的原因包括血管损伤情况的异质性，可能遭受伤害的异质性，血管损伤对人体各系统的直接和间接影响，血管损伤对人体各系统造成的直接和间接后果，以及现代计分方法不适合捕捉血管损伤的具体影响。在 *Rich's Vascular Trauma* 第 1 版中，Geza de Takats 将损伤机制的丰富性和复杂性总结如下：自古以来，饥饿或多疑的穴居人、失意和嫉妒的恋人、暴力罪犯，以及最近的机械和汽车，都对人类的身体和灵魂造成了严重的、往往是不可弥补的伤害。

因此，人们需要了解历史和当代的血管损伤流行病学是重要的。框 2-1 列出了流行病学工作的一般组成部分。在创伤方面，认识到患者群是调整和定位医院资源的基础，并对保健提供者进

表 2-1　2010 年和 2016 年，全世界血管损伤死亡人数（千人）			
原　因	2010 年（百分比[a]）	2016 年（百分比[a]）	增加人数
总计（百分比[a]）	290 806（10%）	297 394（11%）	6589
A. 意外伤害	209 494（7%）	215 158（8%）	5664
● 道路伤害	69 837（2%）	82 538（3%）	12 701
● 中毒事件	8341（0%）	6269（0%）	−2073
● 坠落	30 431（1%）	38 162（1%）	7731
● 火、热和高温物质	12 876（0%）	10 610（0%）	−2266
● 溺水	28 715（1%）	20 134（1%）	−8581
● 显露在机械力之下	14 057（1%）	13 225（0%）	−832
● 自然灾害	670（0%）	361（0%）	−309
● 其他非故意伤害	44 567（2%）	43 860（2%）	−707
B. 故意伤害	81 311（3%）	82 236（3%）	924
● 自残	39 194（1%）	37 564（1%）	−1630
● 人际暴力	32 174（1%）	31 237（1%）	−938
● 集体暴力和法律干预	9943（0%）	13 436（1%）	−3492

引自 the World Health Organization（WHO）Global Health Observatory Data Repository.Accessed May 2019.https://www.who.int/healthinfo/global_burden_disease/estimates/en/.
全世界人口（千人）：2010 年为 6 140 789；2016 年为 7 461 884
a. 因血管损伤死亡人数占总死亡人数百分比

框 2-1　流行病学项目的核心目的（1）
● 识别疾病、伤害和死亡的风险因素
● 描述疾病的自然史
● 识别疾病风险最大的个人和人群
● 确定公共卫生问题最大的地方
● 随着时间的推移监测疾病和其他与健康相关的事件评估，预防和治疗方案的疗效和有效性
● 提供有助于健康规划和决策的信息，以建立具有适当优先级的健康计划协助开展公共卫生项目

行教育。从本质上讲，这为创伤和血管护理系统的设计提供了参考。更广泛地说，创伤性损伤的发生率、机制和人口学的标准化和开放描述使人们能够对损伤的结果进行适当分层比较。反过来，这不仅有助于研究，也有助于临床管理、质量改进措施和对治疗医院的公平补偿。另外，这些还提供了关于社会经济现实的知识，并影响了预防性公共卫生干预措施的设计和评估，从而为公共卫生和社会政策提供信息。

如果血管损伤临床医生要预测损伤模式，跟踪变化并实施有效的计划来预防或减轻血管损伤

的影响，那么对创伤流行病学的研究是实践中的一项基本功能。本章的目的是为文中其他地方关于特定解剖损伤的内容提供更详细的说明。

二、血管损伤的背景与分类

血管损伤的流行病学研究由于创伤的千变万化和决定功能结果的多种相互关联的因素而受到阻碍。例如，重要的软组织、骨质和神经结构的共同损伤。由于作者们在对创伤的恰当描述、结果指标和随访时间方面缺乏统一性，这一困难变得更加突出。在军事和民事领域的大多数研究提供了包括特定血管区域（四肢）或解剖区域（如小腿血管）在内的队列描述，这以牺牲适当的流行病学观点为代价提供了细节。由于使用不同的风险人群定义，调用不同的分母，并相应地增加或减少患病率，血管损伤的发生率常常是相互冲突的。例如，死亡率可能以不同的定义为基础，如将死亡定义为住院期间死亡，则会忽略那些在到达医院之前就死亡的人。流行病学依赖数据，拥有成熟的创伤救治系统和强制性数据收集基础

设施的国家对受伤率及其原因提供了更有成效的观点。同样，虽然战时人群的血管损伤率通常高于和平时期人群，但是否有详细的创伤数据（对分母人群进行准确描述）与战斗各方的医疗部门是否部署创伤系统方法进行数据收集直接相关。可以说，没有"创伤系统"伤害管理方法的国家，通常无法描述血管损伤对高危人群的影响。而大多数发展中国家都属于这种类型，所以我们通常认为，目前全球血管损伤的负荷不详。

血管损伤可根据以下情况大致分类。

1. MOI，如先天性、钝性、穿透性、爆炸性、混合性伤害。

2. 创伤的解剖部位，如可压迫与不可压迫性出血。

3. 背景情况，如军事与民事。

这些领域中的每一个都可以进一步分层，军事伤害可以按患者状态（战斗人员与非战斗人员）和冲突类别（内战、反叛乱战争、机动战争）进行细分。平民的伤害也可以按照当地的环境来划分（如城市创伤与农村创伤）。

（一）军事冲突

21 世纪以来的战争已经失去了许多以前交战的特征，如第一次世界大战、第二次世界大战、抗美援朝战争和越南战争。当代的冲突是一场"人民之间的战争"，"街道、房屋和田野……都是战场。军事行动可以在任何地方进行，在平民周围，针对平民，保卫平民。平民是目标，是要争取的目标，其重要性不弱于战胜敌人"[3]。因此，高能军用弹道导弹和特制或简易爆炸武器造成的血管损伤会影响到两个高危人群：战斗人员和非战斗人员（平民）。

1. 作战部队的血管损伤　务必要记住军事战斗人员代表了一个特定的人群。与平民伤害相比，军队动脉损伤主要发生在 20 多岁的男性身上（分别是 25 岁和 32 岁，相应为 98.7% 和 82% 的男性）[4]。此外，美国和英国士兵（阿富汗战争中）的主要受伤机制是简易爆炸装置（48%）或枪伤（29%）[5]。当代资料表明，失血过多是致命伤士兵死亡的主要原因[6-9]。据估计，在战斗中造成的 80% 的动脉损伤影响到四肢[10]，其中 70% 以上

与爆炸伤有关。血管损伤率似乎只是随着战争的复杂性而增加：第一次世界大战中，盟军外科医生注意到血管损伤率为 0.4%～1.3%[11]；DeBakey 认为第二次世界大战中的血管损伤负荷影响了 0.96% 的患者。后来，在抗美援朝战争和越南战争中，血管损伤率被判定为更高，为 2%～3%[12-16]。参与阿富汗和伊拉克作战行动的联军军队在详细的创伤登记方面投入了大量资金以获取伤害数据。这些数据库已被用于描述各种创伤模式，以便加强军队防护（如防弹衣或车辆设计）和不断更新治疗方案，并与当代创伤原型保持一致。有趣的是，目前的战时血管损伤率比以前的战役高得多[17-20]，报道的动脉损伤率则高达 7.1%[10]。

Markov 等对军人和平民主要动脉损伤的结果进行了比较研究[4]。1/4 的军人动脉损伤不能通过应用止血带或压迫来控制［非压迫性动脉损伤（noncompressible arterial injuries，NCAI）］。与平民人群相比，军事动脉损伤的 NCAI 发病率较低（28% vs. 61%）。这些差异的发生是因为在平民环境中，由于机动车碰撞，躯干受到钝性伤的比例更高。爆炸伤是军事环境中主要的伤害机制（69%），而平民人口则等量地受到钝性或穿透伤的影响（均为 50%）。在涉及可压迫区的动脉损伤匹配的军人和平民队列中，没有发现死亡率的差异（2% 的军人 vs. 4.1% 的平民）。然而，他们的研究表明，NCAI 在军事环境中具有较低的死亡率（4.2% vs. 12.16%）。这可能是由于防弹衣的使用和战斗伤员护理战略的实施。这包括先进的军事复苏战略和必要的基础设施，以实现快速后送和院前护理。

一项综合研究总结了美国最近的军事经验（13 076 例），分析了美国联合战区创伤登记处（Joint Theater Trauma Registry，JTTR）（2002—2009 年）的血管损伤[21]。它将与战斗有关的伤害定义为足以阻止返回战区的严重伤害。血管损伤的特定发生率（总发生率）为 12%，而需要手术的损伤发生率（手术发生率）为 9%。该研究还确定了部署到伊拉克（12.5%）和阿富汗（9%）的部队之间血管损伤率的差异。其他差异还包括致伤机制，爆炸导致的损伤人数在伊拉克和阿富汗分别占受伤总人数的 74% 和 67%。创伤的解剖学分布和"创伤死亡"（died of wound，DOW）

率（6.4%）在战区之间没有差异。创伤主要发生于四肢（79%）、躯干（12%）和颈部（8%）。躯干中，最常受伤的血管是髂动脉（3.8%），其次是主动脉（2.9%）、锁骨下动脉（2.3%）和下腔静脉（1.4%）。在颈部，颈动脉损伤 109 例，占损伤总数的 7%。有人指出，四肢所承受的血管损伤负荷与 DeBakey 在第二次世界大战中所注意到的非常相似。相比之下，当下较高的颈动脉和主动脉损伤率则归因于生存能力的提高和医疗救护时间的大大缩短。

总的来说，作者得出结论，这些战争中的血管损伤率是之前报道的越南和抗美援朝战争的 5 倍。根据驻伊拉克美军医院公布的数据，早期报道的血管损伤发生率估计为 4.4%~4.8%[17, 18]。然而，当这一分析包括未手术病例和接收时未被识别的血管损伤时，患病率可高达 7%。这种血管损伤率的显著增加是惊人的，但原因并不完全清楚。除了伤口生存能力提高外，可能的原因还包括以下情况。

- 在这些战役中，与爆炸相关的损伤病因率非常高。
- 过高估计了早期报道中的危险人群（从而减少了分母）。
- 更准确地捕获"轻微"的非手术血管伤口（增加分子）。

在英国的一项类似但规模较小的研究中，Stannard 等详细研究了 2003—2008 年 1203 名英国军人在敌方行动中受伤的记录[20]。与美国 JTTR 不同，英国 JTTR 数据库还包括在行动中死亡的患者（killed in action, KIA），即在到达医疗设施之前死亡的患者[22]（美国报道中没有详细研究的伤害负荷的一个方面）。根据临床数据和英国验尸官系统进行的死后检查，对创伤进行了描述。确定该队列中 9.1% 的人受到命名血管的损伤。爆炸伤分别占躯干和四肢创伤的 54% 和 76%。重要的是，研究表明，超过一半的患者在接受任何手术干预之前就死亡了。胸部和主动脉中命名血管的创伤被证明几乎是普遍致命的。颈部血管损伤也被证明是高度致命的，17 例患者中 13 例最终死亡。2/3 的血管损伤累及四肢。这些患者中有接近一半存活下来，但最终截肢的比例很高。保肢率（初级辅助通畅率）为 84%。该英国小组

的结论是，虽然在能够承受血运重建的伤员中可以获得良好的保肢率，但躯干血管损伤通常无法获得成功的外科手术干预。

下肢血管损伤后的下肢截肢率很重要，是致残和避免死亡的主要原因。下肢动脉损伤被认为主要是由爆炸伤（70%）或枪伤（30%）引起的。在肢体穿透伤中，最常见的受累血管包括股浅动脉、腘动脉和胫后动脉，每条受累血管约占 20%。Perkins 等研究了 579 名在伊拉克和阿富汗战争中受伤的美国军人的四肢[23]，他们的初次截肢率为 8.5%，对其中 91% 的患者进行了抢救尝试。组织损失和损伤控制是原发性截肢的主要原因。15.5% 的肢体发生二次截肢。早期二次截肢与无法存活或组织感染有关，而晚期二次截肢则与肢体功能差有关。57% 的截肢是经胫骨的，30% 的截肢是经股骨的。同样值得注意的是，82.7% 接受过截肢的患者在 10 年内没有再次截肢。这突出了军事血管损伤对下肢的重大威胁，但也强调了在充分准备的创伤基础设施内尝试肢体血运重建的价值。

2. 当地人群的血管损伤 很少有研究考察战时受伤平民血管损伤的负荷和影响。军事创伤系统的登记可能偏向于在自己的部队中收集数据，或者在已经获取信息的情况下，由于缺乏对受战争影响的社会跟踪，通常没有关于长期结果的数据。在一项研究中，Clouse 等分析了在伊拉克Ⅲ级① 美国设施治疗的血管损伤患者，其中 30% 是平民，24% 是当地国家作战部队[17]。四肢血管损伤在美军中明显高于当地人群（81% vs. 70%）。躯干血管损伤在美军中明显较少见（4% vs. 13%），但颈部损伤的发生率相似（14% vs. 17%）。作者假设，缺乏保护性防弹衣可能会增加伊拉克人的非四肢血管损伤率。有趣的是，血管损伤在当地国民中被注意到的比例过高：尽管设施收治的人中有 40% 是伊拉克裔，但他们占血管损伤队列的 51%。

部署的军队医院主要是为了照顾自己国家的士兵，所以了解大量当地受伤平民、叛乱分子和军人带来的额外负荷仍然很重要。伊拉克巴拉德空军战区医院[24] 的一份补充报道指出，在该设施

———————————

① Ⅲ级设施相当于一个大型创伤中心。

接受治疗的 4323 名当地人中，血管损伤的发生率为 4.4%。作者集中研究了四肢损伤（占全部血管损伤患者的 70%），并观察到从出现到伤口完全闭合的中位住院时间为 11 天。伤员平均接受了 3 次手术。值得注意的是，其年龄为 4—68 岁，包括 12 例儿童损伤。死亡率为 1.5%，显著并发症为 14%，但尽管如此，记录的保肢率为 95%。

这一经验与先前的报道相符。Sfeir 等[25] 描述了 366 例下肢血管损伤病例，这些病例来自 1990 年结束的 16 年黎巴嫩内战期间战斗人员和非战斗人员的混合人群。2/3 的患者受过枪伤。患者包括 118 例腘动脉损伤、252 例股动脉损伤和 16 例小腿血管损伤。总死亡率为 2.3%，腘窝和小腿血管损伤组无死亡，而股动脉损伤组有 9 例死亡。总截肢率为 6%（腘窝损伤组为 11.7%）。根据当代经验，肢体挽救失败可能与生理不稳定、修复延迟（损伤后超过 6h）和长骨骨折有关。

（二）平民血管损伤

在没有大规模人口数据库的社会中，平民社会血管损伤的总体影响在很大程度上是未知的。即使在由国家创伤数据库（National Trauma Data Bank, NTDB）① 提供服务的美国，大规模的研究也很少。总的来说，血管损伤发病率和 MOI 的区域差异取决于所研究人群面临的社会经济和政治挑战。平民环境中的血管损伤也被视为医院资源的主要消耗者[26-28]，它与较长的住院时间、更多地使用重症护理资源及更高的输血要求有关[28]。迅速获得足够的创伤护理设施被普遍认为是取得良好结果的重要因素。2010 年，Demetriades 等从 NTDB 系统中记录的 180 多万例普通创伤人群中抽取了 22 089 例患者（包括儿童），试图描述血管损伤的性质[29]。在接受了这些回顾性数据分析中几乎不可避免的报道偏差后，确定研究期间（2002—2006 年）血管损伤的总发生率为 1.6%。伤者中 80% 为男性，平均年龄为 34 岁。

据报道，51% 的人遭受了穿透性伤害。最常见的四种伤害机制是机动车撞伤、火器伤、刺伤

和高处坠落伤。只有不到 25% 的人在入院时曾受到过电击，超过一半的人受伤严重程度评分超过 15 分。腹部损伤和胸部损伤分别占创伤负荷的 24.8% 和 23.8% 以上，手臂和腿部损伤分别占 26.5% 和 18.5%。成人死亡率为 23.2%；与截肢率相关程度最高的血管是腋动脉（上肢截肢率为 6.3%）和腘动脉（下肢截肢率为 14.6%）[29]。这个令人印象深刻的数据集总结了全国的流行病学数据。但是，个别创伤医生和血管外科医生所关心的是他们患者中血管损伤的当地流行病学，因为这将决定工作量、病例组合和结果。

另一项来自 NTDB 的 5858 例美国队列（2012 年）分析了腹部和盆腔创伤性血管损伤。这组患者的总死亡率为 25%。钝性伤占 57%，穿透伤占 40%。穿透伤患者的死亡率是钝性伤患者的 1.72 倍。男性穿透伤的发生率高于女性（48% vs. 17%）。这项研究再次强调了血管主干损伤的不良预后，特别是当其与穿透伤相关时[30]。

来自英国一家主要创伤中心的数据表明，2005—2010 年，在连续的创伤住院患者中有 4.4% 发生了血管损伤[28]。该队列中血管损伤的死亡率为 18%，其中交界区钝性伤的死亡率最高。在这个英国特有的队列中，刺伤是血管损伤的最常见原因，是枪伤的 5 倍。然而，钝性伤的患者损伤更严重。动脉损伤占血管损伤的 87%，静脉损伤占 13%。47% 的损伤发生在躯体中心部位，35% 位于四肢，20% 位于交界区。

恐怖主义现在不再是仅与发展中世界有关的孤立现象，这一事实也改变了平民创伤的情况。2000—2014 年，据估算恐怖袭击事件增加了 8 倍[31]。最近的袭击事件，包括波士顿马拉松爆炸案[32]、巴黎袭击②[33]，以及最近的英国恐怖袭击③[34]，提供了平民人群中与恐怖主义有关的血管损伤的演变情况。其中许多都与多种（通常是联合的）伤害机制有关，包括简易爆炸装置（improvised explosive devices，IED）、刺伤和机动车造成的伤害。这一人群的伤害模式与在军事环境中看到的不同，因为平民缺乏防弹设备，并且

---

① NTB：由美国外科医学院管理，接收来自 900 多家创伤机构的数据。
② 巴黎恐怖袭击事件（2015 年）：袭击了查理周刊办公室跟巴塔克兰剧院。
③ 英国恐怖袭击事件（2017 年）：曼彻斯特竞技场爆炸案、伦敦桥袭击，以及威斯敏斯特大桥袭击。

社区可能没有为这些攻击做好准备。对以色列平民创伤的不同研究（2000—2005 年）表明，与非恐怖主义相关的场景相比，血管损伤在恐怖主义相关的场景中更常见（10% vs. 1%）[26]。具体来说，8.6% 的爆炸伤患者发生血管损伤，其中与穿透伤有关血管损伤患者的损伤严重程度评分较高，其死亡率是非血管损伤患者的 5 倍（分别为 22.9% 和 4.9%）。下肢和头颈部是血管损伤最常见的解剖部位（分别占 37% 和 25%）。波士顿马拉松爆炸案的数据也显示，住院的患者中有 66% 的人下肢受伤，其中 22% 的人接受了截肢手术[32]。

这些研究得出的结论是，平民人群中，血管损伤与较差的预后相关[26, 27]，在与恐怖有关的情况下，血管损伤的发生率较高，需要将血管外科医生纳入创伤团队。

1. 城市人群　美国和南非等国的城市人口经历了高比例的人际暴力，这类暴力通常使用低能量手枪或带刃武器。南非的故意杀人率为 32/10 万。在美国，这一比例为 4.8/10 万，而在英国，这一比例要低得多，为 1.7/10 万[35-37]。然而，即使在暴力伤害很常见的社会中，暴力发生率也存在显著的地区差异。例如，在南非，林波波省在 2009—2010 年发生了 762 起谋杀案，而豪登省在同一时间段内发生了 3444 起谋杀案[35]。同样，美国非郊区城市的谋杀率大约是郊区的 2 倍[36]。当然，城市人口集中度和人口他杀率之间的关系并不普遍。澳大利亚的总体谋杀率为 1.2/10 万，而在人口稀少的北部地区，谋杀率为 3.96/10 万，而维多利亚州为 0.8/10 万[38]。国家和城市的谋杀统计数据转化为暴力的血管损伤的程度很难量化，但毫不奇怪的是，大多数关于血管损伤的负荷、类型和结果的经典报道都来自城市内部和较贫穷人口服务的城市机构。如前所述，从国家创伤数据库获得的全人群数据表明，当代患者血管损伤的总体患病率为 1.6%[21]，而纽约 I 级创伤中心的治疗患病率为 2.3%[39]，得克萨斯州埃尔帕索的 II 级创伤中心为 3.4%[40]。这些报道表明，被注意到的人群几乎都是男性，并且通常是年轻人。血管损伤患者的死亡率约为非血管患者的 2 倍[39]，穿透伤在血管损伤患者中的比例较高，埃尔帕索的作者记录了血管损伤患者中穿透伤的比例为 40%，而在一般创伤人群中的比例为 10%。

迄今为止，美国最大的血管损伤单中心研究发表于 1988 年，来自休斯敦[41]。这项研究代表着许多大型市中心创伤设施的典型经验，其研究目的是得出流行病学结论以指导创伤中心和卫生后勤人员。这项研究为期 30 年，涉及 4459 名患者的 5760 例心血管损伤。作者将自己的任务设定为核算整个血管损伤队列，而不是限制在对特定血管的研究上，研究过程中利用了多个确证的记录来源而非单一的登记册。他们的研究证实，城市中血管损伤的主要发生人群是年轻男性（86% 为男性，平均年龄 30 岁），其中 90% 的人受火器伤（枪伤占 51.5%；霰弹枪伤占 6.8%）或刀伤（占 31.1%）。这项研究再次证明，在民用环境中，即使弹道穿透伤是常态，伤口模式也与战时不同。躯干和颈部损伤占所有治疗损伤的 2/3，而下肢损伤（包括腹股沟）仅占 1/5。虽然很少有腹部大血管受伤的士兵被军事外科医生看到，但在休斯敦，腹部血管损伤占血管损伤总数的 33.7%，这与该市急救医疗服务的成熟有关。报道仔细描述了流行病学因素的趋势，包括当地人口的变化、当地犯罪模式的变化（注意到伴随毒品犯罪活动而来的创伤负荷增加）、保健基础设施的提供。作者注意到在研究期的第一个和最后一个 5 年，血管损伤患者激增了 6 倍，分别有 163 名和 1069 名创伤患者，尽管由于他们没有详细说明分母数据（即每个时期治疗的创伤患者总数），因此不可能评估血管损伤患者比例的趋势。此外，没有给出创伤评分、生理学和死亡率等粗略的结局指标，从而限制了病例组合的描述，降低了这个令人印象深刻的数据集用于比较的效用。尽管有这些缺点，这项经典的研究仍为其他研究人员提供了模板，以便于在他们的社区中描述血管损伤流行病学[42]。

南非城市中心已报道了一系列与单根血管和身体区域有关的大型血管损伤[43]，尽管总体影响负荷尚不清楚。澳大利亚的悉尼和珀斯的数据显示，血管损伤率为 1%～1.8%，其中穿透伤占 42%[44, 45]。来自英国个别中心的报道强调，普通医院和大学医院的非医源性血管损伤相对罕见[46-48]。然而，某些市中心人口的血管损伤率可能接近北美中心地区的水平。2011 年，伦敦首席创伤中心一项为期 6 年的研究确定，在 5823 例创伤入院患者中，有 256 例（4.4%）患者存在血管损伤[28]。

穿透伤造成 135 例血管损伤（53%），其余为钝性伤患者，与穿透伤患者 [损伤严重程度评分（injury severity score, ISS）中位数为 11] 相比，前者损伤更严重（ISS 中位数为 29），死亡率更高（26% vs. 10%），截肢率更高（12% vs. 0%）。当比较每个解剖区域的损伤时，这些差异仍然存在。钝性血管损伤患者需要大量输血的可能性是穿透性血管损伤患者的 2 倍（47% vs. 27%），住院时间是穿透性血管损伤患者的 4 倍（中位数为 35 天 vs. 7 天）。最近在英国国家卫生服务体系中发展的国家创伤登记和创伤系统方法将有助于更好地描述血管损伤的影响，特别是与市中心的"热点地区"相关的 [49]。

2. 农村人群　大规模的血管损伤研究以市中心为主，但非城市和农村人口具有离散的流行病学创伤特征，患者有特定的需求，特别是在及时获得血管护理方面。北美研究人员努力研究为农村人口服务的创伤系统，揭示了这些更孤立环境下的伤害模式。

1982 年，Koivunen 等调查了 89 名密苏里人，其中 1/3 的受伤与农场有关，发现受伤和到达医疗中心之间的平均延迟时间为 3.4h。他们的研究还发现，82% 的创伤涉及四肢，35% 的创伤被结扎，总体截肢率为 16.4%，死亡率为 5.6%。血管修复相关并发症发生率为 12.4%。作者指出，大多数并发症及所有死亡和截肢都发生在遭受农场、工业和机动车事故创伤的患者中 [50]。在迄今为止最大的北美系列研究中，Oller 检查了来自一个以农村为主的州的 8 个创伤中心的 978 名患者所遭受的 1148 例血管损伤。在研究过程中，血管损伤占创伤登记中所有创伤病例的 3.7%。四肢损伤者的截肢率为 1.3%，占总队列的 47%。作者得出了与密苏里州组大致相同的结论，即农村血管损伤患者（其中 80% 是从周边机构转入）年龄较大，钝性伤发生率较高，住院时间较长，死亡率较高（14.2%）。他们认为，为了获得最佳护理，针对农村血管损伤患者的创伤服务必须使他们的系统能够迅速识别、复苏及早期将血管损伤患者运送到主要创伤中心进行最终救治 [51]。

3. 生活方式和社会经济因素
（1）肥胖：在发达社会中，肥胖是一个日益严重的问题，也是多发创伤患者预后不佳的原因之一 [52-55]。Simmons 等研究了 115 例在 2005 年结束的 5 年时间内下肢血管损伤的患者，并根据 BMI≥31kg/m² 的人群进行了分组 [54]。有趣的是，他们发现肥胖患者在截肢率或死亡率方面没有表现出差异，尽管 BMI＞40kg/m² 与良好的结果无关。

（2）种族：Moreira 等的一项研究确定了动脉损伤后死亡率结果的种族差异 [56]。他们认为，与白种人受害者相比，持续血管动脉损伤的少数民族人群有更高的调整死亡率。Hicks 等的另一项研究也表明，老年非洲裔加勒比人（65 岁）血管损伤受害者"在血管损伤后死亡或截肢的可能性几乎是白种人的近 5 倍" [57]。这可能与获得足够的创伤设施有关，尽管 Moreira 的研究表明，在不同的群体研究中，开放手术和血管腔内技术的使用是相似的。

（3）贫穷：在北美，贫困越来越被认为是创伤后果的决定因素 [58-60]。目前尚不清楚这些因素在多大程度上是结果的内在驱动因素，以及它们在多大程度上代表多个竞争性和复合因素的概括描述。为了回答这个问题，Crandall 寻求了一个更加同质的创伤分组，从而检查了下肢血管损伤患者的命运，以调查种族和保险状况的影响 [61]。作者调用了 4928 例 NTDB 中的患者，发现拉丁美洲人、非洲裔美国人、亚裔美国人或美洲原住民的死亡比值比明显更高（1.45），没有保险的队列也是如此（1.62）。非裔美国人和拉丁裔美国人分别占穿透性血管损伤患者的 51.1% 和 19%，但这些群体只占钝性伤队列的 12.1% 和 10.5%。当结果按损伤机制分层时，在直接损伤患者的死亡率方面没有发现差异，无论他们的保险状况或种族如何。没有保险的穿透伤患者死亡率明显较高，但在研究的预测模型中，种族仅倾向于具有统计显著性。

（三）儿童和老人的血管损伤

1. 儿童创伤　儿童血管损伤是一种罕见的现象，占儿童住院人数不到 2%[62]。然而，它在对长期功能产生影响上有很大的潜力。这类患者的治疗，无论是采取手术还是保守，都需要外科医生考虑到儿童的发育需要。有趣的是，这组中大多数血管动脉损伤似乎是由血管外科医生而不是儿童外科医生治疗的。这突出了潜在的临床和培训挑战，因为在缺乏亚专科培训、国家指南或长期结果数据的情况下，未经培训的儿童血管外科医生必须使成人技术适用于儿童[63, 64]。

在战区接受救治的儿童带来了特殊的挑战，在那里，复杂的武装冲突发生在平民附近。2002—2011 年在伊拉克和阿富汗的美军医院接受治疗的儿童超过 4000 人[64]，其中 3.5% 的儿童有血管损伤。这之中大多数是男孩（79%），他们遭受了穿透伤（95.6%），主要位于四肢（38% 的上肢和 28% 的下肢）或躯干（25.4%）。爆炸伤（58%）和枪伤（37%）是主要的伤害机制。幸运的是，肢体挽救率为 95%。然而，这些伤害的后果需要仔细考虑，因为几乎有 1/10 的儿童死亡。在死亡的儿童中，大多数（71.4%）的胸部、腹部或骨盆有血管损伤。这些包括腹部主要血管的创伤或肝动脉和肠系膜动脉的损伤，进而导致不可存活的内脏缺血。这为武装冲突背景下儿童血管损伤的结局差异提供了一个独特的视角，在武装冲突背景下，儿童血管损伤率几乎是平民环境下的 6 倍（3.5% vs. 0.6%）[29, 64]。

在平民人群中，儿童血管损伤率同样较低[65-70]，占儿童创伤的 0.6%～1%[62]。儿童血管损伤的主要机制是穿透伤[69, 70]。在美国，这与火器伤和机动车碰撞伤（motor vehicle collisions, MVC）相关（分别为 36.9% 和 34%）[62]。上肢是血管损伤最常见的解剖部位（35%）。本组患者的死亡率与发病时的休克和穿透伤有关。

在 Klinker 等进行的一项为期 12 年的研究中，所有 18 岁以下的创伤入院患者中有 1.1% 与血管损伤有关[70]。血管损伤伴钝性伤的发生率为 0.4%，而伴穿透伤的发生率为 4.5%。值得注意的是，玻璃造成的伤口和枪击造成的伤口一样多。四肢血管损伤的负荷导致 10% 的整体截肢率，其中大多数是继发于火车或割草机事故的四肢毁损。死亡率几乎达到 10%（通常与头部损伤有关），但与武装冲突中的儿童血管损伤不同，该队列中几乎没有胸主动脉损伤[70]。

Barmparas 等分析了 251 787 例 15 岁或 15 岁以下的美国国家创伤数据库患者的儿童血管损伤[29]，并将其与成年血管损伤患者队列进行了比较。儿童血管损伤的患病率为 0.6%，而总体发病率为 1.6%。儿童患者 ISS 较低，穿透伤发生率较高，但数量较少（41.8% vs. 51.2%）。创伤模式有明显差异。与成人相比，儿童患者表现出明显更多的钝性和穿透性上肢血管损伤，但较少有穿透性胸部和腹部血管损伤。儿童血管损伤主要发生在上臂，肱血管损伤占 13.2%，前臂血管损伤占 22%。儿童胸主动脉钝性伤的发生率要低得多，在所有儿童钝性血管损伤病例中占 8.9%，而在成人钝性伤中占 26.1%。年龄与主动脉损伤发生率呈线性关系。与成人相比，儿童队列的死亡率显著降低（13.2% vs. 23.2%），即使在校正了 ISS、低 GCS 和损伤机制等复合差异后，这种差异仍然存在。成人和儿童患者的下肢截肢频率无差异（儿童 9.1% vs. 成人 7.5%）。作者提醒注意的事实是，尽管在儿童患者中观察到生存优势，但穿透伤的发生率仍不容忽视，并且有 1/5 的儿童死于枪伤。

总之，值得庆幸的是，儿童血管损伤的发生率很低。然而，这却代表了外科手术实践的高风险领域，尤其是血管外科医生可能会遇到陌生的临床情况。

2. 老年创伤 关于老年患者血管损伤的流行病学研究较少。65 岁以上患者占所有血管损伤患者的比例较小（7.6%）。这一人群的主要损伤机制是钝性伤，大多数病例是由 MVC 和摔倒造成的（分别为 59.2% 和 14.0%，而 <65 岁的人群为 23.6% 和 3.6%）[71]。尽管血管损伤的发生率相对较低，但由于闭塞性血管疾病的相关负荷、僵硬的血管、较弱的生理弹性和同一时间多重用药，这些个体确实构成了重大的临床挑战。此外，与维持血管损伤的非老年成年人群相比，老年患者表现出更高的 ISS。累积起来，这些因素体现在老年血管损伤患者的死亡率是成年患者的 4 倍。从解剖学角度来说，65 岁以上患者的血管损伤主要影响胸血管系统（40%），其中 33% 表现为胸主动脉损伤。其他创伤类型的差异包括较高的穿透性颈部和手臂损伤，以及更多的钝性胸部和腹部血管损伤。作者发现随着年龄的增加，胸主动脉损伤呈线性增加，而前臂血管和股腘动脉损伤则相应减少。有趣的是，老年患者（2.5%）和年轻患者（3.0%）的截肢率在整体、上肢或下肢损伤模式方面没有显著差异。年轻患者组接受筋膜切开术的可能性明显更高（9.6% vs. 2.8%），尽管作者无法解释这一点。老年组的总死亡率明显高

于年轻组（43.5% vs. 21.6%）。在调整性别、ISS、低 GCS、休克、损伤机制和身体损伤区域后，64 岁以上与 3.9 的死亡比值比相关。意料之中的是，尽管总住院时间为 10.2 天，与年轻患者相比没有显著差异，老年患者在重症监护室的住院时间较长。

（四）医源性血管损伤

血管外科医生越来越多地在开放手术或血管腔内治疗中遇到由于无心的医源性事故导致的血管损伤。在实行经皮心脏、神经和血管腔内治疗的和平国家，这可能是血管损伤的主要原因。一项关于医源性血管损伤负荷的欧洲综述估计发病率为 35%～42% [72]。然而，即使在发展中国家，这也可能占血管损伤工作量的很大比例 [73]。冠状动脉造影和血管成形术的出现为创伤性血管损伤开辟了一个新的领域，主要与髂股出血和假性动脉瘤形成有关。股骨高位穿刺造成的传统创伤模式导致腹膜前和腹膜后间隙髂外动脉不可压迫性出血。低穿刺部位同样与动静脉瘘形成相关 [74]。随着微穿刺入路的出现和冠状动脉桡骨入路的转变，新一代医源性髂血管损伤已经出现。这些都与大口径血管腔内重建手术有关，如主动脉瘤腔内修复术（endovascular aneurysm repair，EVAR）、胸主动脉腔内修复术和经导管主动脉瓣置换术（transcatheter aortic valve replacement，TAVI）。较新的医源性创伤也与失败的经皮闭合装置和重型体外膜氧合（extracorporeal membrane oxygenation，ECMO）插管有关。创伤血管外科医生未来面临的挑战也可能来自于快速插入 REBOA 导管。

与股总动脉逆行置管相关的动脉并发症的重大并发症发生率低于 1% [74, 75]。轻微并发症（如穿刺部位血肿）的发生率高达 12.5% [76]，尽管大多数研究报道的发生率低于 10% [77]。这种并发症发生率的变化取决于血管插管的本质上是诊断性的，还是随后要使用大口径设备进行干预（并发症发生率相差 10 倍）[78]。无论发病率如何，股血管和髂外血管损伤都具有不容忽视的发病率，将导致住院时间增加（2.7 天 vs. 4.5 天）[79] 和输血需求增加（39%）。此外，一项研究表明，股动脉穿刺导致的腹膜后出血与 6.6% 的死亡率相关 [80]。此外，经皮冠状动脉介入治疗背景下的股动脉大

出血与 30 天死亡率增加及长期生存率降低有关 [79]。

总的来说，股动脉穿刺部位出血的发生率被认为随着时间的推移而降低。一个大型系列研究报道该发生率在 10 年间从 8.4% 下降到 3.5% [79]。这可能与许多因素有关，包括彩色多普勒超声引导下进入，冠状动脉导管插管转向径向入路，以及术后用血管闭合装置（vascular closure devices，VCD）替代人工压迫。然而，随着冠状动脉介入越来越多地通过桡动脉入路进行，当习惯于桡动脉入路的操作者尝试不可避免的股动脉入路时，应该预期到一定程度的技术能力的降低。这可能导致未来腹股沟并发症患病率的上升。在经股动脉导管介入治疗的情况下，并发症的危险因素包括女性、存在外周动脉疾病和左侧穿刺 [75]。

股动脉入路较不常见的并发症包括假性动脉瘤（诊断过程中 0.1%～0.2%，介入手术过程中 3.5%～5.5%）[81]、动静脉瘘形成（<1%）[82]、动脉夹层（0.2%）[75]。血管破裂通常与血管成形术和支架置入术在球囊扩张、器械过度扩张和内在动脉病变（如大动脉炎或浸润性钙化斑块）等情况相关 [74]。虽然这些情况很少见（0.1%），但会造成灾难性的后果，尤其是发生在主动脉髂段时。

在瑞典，对血管损伤的修复占所有急诊和择期血管工作量的 1.3%，对国家血管登记数据的回顾显示，医源性病因占所有血管损伤的 48%，穿透伤和钝性伤分别占 29% 和 23% [83]。与血管腔内介入治疗的并发症一样，最常见的损伤血管是右股动脉。正如预期的那样，医源性组患者的年龄更大，中位年龄为 68 岁，其心脏病（58%）和肾功能不全（18%）等合并症的发生率高于非医源性患者。其死亡率约为非医源性患者的 2 倍（4.9% vs. 2.5%）。作者指出，在 1993—2004 年研究期间，医源性血管损伤增加了 150%，并将其归因于血管腔内手术的增加。来自英格兰省级和三级转诊血管中心的两项小规模的近期研究发现，71%～73% 的血管损伤本质上是医源性的 [48, 84]，这印证了上述这些结果。两项研究都发现，医源性组的结果比非医源性组更差，接受非心脏或周围血管干预的患者在医源性创伤后的情况最差。

ECMO 后的血管损伤通常与用于进入股总动脉的 16～20F 导管有关。这些导管的使用增加了血栓栓塞事件的风险，特别是在女性和周围动脉

疾病患者中。因此，ECMO 相关的下肢缺血率报道为 10%～70%[85]，而局部并发症（夹层、假性动脉瘤或腹膜后出血）发生率为 7%～14%[86]。虽然这种干预的风险－收益平衡是合理的，但血管外科医生应该意识到这一新的患者群体需要适应他们的血管损伤治疗技术。

血管闭合装置在缩短止血时间和促进经皮动脉穿刺后早期下床活动方面起到促进作用[87]。虽然一般认为 VCD 是安全的，但如果使用不当，VCD 会增加动脉损伤的机会。在冠状动脉和外周动脉干预的联合队列中，VCD 的并发症率为 3.9%（2.2% 的重大并发症和 1.7% 的轻微并发症），器械失败率为 7.8%[88]。这些都是常见的问题，可导致出血及股动脉闭塞。不同血管闭合器械之间技术的差异、操作者经验的差别、再干预和血管壁动脉粥样硬化的程度等因素，都影响着使用 VCD 后的动脉损伤。值得注意的是，来自 Cochrane 的一项综述发现，使用 VCD 和手动按压在血管损伤方面没有差异[87]。此外，VCD 的并发症特征优于单独手动压迫的传统替代方案[78]。

医源性静脉损伤是放置中心静脉导管（central venous catheters, CVC）时最常见的。据估计，每年有 500 万个 CVC 被置入[89]。考虑到 2% 的 CVC 放置错位（即使在超声引导下），这将导致大量的静脉损伤[90-92]。此外，放置中心静脉导管被视为一种培训流程，因此由具有不同程度经验的从业人员放置。虽然大多数 CVC 相关的静脉损伤与穿刺部位血肿有关，但在颈内静脉和锁骨下静脉插入管线时可能会因疏忽而刺伤邻近的大动脉或纵隔结构，从而导致潜在的不可压迫性动脉出血。

下腔静脉滤器是静脉损伤的第二个主要原因，在插入和取出及使用（IVC 穿孔）过程中都会出现并发症。据报道，6%～15% 的患者有入路部位出血[93]。腔静脉穿孔是第二种滤器相关的并发症，伴随的抗凝或对盆腔内其他器官（如十二指肠）的损害使其恶化[94]。因此，对于希望避免腔静脉损伤的血管外科医生来说，及时移除下腔静脉滤器仍然是最明智的策略。

静脉血管成形术造成了静脉损伤的最后一种类型。这种损伤往往与中心静脉或上肢静脉狭窄有关。

的治疗有关。据报道，2%～6% 的病例发生了因静脉破裂引起的术后出血，最高的发病率与胸内静脉破裂有关，并且无法外部压迫止血[95, 96]。

总之，血管内技术的广泛推进，通常由非血管或培训医生使用，可能会造成大量血管损伤，导致不可压迫性血肿、动静脉瘘、假性动脉瘤及血管破裂。虽然这些损伤的发生率很低，但它们是名副其实的创伤因素并能够带来灾难性后果。这使得血管腔内医源性创伤成为血管损伤外科医生特有技能的一个值得关注的目标。

三、结论

血管损伤仍然是当代创伤负荷中代价高昂的后果，在人力和物力方面都是如此。目前的损伤流行病学表明，这种创伤类型仍然是全球性的疾病。在离散人群中，如在阿富汗和伊拉克的联军（12%）血管损伤对死亡率和发病率的贡献相对好理解。这比历史上的武装冲突中的比例要高得多，如朝鲜战争和越南战争。然而，由于缺乏系统的数据收集和分析，平民人群中相同伤害类型的数据粒度要低得多。

值得注意的是，血管损伤的发病率和流行率在世界范围内没有得到很好的调查。现有数据表明，在平民创伤队列中，血管损伤的患病率较低，他们表现出与军人人群不同的创伤模式。对于血管外科医生来说，医源性创伤是一个不断发展的领域，由于技术创新和血管腔内技术的新应用，医源性创伤一直处于动态变化之中。儿童和老年血管损伤对创伤－血管外科医生提出了进一步的人群特异性挑战。血管外科治疗对于曾经是武装冲突受害者的儿童来说尤其具有挑战性。因此，如果要以全面的方式管理血管损伤，就需要健全的创伤系统和系统的元数据收集以获得准确的流行病学信息。更重要的是，如果要以情境调整的方式分析这些数据，就必须了解社会、政治和经济环境。这些最终将为资源利用、系统设计和创伤预防策略提供信息，从而对患者的预后产生有利影响。

第3章 血管损伤救治系统
Systems of Care in the Management of Vascular Injury

DONALD H.JENKINS　DOUGLAS M.POKORNY　PHILIP M.EDMUNDSON　著

马冀青　译

一、创伤系统概论

对于严重创伤的管理需要多学科团队及时干预，以及自创伤现场开始的院前处理和复苏的协调。从根本上讲，创伤系统通过迅速将重症患者以最佳状态交付给专业外科团队来挽救患者生命。多次经验证明，将重症患者送往专业的创伤中心治疗，与在非专科中心相比，死亡率显著降低[1]。

区域性创伤系统是一种公共卫生模式，其目标是优化创伤患者群体的预后[2]。真正的创伤系统将创伤视为一种疾病实体，该系统涵盖了整个患者路径，从院前处理、运输和急性创伤管理到重建和康复阶段。这一公共卫生方法包括对创伤预防的追责以积极减轻患者群体的疾病负担，还包括对系统范围内数据进行采集和分析，将数据用于改进整个患者诊疗范围内的效率。

创伤系统不仅仅是指定一个医院为"一级创伤中心"，还包括将所有创伤患者送往该机构的"旁路协议"。这种模式对改善重伤患者的救治是有益的，但可能会影响在该中心接受诊疗的轻中度创伤患者（占所有创伤患者的85%）的就医，使他们在超负荷的医院内被降级处理。全面满足特定区域内患者需求的系统（所谓的"包容性创伤系统"）包括该地区所有有急救能力的医院，这样的综合多中心系统已被证明能够改善创伤患者群体的预后[3, 4]。包容性创伤系统中的医院根据其能力和业务投入进行诊疗分配。在美国，将医院按能力级别从 I 级到Ⅳ级进行分级分流。在英国，医院被划分为重大创伤中心（major trauma centers, MTC），管理严重创伤患者，以及创伤单元（trauma units, TU），管理轻、中度创伤患者。其他国家和军事体系也有类似的分层救治水平。

血管损伤患者是这种有组织的创伤管理系统的主要受益者之一。及时对患者进行复苏，以及早期将有活动性出血或缺血性肢体损伤的患者送往多学科血管损伤服务机构，可以挽救患者生命及肢体。此外，提供复杂创伤救治和复杂血管伤处理所需的人员、专业知识、资源和基础设施存在相当大的重叠。这些协同作用可以改善创伤和非创伤急诊血管患者的预后。

二、创伤系统的关键组成部分

区域性创伤系统的目的是在保证医疗资源和人员能够得到有效利用的同时，减少创伤后的死亡和残疾。并不是每个医院都有能力应对所有类别的创伤。重度创伤患者必须早期识别，并在一个灵活且容错的系统中被定向输送到合适的医疗单位，以提供高质量的临床输出。因此，创伤系统的关键包括以下几点。

- 一个与创伤系统紧密结合的院前处理系统，具有明确定义的规范以加速患者分流。
- 一个区域性的创伤协调系统，整合院前和院内诊疗，以快速、安全地确定和转运患者到最终治疗地点，并向医院团队发出适当通知。
- 一个经过能力和容量评估的医院网络，并具有确定的转移协议，以优化伤员流量。

- 专业化和指定的区域性创伤中心，负责管理该地区的受伤患者。
- 急性康复服务，帮助患者改善预后并协助患者回归社会。
- 创伤网络中的持续系统评估、管理和绩效改进过程。
- 对所有参与受伤患者诊疗过程的医疗保健专业人员进行持续培训和教育。
- 积极的创伤预防计划，以减轻创伤系统服务人群的负担。
- 对创伤及其影响进行追责，以持续改进护理和治疗预后。
- 面向灾难和大规模伤亡事件的系统范围计划。

该系统的主要功能是尽快在临床过程中识别每位创伤患者，提供对应的治疗，并确保将患者迅速转移至最合适的医疗点。在患者遭受重度创伤的情况下，除了将患者转运至最近的能够为患者提供治疗的创伤中心外，也包括在受伤现场即开始进行复苏。

如果患者到达的医院无法提供创伤系统内的适当处理，因为分诊不足或错误，或者患者未经通知而到达，则当地设施必须在早期复苏中保持足够的创伤救治能力，以优化患者进行二次转移以获得更高水平的治疗。区域性创伤中心必须保持对这些患者的管理权，并帮助协调及时的处理和早期复苏。在这些情况下，患者可能以不稳定的状态转移，系统内的工作人员必须具备专业知识，在转运过程中提供持续复苏，并与接收机构继续协调，以加快对伤情的处理。对于已证实存在血管损伤的患者，这尤其重要。迅速复苏和控制出血，尤其是四肢出血，可以稳定患者并转运到恰当的医疗点。

一旦患者到达区域性创伤中心，机构的基础设施必须确保创伤救治团队、辅助人员、血液制品、手术室能力和所需的专科和咨询服务的及时可用性。主要创伤救治团队应在患者住院期间保持对这些患者的管理权，并在需要时在咨询和辅助服务之间进行协调统筹。

该系统还包括医院内外的急性和慢性康复服务。在创伤中心接受治疗的患者应尽快回到当地社区，接受适当的社区服务和康复治疗。这样可以保持创伤中心的救治能力，同时确保患者出院后的康复治疗和恢复社会化。

此外，创伤团队必须在治疗全程不断改进，以便从受伤现场到康复和恢复到受伤前状态的整个过程中为患者提供最佳治疗。质量改进（quality improvement, QI）可以概括如下。

一种评估和改进患者诊疗流程的方法，强调多学科解决问题，比起患者个体，更关注可能导致变化的患者管理系统。QI 包括对组织活动、政策、程序和绩效的定期评估，综合确定最佳实践方法和需要改进的领域，并在必要时纠错或变更政策[5]。

这包括向院前团队、转移设施和咨询服务的适当反馈，对创伤救治团队和创伤中心的质量和绩效进行内部审查，以及定期由独立审查人员进行审查和认证，以确保符合创伤专家群体在区域和全国范围内制订的最佳实践方法和规范。

创伤 QI 不仅适用于资源充足的成熟创伤系统，同样可用于整个创伤系统，包括资源有限和环境恶劣的系统。重要的是，区域系统通过本地解决方案实现符合这些基准的创伤救治，这些解决方案反映了其自身特定的地理条件、资源和能力[6-10]。

在创伤系统中，提供优质治疗与诊疗分配地位和财务补贴有关。创伤中心及其他医疗点的诊疗分配地位取决于诊疗的质量和提升效率的能力，并会随评估结果而变化。独立团队定期审查机构的质量、数量和能力，以确定诊疗分配的优先级。这些定期审查还可以确定不足之处，并作为更广泛的跨机构治疗质量优化和标准化的一部分。

越来越多的证据表明，专业创伤中心可以提高创伤患者在各种指标上的预后[11]。除了显著提高救治率外，由于知识、经验、资源和人员的增加，创伤中心能够为那些没有致命伤的患者提供更高质量、更有效率的诊疗。前期成本在不同地区有所不同，但提供专业和高效的诊疗，总体上代表着对社区医疗成本的节约。在全球范围内，创伤系统的实施已经普遍降低了死亡率，并且这些系统内持续进行的优化应该会随着这些系统成熟而产生越来越多的成本效益[12]。对于血管损伤患者来说，由于出血，存在紧急手术的必要性，面临快速恶化的风险，是最有可能从强大而良好整合的创伤系统中受益的患者群体。

三、创伤中心的职能

当医院被指定为区域性创伤中心时，它承担了向其辖区内居民提供创伤救治的责任。创伤中心有责任确保受伤患者在最适当的医院及时接受高质量的创伤诊疗。此外，它还负责整个救治过程，从第一次院前处理到康复完成，包括其地区内其他创伤接收医院所接受的医疗质量。该中心还有一个公共卫生职责，通过对居民展开伤害预防活动来减轻创伤救治的医疗负担。

创伤中心具备治疗多系统创伤患者所需的所有外科专业知识，以及覆盖所有时间段的现场急救团队和院内创伤团队。诊断和介入放射学、输血服务、重症监护、康复和其他联合服务提供了救治能力和专家支持。然而，仅有这些并不足以成为区域性创伤中心，因为只有当创伤患者的整体救治责任由创伤专科服务机构管理时，才能看到结果和救治过程的改善[13]。

创伤服务的职能是为创伤患者提供专业救治、整合多个团队的救治，并在医院系统内和后续社区护理期间为患者进行倡导。该服务负责向所有参与创伤救治的工作人员提供创伤教育，确保工作人员具备创伤处理资质，并了解和实施最佳实践指南。通常，该服务系统将接收所有新的创伤患者，并指导他们的早期复苏和评估。此外，创伤团队将做出对伤情的初步观察并评估患者入院状态，并对所有评估过的患者进行三级检查和放射学复查，确保没有遗漏的伤情。

单一系统损伤（如孤立性脑损伤或孤立性胫骨骨折）的患者可以转交给相应的专科团队，但是具有联合损伤（如脑损伤和胫骨骨折）的患者仍由创伤服务系统负责，同时给患者提供适当的专业介入。创伤服务系统有责任确保为所有入院的创伤患者提供高质量创伤救治。

创伤服务是一个多学科团队，由外科医生、专科护士、职业治疗师、物理治疗师、呼吸治疗师、药剂师、数据采集人员和行政人员组成。大多数创伤团队由具有危重病救治经验或额外技能认证的外科医生领导。创伤项目管理员、创伤护士协调员和护士案例管理员对创伤服务系统的日常运作也至关重要，而数据采集员则监测系统健康状况并执行优化计划。

将一个综合医院转变为专科创伤中心并不是一项简单的任务，它需要对员工和资源进行大量投资，并改变医疗保健和临床管理的方式。管理该地区其他医院和进行院前处理的相关人员之间的对接需要承诺、沟通、教育和紧密协调。尽管如此，实施创伤中心和区域系统的成本相对较低，从最小化残疾和生命损失中节省下来的潜在成本为社区和服务地区带来了巨大的净收益。

四、战时伤员救治创伤系统

在本文发表时，美国、英国和其他北约军事医疗部队在伊拉克和阿富汗的行动中已经连续近20年为战斗伤员提供救治。这种医疗响应最初缺乏一个序贯性、有组织的流程。医务兵个体/海军陆战队员、前沿作战基地（forward operating bases, FOB）、战斗医院和撤离设施之间的通信线路缺失：院前环境基本上与医院和三级/四级救治设施隔离[14]。军医群体提倡使用基于民用模型的战区创伤系统，希望在战伤救治中也能重现民用创伤系统对患者预后的积极影响。

美国中央司令部（United States Central Command, CENT-COM）在2004年末至2005年初实施了一种全面的创伤救治系统，称为联合战区创伤系统（Joint Theater Trauma System, JTTS）[15]。同时，英国国防医疗服务开展了一项独立但与之十分相似的项目，为其在伊拉克和阿富汗的部队建立一个临时的创伤系统[16]。JTTS声明，其愿景是确保每个在战场上受伤的士兵、海军陆战队员、水手和空军人员都有最佳的生存机会，并具有最大的功能恢复潜力，即"在正确的时间、正确的地点、为正确的患者提供正确的救治措施"[17]。尽管军事创伤的流行病学与民用中心不同，但美国外科医师学会创伤委员会（American College of Surgeons Committee on Trauma, ACS COT）名为 *Resources for the Optimal Care of the Injured Patient* 的文件为JTTS的结构、功能和作用提供了有用的模型[2]。这份文件通常被称为"橙皮书"，旨在优化创伤患者救治标准、政策、程序和协议。手册内容为从院前领域到医院和亚专科救治的医疗保健人员提供指导。ACS COT 验证审查委员会

（Verification Review Committee, VRC）最初成立于 20 世纪 70 年代初，是美国创伤救治系统的监督过程和验证实体。

仿效美国外科医师学会委员会，联合创伤系统确定并整合了流程和程序，以便在各级诊疗中记录创伤患者相关数据，促进诊疗过程的持续优化。国防部创伤登记处（Department of Defense Trauma Registry, DoDTR）的建立为收集所有国防部创伤数据提供了全面的资源。这些基本数据用于预测所需资源、评估结果、培训员工，并确定培训需求，以便在战斗救治连续体中改善救治连续性。它在促进这些战时的实时、基于证据的变化方面至关重要。Ⅰ 级以上战区创伤系统的监督和指导由中央司令部外科医生负责。总部位于美国的母组织，现在被称为联合创伤系统（Joint Trauma System, JTS），主要是为了管理 DoDTR 而成立的。JTS 采用了从受伤现场到医疗设施到美国康复中心提供连续救治的系统概念，持续改进的理念推动并使该系统愈发成熟。JTS 的能力现在已超过了其所模仿的美国创伤救治系统。

在 2016 年之前，JTS 是联合基地萨姆休斯顿内的一个指挥部；2016 年秋季，国防部副部长建议将 JTS 建立为独立机构和 DoD 创伤的主导机构。随着美国军事医学的重新调整和国防卫生局（Defense Health Agency, DHA）的纳入，JTS 最终被命名为军事医学中创伤救治的管理机构。2017 年 *National Defense Authorization Act*

（NDAA17）将作战司令部创伤系统（Combatant Command Trauma System, CTS）设立为 JTTS 的继任者。NDAA17 还授予了 JTS 权力，使它成为所有军事创伤的参考机构，旨在为军事医疗设施（medical treatment facilities, MTF）提供的创伤服务建立救治标准。此外，JTS 被指示协调从 DoD 卓越中心翻译研究成果，以制订临床创伤救治标准，并协调将来自创伤教育和培训伙伴关系的经验教训纳入临床实践[18, 19]。随提供者退休和时间流逝，来自先前美国战争和冲突的经验大多已经丢失。JTS 的建立确保了企业记忆的保存，并确保当前系统的益处将可用于未来的外科医生 / 战时。

五、联合战区创伤系统的组织

美国军队创伤救治系统有五个级别或 "角色"（在大多数北约国家中称为 "梯队"）。每个角色都具有逐渐增加的资源和能力（表 3-1 和表 3-2）。Ⅰ 级救治在受伤点附近或附近提供援助。Ⅱ 级救治由前沿外科团队提供，直接支持战场上的战斗部队。Ⅲ 级救治提供更大的、资源更多的设施，并作为作战区域内的最高级别救治。一般来说，军事 Ⅲ 级中心提供先进的医疗、外科、亚专业和创伤救治，它们类似于民用 Ⅰ 级创伤中心或 MTC。Ⅰ 级和 Ⅲ 级之间的伤员转移通常通过旋转或固定翼战术机架进行。

Ⅳ 级救治是在战区之外提供更明确的外科手术管理的第一级别。对于在阿富汗和伊拉克战区

表 3-1 美国创伤中心等级比较: 民用与军用		
军事分级	**描　述**	**民用分级**
Ⅴ（如 BAMC/ISR、WRNNMC）	带有教学和研究的重要创伤中心	Ⅰ
Ⅳ（如 LRMC）	重要创伤中心	Ⅱ
Ⅲ（如战区医院、CSH、TAH）	区域性创伤中心，能力有限，30 天 ICU 承载能力	Ⅲ
ⅡB（如 FRSS、FST EMEDS、CRTS、CVN）	具有有限急诊手术能力的社区医院	Ⅳ
ⅡA（如 BAS）	基本援助站，门诊诊所	—
Ⅰ	急救人员、军医、医生	—

BAMC. 布鲁克陆军医疗中心；BAS. 营救站；CRTS. 伤亡接收和治疗船；CSH. 战斗支援医院；CVN. 航空母舰战斗群；EMEDS. 远征医疗服务；FRSS. 前沿复苏外科系统；FST. 前沿外科团队；ISR. 美国外科研究所；LRMC.Landstuhl 区域医疗中心；TAH. 美国海军医院船只；WRNNMC.Walter Reed 国家海军医学中心

级　别	民用创伤系统组成部分	军事创伤系统组成部分
国家 / 联邦级别	美国外科医师学会创伤委员会 • 登记处（国家创伤数据银行） • 影响创伤救治的学术组织（美国外科医师协会 / 　东部外科医师协会 / 西部外科医师协会）	国防部，军事卫生系统，国防卫生局，战斗支援机构 • 联合创伤系统 • 国防部创伤登记处 • 国防医学准备研究所 / 战术战斗伤员救治委员会 / 外科 　战斗伤员救治委员会 / 途中战斗伤员救治委员会
州 / 指挥级别	州创伤系统 • 州负责人（得克萨斯州：州长的紧急医疗服务和 　创伤咨询委员会主席） • 州内登记处 • 州创伤系统计划	COCOM • COCOM 外科医师 • CTS 衍生的 COCOM 数据 • CTS 特定 COCOM
区域级别	区域性创伤区域 • 登记处	AOR（固有决心行动） • CTS 衍生的 AOR 数据
本地级别	当地的创伤中心 • 创伤登记处	JTS 领导层
本地 / 区域性组件	区域咨询委员会 • RAC 主席 • 农村 / 城市组织 • EMS（地面 / 空中） • 医院代表，各个层次 • PI/ 社会化 / 康复 / 预防	指挥外科医师 • JTS 负责人 • 二级 / 三级设施 • 一级 / 医疗后送单位 • PI/ 社会化 / 预防

表 3-2　美国创伤系统组织

AOR. 责任区；COCOM. 作战指挥部；CTS. 作战指挥部创伤系统；EMS. 紧急医疗服务；JTS. 联合创伤系统；PI. 绩效优化；RAC. 区域咨询委员会

的美国部队，特指德国的 Landstuhl 区域医疗中心（Landstuhl Regional Medical Center, LRMC）。Ⅴ级救治是撤离到美国大陆主要军事中心的最后阶段。在Ⅴ级设施中，不仅有明确的救治程序，还有更全面的康复服务。从Ⅲ级到Ⅳ/Ⅴ级设施的伤亡转移是由专业的战略航空医疗撤离或空军重症监护空运队（Critical Care Air Transport Team, CCATT）完成的。英国军事系统同样具有从梯队 1 到梯队 3 的类似结构化内部救治流程，通常类似于美国的Ⅰ～Ⅲ级别，其中英国伯明翰女王伊丽莎白医院（伯明翰 NHS 基金会信托大学医院）的皇家国防医学中心担任其最高层。组成联合创伤系统的元素受到一个总体领导力的约束，该领导力负责不断评估系统结构、功能和结果，同时根据其评估结果创建政策和指南。了解特定损伤机制和伤亡负担背后的流行病学对于正确地看待这些功能是至关重要的[20-22]。以下每项功能都是判断创伤系统是否有效的核心。

• 评估：包括能够全面描述战区管辖范围内的创伤流行病学，并通过访问描绘整个救治过程中的绩效指标的数据库来审查救治的效力。

• 关键政策 / 指南制订：包括全面授权以维护创伤系统基础设施，以及规划、监督和指挥权，以代表受伤者的福利创建和执行政策和指南。

• 保障：包括与系统中的领导者和参与者进行教育和联盟建设，促进凝聚力和协作。还包括使用分析工具来监测绩效，预防伤害，并评估和验证系统组件是否符合约定标准。

在"伊拉克自由行动"（Operation Iraqi Freedom, OIF）、"持久自由行动"（Operation Enduring Freedom, OEF）和"坚定决心行动"（Operation Inherent Resolve, OIR）中，成功实施了这些与军事创伤救治能力有关的功能，使战斗伤亡人口的病死率达到最低纪录。

在冲突中产生的一个重大挑战是如何将阿富汗和伊拉克开发的 JTTS 方法成功转化为未来行动中军事人员救治的策略。JTTS 是围绕着一个非常固定和稳定的医疗设施网络建立的，并有强大和有保障的航空医疗后送路线作后盾。该系统处理了几年内大量受伤的战斗人员，通常由多次执行任务的经验丰富的临床医生治疗。这种持久的条件对系统化和质量改进是非常有利的。据预测，未来的行动将涉及近距离的威胁，可能会更轻、更短，发生在我们没有既定基础设施的地区，并且涉及较少保证的后勤和疏散选择。在这个"机会周期"中，我们或许能确定问题的所在，启动改进措施，观察效果，并进行相应的修改，但这可能比在 JTTS 时代开展的效果差得多。开发更快、更灵活的系统化方法和改进机制，不仅要考虑到新的现实条件，而且还要使得新的系统化方法在这个现实条件下发展壮大，这是政府和 JTS 必须解决的一个问题。

六、血管损伤救治的挑战

如果创伤的结局可以被系统化的方式改善，那么想要在创伤系统内解决血管损伤的外科医生又会面临哪些障碍和挑战呢？

（一）所有权和责任

随着三级临床服务的集中，血管中心现在通常与创伤中心共同设立。血管损伤患者的"所有权"将取决于当地情况，但所有权归属必须明确定义。创伤外科团队可能是该系统的传统领导者，并可能是最能确保系统整体运作的人。然而，血管外科医生具有技术方面的专业知识，特别是关于腔内治疗方面。血管外科的主要领域是与年龄相关的退行性疾病。非医源性血管损伤只占血管急诊工作量的一小部分，因此血管外科医生可能对于领导整个创伤系统的改进和领导新型研究工作的兴趣和热情不太稳定。尽管如此，血管外科医生已经在改善动脉瘤筛查、脑卒中预防和肢体再灌注方面引领了这个系统，并且对于严谨的研究和质量改进方面颇为熟悉 [23, 24]。应充分利用这种专业知识来努力改善血管损伤的结局。

服务该地区或人民的血管外科和创伤外科医生必须充分利用每一个机会来携手倡导系统化方法的优点。即使在成熟的创伤系统中，内部和外部压力也可能降低系统运作能力，需要预见这些压力并加以应对。成本控制、资源管理、临床医生脱离和竞争性卫生政策议程等挑战必须积极应对，同时又不失去对患者和患者需求的关注。

（二）数据收集和比较

通用数据应作为基线性能数据集的一部分来收集，并且作为更广泛的创伤登记的一部分。但对于血管患者应维护哪些特定的数据，有一些专门的指南。总的来说，作为衡量业绩的标准而收集的数据应易于测量，应能够反映结果或与结果相关联，应设置在反映当前实践标准的阈值上，应适合风险分层，并且表明全系统的质量 [6]。如果要监测血管特异性的过程和结果，并将其包含在反馈机制中，则需要这样的离散指标。除了有关创伤的流行病学、生理指数和复苏措施等通常数据之外，一份可能适用的数据范围的建议列表展示在框 3-1 中。一定要基于证据来判断应用程序数据中哪些过程数据可以用作系统效力的度量指标。同样，结果数据应基于已有共识的定义来展开。例如，"早期""晚期""初级""次级""紧急""选择性"截肢这些术语在不同机构和不同背景之间有不一样的定义。目标是标准化的以证据为基础的功能恢复的基准和结果，以便能够在时间和机构方面对过程和结果进行人口分层的比较。主要的挑战不仅在于需要开发用以描述性能的数据，而且还在于要确保这些数据在样本量大的人群中收集，以确保有足够的信息量进行罕见损伤模式的有意义分析。

（三）临床实践指南

"JTTR 方法"是指应对阿富汗和伊拉克冲突的方法，该方法成功地推广了血管损伤临床实践指南，以减少实践的异质性并提高治疗的标准化。这种军事经验应该为民用组织所用，将区域特定因素及当地创伤系统更强大的能力纳入考量，以此开发和完善自己区域的指南。能产生最大效用方法的是使用系统评价的方法，如由东部外科创伤协会或血管外科协会提供的方法 [25, 26]。伦敦创

框 3-1　血管损伤数据库中候选血管特异性过程和结果

质量

术者

- 术者的培训水平（再灌注；截肢）
- 术者的专业（再灌注；截肢）
- 麻醉师的培训水平

机构

- 认证的血管教学项目
- 认证的血管腔内项目
- 血管质量保证项目

过程

- 时间间隔：受伤点到血管成像
- 时间间隔：受伤点到手术血管控制
- 时间间隔：受伤点到肢体再灌注
- 时间间隔：受伤点到明确的肢体血管修复
- 时间间隔：从患者同意到截肢或手术
- 提供明确的康复处方
- 肢体确定康复的时间

结果

- 术后筋膜室综合征（率）
- 术后血管修复灌注失败 / 终末器官缺血（率）
- 术后创伤或移植物感染（率）
- 术后截肢（30 天内）（率）

伤系统也发布了自己的指南。指南的实施不应孤立进行，而应由更广泛的创伤和血管团体进行影响分析和定期审查。在高级决策者的倡导下，临床实践指南（clinical practice guideline, CPG）可以在临床界获得有效的牵引力，并与相关的医疗机构教育项目一起推出。重要的是，所有利益相关者都应参与到这个过程中，因为未经宣布的临床实践指南通常无法在临床实践中获得支持。

（四）新技术的引进和跟踪

所有的创伤系统都应该有指定方法和管理办法来审查申请的技术，过滤掉那些有问题的技术，引进新的疗法，并评估其对患者救治的影响。血管外科医生和创伤外科医生都熟悉研究悖论，它包含了管理患者的新辅助手段的日益快速发展。腔内血管革命已经允许多种类型的设备和技术被引入到实践中，它具有不同程度的治疗和数据支持。一个老生常谈的说法是，现在的发展速度如此之快，以至于对新的干预措施进行适当试验的漫长努力是不切实际的，因为在试验结果盖棺定

论时，它并不能反映已经新出现的甚至是目前既定的实践。但来自多个领域的无数例子都与这种观点相反，包括 CRASH-2 和多个运行良好且信息丰富的随机试验 [27, 28]。这些试验审查了颈动脉支架在脑卒中预防中的益处。然而，时常出现在没有试验数据的情况下新治疗方法已不断涌现，领导者此时必须制定合乎地区特点的政策，规范引入并监测新的治疗方法，以便进行后续的跟踪。正确运行的设备或治疗登记表（包含前瞻性的数据）是可行且至关重要的知识生成工具，应在区域或国家级别的层面进行管理。

（五）复苏性主动脉球囊阻断术

一种新技术导致了人们对复苏性主动脉球囊阻断术的重新关注。它最初在朝鲜战争期间作为创伤治疗的一种方法而使用，最近血管外科医生使用腔内血管装置治疗的实践使人们重新关注了这种治疗方式，现在生产出的成熟商品级设备可供外科和非外科创伤医生快速在腔内放置球囊。Moore 等评估了 REBOA 与复苏性胸腔切开术，并发现接受 REBOA 治疗的患者总体生存率提高，早期因出血死亡的患者减少 [29]。美国创伤外科协会的主动脉登记表显示，REBOA 的生存率虽有改善的趋势，但无统计学意义 [30]。尽管存在生存率改善的趋势，但这些研究仍然表明接受这类治疗的患者存在显著的发病率和死亡率。此外，股动脉穿刺和导管的放置与重要并发症相关联，包括主动脉夹层、破裂、穿孔、栓塞、空气栓塞和周围缺血 [31]。合适的患者选择和球囊放置位置仍然是目前正在研究的方向。此外，尽管已经证明非外科医师可以安全地放置 REBOA，但日本的几项研究表明，一旦放置球囊，早期外科手术干预极为重要，因为主动脉闭塞时间过长（＞60min）与不良后果有关 [32]。因此，该装置在现代创伤系统中控制大血管出血的最终效能仍在评估之中。

（六）全血

现场抢救创伤患者的方法不断发展，最近美国军方在中东冲突中的经验再次引起了人们对于全血复苏和血制品复苏等方法在患者受伤和转

运过程中的关注。血管损伤患者是这些方法的主要受益者，因为在现场大量失血加上运输时间过长会导致严重的生理功能失调和随后的发病率增加。民用创伤系统越来越多地向现场急救人员和飞行人员提供血液制品，以便在当地急救服务医疗主管制订的指导和协议下使用[33]。全血研究代表了一个令人兴奋的新研究领域，它可存储时间约为 30 天，似乎特别适合现场复苏。此外，一单位全血包含单个单位内的所有血液成分，使急救人员能够携带所有成分并在现场提供这些制品。

（七）创伤治疗和社区推广的要点

自 21 世纪初以来，美国大规模枪击事件的发生率和严重程度迅速上升，在这些事件中，高功率半自动武器能在短时间内对多个受害者造成严重的伤害。即使是强大的创伤系统也可能负担不起这样的事件。幸运的是，这样的事件很少发生。但当枪击事件发生时，到达创伤中心的伤员中有相当比例的人存在重大血管损伤的风险，这与穿透伤患者的典型情况相同。对民众现场伤口护理的教育已成为美国外科医师学院近期努力缓解创伤系统压力的一种途径。诸如"止血"之类的活动，向平民传授适当的止血带使用方法及在伤口上直接加压的方法，目的是为了提高平民目击者在枪击事件下的作用，以努力限制伤员的血液流失，并将伤员送到创伤系统，减少生理上的混乱[34]。其他的努力还包括对安全枪支使用的呼吁和安全枪支存储的区域和全国性努力，希望也能通过这些努力减轻社区弹道损伤造成的血管损伤。这些计划的有效性很难评判，但正在努力评估民众培训的有效性并进一步完善这一过程[35]。

七、结论

民用和军事社区内创伤系统的发展、实施和成熟，已使得严重伤害的发病率和死亡率降低。由于血管损伤具有造成死亡和重大残疾的独特能力，它已作为一种特定的伤害模式，在这一章节进行了特别讨论。此外，在这样一个持续进步的大环境下，熟练协调和应用基于证据的血管损伤管理或许可以带来最大的收益，以减少受伤后可预防的死亡。

第4章 血管损伤的培训模式
Training Paradigms for Vascular Trauma

PAUL W.WHITE　JAMES B.SAMPSON　著

梁博文　译

一、概述

谈及外科培训的问题，无论是血管外科抑或是普通外科，在当前和未来都面临着许多重大的挑战。第一，在美国和英国，血管外科住院医师培训制度的出现扩大了血管外科和普通外科两者之间在专业上的差异，血管外科医生接触重大创伤的机会受到了限制，而普通外科医生又缺乏在诊断和处理血管灌注异常、血管成像、血管显露及开放或介入手术方面的经验。第二，美国、英国和欧盟对工作时间的限制导致所有受训医师与临床的接触机会大幅减少[1-7]。这一工作时长限制的全面影响现在才在评估中。然而，英国皇家外科医师学会（Royal College of Surgeons of England）最近的一项研究表明，由于缺乏治疗上的连贯性，治疗质量急剧下降，并且该研究进一步表明，当前血管外科医师掌握的手术种类不足以满足其在独立执业时的需求[8]。第三，包括腔内技术在内的一系列日益复杂的手术技术的发展，使血管外科住院医师或专科医师往往只关注腔内技术本身，而忽视了对其他临床实践所需的外科技能的掌握。第四，腔内和腹腔镜微创技术的广泛应用减少了受训医师掌握治疗创伤性损伤所需的开放手术技能的机会[9]。第五，由于一些备受瞩目的有关医疗过失的案例，如英国的布里斯托调查（Bristol Enquiry）和美国医学研究所发布的题为 *To err is human* 的报告，医疗质量受到了越来越多的监管[10-14]。这种日益加强的监管导致了外科培训过程中更密切的监督和更少的独立性，这反过来可能会损害外科培训学员自信和果断品质的培养。

由于这些挑战，目前普通外科和血管外科的培训模式都不足以让相关医师对创伤性血管损伤开展专业性治疗，而且基于这两种模式的后继培训内容差异较大。这导致一些对血管损伤治疗特别感兴趣的人需要同时进修创伤诊治和血管疾病诊治这两方面的相关内容。尽管这种双重培训产生了一些真正的专家，但效率低下而且不切合实际，无法满足需求。外科教育人员也开发了包含讲课和模拟训练的短期课程，以满足血管损伤管理的额外培训需求。

二、毕业后医学教育

外科培训传统上遵循学徒模式，受训者在"技术"导师的指导下进行受监督的决策活动和技能实践。从历史上看，无论是师傅还是徒弟，血管外科技能的获得都遵循一种模式，即新技能的掌握是在对先前学习的技能进行整合重塑的基础上实现的。然而，随着多模态成像在诊断中的应用，以及微创技术在普通外科和血管疾病诊治中的应用越来越多，将以前学习的技能转移到这些新的实践领域的机会也越来越少。与腹腔镜微创外科（minimally invasive surgery, MIS）的从业人员所经历的类似，影像学相关技能及新的腔内治疗技术为从事血管损伤专业的医师带来了巨大的技术挑战。这些挑战包括触觉减少、二维视角及对本体感觉和视觉认知差异的克服[15, 16]。这一全新实践带来了额外的信息源、全新的决策策略和全新的治疗手段，因此一种新的培训模式和课程（适用于现有的专科医师和外科学员）亟待开发，同时注意工作时间的新限制。持续且不可避免的亚专科化的浪潮同时要求从事血管损伤专业的医师不断掌握新的技术，而其中的代价就是从业医师的临床关注范围不断缩小，对创伤治疗所需外科设备种类的掌握也越来越少。考虑到这些问题，现在是时候考虑新的方式来培训那些希望从事血管损伤专业的外科医生了。

目前美国外科培训的趋势是建立结构化、以能力为基础的课程，在住院医师培训中对熟练程度进行客观和持续的记录，然后进入独立实践。为此，包括美国外科医师学会（American College of Surgeons, ACS）、美国外科医学委员会（American Board of Surgery, ABS）、美国毕业后医学教育认证委员会（Council for Graduate Medical Education, ACGME），下属的外科住院医师评审委员会（Resident Review Committee-Surgery, RRC-S）、外科主管协会（Association for Program Directors in Surgery, APDS）和外科教育协会（Association for Surgical Education, ASE）在内的多个美国全国性组织已经共同建立了一个名为 SCORE（Surgical Council on Resident Education）的全国性联盟，以改革普通外科住院医师教育[17]。SCORE 制订了一套全国性的课程。SCORE 官网提供模块化课程，以在线形式将学习目标、讨论问题、文本资源、视频及自我评估测验结合在一起。培训项目负责人可以跟踪学员在住院医师培训期间的课程自学进度[18]。APDVS（Association for Program Directors in Vascular Surgery）已经几乎完成了一项类似的专供血管外科的课程外科主管协会（Association for Program Directors in Surgery, APDS）。其目的是确保培训教授的核心内容、学员掌握的核心能力和最终实践评估三者之间保持一致。这将证实，无论何种培训，住院医师在所有必要领域达到了可衡量和可接受的能力水平[19]。不幸的是，自 20 世纪 90 年代末以来，通过病例量累积经验的学习模式受到了显著影响，病例量的减少威胁到了我们当前培训模式的有效性。

（一）普通外科医师毕业后的医学教育／住院医师培训

血管外科医师及其培训的日益专业化，特别

是随着独立的血管外科毕业后教育项目的出现，稀释了普通外科住院医师的培训机会，大多数开放血管外科手术病例由血管外科医师完成[20-23]。在一项对 22 名普通外科住院医师进行的研究中，血管外科住院医师培训项目的开设与普通外科住院医师经手的血管外科病例量减少 17% 相关[24]。同样，在南佛罗里达大学（University of South Florida），五年制血管外科住院医师培训项目的开设与普通外科住院医师经手的血管外科病例数量减少 20% 相关[25]。

总体而言，尽管许多人仍然认为血管外科是普通外科培训中不可或缺的一部分，但受训医师在这一领域的经验却越来越少。美国的外科住院医师被要求向 ACGME 报告他们在培训期间所经手的病例数量和特点。虽然这些报告的质量受到报告自觉性的限制，但它们仍然是最好的可供参考的关于住院医师操作经验的定量数据。Cortez 等查阅了 1999—2017 年的 ACGME 报告日志，发现普通外科住院医师报告的血管外科病例量减少了 10%[26]。Drake 等对 ACGME 报告病例数据进行了更详细的分析，发现在任职住院总医师时，当年的病例量减少了 50%，而这一年可以说是巩固外科实践知识、技能和能力（Knowledge, Skill, and Abilities, KSA）最重要的一年[27]。动脉开放手术病例显然是培养血管损伤诊治能力最必要的一环，在 21 世纪 20 年以前，这一类病例量也以令人震惊的 38% 的速度下降[28]。已毕业住院医师向 ACGME 报告的在整个住院医师阶段收治血管损伤病例的人均平均数量从 1999—2000 年的 5.2 例下降到 2008—2009 年的 1.5 例，再到 2017—2018 年的 1.1 例（表 4-1）[29, 30]。重要的是，这些数据反映的是平均经验，因此有相当多的受训医师没有治疗大血管损伤患者的经验。此外，2017—2018 年毕业的普通外科住院医师报告的收治上肢血管损伤的人均病例量平均为 2.0 例[29, 31, 32]。这些报告揭示了普通外科住院医师在处理血管损伤方面的经验非常有限，对特定解剖部位的开放性血管手术方面的经验也非常有限。由于伊拉克和阿富汗的军事行动当中的经验，这一点尤其值得引起军队医疗人员的关注，在那些军事行动当中，肱动脉是一个经常受伤的部位。病例数量的下降是多因素造成的，培训方面的许多相关变化

医师	1999—2000 年	2002—2003 年	2005—2006 年	2008—2009 年	2011—2012 年	2014—2015 年	2017—2018 年
普通外科住院医师	5.2	4.9	4.6	4.7	1.5	1.2	1.1
血管外科"5+2"型住院医师	7.2	8.1	10.7	12.5	10.7	12.2	12.0
血管外科"0+5"型住院医师	—	—	—	—	—	11.0	10.1

表 4-1　不同类别医师在相应培训期间收治大血管损伤病例的平均数量

这些数据是由毕业的总住院医师报告的，并作为 1999—2018 年提交给美国外科委员会的病例日志的一部分。各个数值代表每年份的平均值，如果缺失（—），则在该特定年份未进行报告

引自 https://www.acgme.org/Data-Collection-Systems/Case-Logs-Statistical-Reports.

几乎是同时发生的。除了向腹腔镜、内镜和腔内技术过渡之外，对实质器官损伤进行保守治疗的趋势也日益增加，这导致受训医师接受开放手术的机会显著减少 [33-35]。

值班时间限制的出现也产生了不利影响。虽然普通外科住院医师的总体收治病例数保持稳定，但涉及手术的广度有所减少。腹腔镜和消化道手术的增加抵消了创伤和血管病例的显著下降 [36]。每周 80h 的工作时间也增加了住院医师之间经验的差异性。虽然平均病例数保持不变，但住院医师之间的病例量差距却有所增加，这提示毕业的住院医师的水平可能更有差异 [37]。希望通过选择性手术获得诊治创伤患者血管损伤所需的许多KSA 是没有根据的。值班时间限制后，总血管病例量、开放动脉手术量和创伤病例量同时减少，不得不对普通外科学员处理创伤的准备情况产生质疑 [38]。

根据本文提供的数据，美国普通外科住院医师在血管损伤的外科治疗方面的经验显然欠佳。在加拿大，血管外科已被从普通外科的培训目标中移除。在对 29 名加拿大外科住院医师进行的一项调查中，90% 的住院医师表示愿意在培训后实施血管外科手术，尽管该队列在接受调查的 13 项手术中，认为有 10 项手术自己无法胜任 [39]。不出所料，本研究的作者得出的结论是，目前的受训医师可能缺乏处理紧急血管事件的技能和能力。

尽管接受过专业培训的血管外科医生越来越多，但世界上仍有许多地区（发达和欠发达地区）的主刀医生可能不是血管外科专家，并且很少有机会进行血管外科技能实践。在许多医院，确保每一个创伤病例都配有一名训练有素的血管外科专家是不现实的，更不用说在条件更为严苛的军事和人道主义外科实践中实现这一目标。因此，培训能够处理血管损伤的合格医师是普遍所需的要求 [40-43]。血管转流术等血管损伤控制技术的发展提供了一种可能的解决方案，因为它们对 KSA 的要求并不高。这一方案认为，血管损伤可以由普通外科医师进行临时血管转流，然后转运至血管专科医师处接受进一步处置 [44]。

（二）血管外科医师毕业后的医学教育 / 住院医师培训

在英国，血管外科课程由校际外科课程（intercollegiate surgical curriculum programme, ISCP）制订 [45]。ISCP 受益于代表 10 个外科专业的专业咨询委员会（Specialty Advisory Committees, SAC）的投入。它还得到了英国和爱尔兰皇家外科学院及其他专业机构的支持和合作，包括地方教育和培训委员会（2013 年成立）和英国医学总会（General Medical Council, GMC）。2012 年，血管外科成为一个成熟的外科专业，脱离了普通外科SAC 的支持，并有独立于普通外科的专门培训路径，最终获得专科医师认证。

在美国，血管外科一直是（而且仍然被许多

人认为是）普通外科培训和实践的组成部分[46]。在 1960 年以前，血管外科没有专门的培训计划，血管外科手术是由普通外科和心胸外科医师完成的。第一批专门针对血管外科的培训项目，包括 Walter Reed 陆军医学中心（Walter Reed Army Medical Center）的血管外科专科医师培训，本质上是由血管外科的一些开创者指导的学员制度[47]。1979 年，当血管外科学会（Society for Vascular Surgery, SVS）成员投票决定开发受认证的血管外科培训项目时，培训机会大大增加。最初批准了 17 个培训项目，到 1982 年增加到 52 个[48]。1982 年，美国外科委员会颁发了首批 14 个普通血管外科专业资格证书，证书必须在顺利通过相关笔试后才可获得。20 世纪 90 年代，大批血管外科医师推动承认血管外科是一个不同于普通外科的专业，其基本前提是由血管外科专科医师提供治疗时，而不是由偶尔实施血管手术的普通外科医师提供治疗，患者结局会改善[49-51]。随后，2005 年 3 月 17 日（经美国医学专业委员会批准）美国外科委员会同意提供血管外科初级证书，血管外科成为一门独立的外科专业[46]。2005 年 10 月，该证书的培训要求得到批准，并取消了 5 年普通外科培训和普通外科认证的传统要求。自 2006 年 7 月 1 日起，ABS 将血管外科证书从亚专科证书转为专科（初级）证书。这些具有里程碑意义的变化预示着新的培训模式的发展。目前已经发展出两种培训模式：一是传统的独立模式（5+2），即医学院毕业后进行 5 年普通外科培训和 2 年血管外科专科医师培训；二是整合模式（0+5），即医学院毕业后直接进行 5 年血管外科住院医师培训。独立模式（5+2）的毕业生有资格获得美国外科委员会的普通外科和血管外科双委员会认证，而整合模式（0+5）的毕业生只有血管外科委员会认证。

血管损伤病例越来越多地被创伤医师或血管外科医师收治，但获得血管损伤诊治经验的机会仍然有限[42]。血管外科住院医师向美国外科委员会报告的大血管损伤修复手术数量虽然明显多于普通外科住院医师的报告数量，但数量仍然较少，1999—2000 年报告的人均病例数为 7.2 例，2017—2018 年为 12.0 例（表 4-1）[29]。此外，这些手术中超过 60% 属于外周性质，而胸部和颈部血管损伤的手术经验特别少，平均每个地区每个住院医师少于 1 例。

整合和独立的毕业后教育项目似乎为受训者提供了相近数量的血管损伤病例，但尚未获得长期数据加以验证（表 4-1）。此外，在血管外科手术的大多数类别中，整合项目和独立项目的毕业生的总体病例数相近[52]。尽管如此，来自这些不同类型项目的毕业生的经验可能存在重要差异。独立项目的毕业生在最后几年的培训中有更集中的操作经验，处置更开放和更重大的病例[53]。完成普通外科住院医师培训的优势也很明显。2012—2014 年，毕业的普通外科住院医师实施的开腹手术平均数量是血管外科住院医师的 2 倍以上[54]。整合项目的血管外科住院医师在普通外科轮转期间确实会进行开放手术，但这些病例通常是较小的非腹部手术[55]。

在血管培训项目中，腔内手术对病例数量产生了不同的影响。对于外周血管手术而言，开放手术的病例量保持稳定，而腔内手术的病例量急剧增加[56]。然而，对于主动脉手术，开放手术病例量显著减少。在美国每年约 45 000 例腹主动脉瘤（abdominal aortic aneurysm, AAA）修复术中，只有 15% 采用开放手术进行修复[57]。这对血管外科受训者治疗血管损伤能力的影响尚不清楚。

经过培训后，对于许多外科医生来说，血管损伤的经验仍然有限。寻求重新认证的美国血管外科医师报告了以下数据：2003 年，只有 46% 的外科医师报告在过去 12 个月内收治过创伤病例；2009 年，这一比例降至 23%。在两个队列中，累计年创伤手术量平均为 4 台[58]。虽然很难仅通过数量来判断熟练程度和能力，但可以肯定的是，受训医师的经验绝不是统一的，而且有限的经验带来了一个问题，即这些专科医师在被叫去治疗血管损伤患者时，是否具备必要的能力以达到最优的治疗效果。同样，只有一小部分血管专科医师报告血管损伤的治疗是其临床实践的一部分。

很明显，依赖病例量积累经验的方法已不再适合作为使外科学员获得所需的 KSA 并熟练地处置血管损伤的手段。因此，迫切需要改进培训的方式，以确保血管损伤患者的最佳治疗。本章的其余部分探讨了未来外科医师培训面临的不断发展的挑战，并讨论了可能提高血管损伤治疗培训的统一性的现有模式。

三、血管损伤培训的未来方向

如前几章所示，有效的创伤救治提出了具体的挑战，需要快速、系统的评估和决策，以防止患者病情恶化。然而，每一个创伤病例都是独特的，只有在手术治疗阶段才会暴露出一些因素，而且非总能够演练和预先计划手术治疗的所有方面。这就要求任何培训计划都必须包括可以调整和灵活部署的核心原则，以应对个体化情况。培训必须设置在两个不同的水平：①非血管专科医师所需的 KSA，以防止病情恶化，通过手术稳定患者，并为进一步的专科干预创造条件；②处理复杂创伤、术后问题、并发症和指导长期管理所需的高级专科技能。临床教育工作者通常认为外科培训应包含以下两个独立的部分：①技术技能的"动手"实践学习；②知识和认知技能的获取。认知训练的核心是组织相关信息的能力，并构建一个策略，使相关技能得到最佳应用。换句话说，认知训练对于做出适当的决策是必需的[59]。教学讲座、文本材料，以及最新的案例培训都被用于知识和认知技能的传递。临床培训的技术和认知部分是不可分割、相互贯通的。自 Dewey 在 1938 年的开创性工作以来[60]，经验性学习被认为是成年人获取新知识和技能的重要组成部分（"边做边学"是一种特别有效提高认知和技术技能的方法）。现代理论强调以问题为中心的方法，强调掌握学习者前期培训内容的必要性[61]。有效和系统的培训是为加强培训而制订的课程质量的副产品。目前，理想的血管损伤培训课程尚未确定，可能会根据国家情况、个体学习者的需求和学习特点而定。然而，理想的课程将在专家共识的驱动下，明确培训目标。当然，最直接的目标是培养有能力和熟练的执业医师，在对解剖学和对当前开放手术及腔内技术有透彻理解的情况下，他们能够合理诊断并将认知、技术和团队合作技能应用于血管损伤患者的管理。本章的其余部分将集中讨论目前用于培训血管外科医师和特别是血管损伤方向的血管外科医师的各种方法。

（一）血管损伤培训方法

目前用于血管损伤治疗的培训方法包括以下内容。

1. 临床病例资料。
2. 口头讲座。
3. 教材和数字媒体。
4. 基于案例的讨论。
5. 团队培训。
6. 基于动物模型的培训。
7. 基于尸体的培训。
8. 基于仿真的训练。
①合成模型（低保真和高保真）。
②虚拟现实。

理想的血管损伤课程应根据培训项目的目标和目的综合使用这些方法。临床病例资料长期以来一直是血管损伤培训的主要内容，但如前所述，不能再依靠临床病例资料来提供足够的经验。说教式的讲座、教材和数字媒体及基于病例的讨论是传统的信息传递方法的主要组成部分，但如果没有一个有意义的课程来深度整合，其效果就会打折扣。同样，使用动物模型和尸体的模拟训练在外科医生的培训中被证明非常有用，但它们的使用必须基于彻底的培训需求评估和对其固有局限性的良好理解。

使用动物进行训练有若干优点，也存在一些明显的局限性。动物可以很好地模拟人类的生理功能，为了避免大出血和死亡，需要谨慎而适当地选择手术操作方式。利用动物进行手术培训存在以下特点：①手术需要专用的器械设备；②组织被切割时会出血；③如果操作不当，它们会被损伤[62, 63]。然而，动物实验室的维护费用昂贵，需要大量资源支持，如兽医、动物看护设施、无菌手术室及对动物的善后处理。为确保动物福利，动物实验室应遵守严格的动物看护标准。使用动物作为培训材料是一个非常具有争议的问题，一直被一些激进的动物权利组织谴责[64]。动物模型的另一个关键缺点是与人相比存在解剖学差异，因此，它们通常不足以教授血管解剖和显露。在世界各地，用于培训目的的活体动物模型的可获得性差异很大，许多地区禁止使用。虽然在美国仍然可以使用，但美国国防部已指示，在使用动物进行地方和军队医师培训之前，应最大限度地使用仿真和其他替代训练方法[65]。因此，外科学界必须积极寻找活体模型训练的替代方法，因为这种模式在未来不太可能普遍应用。

以尸体为基础的训练对于人类血管显露的教学特别有用，血管显露被认为是有效治疗血管损伤的必要技能 [64, 66]。尸体的可获得性和获得成本有很大差异，世界各地对使用尸体材料的文化接受度也有很大差异。例如，创伤显露高级外科技能课程获取尸体的费用的地区差异很大，在美国某些州最高可达 8000 美元。即使在有可能获得尸体材料的地区，标本数量也可能不足以满足需求。值得关注的是，医疗专业人员捐献自己遗体用于医学教育的意愿较低。在最近对印度医务人员的一项调查中，只有 22% 的医生表示愿意为医学教育捐献遗体（尽管只有 7% 的医生已经为此进行了遗体捐献注册），但 68% 的医生希望公众也这样做 [67]。

虽然尸体很好地代表了人体解剖结构，但它们也有一些局限性。大多数尸体都是上了年纪的人，把从一个 80 岁女性身上学到的经验转化到一个 20 岁男性身上可能会很困难。福尔马林保存的尸体组织与新鲜或冷冻的尸体组织具有非常不同的特征。尸体没有血流，也不会出血。为了提高尸体标本的逼真度，人们曾尝试在非常新鲜的尸体上进行血管插管，并以搏动的方式灌注人工血液 [68-70]。这种灌注尸体模型最初是为神经外科训练而开发的，现已被改良为创伤外科手术训练的潜在工具。利用一套改良的主动脉内球囊泵系统模拟血液循环，再进行心脏、肺、肝脏和下腔静脉损伤造模，即可完成人体出血模型的构建 [70]。虽然这项技术提高了尸体模型的保真度，但它需要大量的预处理和设备，以及非常新鲜的尸体材料，使其难以广泛应用。

（二）基于团队的血管损伤培训

自世纪之交以来，人们对使用与航空业类似的方法训练医院团队的兴趣激增 [71-76]。非技术技能是使在安全关键行业工作的人能够有效、安全地工作的认知和社交技能。决策能力和非技术技能显著影响对患者的医疗质量。很明显，外科医生只是医疗团队的一部分，整个团队必须完美配合才可能达到最佳结果。外科医生的技术再怎么精湛，也无法克服一些只能通过团队合作、决策和沟通方面的有效培训来解决的问题。因此，鉴于英国下议院卫生委员会最近承认人为因素对患者安全的关键影响，医务人员资源管理（Crew Resource Management, CRM）现在已被列入临床培训的重要位置 [77]。CRM 技能的例子包括以下内容。

- 团队合作 / 团队协作。
- 沟通。
- 领导 / 追随。
- 决策。
- 解决冲突。
- 自信。
- 管理压力和疲劳。
- 工作负载管理。
- 任务的优先级。
- 态势感知。

CRM 技能培训显著提高了团队合作和沟通技能，越来越多的证据表明它改善了患者的结局 [74, 78, 79]。美国退伍军人事务部的一项研究报道，接受 CRM 培训的手术团队与未接受 CRM 培训的手术团队相比，手术死亡率降低了 50% [72]。对退伍军人事务部系统的进一步研究表明，接受过 CRM 培训的 74 家机构的死亡率降低了 18%，而 34 家对照机构的死亡率降低了 7% [80]。美国国防部实施了一项名为 TeamSTEPPS 的项目，以解决国防部机构中的 CRM 问题，目前该项目在民用和军事领域中均得到广泛应用 [76]。美国军事单位已经在军事部署中实施了 CRM 培训 [81]。挪威则在农村地区使用猪模型进行创伤控制手术的团队技能培训，并应用了这一方法 [82]。尽管来自航空、组织科学和社会心理学领域的一系列相关研究表明了该领域未来的研究潜力，但总的来说，在军事和民用创伤系统中关于 CRM 的研究仍然不足 [83]。

CRM 培训应包括整个团队，使所有成员有共同的目标，并对个人和团队的角色有充分的理解。相比于民用环境，特殊的非技术技能对于在简陋环境中训练的军队创伤救护团队更为重要。因此，CRM 培训环节是英军军事手术训练（Military Operational Surgical Training, MOST）培训的核心特征。

（三）基于仿真的血管损伤培训

基于仿真的血管损伤培训在外科教育中越来

越广泛得以应用，致力于外科技能教学的仿真教学中心也越来越受欢迎[64, 84]。这种培训对正在学习有创操作技能的外科新手和需要技能更新的执业外科医生大有裨益。基于仿真的血管损伤培训为动态技能的习得提供了一个安全、结构化的环境，让学员积累原本在手术室中才可获得的实操经验。受训者可通过仿真模拟自我提高，克服自身不足，并在不给患者带来风险的情况下模拟管理手术并发症[85-88]。外科住院医师评审委员会（Resident Review Committee-Surgery, RRC-S）已经认识到仿真培训的重要性，ACGME 公布的最新普通外科培训计划要求指出，培训设施应包括"仿真和技能实验室"。美国医疗保健研究和医疗质量局认为仿真训练是有效的，"尤其是在意识活动和沟通技能方面"，但对于这一结论，目前公认的支持证据有限[89]。然而，现有的证据表明，在仿真实验室获得的技术技能确实能转移到手术室中进行应用[43, 90]，血管介入手术模拟器的益处也在动物[91]和人体研究[92]中得到了证明。在低保真度模型（如合成模型）上进行开放手术操作也被证明可以提高手术技能的学习效果[93-95]。

目前的临床手术技能培训趋势证实，随着技术能力的逐步提高，传统的责任分级制的学员模式正在向更结构化的方向转变[96, 97]。教育心理学家使用的"待训练新手"概念是指已经自动掌握了所需的基本认知技能和空间判断能力的学习者[98]。通过仿真模拟使受训者达到"待训练新手"的水平是有吸引力的，因为后续在手术室的实操培训对学习者来说可能是一种获益更高的体验，而且对患者来说可能更安全。基于仿真的培训应从初始认知训练开始[99]，当中应设置目标熟练程度（受训人员在进入下一阶段之前必须达到的熟练程度）[100, 101]，并应提供分布式的练习课程以加强已习得的技能[102, 103]。这种结构化的方法避免了随机呈现的典型体验式哈尔斯特学习模式。仿真案例应该包括复杂和紧急场景，这样才能做到对潜在困难的正确处理。仿真程序应防止过度训练，应包括经过验证的评估方法，并应预留学习后反馈和错误分析[88]的时间，因为这已被证明可以提高训练效果。虽然目前还没有确定该如何开展效果最佳的学习后反馈，但是利用在仿真过程中获得的客观评估数据可提供即时的学习反馈[104, 105]。与传统的"边做边学"模型（评估通常是主观的）相比，从模拟器获得的学习效果数据允许教学人员客观地评估问题，并在进入下一阶段之前系统地解决这些问题。课程中教学人员适当的指导是非常重要的[106]。

仿真是培训课程的一种工具，而不是目的[98, 107]。课程开发者设置了培训主题和学习进度[108]。然而，为了更好地利用仿真培训，最好是教学人员和仿真专家从一开始就进行合作[109]。当然，在技能训练中使用仿真手段对于血管损伤培训是很重要的。仿真培训可包括开放和腔内手术技能，并可能涵盖以下内容。

- 评估、计划和确定优先级。
- 手术入路和解剖。
- 出血的控制。
- 血管修复。

适用于血管外科手术的模拟器涵盖从部分任务训练器到高仿真模拟手术室等各种类别。成功的仿真的关键是学习者的"自愿中止怀疑"，即学习者发现很难区分仿真和真实的患者或场景。设计用于模拟腔内或腹腔镜手术的模拟器能够更好地完成这一任务，而设计用于开放血管外科手术的模拟器通常保真度较低，并且可能存在表面效度和内容效度不足的问题，这可能直接影响从模拟器中习得的技能在真实世界场景中的适用性。

Sidhu 等研究了一组学习血管吻合技能的外科住院医师，发现当他们在高保真度模型（人体尸体肱动脉）上训练时，与在低保真度模型（塑料模型）上训练相比，技能习得效果更好[93]。负责开发仿真模型的人绝不能忽视这一教训，如果不首先确保模拟器具有适当的保真度，以满足所需的目标和目的，那么将模拟器纳入课程是不够的。

与内镜检查和腹腔镜检查一样，腔内手术使用基于屏幕的技术，与开放手术相比，能够有更多的机会实现真实的模拟。目前市面上有几种腔内手术模拟器，可提供多种培训选项，如颈动脉、肾动脉、髂动脉或股浅动脉的血管成形术或支架置入术、下腔静脉滤器置入及主动脉瘤腔内修复术。市面上这些模拟器被归类为高保真模拟器，因为它们模拟了触觉、听觉和视觉，提供了接近真实的仿真效果[110, 111]。

Chaer 等开展了首项随机研究，探索了将从模拟器培训习得的技术转移到真实临床应用中的情况[92]。20 名无腔内治疗经验的普通外科住院医师被纳入研究，随机分配到接受 2h 的模拟器培训组或未接受培训组。这些医师随后在上级医师监督下实施 2 例治疗下肢血管闭塞性疾病的腔内手术，然后使用整体表现评定量表评估其手术表现，接受模拟器培训的住院医师在 2 例手术中的评分均高于对照组。最佳证据医学教育（best evidence medical education, BEME）合作组织发表的一篇综述认为，"现有最佳证据表明，高保真度的仿真培训有助于保证所学习内容的正确性"[112]。研究还发现，支持性文献的质量普遍较差，并且基于叙事和定性分析。因此需要进一步研究来确定参与仿真培训的程度与其获益之间的关系，研究仿真培训纳入培训课程的最佳方式，以及更好地理解仿真培训最适合哪一类型的腔内手术。

欧洲血管外科委员会（European Board of Vascular Surgery, EBVS）一直是使用模拟作为评估工具的先锋（可能是出于必要，因为欧盟各国在培训方面存在广泛差异）。通过 EBVS 获得血管外科医生资格需要展示知识和认知能力，并进行技术和血管内技能评估[113]。目前已经对 EBVS 技能评估进行了验证研究，这促进了模拟在评估血管外科医师资格中的接受度和持续使用[114, 115]。

然而，尽管仿真腔内手术培训取得了进展，但值得注意的是，绝大多数情况下正在（并可能在不久的将来继续）使用开放手术技术对血管损伤进行治疗。而在这一现实状况下，血管损伤开放手术技能的仿真培训和评估手段却并未得到充分开发。Sidhu 及其同事为[116]外科学员开发了一种全面血管技能评估模式。候选者要接受 4 个时长 20min 的血管外科技能测试，包括下腔静脉的损伤控制和修复、股动脉取栓术、移植物吻合术和超声引导下置管，最后由上级医师使用现有成熟的评估量表进行评估[117]。尽管住院医师获得的实际表现评分较低（平均评分为 50%），但该评估模式具有出色的结构效度，并且与住院医师的水平有很好的相关性，这更加证实了实施改良的、具有针对性的培训的必要性。

将腔内手术模拟器广泛整合到培训项目中还存在一些障碍。这些设备价格昂贵（超过 100 000

美元），并且由于其可靠性仍然存在问题，需要定期校准、维护和更新。目前在模拟器上进行的培训也受到触觉反馈和图形界面等方面的限制。腔内和开放技术从虚拟现实领域到手术室的可转移性仍有待明确证实。然而，毫无疑问的是，仿真的手段会一直应用下去。随着技术的不断进步，更精密的模拟器将会出现，这将帮助外科医生获得临床技能，从而减少失误，最终保障患者安全。

（四）血管损伤短期培训课程

现已有一些课程来教授基本和高级血管损伤技能。以下部分重点介绍了一些具有领先地位的外科组织所开始的此类课程。

1. 确定性外科创伤救治课程 来自美国、加拿大、法国和澳大利亚的五位国际知名创伤外科医师在一次会议中创立了确定性外科创伤救治课程（Definitive Surgical Trauma Care, DSTC）。来自国际创伤外科协会（Societé International de Chirugie, SIC）和国际创伤外科和重症监护协会（International Association for the Surgery of Trauma and Surgical Intensive Care, IATSIC）的五名成员认为，在全世界范围内，需要加强创伤外科救治技术方面的培训[118]。DSTC 旨在教授合格的外科医生和高级外科学员如何在严重创伤患者的管理中进行救治决策，并教授他们处理主要器官损伤所需的外科技能。DSTC 课程由经验丰富的创伤外科医师授课，为期 2 天，包括讲座、互动式病例讨论和基于实验室的手术技能培训。手术技能培训的材料可以是尸体或动物（猪或山羊）模型，取决于当地的条件。2014 年，DSTC 课程在包括西班牙、以色列、加拿大、丹麦、荷兰、澳大利亚、新西兰、南非、奥地利、葡萄牙、挪威、瑞典、德国、法国、希腊、新加坡和阿根廷在内的全球 41 个中心开展。这门真正的国际课程为严重创伤和重症监护患者的手术提供了广泛的技术概述。尽管失去了一定程度的标准化，但课程的灵活性确保了它可以适应当地条件。该课程包括血管显露和出血控制，但不教授血管损伤的修复或高级救治措施。

2. 确定性外科创伤技能课程 确定性外科创伤技能课程（Definitive Surgical Trauma Skill, DSTS）是一个为期 2 天（最初为 3 天）的以尸体为材料进行教学的培训班，面向地方外科医生、军医和人道主义外科医生[119]。这门课程是英国皇家外科医师学院、英国国防医疗服务体系和美国健康科学统一服务大学合作开展的。虽然 DSTS 课程与 DSTC 课程有大量的内容重叠，但 DSTS 课程是专门为满足当地需求而开发的，并更强调心胸损伤和血管外科技术。用最初召集人的话说[118]：为了有效地处理创伤，需要掌握覆盖整个腹腔的手术技巧，包括骨盆和腹膜后。普通外科医生应该有能力和信心进行创伤性开胸手术并能处理中心血管和周围血管损伤。此外，还需要进一步的技能和知识，包括创伤流行病学、关键决策，尤其是外科解剖学的详细知识。

该课程由经验丰富的国际文职和军事外科医生教授，强调损伤控制性复苏和手术的概念，使用有限的教学材料、多个案例讨论和在人体尸体实验室中广泛的"床边"显露。这些场景驱动的课程以外科解剖学教程作为基础，在高级临床解剖学家的监督下使用了英国皇家外科医师学会提供的大量尸体标本。

DSTS 涵盖了躯干血管、交界区血管和近端肢体血管显露所需的所有技术。虽然该课程强调的是创伤控制而非确定性血管修复，但也讲授血管分流、一期修复和血管补片等技术。因此，DSTS 目前的形式是让学员熟悉血管修复的重点，而不是正式教授血管外科手术。新鲜冰冻的尸体提供的良好解剖视角，高级解剖学家的实时指导，尸体解剖的准确性和触觉的真实感，这些都是本课程所独有的。

3. 高级创伤手术管理　高级创伤手术管理（advanced trauma operative management, ATOM）课程使用标准化的猪模型来教授穿透伤的修复。在美国、加拿大、非洲、中东和日本等超过 26 个地区提供了该课程。美国哈特福德医院（Hartford Hospital）开发了 ATOM 课程，采用标准化的仿真教学，教授和评估严重穿透伤的正确修复方法[120]。ATOM 课程采用 1∶1 的师生比例和严格的标准化课程，教授膀胱、小肠、肾、输尿管、脾、胰腺、胃、膈肌、十二指肠、肝、肺、下腔静脉和心脏损伤的外科治疗。虽然 ATOM 是穿透伤处理的优秀入门课程，但课程中针对血管的部分仅限于下腔静脉和心脏，因为这些部位的创伤会大量出血。2005 年有一份关于 ATOM 课程参与者的调查报告，记录了参与者在修复穿透伤方面自信心的改善[121]。2008 年对 1001 名 ATOM 课程参与者进行的一项全球随访调查发现，参与者认为该课程使他们能够更快地识别损伤，采用更有逻辑性的手术方法，并更快地控制出血[122]。

ATOM 课程现在由 ACS COT 下属的外科技能分委会管理。该课程的局限性包括费用、未采用尸体及未强调血管损伤（下腔静脉和心脏除外）的显露和修复。此外，使用活体动物限制了该课程在世界某些地区的应用，可以预见，未来此类应用将受到进一步限制。

4. 创伤显露高级外科技能课程　创伤显露高级外科技能课程（advanced surgical skills for exposures in trauma, ASSET）ACSCOT 于 2005 年成立了一个外科技能分委会，其任务是开发一个标准化的、以技能为基础的课程，来教授针对那些潜在或最可能危及生命或肢体损伤的解剖显露技巧。这项课程被称为 ASSET。外科技能分委员会为课程参与者确定了以下三个教育目标：获得对危及生命创伤的部位进行手术显露的知识，提高手术显露的自信心，以及提高处理重要部位的技术能力。目标受众包括高级外科住院医师（毕业后 4～5 年）、创伤和急诊外科医师，以及参与创伤治疗的普通外科医师。为了制订课程，该分委会制订了一份全面的危及生命和肢体的创伤清单。运用改良的 Delphi 调查法，分委会成员对清单的每个条目在创伤外科实践中的优先级和相关性进行排序，特定创伤的手术显露必须获得至少 90% 的分委会成员的支持才能纳入。各种创伤按解剖部位分组如下：头颈部、胸部、腹部和盆腔、腹膜后、四肢。针对每个解剖区域制作相应的课程材料，并由分委会成员进行审查，以形成对所教授材料的共识。ASSET 课程于 2008 年 3 月在美国马里兰州贝塞斯达的健康科学统一服务大学进行了试点。随后进行了 4 个测试课程，以进一步完善 ASSET，并于 2010 年 3 月开始由美国外科医师学会正式组织实施。到 2011 年底，该课程在美国和加拿大共建立了 19 个课程站点，提供了 54 门课程，培训了 500 多名学生并拥有 100 多名讲师。

ASSET 课程的最终形式是，教学时长在 6～7h 的时间内，使用新鲜或新鲜冷冻的尸体，学生与教师的比例为 4：1。整个课程以尸体解剖实操为主，单纯讲解较少。这门课程是为教授创伤血管显露而专门设计的。解剖实操采用以病例为基础的方法，用几张幻灯片展示一个病例（例如，一名患者上臂中枪，脉搏消失，推测肱动脉损伤），然后是几张相关解剖的幻灯片和一段简短的解说视频，一步步展示如何进行解剖。接着学生在教师的帮助下迅速进行血管显露，同时教师不断制造一种紧迫感，就好像这是一名活动性出血患者。在教学手册的指导下，对每次解剖都有具体的目标和目的，但也鼓励教师与学生进行互动，用他们个人的临床体会和技巧来加强教学效果。该课程还向学生提供了图文并茂的实操手册和包含所有血管显露技巧的 DVD。手册和 DVD 都可以在课程外单独购买 [123]。

在对前四个测试课程的分析中，可以看出创伤救治经验的总体水平很低，即使在高级课程参与者中也是如此 [124]。参与者被要求在参加 ASSET 之前和之后评估进行血管显露时的感受。如表 4-2 所示，参与者信心有显著改善。此外，当被要求使用 5 分制 Likert 量表来评价课程时，参与者对"我学到了新知识"这一陈述的平均反应为 4.8 分；对"我能更好地显露受损结构"这一陈述的平均反应为 4.8 分；对"我会向同事推荐这门课程"这一陈述的平均反应为 4.91 分。

ASSET 课程的开发目的是教授血管显露，而不是血管修复。这一点与课程费用、尸体获取情况的可变性及尸体模型不出血的事实构成了

ASSET 课程的主要局限性。尽管如此，课程对希望学习如何进行血管显露的外科医师而言是可以定制的。

美军正在考虑将 ASSET+ 作为普通外科医生部署到战区前沿的准备情况的一项评估指标。ASSET+ 将缩减的师生比例，并将新加入第二阶段课程，在这一阶段中，将评估学生在第一阶段所学习的血管显露技术。此外，ASSET+ 急诊剖宫产术、开颅术和眼球后血肿外眦切开术。2019年 4 月在马里兰大学首次试点（图 4-1）。

5. 欧洲血管大师班　欧洲血管大师班（European vascular masterclass, EVM）为了应对 *European Working Time Directive* 对工作时间的限制，在欧盟实现血管外科培训的标准化，欧洲领先的血管中心开发了 EVM 课程，旨在通过标准化的教学方法对血管外科医师进行真实的开放和腔内模拟器培训 [94, 125]。该课程采用了共识制订的方法进行开放血管手术的阶段教学。具体任务的学习过程可分为以下两个阶段：快阶段学习和慢阶段学习。快阶段学习是在个人技能课程中进行的，而慢阶段学习是在课程期间进行的自主补充学习 [126]。EVM 提供了可搏动的真实手术模拟器（可进行简单和复杂的开放主动脉修复、主动脉腔内重建、颈动脉内膜剥脱和远端搭桥手术）和虚拟模拟器（可进行颈动脉、髂动脉和肾动脉介入）。真实手术模拟器由 Synbone 开发，但目前还没有广泛使用，也没有被验证为有效的教学工具。EVM 满足了培训基础和高级血管外科技术的

表 4-2 ASSET 前和 ASSET 后手术自评置信度（SSAC）均值与教员评估和参与者评估均值的比较				
部　位	SSAC 前	SSAC 后	差　异*	教员评估
颈部	2.76	3.69	0.93	4.12
胸部	2.49	3.71	1.22	4.03
腹部	3.28	4.00	0.72	4.00
盆腔	2.97	3.97	1.00	4.02
下肢	2.88	3.97	1.09	4.07
上肢	2.63	3.96	1.33	3.93

这些分数采用 Likert5 分制

*. $P < 0.05$

ASSET. 创伤显露高级外科技能课程

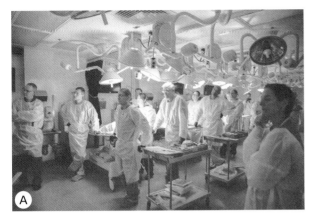

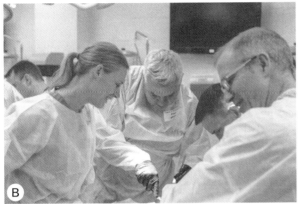

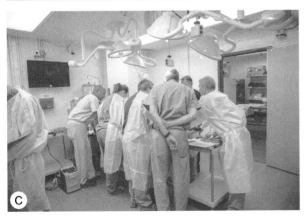

▲ 图 4-1　ASSET+ 课程

A. 在对新鲜尸体进行手术前，学生和教师先看一段关于血管显露的简短视频；B. 减少了学生 - 教师和学生 - 尸体的比例，确保每名学生都可上手操作，并让教师有机会密切观察和评估每个学生的表现；C. 学生在经验丰富的教师指导下进行血管显露操作

需求，但它同样不是为了教授血管损伤的治疗而设立的。

6. 血管损伤腔内治疗基本技能课程　血管损伤腔内治疗基本技能课程（Basic Endovascular Skills for Trauma, BEST）随着复苏性主动脉球囊阻断术等腔内技术的发展，在大多数普通外科和创伤外科医生缺乏腔内技术培训的背景下，出现了多个培训课程，为这些外科医生提供了学习安全应用基本腔内技术的途径。BEST 课程使用尸体模型来教授 REBOA、经皮和开放股动脉入路建立及股总动脉修复术。该课程主要提供给受过充分培训的创伤和重症普通外科医生。该课程由马里兰大学的外科医生开发，目前由 ACSCOT 赞助提供 [127, 128]。

7. 创伤和复苏外科中的血管腔内技术课程　创伤和复苏外科中的血管腔内技术课程（Endovascular Skills for Trauma and Resuscitative Surgery, ESTARS）是一门更广泛的课程，旨在教授更高级的腔内技术。具体的学习目标包括 REBOA、基础血管造影、选择性导管插入术、弹簧圈栓塞、经皮股动脉入路建立、大鞘更换和置入大鞘时的动脉切开术的管理。除了教学外，ESTARS 还利用仿真和动物模型进行实际操作指导。仿真在 Mentice 血管介入系统训练器上进行。动物模型则使用 70～90kg 的猪 [129]。

8. 血管腔内复苏和创伤管理　研讨会血管腔内复苏和创伤管理（Endovascular Resuscitation and Trauma Management, EVTM）协会在瑞典注册，自 2014 年起在瑞典奥勒布罗举办研讨会。研讨会也在欧洲多个城市和国际上举办。其目标与 ESTARS 课程相似。EVTM 还使用活体训练和仿真模拟来教授 REBOA、栓塞、经皮入路建立和其他对治疗创伤有用的腔内技能。目标受众包括来自其他专业的住院医师和医师 [130]。

四、结论

如本章所述，培训治疗血管损伤的外科医师面临许多挑战。工作时间限制将继续存在，这一趋势将越来越多地影响到分配给培训下一代的时间。我们必须提高教学效率，并通过采用高影响力、经过验证的课程，最大限度地利用可用时间，这些课程旨在培养有能力和熟练的从业人员。此外，课程的设计者必须利用本章中讨论的众多教育工具。仿真模拟在血管损伤专家的培训中扮演着越来越重要的角色。腔内手术模拟器的逼真度非常好，但用于开放手术培训的模拟器尚处于起步阶段。目前有几个近似人体组织特征的优秀模型正在开发中，它们无疑将对未来的培训产生重大影响。全面的课程必须教授血管损伤的处理，包括血管的外科显露（如 DSTS、ASSET、MOST 和一些 DSTC 课程所做的）、出血的控制（如 ATOM 和一些 DSTC 课程以有限的方式所教的）和基本的血管技术（开放和腔内）。目前还没有这样全面的血管损伤治疗课程，治疗血管损伤患者的外科医师有责任在不久的将来弥补这一不足，以确保能够源源不断地培养能够处理各种血管损伤的高技能外科医师。

第二篇

即时管理与诊断方法
Immediate Management and Diagnostic Approaches

第 5 章　血管损伤的院前管理
Prehospital Management of Vascular Injury

ROBERT H.JAMES　　JASON E.SMITH　**著**

刘星华　**译**

一、概述

发生创伤后导致伤员死亡的因素中，大出血的及时控制是预防伤员死亡的先决条件 [1, 2]。自 21 世纪初以来，对大出血创伤患者的救护条件得到了改善，技术水平相应提高。在本章中，为了表述方便，"血管损伤"和"大出血"两个术语会交替使用。

通过回顾最近在伊拉克和阿富汗战争中伤员

的生存情况，可以获得最好的救护条件得到改进的证据。2003—2012 年期间，新版损伤严重程度评分（new injury severity score, NISS）的半数死亡风险从 32 增加到 60[3]（图 5-1）。生存率的提高很大程度上是由于大出血患者救治的改进 [3]。

有效处理院前环境中的血管损伤，有两个关键组分：首先，最重要的一点是尽可能止血；其次，通过适当的容量替代策略来减少失血，理想

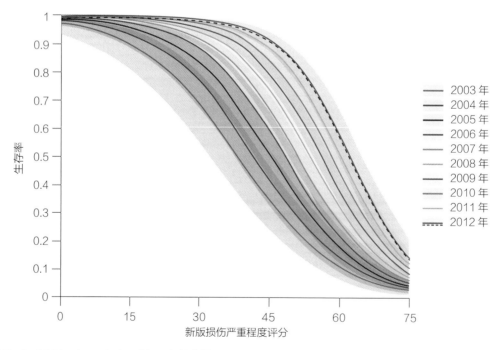

▲ 图 5-1　2003—2012 年在阿富汗和伊拉克接受治疗患者的累积生存率与新版损伤严重程度评分（彩图见书末）

经许可转载，引自 Penn-Barwell, et al.Improved survival in UK combat casualties from Iraq and Afghanistan:2003-2012.*J Trauma and Acute Care Surg*.2015;78(5):1014-1020.

选择是血液和血液制品，也可使用药物辅助。促进出血患者护理发展的因素有很多，这些因素可以分为两大关键领域：一是如止血带（tourniquets，TQ）和止血敷料等器材的大众化培训和社会化普及，使得出血早期控制成为可能；二是能够提供先进复苏技术的医疗团队的前置部署，确保按照最新的复苏策略实施失血替代治疗[4]。

本章中，我们将讨论在实战中吸取的经验，并尽可能将其重要性传递给更广泛的读者。我们还将探讨阿富汗战争结束以来不断发展的救生技术领域的尝试，以及在未来可能继续发展的技术。为此将探讨来自三个不同解剖区域的出血，包括肢体出血、交界区出血（腹股沟、腋窝和颈部）和不可压迫性躯干出血（noncompressible torso hemorrhage，NCTH），讨论这些类型出血今后的院前管理。颌面部出血也可能是致命的，也需要具体的院前管理步骤，但不完全属于上述类别。最后，我们将分析目前出血创伤患者关于容量置换的思路，阐明这一思路背后的科学原理，并为出血创伤患者的复苏提供一些实用的指导。

二、止血

（一）四肢出血

1. 原则　四肢是战场上最常见的受伤区域。在多部位受伤的患者中，在多发伤患者中，82%的患者存在单一肢体部损伤[5]。非战时环境下也可以采用战时损伤控制经验，很多肢体出血性损伤的救治方法都来源于战场救治经验和成果总结。经验在不同领域间的转换运用应谨慎，不过由机动车碰撞或工业事故与简易爆炸装置造成的肢体残缺或离断有类似的管理方式[6]。同样，在平时条件下，战时损伤机制也适用[7]。

在美国对越南战争期间，受伤肢体出血是可防性伤亡的最常见原因[8]。这与 20 世纪 90 年代末美国特种部队在索马里作战行动中的经历形成了鲜明对比。在这里，美国特种部队使用止血带为致命性肢体出血止血，这在越南战争期间或 20世纪 90 年代美国的海湾战争时都不是标准做法。病例报道认为，使用止血带可以防止出血导致的死亡[9]。止血带使用的潜在价值得到了承认，在后来的伊拉克和阿富汗的冲突中，止血带在肢体

损伤中再次得到应用，设计也再次改进。英军也对新型止血带进行了早期运用。2006 年 4 月，止血带成为所有部署到行动地区英军的个人物资。止血带的采用也象征着战伤护理从传统的"ABC"到新修订的"<C>ABC"的巨大转变。"<C>ABC"将控制致命性出血作为救治伤员的首要任务[10]。作为这一新模式的一部分，英国和美国军方对止血带的使用进行了审查，再次发现止血带可以挽救生命[11, 12]。

英军处理肢体损伤的方法可以概括为止血梯[13]（图 5-2）。止血梯涵盖了灾难性出血管理（包括住院救治在内的全过程）。需要注意，只有止血梯的前四个梯级适用于院前护理，从目前观点来看，止血梯由于遗漏了氨甲环酸和重组激活因子Ⅶ（rFⅦa）而存在不完善性，甚至误导性[14, 15]。不过止血梯原则的有效性仍可以为伤员救治提供

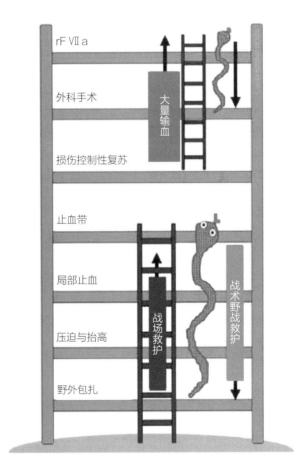

▲ 图 5-2　治疗出血的止血梯

rFⅦa. 重组激活因子Ⅶ［经许可转载，引自 Moorhouse I, et al.A realistic model for catastrop-hic external hemorrhage training.*J R Army Med Corps*.2007;153(2):99-101］

良好范式，其至今仍是伤员管理的指南。

从直接加压和抬高开始，使用第一现场敷料（first field dressing, FFD）或等效物的逐步方法通常是应用于治疗出血性肢体损伤的第一种技术。如有必要，随后可使用止血药。如果这些措施不能控制出血，则应采用 TQ。除了将灾难性出血的管理原则简括概念化之外，这个止血梯模型还有其他明显优势。有些情况不应该遵循目前所提倡的逐步方法正在成为共识。例如，在"火线救护"（care under fire, CUF）时，受限于战术情况，应立即使用止血带。由此可以推断，在一些临床情况下，直接转向止血带应用也应是可取的。这可能是由肢体本身的状态决定的，如因灾难性出血而致肢体残缺或离断；或由于患者救护时的竞争优先级，如伴随气道阻塞或需要紧急处置的完全性通气障碍。换句话说，直接使用止血带有些情况下是最迅速的止血方式，因此，即使止血纱布直接加压这种更耗时的方法也有效，也应该为了及时管理其他损伤而使用止血带。

这是一种需要专家进行临床判断的情况。另一个建议越阶梯级应用的例子如下：如果患者数量超过了临床医师的处理能力，美国国家救护车应变单位（National Ambulance Resilience Unit）建议在重大事件中使用止血带管理肢体出血[16]。另外一种不需要逐级运用止血梯，可直接运用止血带的情况是，在化学、生物、放射或核（chemical, biological, radiological, or nuclear, CBRN）环境中操作。此类环境下，为尽可能保护伤员免受 CBRN 危害、减轻临床医生在个人防护装备（personal protective equipment, PPE）操作时的负担，就需要使用止血带[17]。

此外，应尽早对使用 TQ 的决定进行审查，并在适当的情况下将其降级回止血阶梯[13]。

2. 实际情况　简单的措施即可拯救生命。直接压迫往往可以完成至少在更确切的出血控制措施之前的大出血的止血。如果单纯直接压迫效果欠佳，可考虑使用止血敷料。这对于有伤口空腔的病例尤其适用，如枪伤。英国军事指南建议采用双人用法使用他们所选择的止血敷料（Celox）：第一个操作员摘除 FFD，以直接压迫来控制伤口，第二个操作员将止血敷料紧紧地包裹进伤口腔内。然后，第一个操作员通过另一个 FFD 重新施

加直接压力 3min[18]。这里的直接压力是关键：止血敷料应被视为直接压力的辅助手段，而不是作为替代方法。

如前所述，止血带已被证明是可以救命的[11, 12]。虽然应用方式取决于所使用止血带的具体款式，但某些原则是共通的（框 5-1）。

框 5-1　动脉止血带的应用原则 [19]

1. 动脉止血带应该应用于以下情况
a. 肢体截肢并伴有出血
b. 致命性出血
c. 文中概述的其他情况
2. 除涉及 CUF 或 CBRN 环境，在出血部位近心端 5~7.5cm 的位置使用动脉止血带
3. 拧紧动脉止血带，直到出血停止。骨端渗出可能会持续，但一般是低压性渗血，易于压迫止血
4. 如果出血没能得到控制或止血带是应用于膝关节以上的截肢，则在第一个止血带的近端加用第二个止血带
5. 标注动脉止血带的使用时间

当动脉止血带用于正确的适应证时，肢体缺血性损伤的风险超过了出血死亡的风险。动脉止血带在择期手术中往往是常规使用的。还需要注意的是，如果止血带放置时间少于 2h，肢体损伤较为少见，尽管这一证据与择期手术患者有关，可能不适用于低血容量的创伤患者[20, 21]。而止血带使用超过 6h 可能会导致肌肉坏死，甚至需要截肢[21]。

正确去除止血带也是关乎伤员救治成功与否重要的影响因素（框 5-2）。如果 TQ 已经使用超过 6h，则只有在进行心脏监测和手头有适当复苏设备的情况下才能进行移除。

框 5-2　动脉止血带的去除原则 [18]

1. 在去除动脉止血带之前，应采取另一种出血控制方法
2. 只能在安全可控的救治环境中进行，此时如果伤员病情恶化，可以得到仔细的评估和迅速的治疗
3. 不要移走动脉止血带，只需松开即可
4. 如果其他止血方法不成功，请重新拧紧动脉止血带

（二）交界区出血

1. 原则　交界区出血，又称躯干和四肢交界处的出血，根据定义，该部位不能使用经典的肢

体止血带进行止血。主要是由于在腋窝和腹股沟区出血时不可能在伤口近端应用止血带，或者颈部发生出血时使用止血带造成的远端的不能耐受、不可逆性缺血而不能使用止血带。这些部位损伤管理的许多数据和经验同样来自军事行动。一项对美国在 OIF 和 OEF 期间死亡人数的回顾研究发现，到 OEF 结束时，交界区出血已超过肢体出血，成为可避免的可压迫性出血死亡的主要原因。虽然交界区出血不适合使用止血带，但交界区的出血容易到达损伤部位，并且有可压迫性，因此这部分人员的伤亡是可以避免的。因此，非专业医生，甚至非职业医生都可以采用相对简单的治疗方案来管理这些区域的出血，随着止血材料的广泛应用更是如此。这些敷料的广泛使用，以及 TQ 的复兴，可被视为上述冲突的"积极遗产"之一。

2. 交界区出血管理的实际情况　处理颈部血管损伤区别于腋窝和腹股沟出血的止血，还有很多其本身存在的救治复杂性。因此，颈部出血的处理后面会单独讨论。

腋窝和腹股沟：控制这些区域出血的基本原则同样遵循图 5-2 中的止血阶梯，不过应除外止血带的使用。无论是否添加止血敷料，对直接压力的要求几乎没有差别。然而，IED 爆炸造成伤害的严重程度，特别是在阿富汗战争期间，有时超过了直接压迫 ± 止血敷料的救治止血能力。因此，研究新的止血技术和新的止血装备，已经迫在眉睫。

颈部：颈部血管损伤发生在 3% 的颈部钝性伤和 20% 的穿透性颅颈创伤中 [22, 23]。颈部重要解剖结构的数量使其成为处理血管损伤的一个独特和具有挑战性的区域。在处理颈部血管损伤时需要考虑以下情况。

（1）颈部血管损伤可因开放性外伤而导致致命性外出血。

（2）颈部血管损伤，特别是动脉血管的出血，可能形成血肿而压迫颈部其他结构，尤其是气道，会导致危及生命的气道阻塞。

（3）颈部血管的靶器官是大脑，因此血管损伤发生后可能导致神经系统症状、神经功能障碍或脑卒中等一系列神经系统的后遗症。

针对以上各综合征，可选择以下措施。

（1）对于开放伤导致的颈部致命性出血，可以选择使用止血敷料联合直接压迫的方法施救。但是，加压所施加的压力本身也可能会导致气道压迫甚至气道损伤而影响呼吸。因此，对于有颈部血管损伤的伤员，有条件建立人工气道的伤员应在压迫止血起效之前或同时，建立人工气道或气管插管。除了压迫止血之外，另一种控制颈部出血的方法是使用 Foley 导管球囊进行填塞压迫。可以将 Foley 导管通过伤道插入出血部位深部，用 10～15ml 的液体充盈球囊，而后用止血钳等器具夹住导管尾端，并确保导管尾端没有出血，最后再快速闭合导管周围的颈部伤口 [22]。文献报道采用以上方法，有 85% 以上的伤员成功止血，但需要注意的是，在球囊插入出血部位后，可能由于球囊压迫过度刺激迷走神经引起迷走反射，导致伤员可能出现病情恶化 [22]。所以如果发生这种情况，应将球囊放液减压，并寻求其他止血方法 [24]。

（2）处理颈部血管损伤与控制出血的第一个要求是严格诊断。极小的伤口入路也可能会引起严重的血管损伤，创伤的症状和体征起初也可能不明显。颈部血管损伤的潜在指标是较深的颈阔肌伤口、声音嘶哑、血肿增大、搏动性肿块和哮鸣音。

有以上症状，尤其是血肿增大和哮鸣音的患者，需要切实的气道控制。不管气道建立有多困难，对这类患者都有强有力的院前插管指征。尽管有时缺乏多学科协作支持（如麻醉科耳鼻喉科）和气道管理设备，这一点仍成立。除非安全转移时间极短或技术不足，并且配备人员无法最终确保院前气道安全，因为随着时间的推移，这些气道有时会迅速恶化 [24]。这是另一个需要专家临床判断的决定。

当考虑为这些患者插管时，最有经验的操作者应进行初次尝试 [25]。应对患者进行优化和定位，并实施完整程序，以确保较高的首次成功率，如充分麻醉、使用检查表等 [25]。

插管应做好气道内出血准备，应保持足够的吸力。同样，团队的所有成员都应为插管失败做好准备，并且必须为这种情况制订一个充分的预案 [25]。

（3）院前对血管解剖的管理仅限于特定支持性措施，包括依赖于伤员的神经系统状态的院前紧急麻醉（prehospital emergency anesthesia, PHEA），以及转移到能够管理伤员的整体救治的适当机构。

3. 止血敷料　前文已经简单介绍了止血敷料，现在进一步详述，并分析每种敷料的优缺点。

止血敷料可根据其作用机制分为以下几种[26]。

（1）凝血因子浓缩剂。

（2）黏胶剂。

（3）促凝因子补充剂。

凝血因子浓缩剂作为传统止血药，呈松散或包被的颗粒状，作用是迅速吸收水分，使血小板和凝血因子更紧密地接触，从而促进凝血。最常用的药物有早期的沸石粉 QuickClot。但其激活剂的放热反应有导致烧伤的风险，同时也较难将产品从伤口中移除，因此这种剂型的止血药临床应用已经逐渐减少[27]。

黏胶剂通过在出血部位周围形成一个密封空间，从而促进凝固[26]。这些产品通常由壳聚糖浸渍纱布制成，包括 Celox 颗粒和 HemCon 绷带。

促凝因子补充剂，如 Quickclot 战斗纱布，通过提供高浓度的局部凝血因子，从而激活凝血级联反应[26]。

理想的止血敷料的一致标准见框 5-3。

框 5-3　理想止血敷料的特点[27, 28]

1. 能在 2min 内停止大血管出血
2. 经国家医疗器械 / 药品许可机构批准
3. 对不能使用止血带的伤口有效
4. 灵活且易于拆卸
5. 无须混合或准备即可使用
6. 应用简单，对包括伤员在内的培训时间短
7. 轻巧耐用
8. 至少有 2 年的保质期，并且在极端温度下保持稳定
9. 使用安全
10. 相对便宜
11. 无不良反应
12. 可生物降解和生物可吸收

最近的三篇系统综述分析了不同类型的止血敷料的疗效[29-31]。由于纳入研究的异质性，所有研究均为描述性回顾，均发现止血敷料有效。然而，不同止血材料之间的比较需要进一步的循证医学证据。

4. 复杂或新颖的选择　由于止血敷料无效例子的存在，应考虑更多治疗交界区出血的方法。这些选择可以在两大方面中仔细考虑。一是依靠局部效应来控制出血；二是旨在获得近端出血控制。

依靠局部效应的方法：有几种设备正在试验中，或者最近开始在临床上用于治疗交界处出血。尽管它们用于腋窝或腹股沟出血有很好的效果，但大多数不太可能用于治疗颈部血管损伤。尽管这些装置本身是新的，但它们所依赖的原理仍然是在使用或不使用止血敷料的情况下增加直接压力[32]。一种更新颖的解决方案是一种类似注射器的装置，它可以将壳聚糖浸泡过的纤维素海绵注入腋窝伤口（图 5-3），然后用常规绷带固定。该装置已获得美国食品药品管理局（Food and Drug Administration, FDA）批准用于腋窝伤口，并已进行了初步临床试验，效果良好，但不能在胸腔、盆腔或腹腔内使用[33, 34]。

其他装置（如战时即用夹 CRoC、JETT、SAM 连接止血带 SAM-JT 和腹主动脉连接止血带 AAJT）对伤口提供直接压迫。有病例报道，其应用于腋窝和腹股沟出血有良好的效果。许多装置过于笨重或脆弱，不能作为院前使用的理想方案，而 SAM-JT（图 5-4），本质上是一个 SAM 盆腔黏合剂和充气气囊，在临床前试验中得到了医务

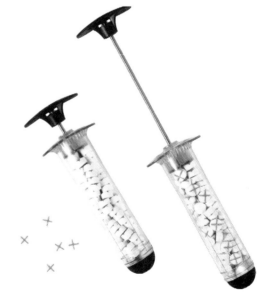

▲ 图 5-3　RevMedX 公司的 XSTAT 30

（经许可转载，引自 Personal correspondence James/Musho）

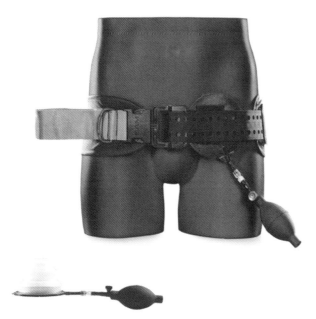

▲ 图 5-4　SAM JT，一种交界区止血带

经许可转载，引自 van Oostendorp SE, et al.Prehopsital control of life-threatening truncal and junctional hemorrhage is the ultimate challenge in optimizing trauma care;a review of treatment options and their applicability in the civilian trauma setting.*Scand J Trauma Resusc Emerg Med*.2016;24:110-123.

人员的积极反馈[35]。

最后一个值得一提的特殊装置是 iTClamp，可以用于颈部、腹股沟或腋窝处伤口。这是一种具有针状齿的机械钳夹，应用于接近皮肤边缘的伤口，以填塞出血。在一次试验中，当以这种方法单独使用时，其没有充分发挥控制颈部伤口出血的效果，而用 iTClamp 配合止血纱布填充空腔时，出血可得到更好控制[36]。也有 iTClamp 成功应用于腹股沟出血的病例报道[37, 38]。

获得出血近端控制的方法：这些方法与用于管理 NCTH 的技术之间存在交叉。在此讨论这些方法在交界性出血中的应用意义，并在相关章节中进一步详细介绍 NCTH 的管理。最广泛使用的院前技术是复苏性开胸术（RT）。在腹股沟出血的治疗中，RT 的目的是打开入路和压迫降主动脉，通常只在患者遭受创伤性心搏骤停（traumatic cardiac arrest, TCA）时进行。院前 RT 在穿透伤，尤其是心包腔刺伤中的作用在文献和实践中都得到了证实[39, 40]。一种简单的翻盖式入路打开胸部的技术可以良好地显露胸腔内容物，不过大多数颅骨结构仍然难以进入[41]。尽管对于穿透伤的院

前 RT 已有专家共识，但钝性伤或腹股沟出血时近端主动脉控制的方式仍存在争议，而 REBOA 是更常用的出血控制技术。这一观点与军事证据存在出入[42]。Morrison 在他对战时损伤后 RT 的回顾中，报道了开胸术后生存率为 21.5%；在这些患者中，略高于 46% 的患者出现了肢体损伤，其损伤评分略高于 2，其中 97% 的患者在复苏过程中进行了主动脉控制。这些数据表明，RT 治疗交界区出血并非无效[43]。同时，本研究还描述了住院期间的 RT[43]。他们发现，与前往 MTF 途中或在 MTF 内心脏病发作（42%）患者相比，院前发生心搏骤停的患者生存率更低（0%）。他们也发现，幸存者从心搏骤停到开胸手术的时间明显更短（6.15min vs. 17.7min）[43]。该病例系列中的患者必须等到急诊科到来后才能进行开胸手术。尽管 Morrison 认为，患者在现场停搏的 RT 是徒劳的，但很难确定是院前环境下的停搏导致了不良结果，还是开胸手术的延迟，因此，我们无法从本文中得出院前 RT 是否有益的结论，或者它是否一定会排除使用院前开胸术来控制交界处出血[43]。因此，重要的是要现实地看待院前 RT 可能取得的成功，并认识到与住院外科医生相比，临床医生在院前环境中可用的资源减少，院前医生（通常不是外科医生）的外科专业知识相对缺乏，以及院前医生被迫进行手术的不太有利的环境。指导 TCA 管理的进一步证据表明，RT 应成为许多将遭受出血性交界出血的 TCA 患者管理的一部分，而不仅仅被视为对那些注定要死亡的患者的最后一搏[44]。

院前 RT 的时机也是一个值得讨论的领域。许多 TCA 伤员实际上处于低心排血量状态，确定其 TCA 开胸时机是具有挑战性的[45]。一般而言，院前 RT 仅在 TCA 伤员中进行。然而，这时疾病过程可能已经非常严重，导致病理生理和生物化学环境不利于复苏尝试。对于那些 RT 可能是逆转疾病过程的决定性程序的患者，早期干预似乎有一些生理学上的理由。从心搏停止到 RT 的时间缩短与提高生存率相关，也得到了文献基础的支持[43]。

如前所述，许多作者都提倡使用 REBOA 而不是 RT 来进行近端主动脉控制。REBOA 的详述见第 11 章，在此我们简述一下 REBOA 的具体

院前含义。它只在院前环境中由伦敦空中救援队执行。通过正确的设备和培训，在平民院前环境中进行 REBOA 经证明是可行的[46]。院前 REBOA 仅限于在 3 区放置（REBOA 球囊位于肾动脉下缘和主动脉分叉之间）。因此也只有治疗盆腔及远端出血的院前 REBOA 使用经验。其在院前环境中的使用是具有挑战性的，失败率高达 32%，并且 REBOA 作为一种经皮技术，无论应用于何处，动脉血栓形成的风险都是需要重点关注的[46]。在 REBOA 成功实施的患者组中，收缩压提高了 66mmHg，院前心搏骤停和致命性失血率均显著降低（分别为 0% vs. 50%，$P=0.021$；0% vs. 67%，$P=0.004$）。同时也提示生存率的提高（62% vs. 33%），虽然没有统计学意义（$P=0.350$），但主要是因为研究设计，而不应完全归因于 REBOA[46]。

（三）不可压迫性躯干出血

躯干出血可以说是院前救护者面临的最大挑战之一。为了便于讨论其病理，出血可以大致分为三个部分：胸、腹和盆腔。由于这些体腔出血的不可压迫性，有某些原则在上述区域都是适用的。

1. 躯干出血　即使在最先进的院前救护过程中，可携带的资源数量也是有限的。这意味着治疗失血的血液制品供应极其有限，可供选择的干预措施范围也有限。

院前工作人员管理 NCTH 伤员的关键之一是早期识别病情。当评估伤员是否有隐匿性、致死性的出血时，依赖于生理参数和生命监测并不一定准确有效。早在第一次世界大战前，人们就发现伤员未必表现为低血压和心动过速的经典症状[47]。第二次世界大战期间的一项研究进一步表明，只有 27% 的休克伤员在受伤后 1h 内出现心动过速和低血压的典型表现，而这一时间很可能是他们被院前急救人员搜寻到的时间[48]。伤员的综合评估有助于更准确的识别出血伤员，包括伤员的损伤原因、查体特征［如周围血管的状态、皮肤黏膜（尤其是牙龈）的颜色、出汗情况、触温觉、基础生命体征］等，并由此提出了一种院前医生用于预测伤员输血需求的简单算法，其精度较高（91%），包括评估伤员是否有出血，收缩压是否低于 90mmHg，以及伤员是否对最初的晶体输注不敏感[49, 50]。但该算法的第一个标准明显是偏主观的，因为本研究评估了左心耳医生的表现。这个团队经常接触出血伤员，拥有精确识别这类伤员的丰富专业知识。因此，该算法并不能在各类情形下适用。本研究同时也说明，一个经验丰富的临床医生的判断或许是识别创伤出血伤员的关键。

如前所述，在现场难以实现躯干出血的完全控制。即使是临时性的止血措施也存在困难。因此需要一套可应用于所有出血伤员（包括 NCTH 伤员）要素的救治方案。其中一个关键原则是尽量缩短现场时间[51]。然而，如果有可治疗的病理学可以由院前团队进行管理，那么普遍的"拉起就跑"原则可能会带来危害[52]。正确管理这种困境再次表明需要现场临床决策专家。虽然我们认为快速决策和成熟的非技术技能非常关键，目前却仍缺乏描述如何确保缩短现场时间的文献[53]。

与缩短现场时间一样，仔细处置患者也是重要的，简单的改变可以促成这一环节的显著改善。这意味着要尽量减少可能导致血凝块破坏的力量。例如，在一项研究中，从事故现场到复苏室病床的转运伤员过程中，从使用长板改为使用分体式矫形铲式担架，伤员旋转运动角度从 510° 减少到 170°。最后的干预措施是血液制品和氨甲环酸的使用[51]。

2. 胸腔出血　对于危及生命的胸部出血，主要的现场干预是 RT。如前所述，尽管 RT 理论上可能有更早期的干预作用，但通常只在患者处于 TCA 状态时进行。大多数院前 RT 的存活伤员会发生心脏压塞，通常是由于右心室的低速穿透伤。需要注意的是，钝性伤后可发生右心耳常见的撕裂性填塞[40]。尽管钝性伤的总体生理损伤可能更大，如在这种情况下，胸部其他结构的创伤，以及伴随其他身体部位的创伤，从理论上讲，RT 同样适用[54]。不过爱丁堡皇家外科学院院前救治学院最近的共识声明认为，钝性伤是 RT 的禁忌证[55]。也是在同一份声明中，其承认了在院前环境中诊断填塞的困难性，而这种病情是 RT 适用的，这与几家知名院前组织公认的做法相冲突[56]。

除了解除心脏压塞，还有其他措施有助于处理胸腔出血。肺出血可以通过夹闭肺门、肺扭转或用"inco pad"压迫肺来控制。

在考虑院前 RT 的适宜性时，需关注及时和专业的后续救治的方法。如果最近的 ED 需要有几小时的路程，那么进行 RT 是几乎无益的。特别是在有致命性的出血患者的情况下，可能同时或至少在 RT 后不久就需要积极的损伤控制性复苏 [43]。

3. 腹部出血　RT 进行主动脉控制也是治疗腹腔出血的一种选择。同样，也有院内实施此手术的存活患者的报道 [43]。院前剖腹手术实现四象限填充并非常规操作，而且可能不可行。原因如下：腹壁任何填塞效应被释放后所需的巨大血量，外科专业知识的缺乏，以及在院前环境中设备的限制。

球囊位于左锁骨下动脉和腹腔动脉之间的 1 区 REBOA 是一种控制腹腔出血的技术 [57]。其未在院前使用过，因此，所有其运用数据均从住院环境中推断而来。股部血管的入路不会比 3 区 REBOA 更困难，因此，院前 1 区 REBOA 是可行的。关于 1 区和 3 区 REBOA 的生理效应的详细讨论超出了本章的范围，更多信息可见第 11 章。

就实施 1 区 REBOA 的必要性而言，证据是好坏参半的。一项日本病例组描述了使用 REBOA 作为一种腹腔实质性脏器出血拟施动脉栓塞术的临时止血措施。虽然只有 7 例患者，但据其报道有 86% 的生存率，并且没有 REBOA 并发症 [58]。一名伤员死于头部外伤 [58]。另外，他们还描述了每 20 分钟放松球囊并快速输注血制品的方法，但由于无法携带大量血液，这在院前环境中是无法实现的。另一项日本研究报道，接受 REBOA 治疗的患者生存率较差，这可能是由于 REBOA 作为其最后的救治技术而使用 [32, 59]。再次可见，及时准确的决策是有效使用 REBOA 的关键。其使用应把握合理的适应证，如有必要，应尽早使用；与 RT 一样，应该作为复苏尝试的一个组成部分，而不是其他方法失败后的最后尝试 [44]。

与交界区出血一样，处理腹腔内出血也有一些新的技术。同样，大多数这些止血技术都使用压力来填塞出血。理论上讲，外部应用止血带也可以帮助填塞腹腔内出血 [32]。在临床前试验和创伤以外的领域，腹外压力已被证明能有效阻断主动脉血流或产科大出血 [60, 61]。然而，这可能更适用于盆腔出血，因为最有可能的严重腹腔内出血来源相对更靠近近心端，尤其是在钝性伤中。

腹腔出血的内部压迫可以通过注入气体或自膨胀泡沫来实现 [62, 63]。猪腹腔内出血模型研究发现内脏和血管损伤出血减少 [62, 64]。在院前环境中，使用便携式二氧化碳充气器已被证明是有效的 [62]。理论上腹部充气相关的风险是存在的，例如，合并膈肌损伤时有可能发生张力性气胸；合并头部损伤的患者，腹内压升高可能继发颅内压升高 [65]。需要注意的是，在择期手术时，膈肌损伤患者腹腔二氧化碳充气并不会导致生理有害的气胸 [66]。

腹腔内泡沫注射是腹腔内压力控制出血的另一种选择。注射后泡沫会膨胀达 35 倍，填满器官并变成固体，从而达到填塞出血的目的 [32, 67]。到目前为止，在猪和尸体的实质脏器和血管损伤模型中都被证明是有效的 [68-70]。这在院前环境中同样是可行的。但是，除了承担颅内压升高的风险，还有其他一些与泡沫相关的问题。首先，一旦使用泡沫，患者需要进行剖腹手术来取出，通常会导致肠道损伤，需要二次修复，甚至需要切除部分肠管 [68, 70]。其次，存在膈肌损伤时腹腔内空气进入胸腔，泡沫就有可能进入胸腔并引起"泡沫胸" [67]。实验结果表明，这可能是较大横膈裂存在引起的，通常与钝性伤有关而与穿透伤无关。因此，对于钝性腹腔内出血患者使用泡沫时需要谨慎 [67]。

各类文献中提出的院前腹腔出血治疗都采用了需要电力的止血设备。上述所有方法都在某种程度上无法可靠地用于院前，而且存在重大风险 [65]。

4. 盆腔出血　盆腔出血的院前管理同样具有挑战性。其中有两项关键技术。首先是骨盆环形加压器（pelvic circumferential compression device, PCCD）的使用。其包括专门设计的骨盆固定器和简易装置，如手术床套等 [71]。

对骨盆骨折分类的完整描述超出了本章的范围，在此我们需要简单了解这些设备的实用原理。骨盆骨折的简要机制，是前后、横向或垂直作用力，或各方向的合力作用于骨盆。这构成了 Young-Burgess 分类的基础。这些力会产生不同的骨折类型。最适用骨盆夹的骨折是由前后向作用力造成的，它导致骨盆呈耻骨联合和骶髂关节断裂的书页式骨折。在这种情况下，应用盆腔夹的目的是减少盆腔内容积，从而填塞低压的静脉性出血。如果损伤是由侧向力引起的，那么骨盆夹明显会再次施加造成损伤的初始力，进而加重病情。有人担心 PCCD 可能导致压力性坏死，甚至腓神经麻痹[72, 73]。因此，PCCD 不应笼统地应用于所有的创伤患者。框 5-4 概述了严重创伤患者的评判标准，其机制与盆腔损伤一致，这些伤员是不需要应用 PCCD 的[74]。PCCD 应该被视为一种出血的治疗方法，而不仅仅是一种包扎设备。因此，如果应用它们，应尽可能在救援转运之前尽早应用[74]。

框 5-4	不需要使用骨盆黏合剂的严重创伤患者

如果满足以下所有标准，则无须使用骨盆黏合剂

1. 患者格拉斯哥昏迷评分＞13 分
2. 患者无休克表现
3. 患者没有合并其他分散救治者精力的损伤
4. 骨盆临床评估无疼痛

第二种治疗盆腔出血的院前技术是 3 区 REBOA。盆腔出血中 REBOA 的原理与交界性出血相同。

（四）颌面出血

另一个可能发生出血的区域是面部。虽然完全控制颌面部大出血需要特定的设备和专业知识，但在院前环境中进行初步控制是可行的。

颌面出血通常与明显的钝力打击有关，如机动车碰撞或从高处坠落。

在处理颌面部出血时，首先要考虑的是在气管内用袖口管固定气道。气道几乎总是有危险的，因为气道里面会有大量的血液。所有的院前紧急麻醉都应以一次成功率最大化为目标，但对于颈部血肿伤员则另当别论，因为其救治准备和救治过程较为特殊。建议在最佳血肿引流体位，如坐位或侧卧位，对伤员进行预先给氧处理。关于提高插管成功率的相关信息将在颈部损伤相关章节中讨论。

固定好气道后，需要重新调整面部骨骼，这需要用三种不同的装置来完成。首先，双侧插入鼻止血器（图 5-5）。在这个阶段不要使用膨胀止血器。接下来，放置适当大小的 McKesson 支具（图 5-6），并将链条绑在一起，以防意外移位、咽下

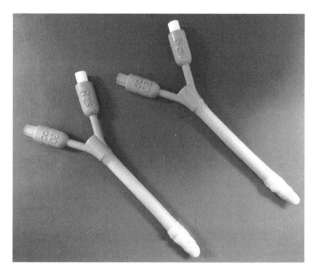

▲ 图 5-5　颌面部出血管理的鼻内镜
右侧 10ml 端口用于远端球囊充气，左侧 30ml 端口用于近端球囊充气（经许可转载，引自 Dr K Sharpe, personal photos）

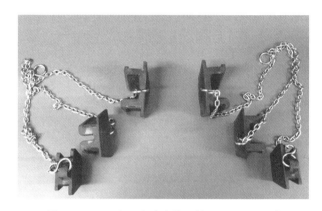

▲ 图 5-6　用于颌面部出血管理的 McKesson 支具
光滑面贴附在颊黏膜上（经许可转载，引自 Dr K Sharpe, personal photos）

或吸入。用普通方法固定一个坚硬的颈圈[75]。从后球囊开始慢慢给止血器充气。这一方法的目的是恢复骨骼尤其是上颌骨的正常解剖结构，从而填塞止血。

如果患者运用此方法后病情恶化，需移除这些器械。在提供完整的护理包之前，或者在必需设备缺乏时，可以手动更换上颌骨作为一种临时措施。

（五）总结

出血是伤员在创伤中死亡的一个重要原因。直接压力和使用肢体止血带等简单的干预措施，在许多情况下是有效的。这些简要措施的应用应

遵循类似于本章列出的止血阶梯。

如果出血不能直接压迫，处置会变得困难和有争议。在这些病例中，通常需要专业的临床决策。根据可用的技能和地理位置，对某些伤员使用"拉起就跑"的方法治疗或许合理。一些现场干预措施的有效性已在特定伤员群体中得到证实。针对危重复杂患者的创新治疗方法正在研发中，但大多数方法距离普及还有一段路要走。

三、丢失容积替代

（一）一般概念

了解伤员液体复苏背后的生理学原理，可以为院前临床医生提供单个伤员最优化复苏的最有力方法。细致的复苏方法有严格要求，简单的操作方案无法满足要求。因此需要仔细探索伤员复苏背后的科学原理。有证据表明，由专业团队在院前治疗的出血患者的预后有所改善[4]。

致命三联征是创伤救护中最广为人知的概念。低体温、酸中毒和凝血功能障碍的危险已经众所周知[76]。由于这些病理改变普遍是有害的，必须用完善的复苏策略减少其发生。

一方面，在院前环境中，低体温很难逆转。应采取措施尽量减少热量损失，包括尽量减少显露和覆盖物保温。需要注意的是，这必须与接触伤员的要求相平衡，特别是在对伤员的初步评估期间。另一方面，酸中毒和凝血功能障碍的处理更为复杂；两者都是由组织灌注不足引起的。对于伤员，这种低灌注主要继发于出血。预防酸中毒和凝血功能障碍的最佳方法仍不确定，主要有两种相互竞争的理论。第一个是救治范式，要求我们应该保持低血压；第二个是确保最大限度的灌注，从而防止低灌注的不良后遗症，如急性创伤性凝血功能障碍（acute traumatic coagulopathy, ATC）。血压和血流量是相互联系的，但并不类似。如果综合考虑，理想的系统是高流低压的。这在复苏的早期阶段很难实现，尤其是在院前环境中。对失血的正常生理反应将确保全身血管高阻力，因此一个相对高压但低流量的系统将占主导地位。

（二）允许性低血压

一些关于允许性低血压意义的早期建议来自于第一次世界大战[77]。Cannon 的建议如下。

注射一种会增加血压的液体本身就有危险。因为血压过低，休克状态下的出血，可能没有那么严重，而且灌注太少不会冲破血凝块产生的阻碍。如果在外科医生准备好检查可能发生的出血之前，血压就升高了，那么迫切需要的血液反而可能会流失。

一个非常相似的理论在 80 年后受到了广泛认同[78]。一项大型随机对照试验表明，躯干穿透伤患者在术前接受积极的晶体液复苏后，生存率较差[78]。这构成了随后几十年允许性低血压争论的基础。虽然本研究的方法学严格，但仍应考虑到限制其外部效度的几个因素，并慎用于实际伤员复苏。一是伤员的人口统计学，大部分为青年男性，很少有合并症[78]。二是损伤机制，根据定义，所有这些患者均为穿透伤，约 30% 为刺伤，其余患者是相对低速的枪伤，鉴于受伤发生在军事冲突之外，所涉及的武器基本上都是低速武器而非高速军用武器[78]。这些机制意味着整体组织损伤的部位数量与严重的钝性伤伤员相比可能很低。最后，早期复苏组伤员输注大量晶体液是有害的，这是由他们所输注的液体类型造成的，而不是输注时间或输液量[79-81]。

独立检验可以提供良好的支持证据，表明允许性低血压是创伤中复苏的合理策略。但也有相反证据，如一些爆炸伤病例[82]。

（三）替代的复苏策略

基于动脉病变活动性出血模型，如果血压升高，这些损伤最有可能再出血，也很可能是从允许性低血压方法中获益最大的损伤类型[82]。允许性低血压的根本问题是组织供氧减少[82]。

$$DO_2=CaO_2\times CO$$

定义了氧输送（DO_2）、动脉氧输送（CaO_2）和心输出量（CO）之间的关系[82]。除了证明了允许性低血压导致的心输出量减少如何导致 DO_2 减少外，它也有助于解释为什么用晶体替代失血量几乎不起作用。因为其除了作为一种非生理性、酸性、低温的液体等有害因素外，也不携带氧气。这导致了 CaO_2 和 DO_2 的减少。基于晶体液的复苏也会导致稀释性凝血功能障碍，被称为

"复苏性凝血功能障碍"，是创伤性凝血功能障碍（trauma-induced coagulopathy, TIC）的一个组成部分，另一个是 ATC。

这个公式也证明了长时间的允许性低血压带来的问题：CO 显著减少，导致组织供氧量减少。

1. 急性创伤性凝血病　凝血功能障碍对伤员的不利影响已得到充分证明[83]。图 5-7 显示，凝血酶原比为 1.3～1.4 的伤员的死亡率大约是凝血酶原比小于 1.3 的伤员的 2 倍。凝血酶原比值大于 1.4 的伤员死亡率继续增加[83]。

ATC 的发展有两个关键的驱动因素（图 5-8）。明显的组织破坏，以 x 轴上的损伤严重程度评分表示；明显的低灌注，以 z 轴上的碱剩余表示，与凝血酶原比率（y 轴）升高相关。损伤后几乎无法限制组织损伤。然而，确保足够的灌注是可能的，但这与允许性低血压的概念相冲突。

长期允许性低血压的危害已在动物模型中得到证实[82]。在暴露于出血、爆炸或假爆炸模型的猪中，恢复正常复苏的猪比接受允许性低血压方案复苏的猪存活率有所提高。虽然该效应在暴露于爆炸的猪中最显著（因此组织损伤程度最大），但在对照组的猪中也观察到该效应[82]。尽管 0.9% 生理盐水是使用的唯一复苏液体。需特殊注意，1h 生存率没有明显差异（图 5-9）。这些发现提示联合治疗可能是最佳治疗方案[82]。

2. 新型混合复苏　即使是在没有达到明确的出血控制情况下，该策略都包括最初 1h 的低血压复苏目标，以及随后血压逐渐恢复正常的复苏阶段。这方面的生理学原理是合理的，虽然支持其有效性现有文献来源于猪模型的支持[82]。最初 1h，血栓的形成和稳定是可以接受的，随后逐渐增加的压力可以冲散血栓。恢复正常血压改善了血流灌注，并有望改善氧供，从而逆转允许性低血压带来的负面影响。在进一步的研究中，在混合动静脉猪出血模型中，与长期低压复苏相比，该方案在爆炸损伤组的生存率显著提高，但在对照组中没有显著差异[82]。与长期允许性低血压相比，没有证据表明新型混合复苏的再出血率增加[82]。

3. 实际应用　在复苏策略方面，目前的证据表明，新型混合复苏可能是最佳选择。穿透伤复苏至正常血压的风险更大，而组织损伤负担的减少意味着发生 ATC 的机会更小，低速穿透伤也是如此[84]。即便如此，长时间的低灌注仍有可能是有害的。从最初为避免"冲碎血栓"的低血压，逐渐复苏到正常状态或接近正常状态，是可取方案。确切的持续时间和血压值并不绝对。但现有的最佳证据表明，允许性低血压期间的血压目标为 100mmHg，不低于 90mmHg，并逐渐复苏至 110mmHg[84]。

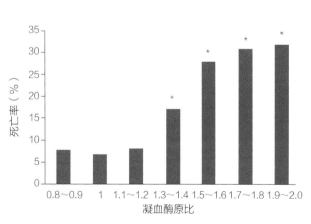

▲ 图 5-7　凝血功能障碍对创伤患者死亡率的影响

凝血酶原比是凝血功能障碍的衡量指标。比率越高，凝血功能障碍越严重［经许可转载，引自 Frith D, et al.Definition and drivers of acute traumatic coagulopathy:clinical and experimental investigations. *J Thromb Haemost*.2010;8(9):1919-1925.］

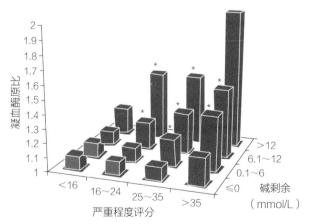

▲ 图 5-8　创伤性急性凝血功能障碍的原因

这表明，以损伤严重度评分为代表的组织损伤和以碱剩余为代表的组织低灌注，都是凝血功能障碍发生的必要因素［经许可转载，引自 Frith D, et al.Definition and drivers of acute traumatic coagulopathy:clinical and experimental investigations.*J Thromb Haemost*. 2010;8（9）:1919-1925.］

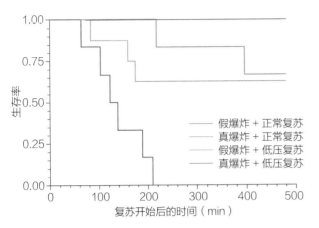

▲ 图 5-9　暴露于爆炸并出血和假爆炸并出血的不同复苏策略处理后，猪的生存率

引自 Kirkman E, et al.Blast injury research models.*Philos Trans R Soc Lond B Biol Sci*.2011;366（1562）:144-159.

在处理个别患者时，这一指导方针也可能需要进行调整。鉴于复苏的主要驱动因素是确保良好的组织氧供，必须考虑到患者的正常生理状态。例如，对于高血压患者，低血压期和正常血压期的血压目标可能更高。

（四）在复苏时应该使用什么

1. 液体选择　普遍认为，出血患者在复苏期间应接受血液作为替代液的。尽管对院前血液制品复苏使用的大型系统回顾表明院前输血是安全可行的，但未能发现院前输血患者的任何短期或长期的死亡率改善、生化标志物的改善或住院输血的减少。由于当时缺乏可用的证据及可用证据质量较差，这项回顾分析受到了严重阻碍[85]。

向创伤出血患者输注血液制品是住院患者救护的标准。由于缺乏专门针对院前血液制品管理的现存证据，也可以推断院前输血是适当的。来自院前血液制品管理的临床试验的进一步证据正在进一步验证。

院前输血有潜在的困难。处置出血患者的首要任务一定是止血；在院前明确控制出血几乎是不可能的，而推迟确定性治疗也是有害的。因此不应用血液制品输注来延长现场时间。

目前已将浓缩红细胞和血浆运用于院前。运送院前血小板的后勤工作目前还不可行。pRBC不含有凝血因子，因此单独输注 pRBC 可能促发凝血病。理论上的黄金标准是用全血进行替代。

有研究表明，在院内输注 1∶1∶1 比例 pRBC、血浆和血小板的患者，比输注 2∶1 比例 pRBC 和血浆的患者失血导致的死亡率更低[86]。因此目前认为，在补充损失的血容量时，输注 1∶1 比例的血浆和 pRBC 是一种合理的折中方案。由于携带血浆的后勤压力，许多组织机构选择携带冻干血浆，而不是冰冻血浆。冻干过程似乎对血浆的生物学功能影响很小，凝血酶生成测定和广泛的临床应用均提示具有等效性[87]。研究人员正在研究早期向 pRBC 和血浆中添加冷沉淀是否有益[88]。

目前正在探索给伤员使用新鲜、温暖的全血，并且已在某些情况下得以实施。尽管已经在一小群精英服务人员中取得了成就，管理这一院前工作仍是一项重大挑战[89]。目前正在对平民环境实施的可行性进行试验。

许多院前服务提供者不携带任何血液制品，只能选择使用晶体溶液。尽管如前所述，在猪的损伤模型中，只进行基于晶体的复苏时，对于更大剂量的好处何时大于给予晶体的危害，目前还没有明确的答案。为伤员注射任何液体时均应该加热。现有的最佳证据强调，血液制品应该在可能的情况下使用，但缺乏只有晶体存在的复苏终点的不同目标[84]。

2. 辅助药物　目前有两种辅助药物应成为血管损伤患者院前管理的一部分：氨甲环酸（TXA）和钙。

CRASH-2 研究是迄今为止与创伤相关的最大规模试验，研究的结果表明，所有在受伤 3h 内并怀疑有明显出血的患者都应给予 TXA[14]。在一些组中，使用 TXA 的患者的死亡风险降低了 1/3[90]，应在患者的病程中尽早实施；每延迟 15min，生存率就会降低 10%[91]。

钙对创伤患者的管理有两个重要的作用。首先，它是凝血级联反应的关键辅助因素，也能维持心肌收缩力。堆积的红细胞被储存在枸橼酸钠中，以阻止细胞聚集，从而导致电离（生物活性）钙的有效螯合。因此，如果患者使用悬浮红细胞，应同时给予钙剂，这是大出血方案的一个关键组成部分。最近的研究表明，55% 未接受过悬浮红细胞治疗的重大创伤患者是低钙血症[92]。考虑到钙在凝血级联反应中所起的重要作用，我们认为它应该常规治疗出血、创伤患者。

（五）运输目的地

一个管理血管损伤患者的院前团队的最终责任，是确保伤员被运送到一个合适的救治中心[93]。当涉及长距离时，关于伤员目的地的决策尤其具有挑战性。

（六）总结

根据患者自身的伤前状态和损伤机制，最佳的复苏策略可能因患者而异。如果给出血患者进行复苏，则应使用平衡输血或理想的新鲜全血，而不是晶体。出血患者应给予 TXA，特别是当患者接受柠檬酸盐血液制品时，还应考虑使用钙剂。

第6章 血管损伤的损伤控制与即刻复苏
Damage Control and Immediate Resuscitation for Vascular Trauma

TOM WOOLLEY　RAVI CHAUHAN　ALLAN PANG　**著**

赖以任　**译**

一、概述

当受伤后血管壁破裂，即血管损伤时，就会发生出血。出血是创伤患者死亡的主要原因，占死亡人数的 40%[1]。为了降低出血导致死亡的死亡率，必须及早有效地控制出血，同时补充血容量。虽然对患者进行复苏的最佳液体选择仍然存在争议，但复苏与显露、控制和重建受伤血管这一系列手术操作同样重要。

对创伤部位的病理生理学的新认识影响了军队中的复苏方法，即在保持组织氧合的同时，以预防和减轻酸中毒、低温和凝血功能障碍为中心进行处理[2]。为此已经特别制订了新的输血方案来处理致命三联征；这些方案采用的方法主要是早期输血，增加红细胞和血浆的输血比例，动态监测凝血功能，以及根据个人需要进行输血。

本章将重点讨论由大血管损伤引起的生理损伤的早期处理，特别强调了创伤处理小组的反应、输血治疗、安全麻醉实践和循环支持这几个问题；讨论了复苏终点，以及在复杂的临床场景中提供指导的观点；同时也讨论了创伤复苏的伦理问题，当我们意识到医疗资源（临床医生、手术室、重症监护、血液制品）紧缺时，这些问题会更值得我们思考。

损伤控制的定义

"损伤控制"一词源于海事术语，指的是在紧急危机期间处理船舶沉没的紧急措施。这个原则需要采取必要行动以保持船舶在危机时期"漂浮"，而不是全面完成修理。当这个"损伤控制"理念应用于创伤时，指的是一系列干预措施的整合，它们共同提供了有效的血液学和机械"堵塞"，以阻止失血并保持患者"漂浮"。

损伤控制性复苏（DCR）被正式定义为"一种结合＜C＞ABC（灾难性出血、气道、呼吸、循环）模式与一系列临床技术的系统治疗重大创伤的方法。从受伤开始到最终治疗，以尽量减少失血，最大化保持组织氧合，并改善预后"[3]。DCR 反映了最近在阿富汗和伊拉克军事行动中战斗伤亡救治理念的进展，并超越了以往血管损伤管理的范围。这种方法已经发展成为一个综合了以上所有干预措施的总体概念。它从伤处的紧急急救措施开始，如使用止血带和通过有效的液体容量复苏的外科干预，到重症监护室处理凝血功能障碍、全身炎症反应及任何相关的器官功能障碍，即新兴概念内皮病所涵盖的内容。

DCR 包括损伤控制手术（damage control surgery, DCS）。DCS 是 DCR 的手术阶段，它放弃了急诊手术修复的完整性，而是优先选择处理创伤的生理后果。DCS 已成为一种有时间限制的外科手术（简略手术），其当务之急是在体温过低、凝血功能障碍和代谢性酸中毒等死亡三联征确立之前，采取最小限度的干预措施来挽救生命和肢体。

目前，外科手术必须完成的时间还没有统一的规定。此前，人们认为这一时间限制在 60min 以内。随着我们对复苏的理解的增强和患者运输过程的优化，这个武断的 60min 规则变得不那么重要了。如果一个受伤严重的患者来到手术室时，生理紊乱程度较轻，外科医生进行手术修复的选择就会增加。手术时间长短的主要因素是患者的生理状态。如果早期复苏越有效和协调，外科医生的选择就越多。

一旦最初的损伤控制手术完成，复苏必须继续，并且很大可能会在重症监护室进行。与 DCS 不同，DCR 没有时间限制，只有当患者的生理恢复正常，DCR 才算完成。以往人们通常认为，一旦患者到达重症监护中心，这项工作就完成了。但事实并非如此，DCR 原则，尤其是血液制品的使用，应该持续到患者完全复苏。因此，从麻醉师的角度来看，DCR 从损伤点（开始），通过最大限度地减少损伤，通过初始复苏，使患者能够更好地应对手术的进一步损伤，并一直持续到重症监护，直到患者的生理恢复正常。

二、凝血功能障碍 / 创伤性凝血功能障碍的病理生理学

在严重血管损伤的背景下，导致凝血功能障碍的病理生理学因素有很多，我们至今仍然没有完全了解。传统来说，酸中毒、体温过低和凝血功能障碍被称为"死亡三联征"，它们相互影响，相互促进，形成了一个恶性循环。虽然酸中毒和体温过低确实会加剧凝血功能障碍，但随着我们对创伤科学的理解和深入，我们发现在创伤环境下有更多微妙的因素导致凝血功能障碍。

（一）体温过低

凝血反应的激活是一种酶促作用的过程，因此需要两个生理条件来发挥作用。组织因子（因子Ⅶa）活性在 28℃时降低 50%[4]，血小板与血管性血友病因子的黏附在 30℃以下基本上不存在[5]。创伤患者在入院前往往会遭受一段时间的显露，如果再加上大量失血，他们非常容易出现体温过低。再加上一些干预措施，如用不温热的液体或冷血产品进行液体复苏、全身麻醉的血管舒张作用及手术中体腔的显露，很容易看出在 DCR 的初始阶段，体温过低是一种持续存在的风险。

已有研究证明，当核心温度低于 34℃时，凝血功能障碍会有显著临床影响[4, 6]，当核心温度低于 32℃时，出血死亡率显著升高[7]。然而，目前还不清楚的是，体温过低本身是一个独立的因素，还是休克和生理损伤严重程度的一个标志。

（二）血液稀释

当血管系统受到严重破坏时，需要消耗凝血物质产生更大的血凝块，如血小板、凝血因子和纤维蛋白原。在早期版本的高级创伤生命支持（advanced trauma life support, ATLS）内容中，提倡液体复苏，旨在改善组织灌注，但对于已经流失很多血容量的内环境而言，此举会稀释凝血因子，可能会恶化凝血功能。稀释已被证明对凝血和止血有不利影响[8]。

由于同样的原因，单独使用填充红细胞作为体积替代的手段也会导致稀释性凝血病，因为血小板、凝血因子和纤维蛋白原不能被替代[9]。数学模型表明，使用红细胞、血浆和血小板 1∶1∶1 的比例将使稀释程度最小化，并提供最接近全血的解决方案[10, 11]。最近在阿富汗和伊拉克的军事行动的经验表明，这个比例是可行的，而且确实有更好的效果[12]。PAMPER 试验中在平民环境中也有同样的发现[13]。值得注意的是，成分疗法本身具有稀释作用，因为每个成分都有自己的添加剂溶液[14]。为了尽量减少成分疗法的稀释效应，多年来，军队一直在用全血治疗病情最严重的患者。近年来，用于创伤出血患者的全血在民间实践中越来越多，尤其是在美国，美国血库协会（American Association of Blood Banks）最近批准了全血的使用。在美国以外，平民创伤中的全血使用较少，但现在英国、以色列和挪威都在使用。

（三）酸中毒

血管系统的创伤会导致大量失血，这本身会导致低血容量及低灌注，从而使向外周组织输送的氧气减少。在细胞水平上，无氧呼吸成为主要的能源生产方式，这导致乳酸的生产，从而导致代谢性酸中毒。在动物研究中，酸中毒对凝血有多种影响，如降低凝血因子的活性（pH 7.2 时活性为 50%，pH 7.0 时活性为 70%，pH 6.8 时活性为 90%）和增加纤维蛋白原的降解，即纤维蛋白溶解过度[15]。

（四）组织损伤

虽然酸中毒在创伤性凝血功能障碍中起着主要作用，但它不是唯一的因素，因为即使是轻度酸中毒，也会检测到显著的临床凝血功能障碍[16]，即使酸中毒得到纠正，凝血功能障碍仍可能发生[15]。显而易见的是，组织损伤和内皮细胞的破坏导致了内皮下层的显露和组织因子的释放，这也对凝血有影响。

内皮下层的显露导致血浆蛋白酶的激活，导致凝血反应的激活，从而形成凝血酶和纤维蛋白。在严重创伤中，有多个内皮细胞破裂的部位，有促凝因子（如 X、Ⅱ、Ⅴ 和Ⅷ）的激活。这些因子随后进入体循环并产生凝血酶，影响血管流动，这个过程会消耗血小板、凝血因子和纤维蛋白原，导致凝血病的发生。

组织破坏也导致组织型纤溶酶原激活物（tPA）的释放和 tPA 组织表达的增加。tPA 从纤溶酶原激活纤溶酶，从而溶解凝块，即纤溶。在出血性创伤的情况下，低灌注导致内皮细胞内 Weibel-Palade 小体进一步释放 tPA[17, 18] 也进一步削弱了血块。

凝血过度激活与高纤溶联合作用，导致创伤诱导 / 相关凝血功能障碍，称为弥散性血管内凝血的"纤溶表型"。

（五）内皮功能障碍

乳酸和其他代谢物的形成可被视为氧债的替代品，需要及时处理和"偿还"，否则有可能增加多器官衰竭的发病率和死亡率[19-21]。多器官衰竭传统上被认为是呼吸系统、心脏系统、肾脏系统和肝脏系统中的一个或多个器官的功能障碍。血液和内皮单位也应被认为是一个器官，它们也可能遭受长期缺氧和酸中毒的影响，从而缺氧。这个概念被创伤止血和氧合研究（trauma hemostasis and oxygenation research, THOR）网络描述为"血液衰竭"[22]。

在健康情况下，内皮承担一系列生理功能，包括控制血管舒缩张力，维持血液流动性，调节水、营养物质和白细胞的跨血管壁转移，以及调节免疫细胞迁移[23]。内皮内壁通过各种系统具有抗凝特性，如血栓调节蛋白 / 蛋白 C 系统、类肝素内衬糖萼，以及 tPA 和尿激酶纤溶酶原激活物的潜在释放[24, 25]。尽管目前尚未完全了解其机制，但有学者提出，内皮损伤，无论是由创伤或低灌注造成的直接损伤，都会导致这些抗凝因子和糖萼释放到体循环中，如果损伤严重，则会导致整体的低凝性[26]。

其他因素也可能导致内皮功能障碍。最初的促凝状态导致微栓子形成，微血管阻塞，影响血流和氧输送。由于内皮完整性的丧失和组织水肿，细胞旁通透性也增加了，这加重了氧输送的障碍和缺氧的增加。在全脑灌注不足的情况下，交感神经肾上腺系统会出现过度刺激，导致儿茶酚胺循环水平升高。高水平的儿茶酚胺被认为是内皮损伤的一种机制，即休克诱导的内皮病[27]，这可能导致其他常见的急性危重疾病综合征，如心搏骤停综合征、败血症和心肌梗死。

随着对创伤相关凝血功能障碍机制的更好研究和理解，我们将找到更好的指标来量化前面描述的致病因素。尽管组织损伤的程度和内皮损伤的程度是一个不可逆的因素，但通过确保充足的供氧和限制氧债来限制内皮功能障碍和进一步的损伤是可取的。目前，还没有办法测量或量化氧债，尽管乳酸清除已被引用为危重患者复苏终点的一个有效的标志[28]（这可能是我们最广泛测量的指标），它并不代表缺氧已经解除。

三、急诊科处理

患者情况在急诊科的评估需要从外科和生理两个方面的观点。在早期手术干预和优化患者生理需要之间需要找到一个平衡，这取决于实际情况。

创伤小组的作用是对患者的评估和行动实施一个系统的方法，但医疗轮询的性质意味着小组将由不同的人组成，他们以前可能没有合作过，对患者有自己的优先考虑。团队负责人将需要管理关于患者和临床轨迹的多个信息流，同时还要权衡下一个救治地点和救治阶段的选择。患者到达之前的准备工作很重要。使用基于院前团队的预先警报，可以反过来在患者到达之前通知创伤小组成员到达急诊科，分配角色，预演可能的场景，并准备设备 / 药物。

这可能包括确定诱导和维持麻醉药物，预计

必要的程序，启动通用供体红细胞（O 阴性）和血浆（AB 阳性），使用带或不带加温机制的快速输血装置给药，并通知 CT 技师 / 放射科医生和手术室协调员。执行这些操作不仅可以顺利过渡救治，并且提高患者的转运效率，而且还使各个人员可以更加集中注意力，这样任务关键的操作人员可以排练并集中于相关的程序，例如，麻醉师执行快速序列诱导（rapid sequence induction, RSI）。

传统的复苏方案强调线性 / 二维方法，即患者到达急诊科，进行初步评估和复苏，转移到 CT 扫描进行成像，然后在手术室或介入室接受手术矫正或干预。然而，另一种方法是绕过急诊科直接转到手术室，以节省严重创伤患者的时间。

所谓的三维复苏是一个概念，已经在部署的军事医院和一些平民创伤中心发展起来。在这种情况下，来自现场或途中救治平台的提前通知使团队负责人能够确定将少数有需要的患者从救护车或直升机直接转移到手术室或杂交手术室。在战争环境中，这些患者经常因爆炸事件受伤，有一次或多次截肢或躯干受伤，并因低血容量而即将发生心血管衰竭。

（一）管理中的初始优先事项

使用 C-ABC 框架可以确定稳定和管理方面的即时步骤并确定优先次序。

1. C：灾难性出血控制　大出血是指需要立即处理以停止放血的严重出血。有大出血的患者活着到达急诊科时，都对大出血进行了一定程度的控制措施，这些措施可能完全控制了大出血，也可能不完全控制大出血，还有可能这些措施已经无效，因此我们需要对这些措施进行检查，检查的内容包括以下方面。

- 止血带：检查其定位和充分性（需要收紧 / 需要第二根止血带）。如果伤口情况表明已经不需要止血带了（可控释放），可进行适度释放（在初步调查后，假设生理状态稳定）。
- 外用敷料：要有合适的包装，可考虑使用浸渍止血药的敷料。
- 复苏性主动脉球囊阻断术：球囊释放时间至关重要，尤其是在主动脉 1 区。根据第 11 章内容，考虑释放的时间、程度和位置。

2. 气道（A）和脊柱保护（C）　大多数麻醉医生认为，在治疗危重患者时，气道管理是最重要的早期优先事项，因为没有足够的氧气，患者情况会迅速恶化。尽管 RSI 的时间和地点将由病例具体情况决定，最终，患有严重血管损伤的患者将需要一个明确的气道，作为全身麻醉和手术干预的一部分。确保气道的安全以方便转移到 CT 或手术室已成为常见的做法。其他症状具体如下。

（1）严重缺氧 / 呼吸衰竭。

（2）格拉斯哥昏迷评分≤8，气道保护性反射丧失。

（3）严重的胸部创伤。

（4）气道污染。

（5）GCS 下降。

（6）出于人道主义原因需要镇静 / 镇痛。

从团队领导的角度来看，确保气道的安全必须与患者救治中的其他紧迫的优先事项（如出血控制和容量复苏）相平衡。气道可采用侵袭性较小的措施进行过渡管理，如气道机动和辅助措施（口 / 鼻咽气道），以保证成功的通气。

保护气道本身并不是没有风险的干预措施。麻醉诱导和正压通气（positive pressure ventilation, PPV）的引入是充满风险的，特别是在失血性休克的情况下。固定气道在技术上可能具有挑战性，可能需要多次尝试喉镜检查和（或）专业气道设备。"不能插管，不能充氧"的情况会迅速导致危及生命的缺氧，这是一个一直存在的问题。对于经过一段时间的复苏后已经发展到一个更安全的生理状态的患者，以一种更可控的方式确保气道安全，在这种情况下，RSI 可以在专用的环境中进行，这比过于仓促或准备不足的插管尝试更好。

RSI 包括快速诱导和快速插管，使用环状软骨压力，而不使用袋式面罩通气。虽然这些要素在不禁食的患者中是有意义的，以防止误吸，但在严重不稳定的患者中有相关的缺陷。这些包括喉镜检查时视野受损，喉镜检查失败时面罩通气能力降低，增加缺氧和心血管衰竭的风险。一种称为受控序列诱导的概念为操作者提供了一种更温和的方法。该技术允许在诱导呼吸暂停期进行快速插管和温和的袋式面罩通气，减少缺氧的风险。这一概念在儿科实践中得到了确立 [29]，在重症救治从业者中越来越受欢迎 [30]。

在考虑固定颈椎的必要性时，必须权衡和考虑损伤机制，以及固定的利弊。固定颈椎会增加气道管理的难度，增加呕吐时误吸的风险，并增加颅内压。在军事[31]和民用[32]实践中，全盘固定化已被淡化，取而代之的是风险分层方法。

3. 呼吸（B）：优化气体交换　作为初步评估的一部分，对危及生命的胸廓损伤的检测和立即治疗的重点可以概括为 ATOM FC［气道阻塞 / 中断，张力性气胸，开放性气胸，大量血胸，连枷胸（airway obstruction/disruption, tension pneumothorax, open pneumothorax, massive hemothorax, flail chest）］来辅助记忆。

供氧对于危重患者的重要性正在改变。对每个患者完全补充氧气是不必要的，在某些情况下，高氧可能是有害的[33]。英国、澳大利亚和新西兰的国家指南现在规定，仔细滴定补充氧气，使目标血氧饱和度（SpO_2）在 92%～96%[34, 35]。最近的系统回顾[36]就军事创伤人群中补充氧气的适应证方面提出了一些建议（表 6-1）。

机械通气在生理上的影响不利于实现休克患者的复苏目标。通过在胸腔内引入正压，静脉回流心脏受到阻碍，心脏充盈减少，降低心脏收缩力和心输出量。PPV 还通过减少肺泡灌注，降低 O_2 转移 /CO_2 清除率和导致 V/Q 失配而诱导肺不张，从而对肺部产生负面影响。通过增加呼气末

正压（positive end expiratory pressure, PEEP）和提高通气压力以达到更高的分钟容量来弥补这一点的无意尝试会加重心血管损伤，并可能导致心搏骤停。

血管损伤患者在容量复苏过程中会发生显著的液体转移，增加以急性呼吸窘迫综合征（acute respiratory distress syndrome, ARDS）或输血相关急性肺损伤（transfusion-related acute lung injury, TRALI）形式出现的肺损伤的风险，损害气体交换。这些综合征往往发生在最初创伤后的 24～48h，尽管有各种通气策略旨在预防 / 尽量减少这些综合征的影响，但它们不在本章的范围内。

4. 循环（C）：容量复苏　这一步涉及止血和容量复苏的过程，这两个过程应该同时进行。

外周大口径导管（14～16G）可以提供最大的流速（即使是与大多数传统的中心静脉导管相比），是快速静脉输液的首选方法。对于休克患者来说，开通通道是一个挑战，尤其是在有相关的严重肢体创伤的情况下。锁骨下和腋静脉提供了另一种途径，即使在显著低血容量时也能抵抗塌陷。骨髓腔内（intraosseous, IO）途径可以快速方便地进入；快速输液需要压力（手动使用注射器），但可以达到良好的流速。通过 IO 途径给药的药物到达中央循环的速度与 IV 途径一样快[37]。

可以通过简单地抬高输液袋或直接对输液袋加压，获得更高的压力来驱动静脉输液。使用压力袋可以持续加压，是比较方便实施的技术；其他输液系统，如 Level One 和 Belmont 系统的优势是，在输液过程中可以启动第二袋液体，防止容量复苏的中断，并允许输液的同时加热液体，以降低医源性低温的风险。

在军事行动中，使用早期血液制品作为外伤性低血容量休克的容量替代的好处，已被广泛描述。最近的两项随机对照试验（recent randomized controlled trials, RCT）PAMPER 和 COMBAT 研究了早期血浆复苏和标准液体复苏后休克患者的预后。战斗在城市环境中进行，住院前时间短（不到 20min），没有观察到死亡率差异。穿透伤的比例很高，由于转移到急诊室的速度很快，大多数患者在院前没有得到血浆治疗[38]。

PAMPER[14] 是一项多中心研究，院前时间较长（每个研究组的中位数为 40～42min），对照

表 6-1　急诊患者补充氧气的使用情况[36]	
无论 SpO_2 如何，都需要补充 O_2	根据 SpO_2 情况补充 O_2
胸部受伤	低血压而无低血容量指征
高空受伤	躯干损伤
减压损伤	GCS < 15
烟雾吸入和一氧化碳中毒	心搏骤停后自发循环的恢复
心肺复苏	
RSI 前预充氧	
通气患者	

GCS. 格拉斯哥昏迷评分；RSI. 快速序列诱导

改编自 Cottey L, Jefferys S, Woolley T, Smith JE.Use of supplementary oxygen in emergency patients:a systematic review and recommendations in military clinical practice.*J R Army Med Corps*.2019;165（6）:416-420.

组方案默认为本地复苏标准操作程序（standard operating procedures, SOP）（包括一些以红细胞和晶体给药为标准的救治手段）。在这项研究中，血浆组的死亡率显著降低，同时接受血浆和红细胞治疗的患者受益最大。组合 PAMPER 和 COMBAT 两项研究的数据集，综合分析显示，在入院前时间超过 20min 的情况下，血浆组的死亡率有所提高，这在钝性伤中比穿透伤更显著。

"休克包"或大出血包是一种系统改进，从后勤角度来说，使血液制品的平衡创伤复苏更容易进行。休克包的成分各不相同但通常包括 4U 的 O 型阴性红细胞、4U 的新鲜冷冻血浆和 1U 的血小板，比例接近 1∶1∶1。

这个比率是一个有用的起点，但只是患者个体需求的近似值，组合的定制需要对生理、血液学（和血栓弹性图）数据进行趋势分析。与实验室支持人员的密切联系对于有效提供大出血方案（major hemorrhage protocols, MHP）至关重要，同时也为他们提供预测未来血液产品需求的背景信息。根据作者的经验，为可能的需求预留大约 30min 的准备时间，将使实验室小组有足够的时间为接下来的休克包准备血液制品。输血服务机构以这种方式向急诊科或手术室输送血液产品的能力各不相同，那些不太成熟的服务机构或位于发展中国家的机构，不太能够支持休克包或 MHP 方法。

MHP 的其他辅助药物包括非许可使用重组因子Ⅶa[39, 40]，尽管随机对照试验数据未能证明血栓栓塞事件增加[43] 对死亡率有任何益处[41, 42]。相反，早期使用氨甲环酸有很好的证据。这种抗纤溶药物已被证明可以降低平民及军事环境下（MATTER）[45] 的死亡率（CRASH-2）[44]。在治疗过程的早期（受伤后不到 3h，理想情况下不到 1h）给药似乎会增强效果[46]。这一点现在已被临床实践证实，因为初始负荷剂量是在院前环境中常规给药的。

5. 残疾和"心脏稳定"诱导策略　残疾评估包括意识到通过实施全身麻醉，团队将无法评估神经状态，这通常是神经损伤的第一个和最敏感的迹象。在诱导之前，应尝试评估最佳的 GCS 和神经系统状态，并快速评估提示严重上或下运动神经元损伤的迹象。

在低血容量患者中实施麻醉充满风险，在快速插管前应仔细考虑并进行团队讨论，以确定最佳的时间和位置。这些患者依靠他们增加的交感神经驱动在相对不足的状态下维持足够的心输出量。相反，麻醉诱导剂一般具有负性肌力并抑制交感神经系统，这将损害患者试图获得的任何代偿机制。如果诱导技术不通过改变药物的比例或改变所使用的药物来改进，这必然会导致心输出量降低或心搏骤停。这些技术被称为"心脏稳定"诱导策略。

其中一种技术是使用大剂量阿片类药物（即 10μg/kg 芬太尼），这允许减少诱导时异丙酚的剂量。这种策略通常用于心功能受损的择期患者，最大限度地抑制心脏驱动是至关重要的。常规的（非创伤）麻醉医生也熟悉这种方法，但患者需要更多的时间来达到插管的条件，因此有较高的误吸风险。

含短效阿片类药物（阿芬太尼 / 芬太尼）的氯胺酮是大多数创伤麻醉医生和院前执业医师的首选，特别是在英国。氯胺酮具有保持交感神经驱动和心肌肌力的优势，从而维持心输出量。由于其作为 N- 甲基 -D- 天冬氨酸（NMDA）拮抗药的作用，它还具有镇痛特性，可减轻恢复期的疼痛负担。氯胺酮不常用于日常麻醉实践，与其他诱导剂不同，它通过意识和感觉分离来实现麻醉。当不熟悉氯胺酮的人使用氯胺酮时，剂量错误、催眠不足或过度催眠、不良后果风险的增加都是潜在的危险。它会增加脑血流量，提高颅内压，这对头部受伤的患者是有害的。幻觉（特别是在紧急情况下）是一种可能，因此，操作者应在诱导 / 紧急情况下维持相对平静的环境，以及随时可部署的救援策略来处理相关的情况。

依托咪酯具有非常有效的心脏稳定性，以及提供快速的麻醉起效。当它在 20 世纪 70 年代首次被引入时，作为"理想"的诱导剂迅速流行起来[47]。然而，在 20 世纪 80 年代，人们注意到依托咪酯抑制了 11β- 羟化酶，这是肾上腺皮质醇产生的关键酶，并被证明导致危重患者较差的死亡结局[48]。因此，在常规临床实践中经常避免使用它，对于可能在重症监护中长时间接受治疗的患者来说，这肯定是特别有害的。

6. 其他（包括转运）　体温过低会加重凝血

功能障碍。不仅要努力传递热量，还要限制热量的损失。脱掉湿衣服，确保适当的环境温度，以及使用强制空气加热器 / 毛毯将有助于防止流失，而使用加热液体将有助于热量的传递。其他更有侵入性的技术，如膀胱冲洗和体外加热在理论上是可行的，但在实践中很少使用，特别是在紧急条件下。

还应完成初步检查，以确保发现所有其他危及生命的重大伤害，只有在初步检查中发现的所有问题得到解决后，才进行从头到脚检查（二次检查）。

该患者将需要专人护送转移（到 CT 或手术室），特别是，如果患者处于全身麻醉状态时，尤其需要麻醉医生陪同。在整个转移过程中，应坚持相同的救治标准（监测和生理支持）。这意味着必须有维持安全麻醉的手段（输液和吸氧，以便护送过程中发生滞留时有应对能力）。另外，转运小组手边要有紧急药品和设备，以便在转运期间能时刻应对患者病情恶化。一个实用的经验法则是，在预期的转移期间，携带 2 倍数量的药物和氧气。在整个转移过程中，团队必须注意最近的安全地点，包括必要时返回急诊科。

（二）急诊科以外的管理

手术室充满了人为因素的挑战，对病情不稳定的患者构成危险。紧急干预结合临床的不确定性和患者的不稳定性加重了压力和出错的可能性。良好的沟通（不仅是外科医生和麻醉医生之间，而且是所有团队成员之间的沟通）是良好的外科和麻醉管理的基础。手术床的两边都需要了解彼此的角色，以及如何互相帮助。外科医生和麻醉医生同样容易因为固定的任务而丧失把控全局的意识。尽管上级医师有权指导救治流程，但团队的管理应尽可能平等，这样所有人都有权畅所欲言，充分参与决策，并预测自己的需求，以实现最佳救治效果。

检查表可以增强团队功能。尽管一些检查表可能使过程很麻烦，但如果使用得当，它们可以减少"从不事件"的发生 [49]。一个经过训练和演练的团队将利用检查表，让每个人了解全局。通过使用 WHO 精心编制的外科安全检查表的缩写版本（*Snap Brief*）可以保持其运行。

1. 患者
- 确认患者身份。
- 临床表现。

2. 外科
- 手术计划。
- 所需时间。

3. 麻醉
- STACK 简报（生理状态）。
  - 收缩压。
  - 温度。
  - 酸中毒 / 碱过量。
  - 凝血 / 钙。
  - 装备（血液制品 / 药物）/ 钾。

在手术中，同样的格式可以用来促进常规的团队简述，其中"S"代表"手术进展"。

在手术过程中，麻醉的问题主要包括：①确保心血管稳定性；②通过治疗凝血病优化凝血；③促进手术治疗。

（三）心血管管理

在复苏的早期阶段，血压经常被用来作为复苏的评价指标。平均动脉压（mean arterial pressure, MAP）与心输出量和全身血管阻力密切相关，如下所示。

$$MAP= 心输出量 \times 全身血管阻力$$

这个方程构成了如何以血管升压药和止痛药的形式提供药理学心血管支持的基础，血管升压药会导致血管收缩，止痛药会增加心肌收缩力。

血管升压素主要通过增加血管运动张力（因此增加血管阻力）对容量血管（小动脉）产生影响，从而导致更大的灌注压力。血管升压素的选择是去甲肾上腺素，它很容易滴定和广泛使用；然而，这确实需要中央通道，去氧肾上腺素或元氨醇可用于过渡期间，直到中心静脉通道可用。然而，在某些情况下，仅使用血管升压素可导致血管过度收缩，抑制血流，从而可能导致终末器官损伤 [50]。在创伤中早期使用血管升压素是有争议的。理论上，血管升压素的使用可能限制维持较高血压所需的容量，从而减少 TIC 的风险和其他过量液体的有害影响。最近一项对主要观察性研究的系统综述发现，缺乏适当有力的证据来确定血管升压素是否对早期创伤有益 [51]。血管升压素物与更坏的结果和更多的液体使用有关，这表明需要血管升压素的患者更有可能出现生理紊乱[52-54]。同样，本综述中纳入的单一随机对照试验也没有发现血管升压素与安慰剂相比有任何益处，尽管其动力不足且容易存在方法学偏差[55]。目前正在进行的随机对照试验的结果正在等待中。

肌力增强心脏收缩力，从而增加每搏量和心输出量。心肌收缩力的增加导致心肌细胞对氧的需求增加和氧化应激的可能性增加，从而增加缺血的风险。许多肌力变异体具有变时性（作用于增加收缩速率），这不仅增加了氧需求，还会加剧心律失常，降低心脏效率，从而减少心输出量。

血压虽然重要，但只是组织灌注的一个替代指标，在失血性休克中并不是一个特别可靠的指标。当血管阻力的代偿性增加维持测量的血压时，灌注可能会恶化，而后者可能会误导[56]。理想情况下，氧输送量计算如下。

$$DO_2 = 动脉血氧含量 \times 心输出量$$

这作为终点最有效用的变量。心输出量是这一公式中重要的变量，因为如果给予适当的输血，动脉血氧含量通常不会不足。心输出量测量的金标准采用肺动脉导管插入术，这本身就存在意见分歧。并发症发生率增加[57]、数据解释困难[58]及缺乏降低死亡率优势[59]的建议导致人们呼吁采用侵入性较小的方法来测量心输出量[60]。这些方法可能包括生物阻抗、食管多普勒和脉搏波形分析，这些分析已被证明是相当准确的[61]，后者适用于院前阶段[62]，尽管这些指标的可用性是否会影响结果尚不清楚。

氧输送充足性的其他标志包括酸碱状态和血清乳酸。尽管乳酸受到许多其他因素的影响，但它在任何医院都可以广泛使用，并提供实时反馈。严重的酸中毒会阻碍凝血，并具有负性肌力，这会加剧组织灌注不足[63]；纠正酸中毒，乳酸清除率是一个有用的死亡率预测指标[31, 64]。

（四）优化凝血

优化凝血包括两部分：TIC 的处理和减轻输血和大量输血的不良影响。

TIC 的病理生理学是多方面的，尚未完全了解。凝血功能的常规测量方法是使用既定的方法，如凝血酶原时间和国际标准化比值。这些试验最初是为筛选遗传性凝血畸形（如血友病）而开发的，并作为监测抗凝治疗的手段[65]。这些测试的结果以秒为单位表示检测到纤维蛋白最早形成的时间。除了第一股纤维蛋白的形成之外，它们不能评估血栓的成熟度，并且与选择性全身和血管手术中的出血风险相关性很低[66]。

新的方法包括以黏弹性测试的形式进行的救治点（point of care, POC）测试，如血栓弹性成像和旋转血栓弹性测量。在创伤状态中，TEG 首先被用作调查创伤凝血功能障碍的研究工具[67]；这是一项越来越重要的管理技术[68-70]。TEG 和 ROTEM 都可以测量血栓强度，从而可以进行凝血功能评估。这两种方法都使用一个垂直的针，将血液样本固定在一个小杯（试管）中。在 TEG 中，随着血凝块黏度的增加和针上摩擦扭矩的变化，杯沿顺时针和逆时针方向摆动，从而获得了血凝块发展和强度的动态图（图 6-1）[71]。在 ROTEM 中，振荡力作用于引脚而不是试管，后者保持静止，随着血栓的发展，引脚的运动减少；这是通过一束光的偏转角度来测量的。较新的 TEG 技术使用一种不同的创新方法来评估血栓形成，其中血液以固定的频率振动，并通过光探测器测量半月板运动来产生血栓形成跟踪[72]。TEG 和 ROTEM 通过迹线描述黏度（以及凝块强度）的变化，其特征在于许多描述符[73]（图 6-2）。

1. 反应时间　反应（R）时间表示从试验开始到建立一个振幅可测刚度为 2mm 的纤维蛋白网的时间。这个变量也被称为凝块起始时间。反

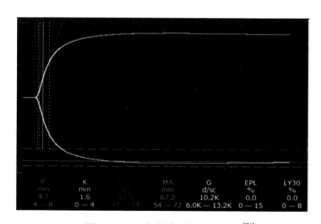

▲ 图 6-1　正常血栓弹性成像迹线[71]

应时间以分钟为单位，反映凝血因子活性。该变量目前用于触发血浆输注的临床算法和协议[74]。

2. α角　这被认为是血栓加强的标志，在这个凝血阶段，主要是通过纤维蛋白原裂解和纤维蛋白聚合实现的。较低的夹角表示血块强度增长的速率降低，而较高的夹角表示血块强度增长的速率增大。α角在临床上被用作纤维蛋白原浓度的标记，目前在创伤治疗方案中被用于以冷沉淀或纤维蛋白原浓缩物的方式触发纤维蛋白原替代[75, 76]。

3. 最大振幅（maximal amplitude, MA）　这代表了凝块达到的最大强度，由 TEG 描记中最宽空间的宽度（mm）表示。临床上，MA 反映了血小板计数和功能的结合，以及纤维蛋白原活性和两者之间的相互作用。尽管 MA 不仅仅反映血小板功能，但目前在临床算法和方案中用于开始血小板输注。

4. 30min 振幅（LY30）　这是用 TEG 测定纤维蛋白溶解的标准方法。LY30 是通过计算达到 MA 后 30min 血凝块强度（幅度）下降的百分比来确定的。

图 6-3 给出了轨迹的例子[77]、解释和建议的治疗方案，以指导凝血优化。作为一种 POC 测试，黏弹性测量评估可以从创伤急救室持续到手术室、康复和重症监护。有一些证据表明，当这些测试用于指导输血实践时，可以获得更好的结果[78]。外伤时，指导止血复苏[79]与标准检测方法相比减少了血液制品的消耗[80]。因此，应用量也相应增加；2014 年，美国创伤外科协会（American Association for Surgery of Trauma）指出，只有 9% 的机构使用 TEG[81]，但现在它得到了美国外科医生学院创伤质量改善项目的认可[82]，并被列入普通外科住院医师课程。

更有针对性地使用血液制品可能也会减少并发症，如免疫抑制（机制尚不完全清楚）[83]，柠檬酸中毒伴低钙血症（通过静脉补钙和测量电离钙水平缓解）、低镁血症和碱中毒，体温过低（用暖血装置减轻），还有高钾血症。对于后者，虽然长期储存（超过 10 天）或辐照血液被认为会增加溶血的风险，但没有证据表明在标准过期时间之前使用的储存血液的年龄对死亡率有显著影响[84]。对于高钾血症（＞ 7.0mmol/L 或 6.0～6.9mmol/L＋ 心电图改变），常规 POC 检查和及时给予葡萄糖 / 胰岛素输注是处理大量输血后遗症的最佳方法。

（五）促进手术治疗

良好的麻醉计划（从而促进手术日程）的关键包括：①对手术可能持续时间的现实评估；②可能失血；③偏离手术计划的可能性。关于进展或困难的定期情况报告（STACK 简报）可以让麻醉医生和更多团队成员获得关于处理方案和手术计划的基本原理的全局观点。知道何时手术止血可以防止过度复苏。同样，对关键手术步骤（对主要血管的阻断和解除阻断）的预先警告使麻醉医生能够预先制订控制循环容量、肌力变化策略，并处理缺血再灌注和代谢产物的排除。

麻醉医生要考虑的另一个问题是在手术完成后是否应该叫醒患者。生理稳定性（酸碱状态，血管升压素支持），重返手术室的可能性，以及镇痛计划成功的可能性是需要考虑的一些因素。根据作者的经验，DCS 患者，根据定义，仍处于生理错乱状态，需要进一步的外科探查。因此，在血管损伤患者中，需要在重症监护中进行一段时间的镇静，并为麻醉患者的转移做准备。

四、复苏伦理学

大血管损伤和失血性休克后的复苏伦理学提出了挑战，尤其是在资源有限的军事野战医院或人道主义外科团队的环境下。围绕着重伤者开始复苏或手术的决定，心搏骤停后宣布无效，以及

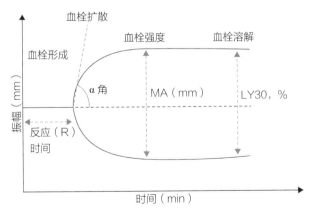

▲ 图6-2　凝血过程各个阶段的黏弹性轨迹和参数[73]

LY30. 30min 振幅；MA. 最大振幅

Laboratory Value	Interpretation	Blood Product Transfusion	QUALITATIVE INTERPRETATION = PATTERN RECOGNITION
R less than 4 min	Enzymatic Hypercoagulability	No treatment if bleeding	
R between 11-14 min	Low clotting factors	Plasma and RBC's	Normal R,K,MA,Angle=Normal
R greater than 14 min	Very low clotting factors	Plasma and RBC's	Anticoagulants/hemophilia Factor Deficiency R,K = Prolonged MA,Angle = Decreased
a-angle<45 degrees	Low fibrinogen level	Cryoprecipitate/Fibrinogen/Platelets	
MA between 46-54 mm	Low platelet function	Platelets/Cryoprecipitate/Fibrinogen	Platelet Blockers Thrombocytopenia Thrombocytopathy R = Normal; K = Prolonged MA = Decreased
MA between 41-45 mm	Very low platelet function	Platelets/Cryoprecipitate/Fibrinogen	Fibrinolysis R = Normal; MA = Continuous Decrease
MA at 40 mm or less	Extremely very low platelet function	Platelets/Cryoprecipitate/Fibrinogen	
MA greater than 73 mm	Platelet Hypercoagulability	No treatment if bleeding	Hypercoagulation R,K = Decreased MA,Angle = Increased
LY30 greater than 3%, CI less than 1.0	Primary fibrinolysis	**Tranexamic acid** 1g IV over 10 minutes followed by 1g in 250cc N/S infused over 8 hours	D.I.C. Stage 1 - Hypercoagulable secondary fibrino... Stage 2 - Hypocoagulable s...

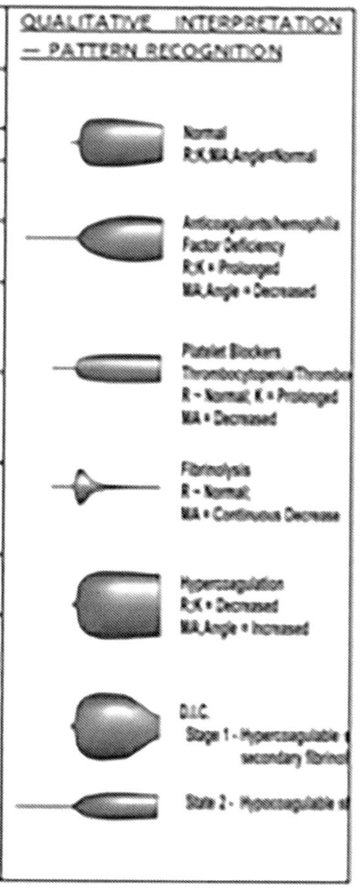

▲ 图 6-3 Abnormal viscoelastometry values/traces and their explanations[76].D.I.C.,Disseminated intravascular coagulopathy;N/S,0.9% normal saline.

救治上限和（或）血液产品支出的定义都是令人烦恼的，不能通过分类算法的应用令人满意地回答。高级临床决策者能够驾驭这些难题的情绪压力，是实施循证方法的重要资源。

例如，了解血管损伤和心血管塌陷后心搏骤停的结果可能是一个不利的结果，可以帮助指导复苏尝试的持续时间。即使在资源最丰富的民用场景，观察到 7% 的生存率（医生领导的伦敦直升机紧急医疗服务）[85]。在资源充足、人员配备齐全的情况下，在成熟的军事创伤系统中工作的 3 家医院的效果更好（一组选定的伤员存活率达 24%，其中心搏骤停的主要原因是低血容量[1]），但在以偏远和分散的医疗设施为特点的战争中取得这些结果的可能性不大。

因此，背景是处理其中许多问题的基础。背景将决定期望和界定界限，并将明确了解组织的医疗资格规则。同样，医生的专业义务（通过国家法律、法定政策和专业法规强制执行）及其对指挥链的责任构成了争议性问题决策框架的一部分。在评估治疗平民人口的必要性所带来的潜在伦理挑战时，还必须考虑到东道国卫生系统的容量和能力，家庭、文化和社会期望，以及医疗设施工作人员的意见范围。维持当地患者并将他们转移到自己的保健设施的门槛往往是一种道德困境。

这些困境的答案超出了本章的范围，但对于那些在资源受限或部署环境中管理重大血管损伤的人来说，考虑这些问题，然后提前与自己的团队讨论挑战是合适的。目标是管理期望，维护组织规范，尊重伦理临床管理的惯例，并提供人道和有尊严的医疗服务，减轻痛苦。

五、损伤控制性复苏的未来发展

全血输血是在第二次世界大战和越南战争中

确立的。然而，由于需要更有针对性的治疗方法和更长的储存时间，导致了标准化成分疗法的发展，这是一种在择期手术情况下非常有效和高效的治疗方法。在军队的重大创伤环境中，特别是那些无法获得成分血小板治疗的情况下，全血治疗的情况越来越明显 [86, 87]。血浆相关输血反应的风险可以通过使用减少白细胞的过滤器来减轻。提供一个预先筛选的、低滴度的紧急供体小组的后勤工作是复杂但可行的。目前正在等待来自民用环境下的临床研究证据。

早期使用高剂量纤维蛋白原浓缩物（冷冻沉淀）作为 TIC 的治疗选择也在研究中。一项可行性研究 CRYOSTAT[88] 的结果令人鼓舞，该研究表明，早期使用冷冻沉淀物并保持纤维蛋白原水平可能会降低死亡率；一项多中心随机对照试验（CRYOSTAT-2）正在进行效益调查，预计到 2021年会有结果。

定制 DCR 和个性化输血策略的另一个方面是更好地诊断和预后预测，无论是来自更复杂的分析，还是来自计算机科学应用的见解。卫生保健系统产生与各种输入和结果标准有关的大量结构化和非结构化数据。利用人工智能（artificial intelligence, AI）技术开发机器学习算法，以更好地理解数据点之间的关系，并帮助预测和判断预后，从而帮助临床决策，正受到越来越多的关注 [89]。

六、结论

血管损伤患者 DCR 的首要原则是通过谨慎地应用平衡、及时的输血和麻醉技术来管理出血、低灌注和凝血功能障碍的病理生理学，这些技术是根据生理损伤的严重程度和手术干预的要求而校准的。生理紊乱可能与创伤的影响有因果关系，并因干预措施选择不当和监测参数不足而加剧。尽管我们对 TIC 和内皮功能障碍的机制还没有完全了解，但采取一切必要措施确保组织有足够的氧输送将防止进一步的生理恶化。

复苏是一个连续的救治过程，应用于整个急诊科和外科阶段的管理。良好复苏的辅助措施包括对休克生理学的充分理解，救治团队的前期准备和应急计划，在麻醉、外科和手术室团队之间具有良好的沟通能力，并发症预测，有效协调工作。通过以上措施，可以为创伤患者提供最佳救治，并获得最佳结果。

第 7 章　血管损伤的诊断
Diagnosis of Vascular Injury

MICHAEL J. SISE　**著**

唐　力　**译**

一、概论

血管损伤有各种各样的表现，其结果包括危及生命的继发性大出血或四肢血管破裂，以及隐匿性创伤中无法检测到的体征。在早期诊断和及时治疗的基础上我们才能对血管损伤的患者建立有效的管理。在现代城市创伤中心，孤立的血管损伤越来越不常见，而包括血管损伤在内的多系统创伤越来越普遍，使得早期诊断更具挑战性[1-3]。及时发现血管损伤需要有组织的方法，注意损伤机制，现场或运输过程中是否出血，必要时进行全面的身体检查，并辅以多普勒四肢压测量，最后有效使用多排螺旋 CTA（multidetector CT angiography, MDCTA）。成像技术将在后续章节中详细讨论。

对人为错误的一些分析表明，三个错误因素起着主要作用：熟悉、分心和疲劳。现代创伤中心创造了一个三个因素不断相互作用的环境。

因此，创伤护理是一个容易出错的过程。为避免在伤员护理中出错，不仅需要有组织的方法，而且需要使用简短而有效的清单，以确保采用这种有组织的方法。

不幸的是，大多数医生都过于熟悉冗长、详细、包罗万象的检查清单，而这些清单并不是他们共同制订的，也不是由真正提供创伤护理的同事制订的。大多数医生不认为这些类型的检查表有用，也不经常使用。

相比之下，军事和民用航空界的经验强烈支持使用由经验丰富的机组人员创建的简短而实用的清单，并在服务点进行彻底测试，直到它们生效。及时诊断血管损伤的基本病史和身体因素在框 7-1 中予以列举。

框 7-1　快速识别血管损伤的检查表

考虑是否进一步评估血管损伤的相关因素

1. 是否有造成血管损伤的高危机制
- 是否有重要的钝力负荷和穿过主要血管的解剖范围
- 是否有主要血管区域内的贯穿路径（即接近）

2. 现场失血的判定
- 伤口是否有搏动性出血史
- 现场是有大量的血迹，衣服上还是血迹
- 是否主动逃离现场并有严重伤口出血史

3. 出血提示
- 是否存在院前低血压和大血管区域的创伤
- 院前休克指数（HR/SBP）>0.90
- 休克原因不明，肢体或颈部无出血

4. 体格检查
- 搏动性出血、大量静脉出血或大血肿
- 无肢体脉冲，无多普勒信号，踝臂或指数<0.9 的受伤肢体
- 受伤部位的肿胀或疼痛
- 邻近大血管的周围神经严重缺损

5. 是否有高风险骨折或关节脱位
- 颈椎骨折：椎动脉损伤
- 胸椎骨折：胸主动脉损伤
- 肱骨髁上骨折：肱动脉损伤
- 膝关节脱位：腘动脉损伤
- 膝下胫骨平台骨折：腘动脉损伤和（或）小腿骨筋膜室综合征

二、损伤机制环境和模式

对受伤患者的评估必须从考虑损伤机制和发

生创伤的环境开始，这对于在高速机动车碰撞中
受伤的患者尤为重要。现代汽车乘客约束系统的
出现使许多乘客在以前致命的碰撞中幸存下来。
然而，这也导致了钝性脑血管和胸动脉损伤的发
病率上升。这些损伤通常是无症状的，在表现时
与很少的物理发现相关，并发生在各种创伤模式
的设置中。只有通过进一步的成像研究才能发现
它们。因此，考虑损伤机制和设置将导致适当的
诊断评估。进一步考虑创伤类型也将促使适当的
早期检查及时识别，并导致成功的管理。

穿透性血管损伤很少是隐匿性的，通常表现
为明显的出血征象，包括局部血肿、活动性出血
和休克必须确定现场出血的性质。最初的搏动或
现场出现大量的血液可能是重要迹象！院前运输
过程中出血也应被认为是血管损伤的迹象。当患
者被旁观者抬走或看到受伤现场时，这些信息可
能不容易获得。在休克患者中，将注意力转移到
明显无出血的伤口上，可能会发现潜在的四肢血
管损伤已停止出血。

三、创伤模式识别

血管损伤的早期诊断需要基于损伤机制和创
伤模式的高怀疑指数。以下讨论回顾了每个解剖
区域以及机制和创伤模式的重要考虑因素，这些
因素将引起人们对及时识别血管损伤的诊断措施
的关注。这一回顾的目标是产生模式识别和果断
行动。

（一）头颈部血管损伤

颈部和面部是血管结构相对较浅的区域。此
外，颈部是一个多轴运动区，脑血管动脉结构靠
近骨性突起，这是钝性和穿透性血管损伤的高危
区。虽然穿透伤通常是明显的出血，钝性伤通常
表现隐匿性。低速枪伤可能会造成典型的穿透性
撕裂性出血以外的伤害[7]。子弹近距离通过造成
的部分动脉壁破坏可能导致动脉血栓形成。钝性
力载荷和相关创伤的模式识别对于钝性脑血管损
伤的及时诊断至关重要。

颈部和颅底明显钝性脑血管损伤最常见的潜
在机制是血管的拉伸，通常是穿过骨性突出，或
由骨折碎片直接压缩，不太可能是局部钝力直接

压迫和部分动脉破裂。这些情况通常发生在关键
的解剖区域。在颅底，颈动脉管区域的颞骨骨折
可能与颈内动脉夹层有关。颈过伸可使颈内动脉
在颈椎 C_2 横突处拉伸，也可引起颈内动脉夹层。
屈曲过度可导致下颌骨角与颈椎 C_2 横突之间的颈
内动脉受压，并伴有动脉血栓形成（图 7-1）。颈
椎 C_1 在 C_2 上过度旋转可引起椎动脉牵张损伤，
导致剥离和血栓形成。任何涉及横突的颈椎骨折
都可能导致椎动脉损伤。在 C_6 横突凸出处，直接
钝力创伤可压迫颈总动脉，造成部分血管破裂和
假性动脉瘤[8]。

颈部直接外伤也需要注意血管损伤的可能
性。车把伤和其他对颈部的直接打击可能会破坏
颈动脉。悬吊或勒死可能导致钝性颈动脉破裂。
汽车乘客限制系统的肩带也可能压迫颈总动脉，
造成管壁破坏和血栓形成。颈部直接创伤的迹象
应引起我们注意到颈动脉损伤的可能性。在无直
接喉外伤的情况下，应特别注意下颈部直接外伤
和声音嘶哑。迷走神经与颈总动脉相邻，在喉返
性创伤起端近端足以造成迷走神经损伤的创伤也
可能损伤颈总动脉[9]（图 7-2）。

（二）胸部血管损伤

胸腔穿透伤伴大血管损伤可出现危及生命的
出血，需要立即手术治疗以确定创伤部位并控制
出血。相比之下，胸部钝性伤的表现往往是隐匿
性的，早期诊断需要同时兼顾损伤机制和创伤模
式。快速减速或加速可造成内脏旋转和纵隔结构
拉伸，在相对可移动和固定血管段之间的过渡点
造成巨大的压力。心脏和近端大血管在某些高速
撞击下像胸部的"钟铃"一样移动，其结果是主
动脉在峡部（移动和固定部件之间的过渡点）被
部分撕裂。这种类型的运动也会拉伸和部分撕裂
主动脉弓的分支[10]。胸骨、胸骨柄或锁骨的压迫
和骨折造成的直接创伤可引起血管损伤，这种直
接压迫可损伤主动脉弓及其近端分支或其分叉区
肺动脉（图 7-3）。

钝性胸主动脉损伤有多种骨折类型。尽管第
一根肋骨骨折通常被描述为钝性主动脉损伤的先
兆，但胸椎骨折是最常见的相关骨折[9, 10]。这种
类型的骨折是胸部承受主要力量的结果，表明存

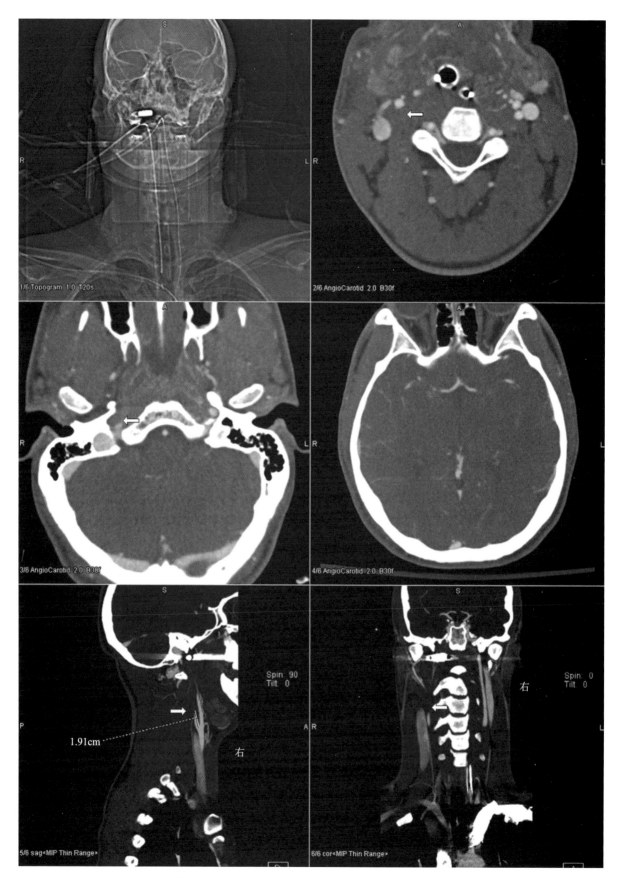

▲ 图 7-1　枪伤从下颌后部穿过至乳突附近，该段颈内动脉血栓形成。患者没有出血或血肿，神经系统检查正常

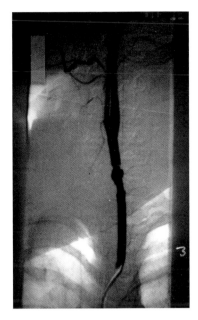

▲ 图 7-2　患者因摩托车把手撞击颈部而遭受钝性外伤，导致颈总动脉假性动脉瘤。就诊于急诊科，主诉声音嘶哑。检查发现颈部底部有挫伤，颈动脉有杂音

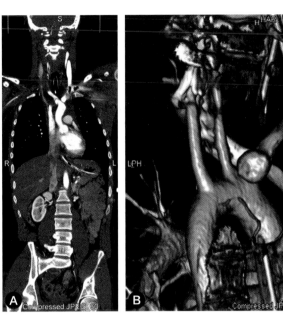

▲ 图 7-3　A. CTA 冠状重建显示因高速机动车碰撞导致前胸钝器压迫的患者无名动脉假性动脉瘤；B. 无名动脉假性动脉瘤的 CTA

在大血管损伤的风险。尽管锁骨骨折非常常见，但钝性锁骨下动脉和静脉损伤很少与这一发现相关 [1, 2]。

便携式前后胸部 X 线是早期识别隐匿性纵隔血管损伤的重要工具。尽管有各种各样的发现被描述为与胸主动脉损伤有关，但有两个特别重要 [9, 10]。上纵隔宽度增加和左侧主动脉轮廓正常缺失都是纵隔血肿的指征，需要额外的 CT 检查来排除血管损伤。肋骨骨折、胸椎骨折和胸骨骨折的发现与胸主动脉和大血管损伤的相关性较小，但也应促使进行额外的 CT 检查。

（三）腹部血管损伤

穿透性腹部血管损伤的表现方式与胸部血管损伤相似 [10, 11]。腹部出血和休克需要立即进行手术干预，以识别和控制出血部位。钝性血管损伤的发生方式与胸部损伤相似 [11]。腹部的主要区别在于，由于主动脉及其近端分支的腹膜后位置，主要动脉缺乏运动节段。肾门是一个例外，肾动脉的钝性拉伸损伤并不罕见 [2, 10, 11]。腹主动脉和肠系膜近端动脉可能因钝性伤而直接受伤，例如，在高速机动车碰撞中，安全带乘客约束装置将远

侧主动脉压向骶骨岬。腹腔和肠系膜上动脉钝性撕裂伤者很难存活 [2, 10, 11]。

（四）上肢血管损伤

穿透性上肢血管损伤通常会导致严重的外部出血或急性肢体缺血，并且在最初表现时通常很明显（图 7-4）。钝性伤虽然不太明显，但通常与肌肉、骨骼损伤有关 [1, 2]。钝性肩后牵张伴臂丛牵张损伤可导致手腕处腋窝动脉撕裂和血栓形成伴脉搏缺失。肱骨近端骨折或肱骨头脱位很少引起肱动脉闭塞。然而，肱骨髁上骨折与远端动脉闭塞和前臂缺血有关 [1, 2]。除了挤压伤外，上臂的其他骨折很少与重大血管损伤相关。

（五）下肢血管损伤

腹股沟和腿部的穿透伤会产生与上肢相似的结果，伴有明显出血或远端缺血 [2, 10]。尽管股骨近端骨折和髋关节脱位很少导致血管损伤，但股骨远端骨折可能与股浅动脉损伤有关。远端股浅动脉和近端腘动脉通过内收肌管时相对固定。可能发生拉伸损伤和血栓形成。与血管损伤相关的

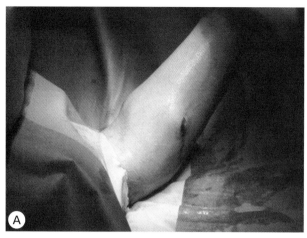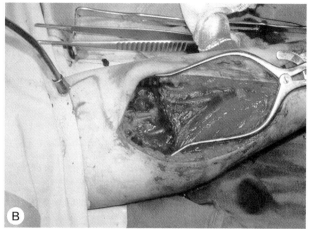

▲ 图 7-4　A. 一例远端脉搏缺失的患者右前臂掌侧穿透性枪伤；B. 术中子弹束横切肱动脉，两端血栓形成并收缩，正中神经完好

最常见的肌肉骨骼损伤是膝关节脱位 [1, 2, 10]。腘动脉通过内收肌管固定在近端，通过分叉到胫骨前动脉、腓动脉和胫骨后动脉固定在小腿上部。胫骨平台后部移位拉伸并破坏腘动脉，导致血栓形成和远端缺血；膝关节脱位与腘血管损伤的发生率高达 30% 有关 [1, 3, 10]。

下肢挤压伤可引起任何部位的动脉破裂。行人被机动车撞击形成的保险杠撞击创伤发生钝性血管损伤的风险特别高 [3, 12]。骨筋膜室综合征也是这类损伤的风险之一。所有膝盖以下的骨折都有骨筋膜室综合征的可能。然而，胫骨平台骨折是小腿筋腔室综合征最常见的骨折。胫骨和腓骨骨折通常包括骨折段明显的牵张和成角，伴有筋膜面撕裂。通常行筋膜切开减压术和隔室减压来挽救小腿。胫骨平台骨折通常需要显著的力载荷，但不会导致骨折段牵拉，筋膜面保留完好无损。筋膜腔内出血有发生筋膜腔综合征的风险。

（六）其他高危创伤模式

对躯干或四肢血管损伤的事件也应参与各种其他创伤的评估。高速撞击的侧面及从过高的地方跌落会导致较高的胸部血管损伤的风险 [9, 10]。飞机失事幸存者都应该接受胸主动脉和大血管损伤的评估。长期卡压的机动车碰撞受害者应该仔细评估肢体动脉闭塞和筋膜室综合征。所有的挤压伤都有类似的危险，应及时仔细评估是否存在血管损伤 [1, 2, 10]。

四、血管损伤的物理检查

血管损伤分为三个主要的类别，对医生查体和辅助诊断措施有影响。第一，危及生命的出血需要立即采取行动，并结合控制措施相对迅速地做出诊断。第二，通过适当的肢体检查，就可成功诊断威胁肢体的动脉闭塞性损伤。第三，是隐匿性创伤，在体检中不易发现，通常需要基于损伤机制和相关的创伤模式识别的辅助措施来识别这些不太明显的创伤。血管损伤有常见的体征，在体检时必须反复检查并仔细考虑（框 7-2）。

框 7-2　血管损伤的硬体征与软体征

- 硬体征
  - 活动性出血
  - 扩大的血肿
  - 受伤部位的震颤
  - 肢体无搏动
  - 损伤肢体指数
- 软体征
  - 出血史
  - 颈部或四肢受伤和不明原因的失血性休克
  - 血管附近的周围神经缺损
  - 高危骨折，脱位或穿透伤

早期创伤生命支持指南用于初步和最终的患者评估，在评估有血管损伤风险的患者时非常有用。急性出血在初次检查时处理。危及生命的躯干出血需要立即手术干预。控制措施直接应用于

四肢出血，包括直接按压止血和应用止血带。及时的操作控制和修复应立即跟进。在二次检查中，彻底的身体检查应确定大多数肢体血管损伤。对于损伤机制和模式使其有发生隐匿性创伤风险的患者，应及时进行适当的影像学检查。

腕部和足部的脉搏检查必须仔细进行，但必须认识到这是主观的，足背搏动和胫骨后搏动只有在明显可触及且与正常桡动脉搏动一样容易感觉到时才可被描述为存在。近端动脉完全闭塞和局部缺血患者的"1+ 或 2+"足背动脉搏动通常是检查者自己指尖脉动的触诊，或者只是想象出来的。在近端创伤性动脉闭塞的情况下，被错误的足背动脉检查引发的判断错误可直接威胁到肢体存活。相反，通过称其为"不存在"来错过事实上存在的搏动会促使进一步检查，从而证实足够的血流量。不幸的是，对缺血性肢体足部动脉搏动的错误触诊是一种常见事件。在这部分体检中需要注意细节，以及在没有明确脉搏时需要采取辅助措施，这是血管损伤早期诊断和成功治疗的关键因素 [7, 10, 13]。在创伤和急诊中普遍存在脉搏检查不准确的问题 [10]。为了预防这些问题，需要对创伤小组成员、急诊科工作人员、重症护理人员和外科工作人员进行详细的周围血管检查的优先次序的教育。这不仅包括仔细的脉搏检查，还包括多普勒超声压力测量技术。这种教育工作应该定期重复，以刷新团队成员的知识基础，他们是认识肢体血管损伤的关键。

多普勒超声辅助测量

四肢血管血流量检查的主要辅助措施是使用多普勒超声和手腕或脚踝的血压袖带。但我们不应该迷信超声多普勒的结果。首先是动脉信号的存在等于充分灌注的存在。更危险的误解是，多普勒信号的存在表明没有受伤。

虽然经验丰富的多普勒超声操作员可以识别正常四肢未闭动脉的三种特征，但大多数医生和护士不能区分正常和异常多普勒信号之间的差异。阻塞动脉周围的侧支血流可能在足底血管上产生多普勒信号，并可能被误解为没有损伤。

在早期评估有远端多普勒信号的创伤患者肢体血管损伤时，多普勒超声唯一有效的应用是与

手腕或脚踝的血压袖带联合使用多普勒探头放置在远端动脉上，袖带慢慢地被插入。多普勒信号停止时的压力等于袖带处的收缩压，而不是远端探针处的收缩压。将脚踝或手腕的压力与未受伤的另一端进行比较，并与未受伤的手臂进行比较。损伤肢体远端动脉压与正常肢体的比值即损伤肢体指数（injury extremely index, IEI），IEI 应≥0.9[14]。未受伤的健康年轻人的正常踝肱指数为 1∶1[14, 15]。在解释低血压、剧烈疼痛或体温过低的患者踝肱指数时应谨慎。与创伤血管无关的血管收缩可能会错误地降低 ABI。复苏后应重新评估，适当控制疼痛或重新提高体温 [10]。

超声双彩色成像虽然精度很高，但不适用于血管损伤的急性评估 [16]。因为这项技术高度依赖于操作人员，获得令人满意的图像的能力受到伤口、血肿、组织中存在空气和敷料的影响。然而，这对于血管重建术后患者的门诊随访非常有用。

五、排除血管损伤的检查

体格检查已被证明对能够充分检查的稳定创伤患者排除脊柱损伤有价值。这个过程被称为"清理脊柱"。同样，体格检查和辅助检查可以帮助我们了解每个主要解剖区域有无血管损伤。大量的研究已经证明了四肢正常脉搏检查的价值，没有活动性出血或血肿。在血流动力学稳定且四肢神经血管检查正常的患者中，不存在血管损伤。不需要进一步的影像学检查。框 7-3 概述了每个解剖区域重大血管损伤的排除过程。影像学检查对不符合排除标准的患者进行进一步评估。在缺乏适应证的情况下继续进行这些检查可能会延误其他损伤的治疗，而且重要的是，一些检查可能会造成不必要的辐射暴露。年轻创伤患者不必要的 CT 建议负担和由此产生的癌症风险不应被忽视，每一项 CT 检查都基于真正的损伤风险和缺乏替代诊断方法。

六、血管损伤的明确诊断

血管损伤的最终诊断方法包括手术探查、CTA 和正式导管血管造影。每一种都在血管损伤的最终诊断中发挥作用。每个创伤中心都应必须具备完成上述方案的复合手术室。以下讨论提供

框 7-3　血管损伤的排除标准

头颈部
- 警惕血流动力稳定的患者
- 缺乏高风险机制
- 正常神经系统检查
- 头颈部体检阴性
- 无颈椎或颅底骨折

胸腹部
- 正常的胸部和腹部检查
- 缺乏高风险机制
- 胸部和骨盆 X 线正常，FAST 阴性

上肢
- 警惕、血流动力稳定的患者
- 正常上肢神经血管检查
- 如果上肢骨折或穿透性邻近损伤，则关注以下情况
  - 有无明显血肿或出血
  - 远端手臂或手部有无神经缺损
  - 正常脉搏检查或手腕压力指数≥0.9

下肢
- 警惕血流动力稳定的患者
- 正常下肢神经血管检查
- 如果下肢骨折或穿透性邻近损伤，则关注以下情况
  - 有无明显血肿或出血
  - 远端腿部或足部有无神经缺损
  - 正常脉搏检查或踝关节压力指数≥0.9

了每种诊断技术的背景，并提出了一项实践建议，可作为创伤实践小组指南的模板。

（一）血管损伤的外科探查

何时应将有严重血管损伤风险的患者直接带到手术室？在应用 MDCTA 的时代，也许更重要的问题是：何时开始手术前不需要影像学研究。

这些问题的简单答案是，当体格检查清楚地表明创伤的位置和程度，并且成像没有增加任何重大决策价值或导致延迟，从而有可能恶化患者的预后时，需要直接前往手术室而不进行影像学检查。活动性动脉出血穿透伤和继发于穿透性或钝性伤的完全缺血是两种最常见的立即手术指征。如果患者在四肢放置了止血带，下一步应该是立即进入手术室。出血或缺血立即手术的价值显著增加。

通过分流术快速建立血管连续性并控制出血，为其他创伤的治疗留出时间，并允许后续影

像学研究进行进一步检查，而不会对结果产生负面影响。图 7-5 概述了立即手术的适应证和成像模式的作用。

（二）在创伤室或手术室进行便携式血管造影

如果怀疑患者有血管损伤，并且没有立即手术治疗的硬体征，在这些情况下，可以在创伤复苏室或手术室通过插管疑似血管损伤附近的动脉，注射 20～25ml 全强度对比剂，并进行 X 线检查或使用透视来获得动脉造影。从快速注入拍摄单个普通胶片的时间安排很重要。如果这些研究未得出结论，并且主要关注血管损伤的存在，则手术探查和直接评估动脉有一定作用。然而，在没有硬体征的情况下，这些患者在病情稳定时进行 CTA 可能会更好。

（三）多排螺旋 CTA

64 层 MDCTA 的出现改变了用于血管损伤诊断的最终放射学成像的时间进程。该成像技术已在很大程度上取代了导管血管造影，对于可能需要同时对其他身体部位（头部、躯干或脊柱）进行 CT 检查的严重受伤患者尤其有吸引力。CTA 是一项准确且易于获得的检查，具有极好的诊断价值。

MDCTA 将在本文的后续内容中详细讨论。然而，有明确证据表明，活动性出血或完全动脉闭塞且体格检查定位良好的患者不应进行 MDCTA。手术室的延迟、对比剂肾病小而真实的风险、辐射照射在时间延迟和发病率方面都不值得花费。不幸的是，MDCTA 的广泛使用导致了非常高的不必要研究率。每个 MDCTA 必须通过平衡诊断信息的价值与损失时间和可能增加的发病率的成本来证明其合理性。

（四）固定成像系统中的导管血管造影

在某些情况下，在固定成像套件中进行正式的基于导管的诊断成像也有作用。与手术室使用的便携式透视装置相比，这种检查具有更好的成像质量和血管内供应的可用性，并且在动脉损伤的血管内治疗是一种选择时尤为重要。当

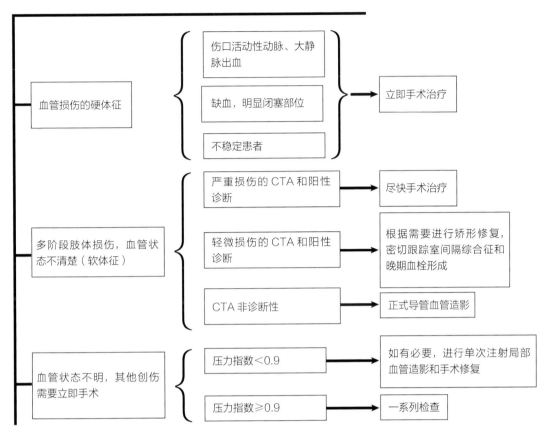

▲ 图 7-5　立即手术的适应证和成像模式的作用

MDCTA 不能充分成像高危血管时，正式的固定血管造影也是确定诊断的重要选择（图 7-5）。

　　多金属碎片的存在，如霰弹枪损伤中的金属碎片，会影响 MDCTA 的质量；在这种情况下，通常需要进行正式的血管造影才能进行最终成像。这项技术也将在后续章节中讨论。在独立于手术室的固定成像套件中进行正式血管造影时，最重要的考虑因素是动员人员完成本研究所需的时间。本研究所需的 1～2h（或更长）时间段必须与受伤患者护理的总体优先顺序仔细权衡。越来越多的创伤中心正在将高质量的固定式透视成像设备安置在创伤手术室，以便在可以进行开放手术的同一环境下进行更高质量的动脉造影和血管内手术。

七、筋膜室综合征

　　筋膜室综合征可能发生在损伤后不久，在危及生命的大出血后的初始复苏阶段，或在血管修复后再灌注后 12～24h。未能诊断和治疗筋膜室综合征是损伤后截肢的最常见原因之一。最常见的位置在小腿。前臂筋膜室综合征是第二常见的。然而，筋膜室综合征可发生在大腿、上臂、脚、手和臀部。该综合征最常继发于长时间缺血或挤压损伤。想要在早期发现这种并发症，必须要有足够的经验及必要的检查（如筋膜室压力测量）。

　　虽然筋膜室综合征首发临床表现是在相关腔室的神经（如小腿前腔室的腓神经）分布中失去轻触感，但在许多患者中，由于分散性损伤、酒精或药物中毒导致的精神状态改变，这一发现很难确定。更有用的早期体格检查是拇长伸肌被动拉伸时的疼痛，通过向下拉大脚趾并将拇长伸肌置于拉伸状态而引起。较简便的体检是直接的压痛。在年轻和身体健康的患者中，在用手指直接按压时，筋膜的膨胀和紧绷（不是柔软）度是鉴别诊断的重要依据。四肢感觉和运动检查也不够精准，不能帮助排除筋膜室综合征的诊断。同样，除非有潜在的动脉损伤，否则动脉搏动的丧失是很晚才出现的，而且相对少见。筋膜室综合征的诊断应考虑以下情况：膝关节和肘关节处或以下的所有骨折脱位，所有肢体挤压伤，以及任何主诉受伤后疼痛加重的患者。鉴于体检结果的非特异性和多重干扰因素，诊断延误是很常见的。早期想确诊只能通过测量腔室压力。正常组织腔室压力范围为 0～9mmHg。尽管对于定义腔室综合征的压力存在争议，但当腔室压力超过 25mmHg时，最安全的方法是进行筋膜切开术。

测量筋膜室压力有多种方法。Stryker 压力监测器（图 7-6A）是最实用和常用的装置。如果没有，可以使用血压袖带压力计和生理盐水冲洗管（图 7-6B）创建替代装置。在四个小腿筋膜室或四肢其他区域的隔室中测量压力。如果注意到边界抬高，考虑到四肢筋膜室内组织渐进性肿胀，频繁的连续测量是必不可少的。筋膜切开术在本书其他部分进行讨论。

八、结论

早期诊断和及时治疗对血管损伤的成功治疗至关重要。及时诊断需要一种有组织的方法，基于对高风险创伤模式的识别，通过辅助测量四肢压力进行彻底的体格检查，以及有效的影像学检查。必须通过应用这种有组织的方法对患者的主要解剖区域进行血管损伤评估。血管损伤的最终诊断必须符合患者的复苏优先级，并与相关创伤的整体救治相协调。这包括了从不稳定患者的立即手术到疑似隐性创伤患者的后续影像学检查。

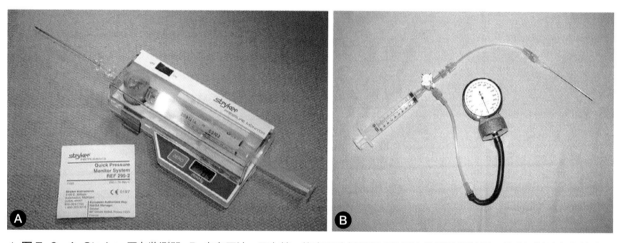

▲ 图 7-6　A. Stryker 压力监测器；B. 由血压计、压力管、旋塞和注射器组成的压力监测替代装置。盐水通过这条线被冲到 18G 针上。用针进入隔室，将 3～5ml 生理盐水冲进隔室。旋塞转到压力表上以测量筋膜室压力

第8章 血管损伤评估与治疗的影像学研究
Imaging for the Evaluation and Treatment of Vascular Trauma

DAVID L.DAWSON **著**

刘 鹏 **译**

一、背景

随着影像学技术的发展、先进治疗方法的增加和治疗模式的改变，血管损伤的影像学诊断和治疗方式也在不断发展。1927年，神经学家Egas Moniz首次使用了动脉造影。1953年，放射科医生Sven-Ivar Seldinger发明了经皮穿刺和通过导丝交换导管的技术。有一段时间，放射学是进行血管造影的主要专业，但基于图像引导下的治疗现在普遍被其他专业使用，包括外科。血管造影的应用已经扩大，并不可避免地与治疗联合使用。

医疗实践随着新的成像技术的发展而发展。动脉造影曾经是在没有明显血管损伤情况下，非手术方式评估四肢穿透性伤口的标准方法，但随着多普勒和超声成像这一选择的引入，非侵入性检查被广泛采用。随着即时超声（point-of-care ultrasound, POCUS）的普及，包括可以实现的手持系统，提供了先进的床旁即时的成像能力。CT于1972年首次投入临床应用，但经过20多年的创新，包括使用高分辨率多检测器阵列的螺旋采集和图像后处理能力的发展，才开发出可用于详细血管评估的系统。

CTA是目前评估肢体血管损伤、躯干或颈部潜在损伤的标准[1, 2]。由于CT在创伤治疗中的广泛应用，创伤治疗模式也发生了根本性的变化，创伤治疗的微创或非手术治疗策略变得越来越普遍[3]。表8-1和后文对血管损伤的诊断、处理和随访中使用的各种成像方式进行了深入的描述。

二、成像方式
（一）血管造影

血管造影是对任何血管结构进行直接成像的方式。动脉造影和静脉造影分别更具体地指动脉或静脉的成像。可以直接进行血管穿刺在血管内注射对比剂使血管解剖结构可视化，或者使用导管在血管内选择，将对比剂注射到所需位置。血管造影技术是常规、创伤和血管外科手术的标准流程，可以应用于导管室或手术室，疾病诊断和介入治疗也由放射科医生在专门的手术室进行。经导管血管造影可以提供大多数血管的最高分辨率成像，提供解剖结构和外科手术或干预的引导（表8-1和表8-2）。

血管造影的解读需要解剖学、生理学知识，并考虑损伤机制。当出血剧烈且持续时，对比剂外溢可显示出血相关血管损伤，但当出血缓慢或血肿时，可能无法看到对比剂外溢。在影像学研究中，如果注射的对比剂量太小、注射到不同的血管，或者如果过早终止图像采集，出血也可能被忽略。

血管造影中显示血管连续性的中断表明血管破裂或血栓形成，当注入足够的对比剂后，可显示侧支血管及远端（超过血管病变的部位）正常血管。远端动脉血管的成像可以受到低灌注和血管收缩的影响，典型的表现为失血性休克时的血管痉挛，伴随着动脉变细（有时为闭塞）和血流缓慢，这种现象在血管舒缩反应更明显的年轻患

诊断方式	优　点	缺　点	备　注
即时检查			
多普勒（连续波）	• 肢体压力测量有效评估 • 肢体动脉损伤 • 实时评估血管通畅性	间接，只能粗略定位损伤	连续监测对检查有用
即时超声	• 快速 • 安全 • 可在 FAST 的基础上增加	结果取决于检查者	• 可在所有救治阶段使用 • 可在院前检查使用
超声			
血管实验室超声检查	• 术前随访检查 • 可用于轻伤的系统检查	• 大多数中心缺乏全天检查 • 不稳定患者不适用	• 术前随访检查 • 术中移植物评估 • 血管术后随访
动脉成像			
直接注射	• 简单 • 可用便携式 C 臂完成	视野有限	可用于评估血运重建结果
数字减影血管造影	• 诊断 • 指导介入治疗	• 穿刺或导管操作引起血管损伤 • 对比剂风险	可用便携式设备、影像组件或杂交手术室
体积成像			
CT	• 创伤标准评估工具 • 提供血管和非血管损伤的解剖信息	• 对比剂风险，尤其是多项检查 • 过度使用 • 最佳血管成像需要合适的程序和时间	大多数机构可全天候实施
MRI	• 专用程序 • 创伤检查次要选择	• 采集时间长 • 禁忌证多 • 磁场限制多种支持设备	很少用于创伤评估

表 8-1　血管创伤诊断检查对比

Fast. 创伤超声聚焦评估

者中更为突出，但这些表现并不表示一定有血管损伤。

对比剂注入动脉后早期静脉循环显影是动静脉瘘的迹象。外伤性假性动脉瘤是由动脉壁完整性局部破裂引起的，血流仅被外膜或周围组织所包裹，假性动脉瘤表现为在正常动脉壁外呈局灶性外溢的对比剂。非闭塞性血栓形成的血管段可在对比剂显影下呈现为充盈缺损或无显影，有时远端血管对比剂血流延迟显影。

1. 适应证　经导管血管造影评估对创伤患者来说是一个有用的工具，无论是对血管损伤进行诊断还是定位或治疗。当 CTA 图像被金属碎片、软组织空气或条纹伪影所掩盖时，常规血管造影可能是必要的。因此，霰弹枪或有多个金属碎片的伤口通常最好用直接导管血管造影来评估（图 8-1）；当有复杂的伤害机制，如高能炸药炸伤，需要修复的血管损伤可能在早期救治阶段被忽略。对于通过若干梯次医疗救治后撤离的战伤士兵，体格检查和临床评估可能是不够的。在可以进行高水平诊疗的中心医院，常规动脉造影可以识别需要接受血管内治疗的血管损伤。因此，当涉及高能量、穿透伤或靠近致命血管的复杂创伤病例时，应考虑进行动脉造影检查[4]。

经导管血管造影常被用作血管内治疗血管损伤的一部分。例如，如果血管造影显示明显的动脉损伤，可以使用顺应性球囊低压充气来阻断流入损伤区域的血流，在这些类型的病例中，血管内技术可用于控制出血和进行创伤治疗。

创　伤	表　现	备　注
动脉狭窄	• 对比剂变细 • 远端延迟充盈 • 局部透明可见内膜片 • 光滑、狭窄变细伴痉挛	• 内膜片 • 非外压性狭窄 • 痉挛
动脉闭塞	• 闭塞段不显影 • 急性闭塞，侧支动脉显影少 • 半月板征伴栓塞	有明显侧支动脉，表明之前就有闭塞
活动性出血	血管外可见对比剂	
假性动脉瘤	囊状动脉瘤显影 动脉壁可能有外凸表现	• 患者血流动力学不稳定 • 如果假性动脉瘤未处理 • 可能发生破裂
动静脉瘘	邻近动脉早期显影 对比剂进入静脉回流	远端动脉血流减少或消失

表 8-2　常见血管损伤的血管造影表现

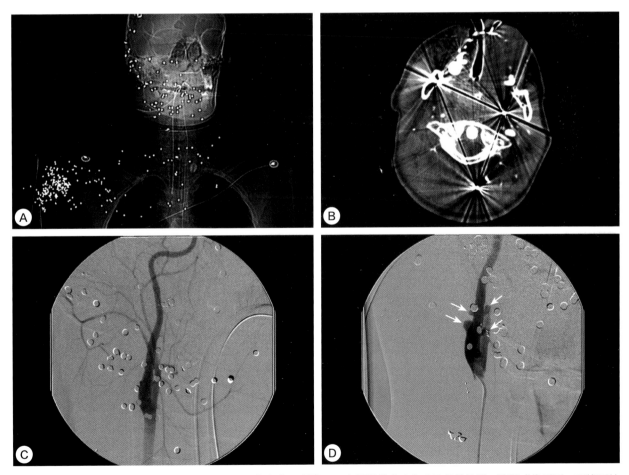

▲ 图 8-1　A. CT 前后位扫描显示霰弹枪射出的多个金属弹片；B. 金属弹片会产生 CT 条纹伪影，降低成像质量，干扰后处理；C. 因为可能有严重主动脉或分支动脉损伤的风险，数字减影动脉造影在霰弹枪或多弹片爆炸伤后很有用；D. 箭显示了几个假性动脉瘤的位置，这些动脉瘤表现为从动脉向外囊状突起

2. 检查前准备　血管内对比剂用于经导管动脉造影和 CTA 检查，具有潜在的肾毒性，因此了解肾损伤的危险因素是很重要的。对比剂后急性肾损伤（PC-AKI）是血管内注射碘化对比剂后48h 内肾功能下降的总称，PC-AKI 为相关诊断，但这并不表明对比剂是肾功能恶化的原因。对比剂肾病（contrast-induced nephropathy, CIN）是指使用对比剂引起肾功能下降，与创伤患者 PC-AKI 相关的因素包括低血压（收缩压＜80mmHg）、心力衰竭、高龄（＞75 岁）、贫血、糖尿病、既往存在的肾功能不全和对比剂的使用。PC-AKI或 CIN 的常用诊断标准包括使用对比剂后，血清肌酐升高超过 25% 或血清肌酐绝对值升高0.5mg/dl。

如果可能的话，应在给药前进行肾功能评估。对对比剂有过敏反应风险的患者可以预先静脉注射皮质类固醇和组胺拮抗药。虽然对贝壳类过敏不能预测对比剂反应的风险，但既往有特异反应或既往对比剂反应的病史可以提供一定的预测效果。建议避免使用大剂量对比剂（这可能发生在接受多次影像学检查的患者中），避免低血容量（许多创伤患者的实际问题），并监测肾功能。使用等渗对比剂（如碘氧醇）和减少对比剂注射量可降低 CIN 风险。有限的证据表明，使用 N- 乙酰半胱氨酸、茶碱、碳酸氢钠和他汀类药物可进一步降低 CIN 的发生率[5]。

3. 陷阱和危险点　对比剂造影的风险如下。

- 血管通路部位并发症，如血管损伤（如血肿、假性动脉瘤、栓塞、血栓形成）。
- CIN。
- 对比剂过敏反应。
- 技术和时间要求。
- 假阴性结果。
- 辐射的风险。

血管造影的经导管造影在进入部位造成医源性血管损伤的风险很小。使用超声引导、直接手术显露和（或）最初使用小口径穿刺针和导丝（即穿刺套装）可将穿刺部位损伤的风险降至最低。诊断的影像质量取决于所使用的血管造影技术和被成像血管的直径和位置。由于对比剂随血流显影，高流量血管（如主动脉）的损伤可能会被忽略，或者如果仅在单个平面进行成像，损伤可能会被忽略。不合适的显影时间或对比剂剂量不足可能导致成像质量差，特别是当对比剂未通过选择性或次选择性导管直接进入目标血管的时候。

血管造影中使用设备的辐射（X 线）也有相应的风险，但对大多数患者来说，这些风险通常可以忽略不计。在手术过程中经常接触 X 线的外科医生和工作人员应接受辐射安全和操作方面的专门培训，以尽量减少他们自己的职业辐射暴露。值得注意的是，患者的散射是医务人员所受辐射的主要来源，将暴露水平保持在可达到的最低水平（as low as reasonably achievable, ALARA）的做法值得被推荐。辐射剂量还可能受到一些无法轻易改变的因素影响，包括患者的体型和被成像的身体部位。减少辐射剂量的具体措施包括减少暴露时间、增加与散射源的距离、有效使用屏蔽（包括铅衣和眼镜）。

4. 操作策略　对创伤性血管的动脉造影有三种设备进行：①传统的"平板设备"；②便携式 C 臂；③固定、地上或壁挂式系统或在专用的导管室（或放射科）或在"杂交"手术室，通过现有的设备和临床情况通常决定使用哪种方法。血流动力学不稳定或生命体征不稳定的患者可能需要立即被送进手术室处理他们的问题。尽管现在创伤中心已经在许多创伤或复合手术室中建立固定的成像系统[6]，这些先进的设备在大多数中心可能不具备。因此，在这些中心可能需要使用几张 X 线或便携式 C 臂使用基本的线圈血管造影（有或没有数字减法）进行血管造影诊断。

胸降主动脉损伤优先采用胸主动脉腔内修复术治疗[7-9]（图 8-2）。TEVAR 的早期经验显示出第一代腔内移植物的缺点，该移植物主要用于治疗胸主动脉瘤。然而，目前的移植物尺寸更适合正常口径的主动脉，也更适合主动脉弓部和近端胸降主动脉。血管内技术可用于处理失血性休克和某些类型的血管损伤，包括伴有腹膜后出血的骨盆骨折，暂时在血管内放置球囊可以阻断主动脉，减少开放式手术或血管损伤时的出血[10]。在一些病例中，经导管治疗可以提供明确的治疗效果[11]（图 8-3）。

血管造影对盆腔出血的诊断率为 43%～78%[12]，出血的来源主要是骨盆大动脉和静脉的损伤，但骨折破坏的小血管也可引起大量出血，

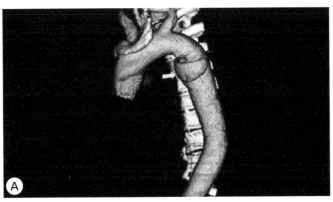
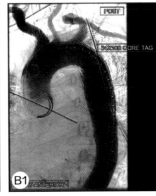
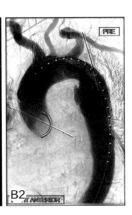

▲ 图 8-2　钝性主动脉损伤。一名被汽车撞倒的行人因低血压（收缩压 60mmHg）、双侧气胸和开放性股骨骨折而被送至急诊科
A. 3D 重建 CTA 显示钝性主动脉损伤，胸降主动脉近端假性动脉瘤（箭）；B1. 数字减影动脉造影左前斜投影位显示主动脉假性动脉瘤（左侧图像黄箭处）。B2. 放置自扩张覆膜支架（TAG Thoracic Aortic Graft, W.L.Gore and Associates）后的主动脉造影显示损伤部分完全覆盖

经导管血管造影通常用来直接识别这些出血来源。对于血流动力学不稳定的骨盆骨折患者，血管内栓塞治疗是有效的，但及时的外固定和骨盆填塞可能是更好的治疗方式 [13, 14]。

如本教材另一章所详细介绍的，选择性导管微粒栓塞术是在损伤部位控制小动脉出血的一种方法 [14]，栓塞弹簧圈可用于在近端闭塞损伤血管，但仅仅起到暂时封堵血管的作用而不能治疗盆腔损伤。因此，导管栓塞可选择价格较低和现成的材料，如明胶海绵或研磨成微粒（upjohn, kalamazoo, MI）也可以起到封堵血管止血的作用。

血管造影中表明肢体血管损伤或破裂的情况包括直接对比剂外渗、假性动脉瘤或对比剂外渗、动静脉瘘、内膜撕裂、痉挛或闭塞。覆膜支架和其他血管内策略可用于肢体血管损伤修复（尽管外周动脉血管腔内治疗的好处不如钝性外伤性主动脉损伤的血管腔内治疗优势明显）[15]，由于休克患者的损伤需要立即处理，而且肢体血管损伤通常与骨骼、肌肉或其他创伤有关，开放手术修复仍然是更常见的方法。然而，血管腔内技术在显露肢体困难或手术并发症率高的情况下（如锁骨下动脉或腋动脉损伤）可能是有利的。

操作过程可能因情况而异，需要考虑的因素包括患者的血流动力学和生命体征、血管条件、可用的成像系统的质量和可用的材料。血管内操作可用于延缓或明确控制出血（如球囊导管闭塞

或栓塞），一些血管内治疗可以择期进行，如轻度或中度创伤性钝性胸主动脉损伤（BTAI）的TEVAR 手术 [9]（图 8-2）。

外科医生（或介入医生）的技术水平和经验对于选择开放手术、血管腔内或杂交手术方式治疗损伤起到决定性作用。一般外科医生和创伤外科医生应该掌握简单的动脉通路建立和压力监测、控制和阻断出血（复苏性主动脉球囊阻断）、动脉造影。先进的血管内技术、经导管选择性造影、主动脉内支架的使用及其他复杂的操作技术都需要经过的培训和认证，在可能的情况下，应使用最佳的成像设备进行复杂的血管腔内治疗。

血管造影和简单的血管内操作可以在相对有限数量的穿刺针、导丝、鞘管、导管、工作导丝、球囊和支架的情况下进行。在考虑更复杂的腔内操作时，需要有足够的血管内器具来确保成功进行。创伤治疗所需的器具包括主动脉内移植物系统、鞘管和顺应性主动脉球囊、抓捕器、微导管、栓塞器具和凝胶，以及支架系统。同样重要的是，要有足够丰富的器具尺寸范围以满足各种需求。在实施血管内治疗操作之前，必须再次确认有符合预期置入物和器具。

5. 血管造影技术　平板血管造影不需要先进的技术或专门的设备，手推注射对比剂，即可获得一张 X 线。当存在损伤，但位置或损伤程度不确定时，血管造影可能在肢体损伤的手术治疗中具有实际应用价值（图 8-4），它也可以用来评估

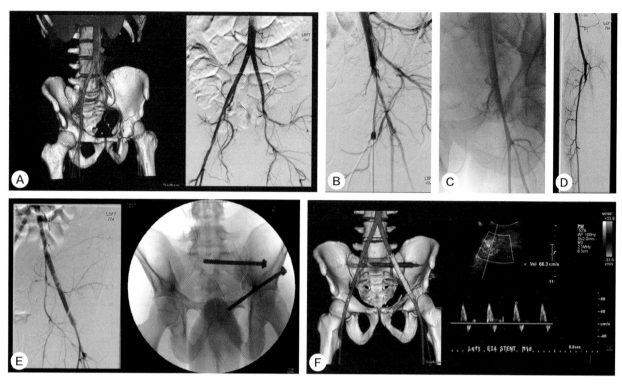

▲ 图 8-3　骨盆挤压伤伴髂外动脉夹层

A. 一名 25 岁男子骨盆受挤压伤，三维 CTA（左）和数字减影血管造影（右）显示髂外动脉因夹层和血栓形成而中断；B. 自扩张金属镍钛裸支架打开闭塞的髂外动脉后，在支架远端腹股沟韧带水平可见内膜片和血栓；C. 放置重叠支架后可见对比剂外溢，用覆盖支架可以完全隔绝；D. DSA 显示胫前动脉和腓动脉血栓栓塞，急性动脉栓塞导致对比剂的中断，几乎没有侧支动脉显影，抽吸取栓清除了远端血管血栓；E. 最后的动脉造影（左图）显示支架置入后的左侧髂外动脉通畅，远端血管变细但光滑，符合血管痉挛表现，血管痉挛常见于年轻患者，创伤患者也常出现，随后用螺钉固定骨折骨盆的前后部分（右图）；F. CTA 随访（左）和双功超声（右）证实血管损伤断支架置入后通畅，血流频谱正常

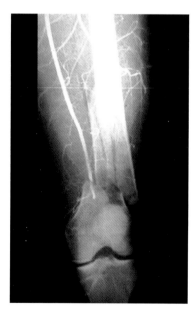

▲ 图 8-4　术中动脉造影可确认存在四肢血管损伤并定位血管损伤部位。本例显示股骨髁上粉碎性骨折患者左腘动脉近端断裂和闭塞

血管修复的技术结果。血管通路是通过经皮方式或在开放的外科显露血管后获得的，可以使用空心针、蝶形针、导管或使用 Seldinger 导丝鞘管交换技术在有问题的动脉内置入鞘管，成像板可用无菌袋隔离，并置于待成像肢体下的手术台上。

虽然这种简单而有用的动脉造影技术可用于任何情况，但它有一定的局限性。首先，必须估计对比剂注射到成像之间的延迟，以及对比剂注射到目标区域的时间误差将导致目标的血管段不能显影。其次，采用这种技术每次对比剂注射只能采集一个图像。每一幅图像都必须经过处理，以评估技术、对比剂注射和图像的治疗，这种方法可能检查时间较长。

单图像、平板血管造影的局限性可以通过使用便携式 C 臂造影检查系统克服，该系统具有数字化动态记录和数字减影功能。利用数字化血管造影，成像时间不那么关键。每次注入对比剂可记录多幅图像。数字减影血管造影（digital subtraction angiography, DSA）提供了更好的血管清晰度，因为它可以删除覆盖的组织显影或周围的结构，包括骨头，由于这一优点，DSA 通常比非减影血管造影（包括主动脉和内脏血管造影）需要更少的对比剂。

术中使用 C 臂透视系统可以提供使用形状导线和导管进行选择性导管造影所需的实时影像，以及指导干预措施，如放置阻断球囊、治疗性栓塞或放置覆膜支架。为了使用透视法，患者必须平躺在可透视的手术台上，使用专门为血管腔内手术设计的手术台更佳。当透视探头保持稳定时，外科医生可以移动血管腔内治疗手术台来定位视野内目标的区域。许多用于创伤手术和整形手术的其他手术台（包括 Jackson 平板）射线可透过，足以用于基本的透视成像和血管内干预治疗。然而，使用固定工作台，往往需要放射科或设备技术员更积极地参与 C 臂定位以使视野居中。

固定成像系统是大型医院的标准，这些医院有大量的血管外科和介入放射学项目，这些成像系统可以分别固定在墙上、天花板上或地板上，集成了对比剂注射和成像系统。固定成像系统有安装在手术台上的控制装置，供手术医生使用。它们具有各种图像采集功能，并具有指示血管内导管选择的功能，固定成像系统可以提供目标血管更大的成像范围和放大能力，提供高分辨率影像结果（图 8-5）。在手术室（或杂交手术室）中拥有固定成像设备的中心也有丰富的导管、导丝和其他血管内用品和辅助器具种类可供选择。

6. 血管造影后的患者护理　在纠正凝血功能异常后，应由经过培训的医护人员拔除动脉导管和动脉鞘。使用经皮动脉闭合器可缩短止血时间，但如果无菌条件不能保证的话，不应考虑使用闭合器，因为血管壁内或血管壁上的异物（如缝线、胶原塞）增加了血管穿刺部位继发感染的风险[16]。

术后应该严密监测动脉穿刺的部位和穿刺的肢体，以便于及时发现在拔除鞘管后的问题。穿刺部位和远端肢体查体应注意出血、神经改变或其他并发症的迹象。值得注意的是，栓塞或血栓性并发症在创伤急诊血管内手术后更为常见，因为休克引起的高凝性和不使用全身肝素化的手术操作可能会增加鞘管外周血栓形成的风险，术后

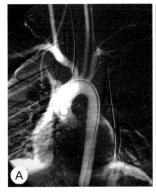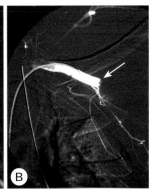

▲ 图 8-5　A. 主动脉弓图像（左前斜位投影）；B. 选择性左锁骨下动脉造影，数字减影动脉造影提供了更好的血管清晰度。本例主动脉未见损伤，但钝性伤导致左侧腋动脉闭塞（箭），选择性导管及直接注射对比剂至左锁骨下动脉显示最佳

应复查血清肌酐和血红蛋白等实验室检查指标。

接受过控制出血或缺血操作的患者需要术后仔细观察，以确保有持续有效的术后效果。这类患者应进行术后持续监测，并进行体格检查。血管内手术技术成功的客观和可量化的指标，如踝肱指数，对于识别肢体灌注的变化情况特别有用，在某些情况下，应重复测量红细胞压积，以监测术后有无持续性失血。

可通过术中成像来评估外伤性主动脉损伤的支架置入情况，术后需要检查上肢和下肢动脉搏动情况，以确认没有覆盖左锁骨下动脉或移植物主体腔内折叠导致远端缺血。CTA 通常用于置入移植物后几天或几周内的内支架成像和监测，值得注意的是，对于许多血管内治疗，术后无创超声检查足以监测治疗段血管的通畅情况。由于超声检查价格低廉，无须使用对比剂，并且不会使患者暴露于辐射下，因此，它们也适用于长期随访检查。

7. 并发症　动脉穿刺部位止血不充分可能导致出血或血肿，入路动脉与邻近静脉的任何穿透伤都可能导致动静脉瘘。内膜损伤、远端栓塞或动脉穿刺处新生血栓形成可导致不同程度的肢体缺血，伴有或不伴有神经功能损伤。因此，血管穿刺部位应仔细评估有无瘀斑、肿块或杂音，并应关注肢体远端是否有缺血的迹象。

（二）超声

超声成像有许多优点：非侵入性检查，价格

便宜，而且越来越多地用于局部组织检查[17]。它可以用来成像许多器官或组织，也可用于血管损伤晚期并发症的评估。现在大多数超声检查设备具有良好的图像质量、成像模式、处理功能，以及一系列功能选项。在不设计辐射的情况下进行成像，使得超声系统在使用时无须担心患者或检查者的辐射暴露问题。

即时便携式超声系统的引入使得在院前地点（包括艰苦或偏远的环境）及一系列临床环境（包括急诊室、手术室和重症监护环境）中进行检查成为可能。早期几代紧凑型便携式超声系统远远不如放射科和血管实验室使用的更大、更重、功能齐全的系统。然而，波束形成和图像处理技术的发展缩小了紧凑、高度便携的设备与传统高端系统之间的能力和质量差距。因此，超声系统的尺寸和重量持续减少，使得设备更小、更便宜。因此，POCUS 应用于创伤救治变得越来越普遍。

B 超检查提供扫描平面内组织的二维（2D）灰度图像，其中血液是低回声的。在 B 超成像中，血管的管腔呈暗黑色。可以通过实时成像显示血管的动态特征，包括检查时用探头（扫描头）外压时动脉的搏动性扩张和静脉的可压缩性（表 8-3）。B 型超声的分辨率与换能器频率和成像结构深度有关。使用低频换能器提高分辨率，用于检查更深的结构，当用高频换能器评估浅表解剖特征时，可以看到血管壁的结构，包括动脉粥样硬化斑块、夹层或血管内瓣膜。相反，当评估更深的血管时，B 超可能对血管损伤的检测不敏感。在这些情况下，唯一的异常 B 超表现可能是可以观测到血管损伤附近的血肿。当患者不适或躁动，或存在伤口、外部固定物或敷料时，可能会限制超声对创伤的检查效果。

双功超声扫描（Duplex ultrasound scanning, DUS），即在 B 超检查中增加多普勒血流检测，增加了血管超声在诊断过程中的实用性，是由脉冲多普勒流速波形显示某一特定点的流量信息。彩色双功超声扫描可以在 B 超上显示出目标区域的血流状态，彩色血流成像在探测到运动组织（如血液）时，返回多普勒回波信号显示为彩色（而不是灰色）像素，彩色血流显示提供了有关血流的位置、方向和速度的信息。此外，配合扬声器还提供多普勒信号的音频输出（表 8-3）。有了以上经验，医生可以学会识别异常流量的特征性"成像"，包括随着速度的提高而音调升高，靠近闭塞区域的突然中段的信号，湍流时为宽频谱声音，伴有动静脉瘘时的持续低阻力舒张期血流。

表 8-3 常见血管损伤的超声检查结果

损 伤	B 超图像	彩色多普勒	脉冲多普勒	备 注
动脉狭窄	血管内可见内膜片	颜色混叠（斑点图案）	• 收缩期峰值速度增加（速度比≥2.0） • 频谱增宽	• 内膜片 • 非外压性狭窄 • 痉挛
动脉闭塞	腔内可见回声物质	• 闭塞段无颜色填充 • 可见近端或远端侧支	• 没有血流或闭塞前冲击声 • 闭塞段远端阻尼波形	动脉压指数<0.90
假性动脉瘤	• 动脉外低回声区 • 假性动脉瘤可直接看到流动的血液，因为 Rouleaux 聚集体的回声增强	• 向动脉外流动 • 红蓝交替色（阴阳纹）	假性动脉瘤或其动脉连接处的双向血流	活动性出血血管的外渗可能在超声检查中看不到
动静脉瘘	损伤部位可见血肿	• 颜色混合 • 组织噪声（斑点样）	• 动脉损伤处高速血流 • 频谱增宽 • 静脉血流呈脉动型，流速快	
静脉血栓	• 探头加压静脉不塌陷 • 静脉内有回声物质	• 血流消失 • 远端肢体压力无增加	血流消失	小腿静脉很难评估

外科医生学习对血管超声的使用和解读是不可或缺的，美国医师认证与进步联盟（Alliance for Physician Certification and Advancement, APCA）的血管诊断医师注册证书（Registered Physician in Vascular Interpretation, RPVI）是行使医疗诊断的先决条件。即使没有血管专科的专业知识，但是血管超声在创伤治疗中可能是有用的，大多数放射科医生都接受过普通超声的培训，许多普通和创伤外科医生都有使用 POCUS 的技能。血管直径的测量（动脉瘤的检测）、动脉或静脉流量的检测、深静脉通畅的评估、浅表静脉的测量，以及其他简单的评估可以在没有正式超声培训的情况下进行操作，检查医生可以通过专业协会或即时超声认证学院（APCA 的分支机构）自愿申请 POCUS 资格认证（https://www.pocus.org.）。

1. 适应证　创伤超声聚焦评估（focused assessment with sonography for trauma, FAST）可作为伤员再次检查的一部分，用于确定心包积液和腹腔积血 [18]。扩展的 FAST（extended FAST, eFAST）包括超声评估有无气胸或血胸发生，同时也可以确定气管插管的位置，并通过评估心室充盈和下腔静脉的直径提供血管内容量的提示，虽然这部分超声检查通常不包括在 eFAST 检查中。POCUS 的一个实用方面是它能够进行重复性检查，以确认最初的检查结果或评估疾病变化趋势。

超声在创伤后颈部 [19, 20] 和肢体血管 [21, 22] 的评估中具有特殊的用途，因为它们的位置相对较浅，夹层、狭窄、血栓形成和动静脉瘘都可以通过这种成像方式来显示。由于 DUS 检查安全、便宜、无创，它对诊断具有与血管损伤风险相关的肢体损伤时非常有用，包括穿透伤、后膝关节脱位、过伸和髁上骨折（图 8-6）。

若无硬体征，可结合体格检查和无创压力测量，排除肢体血管损伤，计算创伤肢体指数，使用连续多普勒超声，这种袖带阻断技术测量受伤肢体的收缩压，并将其与未受伤对侧肢体的袖带阻断压力进行比较 [23]，IEI＜0.90 表明存在限流动脉狭窄或阻塞，超声检查可以进一步明确 IEI 的测量结果。然而，在临床上没有明显缺血或出血的情况下，IEI 正常时，延迟几小时甚至几天的超声检查是可以接受的。

当发生微小血管损伤时，大多数可能会采取非手术治疗，并期望自行愈合。晚期并发症风险低的创伤包括导致管腔狭窄率＜50% 的内膜损伤、创伤节段无压力差（损伤肢体指数在正常范围内）或峰值收缩期速度增加＜1/2，可以表明没有血流动力学上的显著损伤。DUS 的非侵入性特性适合以上一系列的检查，以确认已发生的损伤愈合所需的时间。

严重创伤的患者有静脉血栓形成和肺栓塞的危险 [24, 25]。明显的创伤会导致血栓形成（一种促

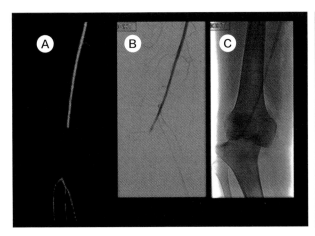
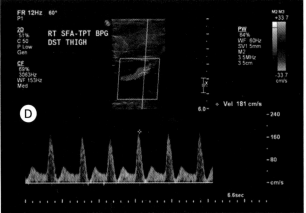

▲ 图 8-6　膝关节后脱位腘动脉损伤

24 岁的男子与机动车发生碰撞，导致右膝关节后脱位，右脚无脉搏，苍白。CTA（A. 3D 重建）和数字减影血管造影（B. DSA 减影；C. 非减影图像）显示腘动脉胫骨平台下（P3）段闭塞。本例从远端股浅动脉到胫腓干动脉的搭桥术重建。术后 1 个月，双功超声（D）证实移植段血管通畅，显示动脉血流模式（舒张中晚期正向血流）

凝状态）。DUS 是诊断试验的选择检测静脉血栓的四肢。新发的单侧肢体肿胀是预测深静脉血栓形成（deep vein thrombosis, DVT）的最强临床体征，但仅凭临床评估缺乏灵敏度或特异度。因此，当有 DVT 的体征或症状时，DUS 可以用来评估 DVT，或者在无症状的高危患者中筛查 DVT。

用 POCUS 的探头压迫血管，观察人工加压下腘静脉和股总静脉是否压瘪可作为 DVT 的快速筛查试验。通过这种基本的床边操作，可以准确地识别主要近股深静脉血栓形成[26]。诊断髂静脉血栓形成、非闭塞性股深静脉血栓形成、节段性深静脉血栓形成或小腿静脉血栓形成，应由血管技术人员进行全面检查。如果观察到局限性血栓形成（如孤立的小腿静脉 DVT），并且未进行抗凝治疗，5～7 天后可重复复查，以确认血栓有无进展。

术中超声可用于血管损伤的定位（图 8-7）和血管损伤修复手术后结果的评估。DUS 可以鉴别可能导致早期血栓形成或晚期并发症的风险，包括血管钳钳夹部位的内膜异常（钳伤）。DUS 还可以检测血管修复吻合处的限流性狭窄或存在腔内血栓，通过术中及时发现这些损伤或可能的风险，可以在离开手术室前进行手术补救措施。

2. 操作前准备　大多数超声检查不需要特别的准备。然而，在腹部超声检查前禁食可能会减少肠内气体量，从而使腹部、腹膜后和盆腔血管的检查图像变得清晰。

3. 缺陷和危险点　与超声相关的检查风险或缺点基本是可以忽略的，但包括以下问题。

- 检查结果取决于操作人员，需要基本医学知识和一些技术技能。
- 组织损伤、肥胖或水肿可能影响成像。
- 超声在空气中的传输效能较差，胸腔内结构的成像是有限的，肠道气体可能会使腹部和盆腔成像模糊。
- 非禁食患者和创伤患者在气管插管前用面罩通气，肠道气体可能会增加。
- 超声探头应及时消毒，以防止感染的传播。

4. 策略　超声可以在医护人员为患者查体时提供血管特异性检查，或者超声专业技术人员可以在患者术前检查期间（或在患者术后恢复的过程中）进行超声检查。超声可以作为一种筛查工具，用来检测临床症状不明显的创伤或血管并发症，如有些肢体损伤可能会损伤血管，但是临床评估下来并没有发现肢体血管损伤的迹象时，可以用超声作为筛查检查。

超声可作为一种诊断工具，单独或与其他检测方式结合使用。动脉破裂、内膜夹层或漂浮、血栓形成、动静脉瘘可以用超声明确诊断，特别是这些病变发生在四肢时。如果 DUS 与包括 IEI 计算在内的全面检查相结合，则可能没有必要进行额外的成像检查，如 CTA 或血管造影。

DUS 还可作为其他诊断检查或筛选检查的补充（如多普勒超声压力测量和 IEI 的计算）。在许多病例中，如果初始检查正常，没有明显的血管损伤迹象，可以在选择性的基础上进行 DUS 更彻

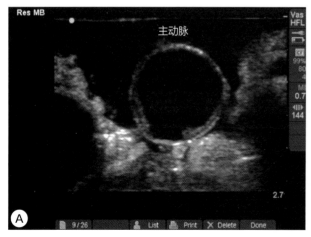
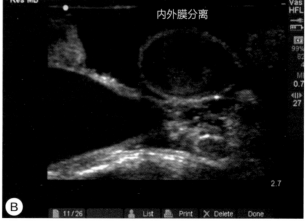

▲ 图 8-7　A.15 岁女孩在车祸中系安全带受伤，出现 Chance 骨折、肠道损伤和右下肢缺血，术中超声图像显示在肠系膜下动脉水平的主动脉通畅；B. 远端主动脉的损伤导致广泛的血管内膜撕裂，术中 B 超横断面图像可明确显示

底地评估（表 8-3）。

超声成像也是一个重要的工具，以显示某些血管或血管内状态的实时成像。例如，超声已经成为指导手术检查者完成经皮动脉或静脉通路的重要工具[27, 28]，在修复血管解剖结构或其他损伤的手术中，超声也可以帮助定位血管结构或损伤部位。肢体动脉的局灶性假性动脉瘤可以通过实时超声引导下的凝血酶注射治疗，该技术用于治疗医源性股动脉假性动脉瘤，但也可用于其他动脉假性动脉瘤。最后，超声可以用于实时评估手术结果，无论是在手术过程中（如果发现术中操作问题，可以采取纠正措施），还是手术之后，可以用超声监测动态变化情况。

5. 操作技术　手持式换能器（探头）发射超声波能量，并且接收反射回波，由于空气具有高的声阻抗，在常规应用中，传感器和皮肤之间使用水基凝胶作为超声耦合剂，但在术中使用时，血液或盐水是合适的耦合介质。在检查时应选择一个与深度和位置相适应的传感器进行评估，高频传感器（6~12MHz）提供更好的成像分辨率，但成像深度有限，更深的结构需要使用更低的超声频率（1~5MHz）。换能器（探头）可以安装在弯曲或直线型设备内，呈现出扇形或盒状图像。相控阵传感器可以提供一个扇形区域图像，专门为术中使用而设计的探头可以采用 t 形或"曲棍球棒"形状设计，以方便在手术过程中使用。换能器通常被设计在一个频率范围内工作，以获得更大的通用性和更好的成像，换能器设计的细节因制造商和使用的系统而异。

颈部和四肢的血管可以直接成像，由于肺部和内脏中的空气干扰超声传输，超声成像评估血管横断性损伤是有限的，肋下和胸骨旁视路或"窗口"可以评估心脏和心包结构，但经胸入路无法看到胸主动脉。FAST 检查中腹腔内液体（血液）的存在是血管破裂或实体器官实质损伤的间接证据，直接血管检查在创伤评估和处理的急性阶段（不是 FAST 的一部分），很少进行腹腔内血管的检查。

常规超声进行静脉和动脉检查方便进行穿刺建立血管通路，当超声用于手术前检查或术中评估时，换能器被放置在无菌套筒中，超声耦合凝胶也需要放置在无菌套筒内，保证换能器表面和套筒内部之间没有气隙或气泡。在超声下可以看到 18G 或 21G 针通过软组织进入血管腔，带有点状表面的针可能回声效果更好，也更容易用 B 超来观察。在纵向平面上对血管进行成像检查，可以选择进入血管的位置；而在横向扫描平面上进行成像，可以确保进入血管的位置精确在 12 点方向。导管和导丝一旦进入血管内，超声成像也可以帮助确认其在血管内的位置。

一些超声的应用需要专门的操作人员，如用于评估胸主动脉的经食管超声心动图（transesophageal echocardiography, TEE）[1, 29]，创伤患者的 TEE 检查需要气管插管以保障气道通畅。术中 TEE 可以提供 BTAI 的初步诊断，这些患者省略了 CT 检查，直接被带进手术室进行手术准备。血管内超声（intravascular ultrasound, IVUS）是一种侵入性技术，需要血管通路、目标血管导管化和在导丝上引入成像超声设备，主动脉可通过 8F IVUS 导管及 0.035 英寸导丝进行评估。虽然 IVUS 不适合作为筛查试验，但它可以提供详细的形态学信息，指导选择合适尺寸的腔内移植治疗 BTAI[30]（图 8-8）。当患者在手术台上时，IVUS 可以在收缩期和舒张期进行实时成像和直径测量，建议在 TEVAR 治疗 BTAI 前常规使用 IVUS，因为如果在血管内低血容量的情况下进行 CTA 测量，可能会低估主动脉直径[31]。

6. 并发症　超声检查是安全、无创的，与并发症的直接危险因素无关。与超声诊断相关的主要风险是检查结果可能存在误差。如果不注意无菌和消毒，超声设备可能成为卫生检查相关感染的潜在传播媒介[32]，在诊断超声应用中，组织热效应可以忽略不计，在常规的临床应用中，基本上没有热损伤的风险。

（三）CT

CT 是现代急救医学和创伤救治（包括血管损伤）的主要成像技术，采用高速螺旋扫描的多排螺旋 CT（multi-detector spiral CT, MDCT）将成像时间缩短到几分钟。CT 检查几乎无处不在，即使是在战场上相对简陋的地方也可以进行。数据来自美国一项对近 1 亿名在急诊科接受 CT 扫描的患者的调查发现，CT 的使用在 1996—2007

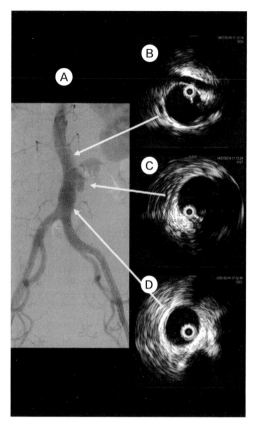

▲ 图 8-8 数字减影血管造影图像，血管内超声评价主动脉假性动脉瘤

51 岁的女性，她在使用割草机时发生翻倒事故，发现肾下动脉假性动脉瘤，使用血管内移植物治疗。A. 显示病变血管；B. 显示 IVUS 测量左肾静脉水平主动脉的尺寸；C. 显示评估动脉瘤段血管；D. 显示评估腹主动脉远端及分叉近端主动脉

年间增加了 330%[33]。CT 可用性和便捷性降低了急诊科对 FAST 成像的依赖[34]。

CT 是评估大脑、面部、胸部、腹部、骨盆及脊柱等骨骼损伤的常规方法。常规单次全身计算机断层扫描（WBCT 或"平扫"）因其高诊断率和识别漏诊损伤的潜力而受到一些人的提倡[35]。不过，对于大多数患者来说，更有针对性的替代检查方法可能更适合避免不必要的医疗费用和辐射暴露风险。从血管损伤的角度来看，增强 CTA 可以可靠地确认和显示临床明显的问题（如肢体血管缺血性闭塞），以及检测亚临床损伤（如无症状动脉损伤或轻度 BAI）[36]（图 8-9）。

MRI 和 MRA 可以作为 CT 和 CTA 的替代品，具有避免 CT 伪影和辐射暴露的潜在优势。然而，MRI 并不容易获得，而且图像采集时间较慢。

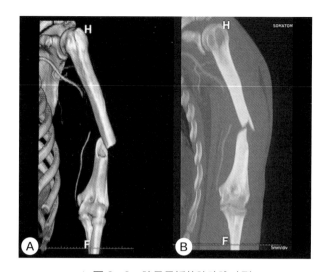

▲ 图 8-9　肱骨骨折伴肱动脉破裂

长骨骨折，如肱骨中轴骨折，可导致内膜破裂和动脉闭塞，从 CTA（A）和最大强度投影（B）的三维（3D）显示

MRI 的使用也有大量的禁忌证，包括金属置入物。同样有许多医疗设备不适合在强磁场下使用，因此不能伴随患者进行 MRI。

1. 适应证　CTA 的适应证很广泛。任何已知或疑似血管损伤的患者都可以做 CTA，但如果临床评估有足够的信息（如血管损伤的硬体标），其他的非侵入性成像方式可能足以使血管损伤的正确诊断，并有可能进行适当的处理措施，则可能不需要做 CTA 检查。

钝性或穿透伤后头颈部 CTA 的适应证包括不明原因或不协调的中央或侧位神经功能缺损，这种检查也适用于复杂的面部或下颌骨骨折、颈部（Ⅰ 区、Ⅱ 区和Ⅲ 区）穿透伤、颈椎或脊髓创伤及胸部创伤。对于疑似颈部动脉损伤，如果没有立即手术的适应证，CTA 可以帮助确定病变的特征，如血管部分或完全闭塞、假性动脉瘤、内膜损伤、夹层和动静脉瘘等[37]（图 8-10）。在一次检查中，CT 可以提供颈椎软组织、气管、消化道、椎管和脊髓的成像，在穿透伤的情况下，还可以评估子弹或碎片的轨迹和碎片的位置。

胸部 CTA 最常见的适应证是评估已知或疑似 BTAI，通常是在高能减速损伤的情况下，胸部 CTA 对可能有大血管损伤的穿透伤也很有用。胸部 X 线表现可以提示 BTAI 或其他血管损伤，包括纵隔增宽、气管、左主支气管或鼻胃管位置。然而，正常的 X 线片并不能排除 BTAI 诊断。

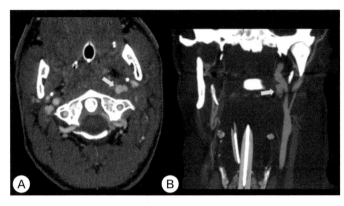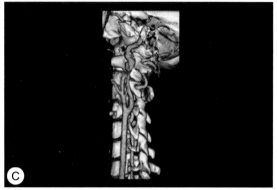

▲ 图 8-10　钝性伤颈动脉夹层。25 岁男子头部和颈部被严重殴打，CT 图像对其进行了评估

轴位重建（A）显示左侧颈内动脉颈段夹层，局部扩张，管腔不规则（箭）。最佳冠状面投影显示假性动脉瘤（B，箭）的图像，显示不规则的近端和远端。三维重建图（C）同时显示了血管系统和骨骼解剖结构

基于 CTA 所发现的 BTAI 特征如下：Ⅰ型，内膜损伤型；Ⅱ型，壁间血肿型；Ⅲ型，假性动脉瘤性；Ⅳ型，主动脉破裂型 [7]。该分级方案将可能无须手术治疗的患者（Ⅰ型）与更严重的需要手术或血管内治疗的患者（Ⅱ型、Ⅲ型和Ⅳ型）分开。

腹部和骨盆 CT 是一种确定的评估钝性伤的方法。通常采用标准的成像方案，但增强 CTA 为评估临床上可能不明显的可疑血管损伤提供了额外图像（图 8-11）。此外，血管损伤可能与其他创伤类型同时发生，例如，躯干血管损伤的患者可能伴有脊柱或脊髓损伤、内脏或实体器官损伤等 [38]。

CTA 评估肢体创伤的适应证与常规动脉造影相似，然而，CTA 的可用性和诊断准确性使其成为大多数中心肢体创伤的首选成像方式 [39]，给一个已经计划好做胸部、腹部和骨盆 CT 的患者增加肢体 CTA 检查需要单独增加的时间很少，并且可以提供对多发创伤患者更有用、更详细的检查信息。CTA 在评估肢体血管损伤方面的研究显示出较高的灵敏度和特异度（90%～100%）[40]。

2. 操作前准备　对比剂给药需要可靠的静脉通路，规划检查顺序可能有助于减少碘对比剂的剂量（通过减少多个诊断成像操作），可以减少血容量消耗，也可以降低 CIN 的风险。有经验的临床医生都知道，将危重或受伤的患者转移到检查设备上的搬运过程是有风险的，这可能需要暂停特定的治疗，并有可能需要必要的救治措施。此外，重伤患者移动到 CT 扫描区或扫描台可能会导致心血管监测中断，并可能增加管道或线路移位的风险。因此，当患者从复苏室、手术室或重症监护室转移到 CT 室时，需要仔细协调和关注整个过程。

3. 陷阱和危险点　与 CTA 相关的风险类似于传统的动脉造影，但没有动脉导管造影的风险。CTA 的危害包括以下情况。

- CIN。
- 对比剂过敏反应。
- 对比剂静脉外渗。
- 电离辐射暴露的晚期效应（癌症）。
- 如果进行单相采集，静脉损伤可能被忽略。
- 诊断（结果判读）错误。
- 伪影造成的成像限制。
- 患者从治疗区域移动到 CT 检查台。

从基于人群的角度来看，诊断性 CT 检查的辐射暴露风险是相当大的，然而，就个人而言，与辐射有关的风险很低，与可能危及生命或肢体的伤害相比，辐射损伤通常不是主要考虑因素。保持 ALARA 在创伤救治中的辐射照射的最实际的方法是只进行患者所需的那些检查。不建议对低风险的创伤进行常规的 CT 检查，这对儿童尤其重要，因为由于辐射暴露，他们一生中患癌症的风险会更大 [41]。自 2006 年以来，"常规成像联盟"（作为儿科放射学会的一个委员会）一直倡导减少对儿童的辐射剂量，主要是通过使用更有选择性的成像，也可以通过使用剂量限制成像程序和最

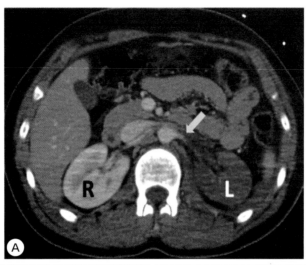

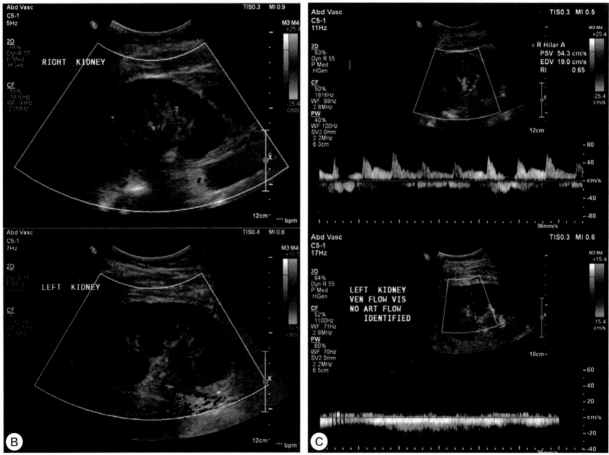

▲ 图 8-11 创伤性肾动脉闭塞。14 岁的男孩从一辆时速 35 英里（1 英里≈ 1.6km）的摩托车上摔下来，导致胸部和腹部受伤（彩图见书末）

A. CT 显示左肾动脉闭塞，可能是发生夹层（箭）。右肾（R）显影增强，左肾（L）无显影。B. 肾彩色血流双功超声显示右肾（上）动脉和静脉有血流，左肾（下）无血流。C. 右肾（上）脉冲多普勒动脉波形正常，左肾（下）静脉流速缓慢

新的检查设备。

值得注意的是，随着 CTA 的检查结果，总辐射剂量可能会降低，因为它的高诊断率可能会减少对其他放射学检查的需要。技术的进步（探测器设计，图像处理系统）减少了辐射剂量，其他程序特定的变化［线圈电流（mA）的调整，

线圈电位（kVp），螺旋旋转时间，螺旋螺距］可以进一步减少曝光。CTA 的其他缺点包括可能降低图像质量的伪影或医技人员解读图像的能力。

在评估创伤患者时，移动也会降低图像质量，造成黑白带、黑点、分辨率丧失或解剖结构变形。减少运动伪影的方法包括快速扫描、门控（如减少来自心脏周期的运动伪影）、矫正重建和后处理技术。高密度外来物质的存在也会造成伪影，金属物质可以通过使探测器在非线性响应区域运行而产生条纹伪影，甚至小碎片也可以产生星形伪影。患者的身体状况也会影响图像质量，体型较大的患者图像变形较多。

CT 的性能取决于几何精度和测量质量，不准确的几何形状，X 线管与探测器错位或不正确的数据程序会产生伪影，模糊空间分辨率。出现的检测器校准误差和平衡问题，也会降低图像质量，设备故障造成的图像质量降低可以通过定期的预防性维护和及时的维修而消除。

光束衰减与每个体积元（体素）中的平均衰减系数成正比。当吸收密度不同的组织处于同一体素中时，分辨率可能会降低，局部体积效应可通过使用薄片分析或"切割"技术，以及选择位于目标区域中心的物体的薄片进行衰减测量来最小化。射线束硬化伪影是由 X 线束中低能光子的优先吸收造成的，在高衰减的区域，如骨骼，这种效果可能是显著的。CTA 检查时，休克患者由于对比剂传输时间延迟导致的血管增强不充分可能导致 CTA（动脉或静脉）无法诊断。对于远端血管或更多中心静脉结构的 CTA，时间延迟可能是最成问题的。

4. 策略　CT 已成为几乎无处不在的严重受伤患者的检查方式，已证明可以有效地发现隐性创伤和显著的已知创伤。大多数血管损伤均可通过标准成像检测，但需要专门的 CTA 检查来更好地鉴别某些类型的血管损伤，尤其是对中、小型血管的创伤。

5. 操作技术　在目标区域进行 CTA 检查，需要静脉注射对比剂。常规的对比剂剂量为 100ml，输注速率为 4ml/s。成像延迟通常是经验性估计的，但大多数系统将通过剂量跟踪对动脉相位采集进行计时，从对比剂到达预先选定的区域开始。

技术人员执行 CT 扫描方案，通常采用预先定义的系统。技术人员对患者检查区域定位，注射对比剂，准备和操作 CT 扫描设备，然后将数字成像和医学通信（digital imaging and communications in medicine, DICOM）格式的图像数据发送给图像存档和通信系统（picture archiving and communication system, PACS）。

传统的 CT 检查显示灰度图像组织的密度（即 X 线衰减的程度）。CT 密度以 Hounsfield 单位（HU）测量，范围为 −1024～+3071。由于人眼只能识别 30～40 个灰度级别，图像显示可以在一个小或宽的窗口中灰度值范围，以特定的区域为中心。现代 MDCT 扫描仪具有各向同性分辨率，单个图像体积（体素）的所有三个维度都是相同的（X=Y=Z）。因此，CT 数据集可以被认为是扫描图像体积的三维（3D）表现，这些数据可以以多种方式显示。CTA 体积成像数据的后处理可以极大地方便图像的解读，一些后处理可以是自动完成的，但技术人员、放射科医生和其他临床医生能够修改数据资料，以出现特定诊断的视图窗口或图像，后处理技术也可以创建为 2D 或 3D 图像。

在成像过程中使用双能级（kVp）扫描可以从图像中去除骨头，或有助于区分钙和对比增强的血液成分 [42]，薄层图像可以通过成像体积被选定，通过薄层重建具有更好的边缘定义、更好的高对比度和分辨率、更少的伪影，但代价是更大的噪声和更差的低对比度分辨率。

二维 CTA 后处理技术包括图像的多平面重新格式化（multiplanar reformatting, MPR），以及曲面重新格式化。MPR 显示正交平面（轴向、矢状、冠状）的体积数据，以及用户选择和操作面板。通过体积数据库的样品可以是薄层或厚层扫描。弯曲重组格式（curved reformats, CR）用于查看血管的整个走行，这有利于评估血管节段的通畅或狭窄。

三维后处理包括最大强度投影（maximum intensity projections, MIP）和表面阴影体渲染（volume rendering, VR）。利用 MIP 显示，提出了沿图像投影线的最大衰减值，MIP 有效地显示了高灰度值的结构，如对比剂填充的血管（图 8-12）。VR 图像有助于理解复杂的结构关系，许多外科

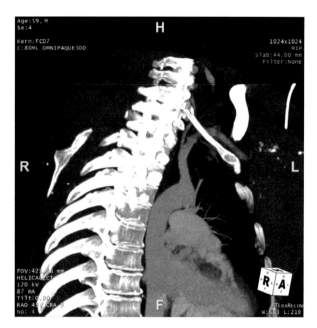

▲ 图 8-12　腋动脉枪伤

最大强度投影可以显示类似于传统动脉造影的图像，图像中组织的厚度可以变化。右前斜投影显示左肩枪伤后左侧腋动脉血流中断，在前胸壁的血肿中可见子弹的金属弹片

医生喜欢用这种视图进行手术前规划，VR 并不能提供其他信息。事实上，在检查中一些信息可能会丢失，因为没有充分对比的血管可能不会显示，较小的成像增量（与相邻切片采集的重叠）提供了更好的 3D 渲染效果。

四肢动脉损伤的 CTA 征象包括对比剂外渗（假性动脉瘤）、线样显影（狭窄）、对比剂消失（闭塞）和快速静脉显影（动静脉瘘）。

6. 术后护理　CTA 检查后通常较少发生并发症，尽管应减少血容量消耗，并且降低肾损伤的风险，检查后应监测尿量和肾功能。CTA 一般是安全、无创的，并发症相关的直接风险很少。

7. 并发症　CTA 的早期并发症主要与对比剂使用有关（外渗、肾衰竭、过敏反应），其他与 CTA 相关的风险是与图像解读错误相关的风险。对大多数患者来说，与辐射暴露相关的晚期风险不大，但儿童患辐射相关癌症的终生风险可能会增加。

第三篇

血管损伤和休克的新兴技术和新方法

Emerging Technologies and New Approaches to Vascular Trauma and Shock

第9章 血管腔内手术室和血管紧急救治

Endovascular Suites and the Emergency Vascular Service

JOSEPH A.HERROLD   THOMAS M.SCALEA   JONATHAN J. MORRISON   **著**

胡玮麟 孙 伟 **译**

一、概述

出血控制对于任何一个创伤患者管理机构都是关键的一环。这一核心能力体现在许多方面，从止血器械的使用，包括用于四肢出血的止血带、压迫器，到侵入性的外科手术。对于院内治疗来说，手术探查是处理血流动力学状况不稳定出血患者的金标准，而基于导丝、导管的腔内治疗则更适用于能够耐受向介入放射治疗室转运的稳定患者。

这种治疗模式主要由地理因素和专业界线所致。介入放射治疗室往往距离抢救人员和设备比较远，如麻醉支持和血库。因此，当血管腔内手术需要转为开放手术的时候，我们的选择常常会因为这些原因捉襟见肘。

此外，在传统的介入、手术室分离的模式下，通常很少有跨学科的病情严重程度评估。一方面，执行血管腔内手术的人员可能无法迅速判断一个持续衰弱的创伤患者的生理状况，并意识到采用耗时更短的手术或直接转为开放手术更为合适；另一方面，要求以血管腔内方式进行治疗的人员可能并不清楚血管腔内技术和治疗的限制。

为了解决这个问题，一个新的概念开始出现，即在同一地点由一个多学科的团队用血管腔内辅助工具来加强手术出血控制[1]。这种方式在应对某些解剖学上具有挑战性的部位时特别有用，如不可压迫性躯干出血，或保留组织表面以防止区域间的交叉污染，如保护腹膜后血管结构不受腹腔内空洞黏性损伤的影响[2, 3]。同样，一些损伤可以通过血管腔内手术方式进行最佳治疗，如钝性胸主动脉损伤[4]。

非一体化介入、手术室这一传统管理模式的局限性可以通过技术和系统的方案来解决。地理因素可以通过发展混合型创伤手术室（hybrid trauma operating room, HTOR）来解决，该手术室将手术和血管腔内的功能集中在一起。尽管像HTOR这样的专科治疗室对综合治疗是必要的，但如果没有无缝整合的服务，它并不足以提供上述治疗。需要在开放手术和介入手术两种场景都受过培训及现场工作过的人员才能使这一综合治疗的概念发挥作用。

本章旨在讨论上述这些问题，以及围绕HTOR和提供综合血管损伤服务所需的临床团队的证据。这些数据大部分来源于巴尔的摩马里兰大学 R Adams Cowley 休克创伤中心建立过程中积累的经验。

二、血管腔内手术室

（一）原则

HTOR 的概念起源于血管外科。一旦血管外科医生将腔内手术引入他们的实践和培训中，将放射成像技术整合进他们的手术室就变得至关重要。这使得杂交手术得以全面开展，例如，开放手术（如股动脉内膜切除术）与腔内介入手术（如髂动脉支架）可以同时进行。

创伤外科与血管外科在许多方面有相似之处，HTOR 和腔内治疗对其也是适用的：及时介入治疗的需要，严重失血的风险，以及可能跨越多个解剖平面和腔室区域的病变。由于这些原因，血管腔内技术已经日益成为创伤患者管理的重要组成部分[5]。例如，血管内介入治疗越来越多地被用作治疗盆腔和实体器官出血的辅助手段，而BTAI 现在几乎只接受血管内治疗[4, 6-8]。

将血管杂交手术室的概念延伸到创伤外科，通过使在同一地点进行介入治疗成为可能解决了距离问题，同时保持积极的复苏，并提供全方位的手术能力。因此，创伤杂交手术室是大多数出血的创伤患者的最佳救治场所。

（二）手术室设计

HTOR 的最小推荐面积是 55m²，尽管许多人认为 70m² 是一个更合适的数字。HTOR 需要的空间包括手术室的四个传统区域，即无菌区、循环通道、可移动设备、麻醉区，以及一个额外的成像区。成像区是成像系统在非操作状态下的位置，不能影响伤员、工作人员或设备的移动。

成像系统的安装类型是 HTOR 设计中最重要的决定。如果考虑安装固定的成像系统，则可固定在地板或天花板。尽管这两个选择看起来差别不大，但背后却蕴含深意。一般来说，落地式系统为 HTOR 配置提供最大的灵活性（图 9-1）。落地式系统允许在更大的地板空间内进行成像，允许床放置在该区域的任何地方。此外，这样的系统不会占用天花板，为手术灯、监视器和其他类似设备留出空间。

落地式系统的缺点是复杂。虽然手术台和成像系统的定位自由可以在最大程度上适配各类手术，但大量的特定手术配置可能会让手术室工作人员感到不知所措，并导致房间设置杂乱无章，特别是在缺乏专门的血管腔内手术室工作人员的医院。对于复杂的患者来说，这一点变得很重要，将在后面详细讨论。

吊顶式系统由吊架组成，使得成像系统可以从一个停放的位置上下移动到手术室床的长度，并具备有限的侧向移动能力（图 9-2）。这种类型的系统可以进行全身成像，但床的位置相对固定一些，房间配置的灵活性也受到了一定的限制。此外，由于天花板被吊架占据，手术照明和监视

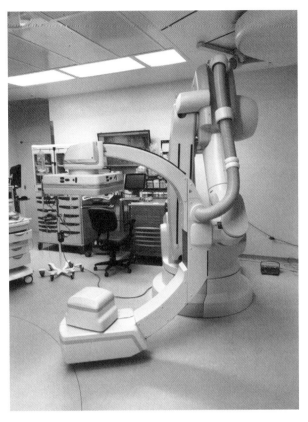

▲ 图 9-1 HTOR 落地式成像系统示例

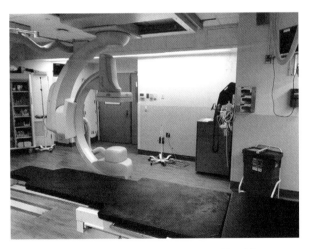

▲ 图 9-2 HTOR 吊顶式成像系统示例

器的位置可能会受到限制。

最佳的系统类型往往取决于具体的情况。落地式系统为手术室的配置提供了最大的灵活性，尤其是当手术室供血管、创伤等多个不同专业的治疗组同时使用时显得尤为重要。吊顶式系统可以通过限制选择而使手术室的配置更加简单。与许多复杂的临床问题一样，计划是最关键的。

（三）组织协调问题

HTOR 的组织可能很复杂，因为涉及多个团队：台上团队、巡回工作人员、放射工作人员、手术和麻醉团队。对于简单的病例，即单次的介入治疗或序贯性的手术，可以由进行该手术的高级临床医生来主导。当多个团队同时参与手术时，如果没有建立明确的主导机制，那么在 HTOR 中对患者进行的治疗和护理工作可能出现问题。在这样的情况下，创伤外科医生的角色就是站出来指挥整个团队，因为他们对伤员的病理生理学状况最为了解。然而，这需要创伤外科医生也对手术室的操作、手头的血管内技术及所有临床因素有一定的了解。

最复杂的创伤患者可能会需要使用成像系统、注射泵推注、吸引器、能量装置、术中血液回收技术，以及在极少数情况下，甚至会用于静脉旁路、肾脏替代治疗或膜氧合的体外循环技术。所有这些辅助设备的到来会迅速挤满整个房间并降低其功能，因此需要提前计划。这种情况既是 HTOR 的优势，也是其劣势。如果管理得好，联合开放和血管腔内技术可以在复杂损伤的管理中发挥巨大作用，但如果房间功能没有得到优化，HTOR 会成为一种负担，阻碍有效的护理。

对这些特殊情况的预案应该在手术室规划阶段进行，在这个阶段对最复杂的临床情况进行模拟和演练。这在现代医疗中很少出现，所以使用手术室的团队必须刻意模拟极端的操作。这可以减少在实际护理患者时发生关键错误的风险。

许多高效操作的解决方案都是因地制宜的，但在巴尔的摩，我们已经开发了一些 HTOR 程序的具体配置。我们已经确定了最常见的手术室配置，其中包括三个不同的床位和成像系统位置。这涵盖了我们 95% 的手术，在预约台和 HTOR 的显眼位置展示这些配置的图示，以便工作人员了解房间应该如何使用。

对于任何预计要进行开放和血管腔内手术的病例，我们都会使用一个较大的双层器械台。在下层，我们放置开放性器械，而在上层，可以放置长的导管、导丝和鞘。这样可以方便识别导管的类型，并为长器械的部署做准备，如胸主动脉支架置入。

最后，我们特意选择将血管腔内手术作为我们标准台上团队的职责之一，而不是专门的腔内台上团队的职责。这样做是为了最大限度地减少对专科医生的需求，但确实需要大量的培训投资。我们还没有掌握这个教育计划，但我们认识到一次培训活动是不够的，对台上团队进行经常性的自上而下的培训对 HTOR 的持续技能至关重要。

（四）成像能力

最初，血管腔内介入的成像包括独立的 C 臂系统，用 X 线管和图像增强器来产生动态图像。尽管在骨科手术中仍很常见，但在血管手术中，图像增强器在很大程度上已被平板探测器（flat panel detectors, FPD）所取代，它增加了可用的图像尺寸和动态范围，同时可能减少整体辐射剂量[9-11]。

目前新一代的固定系统将 FPD 安装在机械臂上，其本身就比移动式的机械臂构造更加复杂、功能更强大。分辨率相较以前更高，也可以获得更高的能量成像（图 9-3）。由于探测器在机械臂上，与手术台的相对位置始终是已知的，这使得图像与空间数据能够一并进行存储。

进而成像序列的自动化成为可能，如在阶梯式数字减影血管造影中，仅需一次注射对比剂就可以追踪到整个肢体。此外，图像可包含具体的床和探测器的相对位置，这些数据也可以被存储下来，以便以后调用。这些特点不仅减少辐射伤害，同时也可以减少对比剂的用量。

固定系统的一个具体优势是可以使用锥形束计算机断层扫描（cone-beam computed tomography, CBCT），这是一种先进的轴向成像方案。CBCT 通过从中央电压管中投射出的 X 线，以锥体的形式穿过物体并投射到高分辨率的二维 FPD 上，从一次 200° 的平面旋转中获得体积的成像数据。

它与螺旋扫描 CT 相反，MDCT 通过多个一维检测器元件收集数据，在患者通过检测器时以螺旋方式 360° 扫描整个体腔。CBCT 检测器面板较小，并且不随患者的解剖平面移动。采集的总量受限于 FPD 的大小。另外，与 MDCT 相比，增加的辐射散射会增加图像伪影，降低图像质量。

然而，尽管存在这些限制，CBCT 仍具有能在 HTOR 中提供轴向成像能力的优势，我们将其以两种方式进行使用。第一，作为对颅内占位性

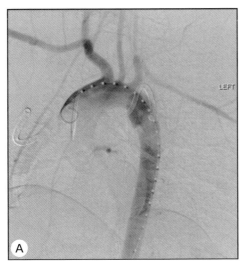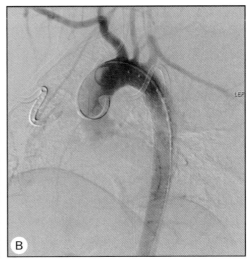

▲ 图 9-3　顿挫型胸主动脉损伤支架置入术的术前（A）和术后（B）影像

病变的筛查，在手术台上进行非对比头部 CBCT 检查（图 9-4）。第二，进一步评估可疑的血管病变（如假性动脉瘤、动静脉瘘），以便制订止血策略。两种应用都为那些被判断为病情极不稳定，无法在手术前进行成像的患者提供了重要的诊断信息。由于这是一项新兴技术，目前 CBCT 在创伤中的应用证据不足。然而，这也为未来的临床

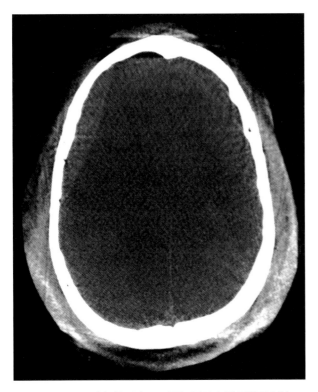

▲ 图 9-4　头部锥形束 CT 平扫显示右侧硬膜下血肿

研究提供了重要基础。

三、血管急救服务

（一）临床需求

通过将血管腔内技术和先进的影像技术整合到积极的复苏和手术管理中，HTOR 为合理利用各种技术来改善创伤患者的转归创造了很大的希望。这个概念并不新鲜，从 21 世纪初就已经存在，但很少有机构将其作用充分发挥。所需的技术在不断改进，而且很容易获得，理论上可以飞速发展。

在我们看来，成功使用 HTOR 的最大障碍是围绕创伤救治建立的医疗系统。最常见的创伤治疗模式是经典的住院患者"初级团队和咨询服务"架构。患者由初级团队收治，当患者的伤情超出救治能力时，就会请相关的专家会诊，进行进一步评估和管理。当面前的问题是独立事件且时间上不算紧急时，这种治疗模式效果很好。

不幸的是，出血很少是独立事件，并且出血的救治需要争分夺秒，因此以会诊为核心的模式显然不能有效用于患者的治疗。然而，如前所述，血管腔内止血对某些损伤的作用越来越大，即使不是规范，也将明确的损伤管理置于其他专业的管辖之下 [5]。举例来说，通过介入手术来栓塞实体器官血管损伤，以及通过放置胸主动脉支架移植物的血管手术来救治 BTAI。在大出血的患者中，止血时间是一个与死亡率密切相关的重要指标，

这在一些研究中已经得到了基本证实[12, 13]。然而，大多数创伤系统的设计是为了加速将受伤患者送到创伤外科医生进行救治，而不一定是提供明确止血的专科医生。虽然这种水平的模式被认为是负责任的临床实践，每个人都有机会贡献专长，但我们认为，这种模式往往提供繁琐的、基于团队的救治，在一个需要迅速决断的环境中没有明确的领导。

相反，我们采用了垂直整合的系统，我们的部分创伤救治组成员在血管和创伤手术方面受过双重训练。这些人提供 24/7 的止血服务以作为专门的血管损伤救治的一部分。在这种模式下，将受伤患者迅速送到创伤外科医生那里，目的就是要尽快止血。这加快并简化了早期出血控制的实现，因为其解决了会诊医师不在现场无法提供辅助决策的难题。此外，由于患者始终掌握在了解其病理生理学特点的创伤外科医生手中，在患者损伤模式的背景下，决策变得更加容易和完整。例如，在血流动力学不稳定的患者中，不尝试复杂的选择性栓塞，而是优先考虑损伤控制止血和 ICU 的全面复苏。

我们机构于 2015 年采用了这种服务模式。在采用之前，基于导管的治疗由 IR 服务提供，盆腔栓塞的平均时间超过 5h。随着新服务模式的出现，盆腔栓塞的时间已经减少了 1 个多小时，达到了 3.5h 左右[14]。图 9-5 是一个说明性的案例，说明在危重的创伤患者中可以通过 HTOR 创造工作流程的效率。虽然这种模式不是在每个机构都适用或可行，但这种救治系统的优点仍然与那些为受伤患者提供止血的人员高度相关（框 9-1）。

框 9-1　复合创伤手术室使用的十大经验

1. 尽量使用最大的房间
2. 对使用该房间进行操作的团队进行培训
3. 将所有可能使用该设施的学科都纳入在内（放射医学、血管外科学、创伤外科等）
4. 如果可能的话，任用具有血管外科专业训练背景的创伤外科医生
5. 追踪你的案件利用情况：案件编号和他们什么时候发生
6. 大胆思考：这是一个具有巨大创新和研究空间的前沿领域
7. 脚踏实地：尝试将腔内手术和开放手术的手术设置进行贯通融合
8. 演练特定场景，如对血流动力学不稳定骨盆骨折的处理
9. 在护理和外科团队中设立一个善于发现和解决问题的主导者
10. 为房间出现技术问题和需要替代设施的情况准备一个具体的预案

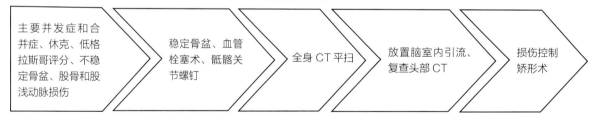

▲ 图 9-5　使用传统和混合型创伤手术室方法的患者路径

该患者是一名摩托车手，发生了一起撞车事故，出现失血性休克，伴有骨盆骨折、股骨骨折和股浅动脉损伤。在常规治疗模式中，骨盆首先在放射科进行治疗，然后转移到手术室进行股浅动脉探查。一旦病情稳定，将进行全身 CT 检查，随后进行脑室内引流，目的是为了缓解颅内损伤和进行损伤控制矫形术（DC-Ortho）。有了混合病房模式的治疗，所有的这些成像都可以在同一个地点进行。CBCT. 锥形束计算机断层扫描

（二）具体实施

血管损伤服务能否顺利实施取决于许多当地的因素，涉及人员配备使用、创伤系统资源和患者的数量。必须以充足的患者数量来证明血管损伤服务的合理性。即便外科手术数量和疗效的相关性已经被明确证实，但对于该项服务来说，所需样本量的阈值尚不清楚[15]。但在 Shock 创伤中心，我们每年有 6000～8000 例创伤手术，每年进行大约 500 例血管手术。我们相信这样的手术量足够为三名受过血管 – 创伤双重手术培训的外科医生参与此类服务的资质提供证明。

（三）培训事项

在美国和英国，血管外科培训一直遵循普通外科培训后再进行额外血管培训的途径。然而，血管外科培训正日益从普通外科培训中独立出来，这也是创伤外科的基础。在英国，血管外科培训是一个独立于普通外科的培训途径，重叠的部分很少。美国既发展了综合项目，也发展了经典的先普外科后血管科的培训途径。目前还不清楚后者是否会长期延续。其他国家的培训项目也处于类似的演变状态。

最终的结果是，对血管和创伤感兴趣的受训者在完成两个学科各自的培训之前，都很难充分接触到这两个学科。这条培训途径艰辛而耗时，可想而知同时完成了两个项目的执业人员并不多。由于上述诸多原因造成的相关专业人员短缺的确是一个值得关注的问题。我们认为最优的解决方案是建立一个创伤血管培训模式，其中包括跨专业的课程，供血管和创伤救治受训者学习。尽管在英国已经成功通过创伤培训交互小组完成跨学科培训，但这些都处在一个刚刚起步的阶段。

尽管核心课程将为创伤和血管专业受训者服务，但培训的侧重点在不同的群体之间有所区分。例如，血管专业的学员需要强调创伤处理决策分析，而创伤专业的学员则需要将重心放在解决问题的具体技能。这一领域虽仍有争议，但迫切需要一个综合的策略来填补这一培训板块空白，以提供能够满足这类人员的培训内容。

四、结论

HTOR 可能为创伤治疗带来先进的成像技术和与之相伴随的开放、腔内手术流程。HTOR 的环境比较复杂，需要配备熟悉创伤管理和 HTOR 技术的相关人员。由受过双重培训的创伤和血管外科医生组成的团队来提供高质量服务是实现 HTOR 手术的一种方式。尽管这种模式不一定适用于所有的医疗机构，但很明显的是，将 HTOR 与业务熟练的有关人员有机结合，并制订一个统一的决策机制，可以优化对出血患者的医疗服务。这个系统可以提供更迅速和全面的治疗，从而改善患者预后。未来可能需要一个特定的创伤血管培训途径，以提供 HTOR 环境中所需的救治力量。

第 10 章　支架、弹簧圈和封堵器
Stent-Grafts, Coils, and Plugs

DAVID SCHECHTMAN　　BRANDON W.PROPPER　**著**
胡玮麟　周发权　**译**

一、概述

出血是创伤患者可预防死亡的主要原因，其中 96% 的患者死于不可压迫性躯干或交界区出血[1]。随着血管腔内技术在择期和急诊血管病例中变得更加普遍，越来越多的创伤患者倾向以腔内治疗的方式来处理。血管栓塞装置，如微粒、封堵器或弹簧圈栓塞，一直是血流动力学正常但有实体器官损伤和对比剂外渗的创伤患者的非开放手术的治疗标准。近来，血管腔内支架已经成为控制轴向血管出血，同时保持远端结构灌注的辅助手段。在有动脉损伤的创伤患者中，接受和使用血管腔内辅助设备的人数迅速增加。根据国家创伤数据库记录，2004 年只有约 3% 血管损伤的创伤患者是利用血管腔内装置进行治疗的。10 年后，这一数据上升到了 9%[2]。对于包括锁骨下动脉、无名动脉、腋动脉和髂动脉在内的交界区血管损伤，采用血管腔内治疗的方式特别具有吸引力，因为这样可以避免进行高位开胸、胸骨正中开胸或开腹，进而避免相关的并发症。腔内干预可以减少对多发伤患者的操作损伤，避免进入第二个腔室，限制血管显露，从而减少对邻近的组织或神经的损伤，减少不必要的麻醉需求。本章对目前针对实体器官、盆腔、交界区和外周血管损伤治疗的有关文献进行了回顾整理。复苏性主动脉球囊阻断术和主动脉损伤的腔内管理将在本书的其他部分进行讨论。

二、出血的腔内治疗原则

恰当的患者选择是提高出血患者血管腔内止

血疗效和预后的基础。对于血流动力学不稳定、有弥漫性腹膜炎或存在空腔脏器损伤证据的患者，应采取急诊开放手术进行干预。对于血流动力学稳定或对液体复苏存在反应性的患者，可在完成增强的多层 CT 后，根据成像结果，决定是否需要进行紧急手术干预、腔内出血控制或单纯进一步观察。血管腔内止血最常见的适应证是存在出血证据，如肝脏、脾脏、肾脏或盆腔损伤大量液体外渗。其他适应证包括高度可疑的实体器官损伤或中度腹腔积血。此外，明确存在对比剂外渗、动脉夹层破口或者假性动脉瘤等征象的交界区血管损伤，可能适合于腔内支架治疗，这样可以保持远端灌注，同时隔绝损伤部分。对于在 HOTR 接受处理的创伤患者，可以选择同时或先后进行开放和血管腔内介入治疗。在制订血管腔内出血控制计划时，必须考虑以下一些因素：血管穿刺入路、目标血管的大小、治疗的紧迫性、血液供应、血管旁路、远端灌注、栓塞剂及潜在的栓塞剂移位、渗漏可能。年龄仍然是另一个被持续讨论到的因素。在成长发育期血管中应用血管腔内治疗技术的有关数据相对较少。这些考虑因素将在下面的解剖学相关章节中进行阐述。

三、栓塞剂

自 20 世纪 70 年代以来，对特定器官内的血管区域或受影响的实质脏器进行导管引导下的机械封堵已经成为创伤开放手术的辅助治疗手段[3]。实质脏器损伤的导管引导下非开放手术治疗进展迅速。在过去的 50 年里，血管栓塞已经从相对简单的栓塞剂（如导丝、缝合材料或自体凝血块）发展到市售的永久性和临时性栓塞剂（表 10-1）。

（一）临时性栓塞剂

历史上，自体血块或软组织等生物材料常被用作临时性的栓塞剂。在目前的临床工作中，明胶泡沫剂（Pharmacia & Upjohn, Kalamazoo, MI）是市面上最常用于创伤的选择。明胶泡沫剂是一种不可溶的多孔渗透性产品，由纯化的猪皮、明胶颗粒和水制成。虽然将它作为栓塞剂使用是超说明书的，但其临床使用经验可以追溯到 20 世纪 70 年代[3]。在栓塞过程中，使用两个连接三通的注射器将 1～2mm 的明胶泡沫剂和对比剂均匀混合起来，两支注射器交替抽吸推注，直到药物均匀混合，形成布丁状的混悬液。然后可以在透视下注射栓塞剂对近端血管进行栓塞处理。混悬液中的对比剂可使目标血管中的明胶泡沫显像。一旦实现了血管闭塞，就停止注射，因为过多的栓塞剂会反流到更中心的血管，导致其他地方意外栓塞。血管再通往往发生在 3 周内，但也有可能延长至 3 个月。明胶泡沫剂的栓塞再通率是非常

难以预测的。其也有粉末状的栓塞剂型，但其直径很小，只有 10～100μm。这种栓塞剂和其他小直径的临时栓塞物，如淀粉微球和纤维原胶原蛋白，往往会向远端移动，增加了远端栓塞和组织缺血的可能，在控制实体器官创伤中的大血管损伤疗效有限。

（二）永久性栓塞剂

永久性栓塞剂包括弹簧圈、封堵器和栓塞颗粒。栓塞剂选用的依据是目标血管大小、血管所影响的相应脏器，以及是否需要缺血处理。在严重损伤的情况下，应尽量减少组织缺血，这使得大量永久性小颗粒栓塞剂显得不那么适用。聚乙烯醇（polyvinyl alcohol, PVA）颗粒、三丙烯酸明胶（tris-acryl gelatin, TAGM）和其他类型的微球，以及液体黏合剂或组织硬化剂经常被用于选择性血管消融和目标组织的栓塞。目前这些栓塞剂在创伤方面的经验是有限的，因为输送系统可能难以控制，导致意外的远端缺血或反流到中心血管，将栓塞剂输送到其他位置。然而，它们并非没有优势，因为液体黏合剂的功能不受凝血级联的影响，可以闭塞凝血病患者的血管。在创伤的情况

栓塞剂	血管大小	注意事项
表 10-1　创伤治疗中常用的栓塞剂		
临时性		
明胶泡沫	大、小	• 明胶泡沫栓塞混悬剂可以用于大型血管 • 明胶泡沫栓塞粉剂可用于小血管 • 血管再通个体差异较大
纤维原胶原蛋白	小	2～3 个月形成血管再通
永久性		
弹簧圈	大	• 微型弹簧圈也可以使用 • 如果没有锚定或用于动静脉瘘时，要注意远端栓塞
Amplatz 血管封堵器	大	• 有多种形状和长度的封堵器可供选择 • 可以用来作为弹簧圈的支撑物
栓塞颗粒	小	• 在创伤治疗中作用有限 • 相较大血管，往往会引起更多的缺血和坏死发生
黏性液体	小	• 存在将导管和血管黏在一起的风险
凝血酶	小	• 可能导致广泛的栓塞发生 • 最常用于窄颈假性动脉瘤

下，大血管栓塞剂是最常使用的。在这种情况下，大血管被认为是在血管造影上可以看到的任何血管。

（三）凝血酶

尽管不常用于导管引导下的定向治疗，但凝血酶被常规用于治疗动脉通路部位的假性动脉瘤。凝血酶直接作用于纤维蛋白原，将其转化为纤维蛋白单体，从而使其交联和聚合。这种反应在给予凝血酶的即刻发生，导致血凝块形成。凝血酶被批准为局部用药，动脉内用药是超说明书用药，但目前已经有大量凝血酶的这类使用经验[4-6]。当治疗导管置入术后假性动脉瘤或外伤后外周型假性动脉瘤时，直接穿刺进入动脉瘤腔内，用一个小注射器注射少量的凝血酶，促进假性动脉瘤内血栓形成。这个操作通常需要不到 1000U（每毫升 1000U 的制剂 1ml）。注射凝血酶时必须特别小心，因为造成非预期目标的栓塞可能会产生严重的后果，其中包括不可逆的缺血。虽然有过使用凝血酶治疗创伤后的实体器官假性动脉瘤的报道，但我们并不提倡这种做法[7]。

（四）弹簧圈

弹簧圈是永久性大血管栓塞的最常见的栓塞材料，因为它们易于使用且容易获得。它们可以单独使用，也可以与其他栓塞剂联合使用，为弹簧圈提供支撑，防止远端栓塞。在选择栓塞用的弹簧圈时，必须考虑目标血管的大小、鞘的大小和目标血管的血流量。弹簧圈最初是一段卷曲的钢制导丝，因为它的血栓形成率很低，所以需要紧紧卷曲起来。现在，弹簧圈上附着了促进血栓形成的辅助材料，如尼龙纤维、聚酯纤维或生物活性材料等，可以达到促凝作用，在达到血栓形成效果的同时减少了所需弹簧圈的数量。目前的弹簧圈主要由铂金合金制成，它相较钢材具有更好的延展性，在透视下也更容易看到。为了达到最终的形态，弹簧圈可能有一个固有的"记忆"功能，它们在被释放后就会恢复到"记忆"形态。还有一类具有表面包裹涂层的弹簧圈，当水化时会自行膨胀和改变形态，增加弹簧圈的直径，以提高封闭的效率。不同的类型和不同品牌弹簧圈的使用方法也不尽相同，有些弹簧圈可以通过导管由生理盐水推入或安装在推进装置上，到位后

与装置分离。可分离的方式能对弹簧圈实施最佳控制，并提供了在最终释放前重新定位的可能性，防止弹簧圈在高流速系统中产生移位。

0.010～0.052 英寸的多种直径可有不同的应用场景。弹簧圈的成分和直径的组合将决定弹簧圈的硬度，通常报道为"柔软度"。制造商还报告了推荐的导管内径、圈数、延长的弹簧圈长度和弹簧圈直径。这样就可以根据血管大小进行适当/准确的选择，而正确的尺寸选择是至关重要的。较硬的弹簧圈尺寸不应超过 1mm，而较软的弹簧圈尺寸可以超过 20%～30%。过大的弹簧圈可以防止远端移位，特别是对于在手术时血管收缩的年轻患者。过大的缺点是过大的弹簧圈会将导管向后推，导致意外的近端栓塞或从目标血管中移出，或弹簧圈无法形成预期形状。在体量较小的创伤中心，或者如果没有一个专门的团队每天 24h 值班，我们倾向于选择同一种尺寸的大弹簧圈和微弹簧圈，以方便和创伤救治配置下的诊断导管配合使用。这样可以避免在手术中寻找额外的输送导管。为了简单起见，0.035 英寸的弹簧圈可以毫无困难地通过 4F 或 5F 的导管展开。如果选择的是较小的血管，则可通过 0.014 英寸或 0.021 英寸的导管（即通过微导管）置入微型弹簧圈。微型弹簧圈可能会在较大的导管中卡住或开始形成其展开的构造，导致导管阻塞。

在放置弹簧圈时，保证输送系统的定位准确和稳定十分重要。这样就可以做到精确部署，而不会出现导管和弹簧圈的近端移动。作者建议，用于递送弹簧圈的导管应通过一个鞘或一个在放置过程中不会移动的单独导管放置。这样一来，操作者可以在移除整个输送系统的过程中能有更好的控制。测试稳定性的方法，第一种是将一根导丝从投放导管的顶端推进几厘米，以确保系统保持在位。栓塞术具有许多种不同的技术方式。最常见的两种技术是"锚定"技术和"脚手架"技术。前者即把弹簧圈的末端锚定在一个小的分支血管中，而主体则留在目标血管中，防止后续放置的弹簧圈移位；第二种则是先使用一个大的弹簧圈来搭建一个类似脚手架的结构，以便后续将小的弹簧圈装在其近端，形成一个密集的弹簧圈巢。如果没有出现分支血管，或者这是一个高流量的系统，并且担心最初放入的弹簧圈会

引起栓塞，可以放置一个封堵器。可拆卸的弹簧圈为操作者提供了更好的控制性，使得弹簧圈的放置更加准确。这些系统使得弹簧圈在最终释放之前可以进行前进、后退和重新定位等操作。该功能在高流速系统中或存在动脉静脉瘘（arterial venous fistula, AVF）的情况下将会是一个巨大优势，因为放错位置的弹簧圈会迁移到静脉系统并导致肺部栓塞。可拆卸的弹簧圈通过电流、机械开关或导丝打开和输送系统结合来进行释放。

（五）封堵器

当没有分支血管可以"锚定"弹簧圈，或者在高流量系统中担心初始弹簧圈引起栓塞时，可以放置一个封堵器。Amplatzer 血管封堵器（Amplatzer vascular plugs, AVP）（St.Jude Medical, AGA Medical Corporation）是目前已经市售的血管封堵器之一。其为一个自膨闭塞装置系列产品，由镍钛合金网制成，有多种形状和直径，可以在不同的目标血管中实现血管栓塞或是闭塞。目前产品已有四代，配备四种不同的塞子，分别为 AVP、AVP Ⅱ、AVP Ⅲ 和 AVP Ⅳ。它们之间区分不同的分段数、输送导管尺寸和展开尺寸，范围为 3～22mm。在选择封堵器时，应选择比目标血管的直径大30%～50% 的尺寸。AVP 是通过拔除鞘管来进行放置的，当需要重新定位时，可以前推鞘管进行收回。一旦放置到位，可以通过拧松封堵器和输送系统之间的连接进行分离。AVP 体积较大，非常适用于容易形成栓子，从而导致体循环栓塞的大型血管，如脾动脉近端或动静脉瘘。但是这套系统的尺寸和硬度因素，使得在大角度的转弯或迂回血管中进行放置极具挑战性。

四、支架移植物

当损伤的血管或目标血管为重要脏器供血却没有良好的侧支循环时，血管栓塞往往并不可行。在此前提下，对于外周血管损伤，采用开放手术方法进行初级修复，或放置人工血管，以及进行旁路移植，栓塞发病率是相对较低的。相反，对胸、腹部或盆腔的损伤血管进行开放手术修复，栓塞的发病率更高，这对于生理功能严重损伤的创伤患者来说特别危险。因此，使用基于导管的重建方案，如覆膜支架来处理这些解剖位置的血管损伤往往能够获益。在损伤血管内放置覆膜支架，"密封"断裂的血管，同时维持血管内顺行血流通畅。历史上，外科医生可以通过使用静脉将金属裸支架改造成覆膜支架。目前，市面上有多种球囊扩张式和自膨式覆膜支架，可用于处理血管损伤。

（一）球扩式支架

球扩式支架以折起状态储存在输送导管中，通过给支架内的球囊充气来进行扩张，一般会将支架扩张到血管直径或稍大一些。支架通常是不锈钢材质的，具有较高的径向刚度。径向刚度描述了在某一特定的外力下，支架直径相应减少的数值。球扩式支架具有更大的径向刚度或"箍筋强度"，因此需要更大的力来使其弯曲。然而，球扩支架一旦发生弯曲，其灵活性或弹性就会明显下降[8]。尽管准确放置各种不同类型支架的技术都在进步，但球扩式支架的递送精准性往往比自膨支架要更高。球扩式支架的径向刚度较高，对防止移位有重要的意义，这一特点再加上精确的递送，使其在大分支血管的开口处成为首选。不过，介于其相对不灵活，球扩式支架在扭曲血管或活动性较强的解剖区域血管内（如膝关节后）使用较少。

（二）自膨支架

自膨支架按照特定尺寸制造后，用一个输送装置和套筒将其包裹起来。当套筒和输送装置移除后，支架会自动膨胀到原本制造出来后的形状。这种物理特性是通过支架结构中固有的弹性机制实现的，或者通过温度驱动，利用金属的"形状记忆"来实现[9]。自膨式支架通常由一种叫作镍钛合金的金属合金制成，与球囊式支架相比，自膨式支架的径向刚度更小。然而，自膨式镍钛合金支架或覆膜支架在外力去除后具有更大的弹性，可恢复其原有结构。这些特性使自膨支架非常适用于扭曲或活动性较高的解剖区域和部位，如髋关节区、颈部血管等。不过，由于自膨支架是通过移除套在支架外部的输送装置，进一步释放支架使其恢复原本的形状来进行展开的，这使得自膨支架在释放时可能存在"跳跃"或移位。这一点为支架的精准定位带来不少挑战。当将最新的输送系统和最新设计的自膨支架或支架移植物一起使用时，可以提高这些装置在精准定位上的表现能力。

五、实质脏器损伤管理

从 20 世纪 80 年代开始，就开始在血流动力学稳定或存在容量反应性的腹腔实质脏器损伤患者中推行非手术治疗[10, 11]。最初的非手术治疗方案包括对血流动力学稳定、CT 中出现脾脏、肾脏或肝脏损伤的患者进行选择性动脉造影。如果在动脉造影时观察到血管外渗，可以使用栓塞剂来增加保脾的可能性或对脾脏损伤进行保守治疗（相对于开腹行脾脏切除术）。由于较新的 CT 技术在及时诊断阶段提供了快速、增强的影像支持，实体器官损伤的治疗和管理方式已经发生变化。

诊断成像技术的进步使得那些在初次 CT 扫描中发现存在对比剂外渗、严重损伤和腹腔积血的患者，可以更有选择性地使用导管引导下动脉造影[12]（表 10-2）。

（一）脾脏损伤

脾脏是第二大最常见的腹部损伤器官，但在钝性伤中是最常见的大出血来源[13-15]。自 20 世纪 90 年代以来，血流动力学正常的脾损伤患者的非手术治疗就是被推崇的标准治疗，其目标就是保留脾脏功能和降低脾切除术后脓毒症的风险[16]。尽管这种非手术治疗被广泛接受，但脾血管栓塞（splenic angioembolization, SAE）的最佳应用场景尚未确定。

东部创伤外科协会（Eastern Association for the Surgery of Trauma, EAST）关于脾脏创伤的指南建议对美国创伤外科协会（Association for the

损伤等级	脾 脏	肝 脏	肾 脏
I	• 包膜下血肿<10% 表面积 • 深度<1cm 的实质撕裂伤 • 脾包膜撕裂	• 包膜下血肿<10% 表面积 • 实质裂伤深度<1cm	• 包膜下血肿和（或）无撕裂伤的肾实质挫伤
II	• 包膜下血肿 10%～50% 表面积；脾实质内血肿<5cm • 脾实质撕裂 1～3cm	• 包膜下血肿占表面积 10%～50%；实质内血肿直径<10cm • 撕裂深度 1～3cm，长度≤10cm	• 肾周血肿局限于 Gerota 筋膜 • 肾实质裂伤深度≤1cm，无尿外渗
III	• 包膜下血肿>50% 表面积；包膜下或脾实质内血肿破裂≥5cm • 脾实质撕裂伤>3cm 深	• 包膜下血肿>50% 表面积；破裂的包膜下血肿或实质血肿 • 实质内血肿>10cm • 裂伤>3cm 深 • 肝实质内存在肝血管损伤或活动性出血的任何损伤	• 肾实质撕裂伤>1cm，无集合管系统破裂或尿外渗 • 任何肾血管损伤或 Gerota 筋膜内活动性出血的损伤
IV	• 任何脾血管损伤或局限于脾包膜内的活动性出血 • 脾实质撕裂涉及节段或脾门部血管，产生>25% 的断流	• 肝叶 25%～75% 的肝实质破裂 • 活动性出血超出肝实质进入腹膜	• 实质性裂伤延伸至肾集合管系统伴尿外渗 • 肾盂撕裂和（或）肾盂输尿管完全破裂 • 节段性肾静脉或动脉损伤 • Gerota 筋膜以外的活动性出血进入后腹膜或腹膜 • 无活动性出血的血管血栓形成引起的节段性或完全性肾梗死
V	• 任何延伸至腹膜的伴有活动性出血的脾血管损伤 • 脾碎裂	• 肝叶 75% 的肝实质破裂 • 肝周静脉损伤，包括肝后下腔静脉和肝中央静脉	• 主肾动脉或静脉撕裂或肾门撕脱 • 伴有活动性出血的断流肾 • 肾碎裂，失去原有解剖结构

表 10-2　AAST 器官损伤分级影像学标准

Surgery of Trauma, AAST）Ⅲ 级及以上损伤、对比剂外渗、中度腹腔积血或持续脾脏出血的患者进行血管造影检查 [12]。这一指南与一项大型 Meta 分析一致，该分析显示当 SAE 作为辅助手段用于 Ⅳ 级或 Ⅴ 级损伤的患者时，非手术治疗的失败率明显降低。在这份报告中，SAE 对 Ⅳ 级或 Ⅴ 级损伤的失败率为 12%，而单纯的非手术治疗同期有 50% 的失败率。SAE 的益处在较低的 Ⅰ～Ⅲ 级组中未观察到，但可能存在选择偏倚，因为其中许多患者有动脉造影和（或）栓塞的单独适应证。作者的做法是对稳定的患者或初始 CT 显示有短暂对比剂外渗的患者（图 10-1A），或有中度腹腔积血和 Ⅳ 级或以上脾脏损伤的患者进行导管引导下的动脉造影。只有在有明确出血（图 10-1B）、假性动脉瘤或担心继发性破裂的情况下，才在动脉造影时进行栓塞治疗（图 10-2）。一旦决定进行 SAE，下一步就是选择在脾动脉的哪个部位进行栓塞。解剖上可选择脾动脉近端入路、脾门附近或脾门内远端动脉入路或近端远端联合入路。关于最佳的技术还没有达成共识，但有公认的成功和失败模式 [18, 19]。例如，对于有多处外渗的患者，近端 SAE 可能是更好的方法，有继发性脾脏破裂的高风险，或者如果患者在手术过程中血流动力学恶化，可以作为快速干预。近端栓塞也允许来自胃短动脉、胃网膜动脉和胰动脉的侧支血流，以一定程度维持脾脏灌注和功能。在近端大血管栓塞的情况下，主动脉的驱动压减弱，可促进止血、降低脾脏破裂率，同时允许通过小血管的侧支循环保持一定程度的脾脏功能。

成年男性和女性的脾动脉都是（5.6±1.3）mm，最好使用大小适当的弹簧圈或封堵器进行栓塞 [20]。远端栓塞适用于单个或多个小的实质损伤的患者。这样可以保留从脾动脉到脾脏其余部分的前向血流，并保留功能性实质。远端栓塞有较高的梗死、脓肿和囊肿形成率 [18]。作者不建议采用远端选择性栓塞后再进行近端栓塞，在弹簧圈之间使用微粒栓塞剂，但远端栓塞后再出血的患者和近端栓塞作为挽救性操作的患者除外。结合近端和远端栓塞的并发症发生率最高，每三个患者中就有一个出现梗死、脓肿或囊肿 [21]。其他并发症包括脾脏萎缩、术后出血、胸腔积液和脾脏脓肿等。作者赞成在大多数脾栓塞病例中使用弹簧圈，而不是微粒栓塞剂，因为单独使用弹簧圈时的反应和疼痛往往较少。此外，如果使用近端弹簧圈来减弱前向血流，术者应预期在后续 CT 中会看到假性动脉瘤，并应对此做好计划。

（二）肝脏损伤

肝脏是最常见的腹腔内脏器损伤，严重的肝脏损伤死亡率高达 40% [14, 15, 23]。1996 年一项综述基于美国 13 个 Ⅰ 级创伤中心数据，报道了采用非手术治疗肝脏创伤的高成功率以来，非手术治疗一直是治疗肝脏创伤的标准方法。同脾脏损伤一样，血液动力学不稳定且有严重肝脏损伤证据的患者或有弥漫性腹膜炎的患者应接受手术治疗。在非手术治疗的早期，高等级损伤（AAST Ⅳ 或

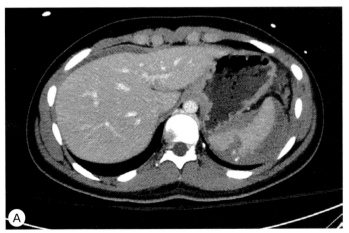
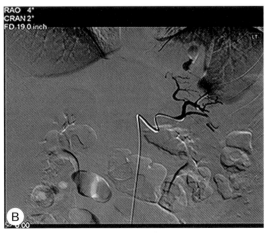

▲ 图 10-1 A. 增强 CT 显示重度脾损伤伴活动性动脉外渗；B. 在同一患者的动脉造影检查中发现对比剂外渗

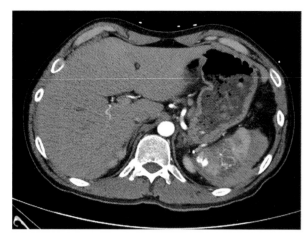

▲ 图 10-2　重度钝性脾损伤后未采用血管内辅助治疗的迟发性脾破裂

Ⅴ）、神经系统状态改变、CT 上对比剂外渗、中度至大体积腹腔积血或年龄超过 55 岁被视为手术探查的指征 [24, 25]。虽然上述各因素对于是否进行手术探查这一决定具有参考价值，但没有一个被认为是保守治疗的禁忌证，并且现在超过 85% 的肝脏创伤不需要开放手术 [26, 27]。至少有一项研究描述了开腹手术后血管内栓塞的应用，因为许多因肝损伤接受损伤控制性开腹手术的患者在离开手术室后仍有出血 [28]。

　　大多数肝脏损伤是轻微的，68% 有 AAST Ⅰ级或 Ⅱ级损伤，接受血管栓塞术的患者平均肝脏等级为 3.7 级 [29]。这些往往是涉及小的或中等分支的实质损伤（图 10-3）。如果进行了近端栓塞，远端分支血管的再通也很常见。因此，如果无法

使用微弹簧圈对损伤远端和近端进行超选择性栓塞，则可能需要明胶泡沫来控制远端出血，并使用弹簧圈栓塞来控制近端动脉或流入动脉。鉴于肝脏动脉和门静脉的双重血供，肝脏栓塞一般耐受性良好。考虑到这一点，应避免在胆囊动脉的近端或远端进行明胶泡沫或颗粒栓塞，因为担心栓塞剂反流到胆囊动脉引起胆囊梗死。虽然肝总动脉或肝固有动脉可能被栓塞，但放置支架隔绝损伤通常是一个更好的选择，以保持肝实质血流。

　　对于栓塞后需要持续液体复苏的重度肝损伤患者，应高度怀疑合并静脉损伤。这些损伤在血管造影中往往难以看到，可能需要进行手术探查和填塞。对于成功接受栓塞治疗的肝脏出血患者，也需要考虑一些中长期的并发症。这些并发症包括肝脏坏死、脓肿形成（图 10-4）、胆囊梗死、胆漏，以及胆管和血管联合损伤后的出血。虽然脓肿和坏死最常见，但栓塞手术本身的发生率尚不清楚，因为肝损伤本身就是这一并发症的重要组成部分。在没有干预的情况下，这些并发症的发生率在简单的非手术治疗中为 5%～24%，而血管造影治疗的并发症发生率为 0%～40%。

（三）肾脏损伤

　　肾脏是创伤中最常受伤的泌尿生殖器官 [14, 15, 30]。与其他实体器官损伤类似，绝大部分肾脏损伤患者都以非手术方式处理，并且钝性肾脏损伤的选择性非手术治疗耐受性良好。非手术治疗的患者选择与其他腹腔内实体器官损伤相似，都是基于

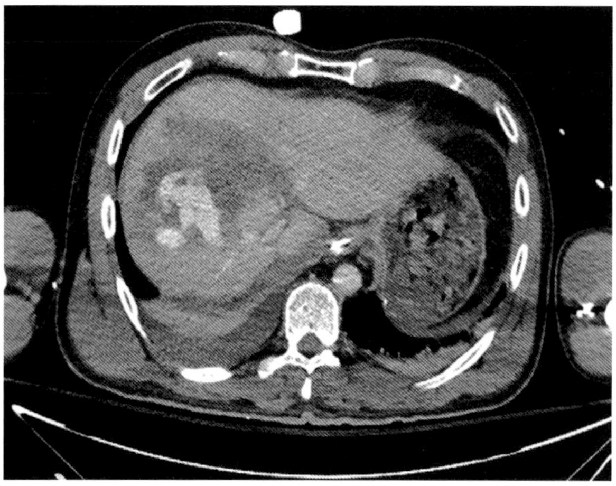

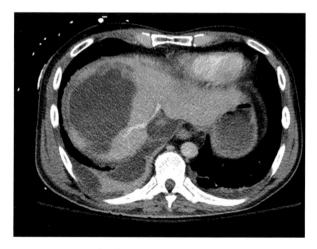

▲ 图 10-3　累及中型血管的严重肝脏损伤，CTA 显示对比剂外渗，随后进行栓塞治疗

▲ 图 10-4　重度钝性肝损伤，中等大小肝动脉血管栓塞后发生的肝脓肿

患者的生理状况，伴随损伤和相关解剖因素。肾脏的相对独特的原因是它位于腹膜后，这使得肾损伤后腹腔积血的情况不太常见，因为肾脏筋膜可能会堵住伤口的出血。肾盂或肾蒂是肾脏唯一的附着点，因此绝大多数的肾脏损伤都是由骤然减速而该附着点受到牵拉所致。

可以进行血管栓塞的肾脏损伤包括动脉对比剂外渗的实质损伤、假性动脉瘤、动静脉瘘和非自限性的大量血尿[31]。对于钝性肾脏损伤，栓塞的成功率在 63%～100%[31-34]。初次栓塞失败并不代表必须立刻进行手术干预，第二次尝试可能会成功[32, 35]。如果要对损伤进行栓塞，应采取超选择的方法，以限制瘢痕生成和保护肾功能。在这些情况下，首选微弹簧圈，因为栓塞剂容易回流到邻近动脉，并对肾脏未损伤的部位产生不利影响。如果要使用栓塞或硬化剂，建议使用球囊导管来输送药剂，因为它可以充气以闭塞受伤的分支并防止材料反流。应避免盲目栓塞或进行更近端栓塞，因为这么做可能导致肾实质坏死等并发症[36]。如果在血管腔内手术过程中，患者出现病情变化或判定损伤需要手术干预，肾动脉主干球囊阻断是一种可以有效减少出血的方法，直到开放手术将出血控制。

在血流动力学稳定的患者中，肾动脉或静脉的损伤可以用血管重建的方法来处理，包括在血管断裂的地方放置覆膜支架，以保持肾实质血供。与腹腔其他脏器不同，肾脏没有侧支循环，不能耐受近端大血管的栓塞/闭塞。为了在肾动脉主干中放置覆膜支架，血管的损伤部分必须能允许导丝安全通过。如果导丝能通过受伤的区域，首选放置球扩式支架，因其具有径向支撑力、很好的控制性且能进行精准的定位。肾脏支架置入术后，可能会引起血管修复部位血栓形成，导致肾脏坏死、功能缺失[37]。如果不排除有并发症，作者的做法是在手术时给予抗血小板药物，并在之后的几周内持续给药，以维持支架内血流通畅。然而，在不能接受抗血小板药物或抗凝治疗的患者中，也有支架成功保持通畅的报道[38]。与肾脏创伤的腔内治疗有关的并发症包括肾功能受损、囊肿形成、持续性血尿、脓肿、肾衰竭、动静脉瘘、假性动脉瘤和尿路感染等。据报道，在非手术治疗的患者中，进行或不进行血管栓塞治疗，并发症发生率是相似的[32]。

（四）术后管理

成功对腹部实质器官损伤进行栓塞治疗后，必须密切监测以评估再出血。高达 13% 的患者在最初的脾脏创伤栓塞术后需要进行进一步栓塞治疗甚至脾切除，肝或肾损伤接受栓塞治疗的患者也有类似的发生率[39]。但目前对于术后监测的标准尚未达成共识。我们建议每 6～8 小时复查一次血红蛋白/血细胞比容趋势，并且至少在术后 24h 内在 ICU 内进行监护。转出 ICU 后，至少在普通病房继续观察 3 天，期间继续定期复查血红蛋白和血细胞比容。没有证据表明静脉血栓栓塞（venous thromboembolism, VTE）的药物预防会增加实体器官损伤非手术治疗的失败率。我们在连续两次检查血红蛋白水平稳定后，如果没有其他出血的征象，就启动 VTE 的预防[12, 40]。住院期间根据有关临床症状决定是否进行影像学复查。一些团体主张在受伤 48～72h 后对患者再次进行造影，以评估潜在的假性动脉瘤或动静脉瘘，但这种做法取决于临床医生和医疗机构。

六、盆腔出血

伴发出血的骨盆损伤对于外科医生和复苏团队都是一个难题。导致骨盆骨折需要很大的力量，因此，这些损伤往往伴随着其他威胁生命的情况发生，需要紧急干预。在这些患者中，15% 会有相关的胸部损伤，32% 有腹腔内损伤，40% 有长骨骨折[41]。多种损伤会混淆这些重症患者的初步诊断和治疗，其死亡风险高达 40%[42]。由于相关的损伤模式，骨盆骨折中高达 85% 的出血是来自于静脉或骨质，相比之下，动脉出血占很小一部分（15%）[42]。当出现动脉出血时，最常见的是来自髂内动脉的分支血管，如臀上动脉、阴部内动脉、骶外侧动脉、髂腰动脉或臀下动脉。60%以上的骨盆骨折死亡患者存在动脉出血[43]。重要的是得记住，当耻骨分离 5cm 时，骨盆的体积会增加 20%，这可能导致在通常密闭的空间内发生致命的出血[44]。

与处理其他损伤模式一样，患者的选择对于提高治疗成功率很重要。血流动力学不稳定的患者最初应按照高级创伤生命支持指南进行处理，包括骨盆 X 线检查，进行骨盆外固定，并通过创伤超声聚焦评估是否有腹腔积血。如果患者血压很低，并且没有腹腔积血，在条件允许的情况下，应进行动脉造影。如果没有造影条件，或者有明显的腹腔积血，应进行剖腹探查术和腹腔前填塞。如果腹膜前填塞后继续出血，血管造影 / 血管栓塞术可作为开腹手术后止血的辅助手段（图 10-5）。

如果患者在初次就诊时血流动力学正常，可以进行常规的创伤评估，包括腹部和盆腔的对比剂增强 CT，并在延迟阶段评估出血和盆腔或泌尿生殖结构的损伤。如果 CT 中发现对比剂外渗，应进行诊断性和潜在的治疗性动脉造影。这应该尽快进行，因为每延迟 1h，死亡率就会增加[45]。

如果在盆腔动脉造影之前获得 CT 影像结果，可以指导或帮助提高基于导管的介入的效率。了解骨盆的血管解剖很重要，包括可能导致出血的侧支循环，这些动脉包括对侧髂内动脉、腰动脉、肠系膜下动脉、腹壁下动脉、旋髂内动脉、旋髂外侧动脉、骶正中动脉和旋髂深动脉。这种解剖结构不是固定的，如果之前没有 CT 影像，从盆腔动脉开始造影是能够获益的。接下来，对髂内动脉进行选择性导管检查，并获得数字减影血管造影以划定血管解剖结构。一旦出血源被定位，就可以进行栓塞治疗。

在这些情况下，对出血动脉进行选择性栓塞是理想的，可以使用弹簧圈栓塞，造成永久性闭塞，也可以使用明胶泡沫等进行临时性栓塞。盆腔内的血管栓塞是骨科介入盆腔环的风险因素，有较高的并发症发生率[46]。然而，在血液动力学不稳定的患者中，通常采用选择性较低的栓塞，包括明胶泡沫，用来栓塞髂内动脉循环较大的部分。由于广泛的侧支循环，往往需要对对侧髂内动脉系统的血管完成栓塞，以达到更完整的止血效果。如果患者在最初的选择性栓塞操作后仍然有出血迹象，可以进行双侧髂内动脉的栓塞，以试图减少通过该系统的流量，并允许进行小动脉和静脉出血的填塞。

在某些血液动力学不稳定的患者中，当必须对骨盆骨折进行手术固定时，可以对髂内动脉进行临时性的球囊阻断以减缓出血。然后在骨盆解剖结构恢复后，进行最终的血管栓塞术。这些干预措施并非没有并发症。最常见的并发症是血管通路部位并发症或对比剂肾病。与栓塞有关的并发症包括盆腔感染、骨愈合不良、皮肤脱落、皮肤或肌肉坏死、直肠缺血及对膀胱和（或）性功能的神经系统影响[43, 44, 47]。

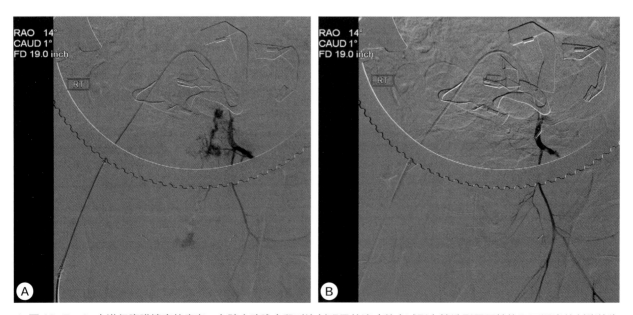

▲ 图 10-5　A. 未进行腹膜填塞的患者，左髂内动脉中段对比剂明显外渗（数字减影血管造影显示拉钩和不透光的剖腹垫为阴性）。在等待血管腔内支持的同时，进行开腹手术和远端主动脉（Ⅲ区）的近端控制。B. 栓塞后未见进一步外渗

七、颈部血管损伤

胸腔出口处和颈部的血管损伤可优先采用血管腔内技术进行处理，这取决于血管的大小和通过开放手术的可行性。对于血液动力学稳定的颈部穿透伤或怀疑钝性脑损伤的患者，首先要进行对比剂增强 CT，以评估血管外渗、血管破坏、夹层、内膜瓣、假性动脉瘤、动静脉瘘或血栓形成。在这种情况下，一旦确定了问题所在，就需要根据损伤的解剖位置来选择处理方法。Monson 等在 1969 年报道了颈部损伤的三个位置之一。Ⅰ区位于环状软骨下方，Ⅱ区位于环状软骨和下颌角之间，Ⅲ区位于下颌角上方[48]。Ⅱ区损伤很容易通过颈部切口进入，这样做的好处是可以直接看到邻近的呼吸消化道结构。颈部切口的可及性和低发病率使开放修复成为Ⅱ区损伤的首选方法。如果患者有血管损伤征象，包括血肿扩大、搏动性出血、神经系统变化或远端脉搏消失，不管是哪一区的损伤都需要进行手术探查。血管腔内治疗，如近端球囊阻断术，尽管不是最主要的治疗方式，但可用于大血管或颅底的临时出血控制。

对于近端Ⅰ区损伤的患者，可以通过颈部切口进入损伤区域。然而，许多Ⅰ区损伤的患者需要进行胸骨正中切开术来进行修复。如果患者的生理状况允许，并且具备腔内治疗条件，那么采用经股动脉使用顺应性球囊进行球囊阻断可能会避免患者出现胸腔显露的并发症。一旦球囊就位，可进行血管造影以确定损伤的位置，以便进行手术计划。如果开放性显露后有足够的近端血管长度，可以用血管钳替换球囊。如果近端长度不足，在修复过程中可以利用球囊保持对近端血管的控制。

位于下颌角以上的Ⅲ区损伤往往难以显露和控制。自膨支架不适用于开放性的损伤已经有过叙述[49]。Ⅲ区也是钝性颈动脉损伤的常见位置。钝性脑血管损伤发生在 3% 的创伤中，是在高速减速损伤的情况下颈部过度伸展或过度屈曲的结果[50]。丹佛研究小组在 20 世纪 90 年代提出了筛查标准，并于 2012 年进行了修订。新的指南包含了筛查的指征和分级系统（表 10-3）。低等级 BCVI 的主要治疗手段是抗凝。对于因其他损伤而不符合抗凝条件的患者，裸支架或覆膜支架已被用作这些损伤的替代疗法。假性动脉瘤可由钝性或穿透伤引起。当存在时，可以使用血管内弹簧圈治疗或使用覆膜支架排除[52-54]。报道使用支架治疗 BCVI 的研究报告中，脑卒中率为 0%～5%，但鉴于这种损伤模式的高质量长期随访数据很少，脑血管事件的发生率可能更高[54, 55]。

椎动脉也可能因穿透性或钝性伤而受伤，导致游离出血、假性动脉瘤、动静脉瘘、夹层或闭塞。

表 10-3　钝性脑血管损伤	
钝性脑血管损伤丹佛筛查标准	钝性脑血管损伤丹佛分级系统
BCVI 的体征 / 症状 • 动脉出血 • 颈部播散 • 扩大的颈部血肿 • 局灶性神经功能缺损 • 与 CT 扫描结果不一致的神经系统查体 • 在二次 CT 扫描中的脑卒中 BCVI 的高危因素 • 高能量的传递机制 • LeForte Ⅱ型或Ⅲ型骨折 • 颈椎骨折类型：半脱位，延伸至横突孔的骨折，$C_1 \sim C_3$ 骨折 • 颅底骨折伴颈动脉管受累 • 岩骨骨折 • 弥漫性轴索损伤，GCS 评分＜6 分 • 缺氧性脑病	Ⅰ级：血管壁不规则或夹层 / 壁内血肿，管腔狭窄＜25% Ⅱ级：可见腔内血栓或隆起的内膜瓣或夹层 / 壁内血肿，管腔狭窄≥25% Ⅲ级：假性动脉瘤 Ⅳ级：血管闭塞 Ⅴ级：血管横断

引自 Burlew et al. Blunt cerebrovascular injuries: redefining screening criteria in the era of noninvasive diagnosis. *J Trauma Acute Care Surg*. 2012;72(2):330–337.

椎动脉仅占血管损伤的 0.5%，其损伤的罕见性和与颈椎的关系会使治疗成为一种挑战[56]。椎动脉的第一部分可以通过开放性显露而容易获得，而第二和第三部分则分别位于颈椎椎间孔和颅底内，因此，血管腔内介入是首选方式。在一项对 101 名颅外椎动脉损伤患者（其中 95 人是贯通伤）的回顾中，81 名患者接受了血管内介入治疗，其中大部分是弹簧圈栓塞。其中 6 名患者介入治疗失败，需要进行开放手术。20 名患者进行了初始开放手术，其中 10 名患者随后因出血或动静脉瘘接受了血管腔内手术[57]。椎动脉栓塞术的并发症发生率为 0%～5%，最令人担心的并发症是脑卒中，据报道不到 1%[57]。

八、交界区血管损伤

交界区创伤包括锁骨腋下和髂 / 股区的血管损伤。这些血管的损伤不能用止血带控制，也很难直接压迫止血。因此，有这些损伤的患者有很高的出血死亡风险[58]。处理胸廓出口处的损伤的挑战是获得近端控制。使用开放手术方法需要进行胸骨正中切开术来控制无名动脉和右锁骨下动脉，或者进行高位左胸前切开术，或不进行锁骨下动脉切除。即使有显露相关的发病率，开放手术仍然是交界区出血伴血流动力学不稳定患者的标准治疗方式[59, 60]。对于普通外科或血管外科医生来说，盆腔出口交界区创伤的近端控制问题不大，因为它是通过开腹手术完成的。

腋窝 - 锁骨下血管的穿透伤往往与邻近动脉和静脉的臂丛神经的损伤伴发。由于施加在血管和神经束上的剪切力和（或）牵引力，该区域的钝性伤也同样具有挑战性。在评估锁骨下动脉（即交界区）的血管损伤时，考虑同时存在的神经、气道 - 消化道、骨质或淋巴损伤十分重要[61]。在病情稳定的患者中，CTA 可帮助确定血管损伤的位置和范围。一旦确定了损伤区域，就可以根据血管是否可及，以及是否需要球囊近端控制以防止失血来制订手术计划。混合手术室的一个优势是能够放置一个近端闭塞球囊以提供止血，同时由第二个小组进行血管的开放显露以进行修复。这样就能在可控的环境下进行动脉造影，防止整个损伤区域的失血，以确定血管的损伤节段。一

旦损伤部位确定，就可以安全地用覆膜支架进行血管腔内修复，或者当血管可及的情况下选择开放修复。这种混合手术的方式减少了该损伤模式下开放修复的发病率[62]。

虽然使用覆膜支架治疗腋 - 锁骨下假性动脉瘤、医源性损伤和创伤的经验可以追溯到 20 世纪 90 年代，但其在创伤中的总体应用仍然很少[59, 61, 63]。2012 年，据报道，9% 的锁骨下动脉损伤病例使用了血管腔内技术[64]。在 2017 年的一项多中心试验中，17% 的腋 - 锁骨下损伤患者仅接受了血管腔内介入治疗，另有 6% 的患者接受了混合手术[59]。随着混合手术室变得越来越普遍，我们预计血管腔内治疗在处理交界区血管损伤方面的作用将越来越大。这可能有助于损伤的近端和最终的控制。目前，血管腔内介入治疗为适合血管内出血控制的患者提供了减少开胸或胸骨切开术发病率的希望。手术后，有报道称在不同的时间段使用抗凝或抗血小板药物来维持支架的通畅[55]。目前还没有共识，我们的做法是对这些患者使用每天 81mg 阿司匹林的终生抗血小板治疗。

下肢交界区的创伤往往需要腹腔内近端控制，这很容易由血管或普通外科医生在肾下主动脉或通过血管内技术（如 REBOA）获得。对于这种损伤模式，经常使用经腹的方法，因为担心会有合并的腹腔内损伤。如果损伤较远，可通过曲棍球棒切口进行腹膜后剥离分离单根髂动脉，或通过腹膜外中线切口显露双侧髂血管[65]。军事创伤是一个例外，因为这些患者穿着防弹衣，可以保护腹腔内损伤，但仍容易使穿着者受到下肢交界区损伤[58]。

九、四肢血管损伤

四肢血管损伤几乎总是可以通过手动压迫或绑止血带来进行止血。对于大多数此类损伤，近端止血带通常很容易放置，在到达医院后更换为气压止血带。这样可以在止血带在位时对危及生命的躯干、交界区、胸腔、腹部或盆腔的出血源进行全面检查。造成失血或严重缺血的肢体血管损伤应以开放方式处理。血管腔内介入治疗对四肢血管损伤的作用有限。四肢血管损伤的延迟后遗症，如假性动脉瘤或动静脉瘘，可采用开放、腔内结合方式进行治疗，在较小的颈部假性动脉瘤中，可以采用超声引导下的凝血酶注射来处理。

第 11 章　复苏性主动脉球囊阻断术
Resuscitative Endovascular Balloon Occlusion of the Aorta

JENIANN A.YL　　CHARLES JAMES FOX　　ERNEST E.MOORE　**著**

刘芳冰　李渔　**译**

一、概述

在民用和军事背景下，不可控制的出血是可预防性死亡的主要原因[1]。因此，为达到创伤后零可预防性死亡的目的，及时有效地控制不可压迫性躯干出血非常重要[2]。这可能需要主动脉阻断来防止失血，为复苏救治创造条件。从以往经验看，这涉及伴随主动脉交叉钳夹的紧急开胸手术。然而，随着医学技术的发展，复苏性主动脉球囊阻断术（REBOA）已成为一种动脉阻断的新方法。这种微创腔内技术为危及生命的出血患者提供了无须开胸手术的主动脉阻断救治。

二、复苏术中胸主动脉夹闭的历史

在犬的急性大量腹腔积血模型中，胸主动脉夹闭首次被证明是有益的，可以预防剖腹术时危重性循环呼吸衰竭[3]。从那以后，在大出血时使用主动脉交叉钳夹作为一种技术在文献中被长期报道，这为严重损伤后处于极端情况下的患者创造了抢救条件[4,5]。如果不用这项技术，伤情很可能危及生命，考虑到这一点，这一技术的整体结果是有利的，而且在适当的场景中使用时，可为患者赢得生机。主动脉交叉钳夹通常作为急诊开胸术的一部分，用于一系列情况（胸部、腹部或四肢创伤），在这些情况下，保护受威胁的冠状动脉和脑循环非常重要。军用数据报告 EDT 的总生存率高达 11%（当 EDT 和主动脉交叉钳夹作为剖腹术控制出血的前期措施时，总生存率为 17%）。民用数据报告 EDT 存活率接近 8%。在两类人群中，无论是通过协助止血、心包减压、防止支气管静脉空气栓塞，还是进行胸腔内心脏按压，EDT 治疗穿刺性胸外伤都能带来最大的获益[6-8]。EDT 是一种必要的、创伤很大的手术；除了主动脉闭塞的潜在并发症外，它还会给患者带来很多其他的并发症[8]。

三、复苏性主动脉球囊阻断术的历史

REBOA 通过血管内介入治疗技术，为 EDT 和主动脉钳夹提供了一种替代方法，来实现相同的生理效果。REBOA 在失血创伤患者中的应用可以追溯到朝鲜战争，当时 Carl Hughes 医生用 20ml 球囊导管来控制两名垂死伤员的创伤性出血[9]。虽然在这些患者中最终未应用成功，但 Hughes 医生提出了这种干预措施在大出血情况下的潜在效用。虽然主动脉内球囊阻断术后来在文献中断断续续的被重新研究，但其结果通常较差，未能作为一种出血控制手段获得支持[10-12]。

随着血管外科的发展（如腔内介入治疗），人们对主动脉球囊阻断产生了新的兴趣。这促使了技术的改进，提高了操作者的熟悉程度，同时改善了患者的预后。它最普遍的应用之一是挽救主动脉瘤破裂患者生命[13,14]。它在这种情况下的成功实施表明，对其他病因的出血性休克的患者也有类似的效用。因此，它作为一种潜在的创伤复苏措施被重新审视[15,16]。

四、生理限制

目前已经开展了一些基于失血性休克猪模型的研究，以阐明 REBOA 的生理影响。一项早期研究将开胸交叉夹闭术与 REBOA 进行了比较，结果表明 REBOA 更为优越。这基于 REBOA 组酸中毒（血清乳酸水平，二氧化碳分压）减少，容量替代和肌力的需求降低[17]。在大型动物模型中也研究了阻断时间延长的影响，但阻断时间的影响是多变的。一项研究表明，即使在近端球囊收缩后，主动脉分支血管中的血流回流也会减少（提示缺血 / 再灌注损伤的另一种机制，其作用超出了最初的阻断）[18]。一项进一步的研究发现，与 30min 的球囊阻断时间相比，90min 的阻断产生了更高的乳酸负荷，但在肾、脑、脊髓或心肌器官功能障碍方面没有明显差异，其他证据表明，肝坏死是主动脉阻断较长时间后一致发生的后遗症[19]。关于内脏并发症和球囊阻断时间之间的剂量 – 反应曲线缺乏明确的实验一致性，可能是由于明显的侧支化[20] 和不同系统对主动脉阻断的耐受性差异。例如，在一项动物研究中，主动脉阻断 60min 导致 12.5% 的脊髓损伤相关死亡率[21]。延长 REBOA 时间也与 $FiO_2 : PaO_2$ 比率降低有关，这可能是通过炎症细胞因子（如 IL-6）的释放介导的[22]。总的来说，这些研究表明 REBOA 确实具有系统性后果，但这些后果可能不如 EDT 介导的主动脉夹闭相关的后果明显。大型动物研究在评估潜在益处方面有很大的作用，但对终末器官的影响必须加以说明。例如，既往对高位胸主动脉夹闭进行损伤后主动脉修复的临床经验表明，30min 后脊髓损伤的风险逐渐增加[23, 24]。与具有代表性的大型动物模型相比，这一时间显著缩短。

五、临床结果

主动脉阻断和膈上主动脉夹闭可以改善患者预后，尤其是对于穿透伤所致的大出血患者，在某些人群中存活率为 17%～20% 以上[6.25.26]。关于 REBOA 疗效的临床证据参差不齐。一个日本创伤数据库系列的回顾性分析 625 例接受 REBOA 治疗的患者；与之匹配的对照组患者未进行 REBOA，尽管手术时间较长，但却具有生

存优势[27]。然而，来自日本的一项观察性研究显示，与接受主动脉交叉钳夹的匹配患者相比，REBOA 的死亡率更低[28]。同样，创伤复苏和急症外科中的主动脉阻断（AORTA）注册研究称，尽管 REBOA 组患者更有可能原本生命体征良好，但是它提高了出院存活率（REBOA 组患者 9.6%，开胸组患者 2.5%）[29, 30]。REBOA 确实能提高中心血压，但对死亡率的影响尚无确切证据[31]。一个混杂因素是两种方式中主动脉阻断的时间；经开胸主动脉交叉夹闭术平均 317s 即可完成，而 REBOA 平均需 474s。似乎建立血管通路占了这段时间的很大一部分，一旦完成这一步，主动脉阻断时间（中位数）为 245s[32]。评估 REBOA 的益处是困难的，一部分原因在于大多数已发表的研究记录了不同适应证、不同人群、不同救治系统及不同设备的机构使用情况。很难根据个别患者和环境的获益和风险得出结论；一项在英国多个主要创伤中心进行的随机对照研究，完成后可能有助于明确其获益。

六、复苏性主动脉球囊阻断术的技术

（一）工具和材料

在引入无线、无透视系统之前，建立主动脉球囊阻断需要建立动脉通路的套件、鞘管、导丝和球囊（图 11-1）。在一些地方，出于成本考虑，外科医生可能会继续使用这些工具。可使用任一供应商的微穿刺装置建立股动脉入路，该装置包括微穿刺针、微导丝、4F 或 5F 过渡性扩张器。微穿刺装置的好处是尽量减少在尝试建立通道时由于穿刺失误造成的损伤。通过过渡性扩张器，0.035 英寸的导引导丝可以向前逆行进入股动脉，以便用导丝替换初始鞘管。或者，可以使用 21G 空针建立通道，并直接允许 0.021 英寸的导丝通过。鞘管的选择应基于长度和导管直径。通常不需要较长的鞘管，因此标准鞘管长度为 10～15cm 就足够了。鞘管的导管直径反映了内径并表明了可以通过它的物品尺寸。因此，导管直径是由主动脉阻断选择的球囊决定的。

商业套装现在可用于 REBOA，以简化插管过程，其薄型设计已经取代了需要动脉修复的较大的 12F 和 14F 鞘管系统，取而代之的是 7F

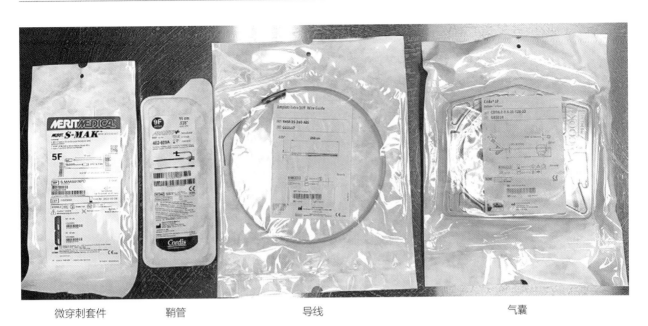

微穿刺套件　　　　鞘管　　　　　　导线　　　　　　　　气囊

▲ 图 11-1　在使用商业 REBOA 套件之前完成主动脉球囊阻断所需的基本腔内工具

从左到右：用于初始动脉入口的微穿刺套件，用于固定动脉通道的鞘管，一根硬导丝，一个适当大小的顺应性阻断球囊

鞘管系统。复苏球囊（Tokai Medical Products, Japan）和 REBOA 球囊套件（REBOA Medical, Norway）是预先组装的套件，配有直径足够大的兼容 7F 顺应性球囊，用于主动脉闭塞。这些器具仍需要通过导丝传输。相比之下，ER-REBOA 导管（Prytime Medical, Arvada, CO）利用可分离鞘管快速插入无线导管，该导管具有弯曲的 P 型尖端，可以无须更换导丝完成定位并避免进入分支（图 11-2）。定位需经 X 线摄像证实，但插入不需要透视指导，因为长度标记允许医生在有或没有成像的情况下将导管推送到所需的距离。此外，因为使用了更小尺寸的鞘管，往往不需要再行关闭动脉切开术的额外操作，因为仅用手动压迫的压力足以实现止血。

　　虽然我们也考虑盲插技术，但手术首选成像引导。在建立动脉通道时，应使用带线阵探头的超声机来观察股动脉。此外，可使用便携的 X 线机器来验证患者体内导丝和球囊的位置来辅助放置。为了使 REBOA 效益最大化，患者在到达创伤救治室之前就应建立这些技术。

（二）逐步置入

　　在此，我们描述了成功置入血管内球囊治疗主动脉阻断的步骤。REBOA 在概念上分为五个

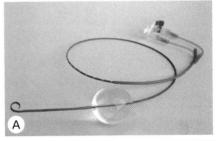

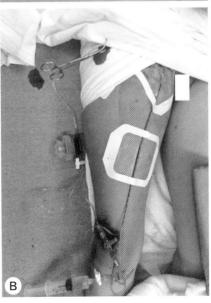

▲ 图 11-2　ER-REBOA 导管（Prytime Medical, Arvada, CO），在 7F（2.33mm）鞘管兼容导管（A）上安装顺应性球囊，用于怀疑骨盆损伤的患者，并配有用于临时稳定的鞘管（B）（彩图见书末）

步骤：建立动脉通路，球囊定位，球囊膨胀，球囊收缩，以及鞘管移除[34]（框 11-1）。

框 11-1　REBOA 的技术步骤
1. 动脉通道建立和鞘管放置
2. 球囊选择和主动脉内定位
3. 球囊膨胀
4. 球囊收缩
5. 球囊和鞘管移除

REBOA. 复苏性主动脉球囊阻断术

1. 动脉通道　REBOA 的第一步是建立经皮动脉通道。患者动脉搏动需可触及，并且能够维持收缩压高于 70mmHg。然而，在极端情况下，患者可能没有可触及的脉搏来引导穿刺。在紧急情况下，可以通过解剖标记来确定股总动脉。可以通过髂前上棘与耻骨结节的连线来粗略估计腹股沟韧带。应在腹股沟韧带下方 2～3cm 处穿刺

该动脉，位于股骨头中部 1/3 处（图 11-3A）。根据这些解剖标志，在血管分叉处上方易于压迫的区域进行穿刺插管，从而最大限度地减少缺血和不受控制的出血的潜在并发症。在腹股沟皮纹以下穿刺通常会导致在股浅动脉插管，由于在此处插管血栓形成和假性动脉瘤的风险较高，应避免。另一方面，插管太接近髂外动脉的近心端可能与不受控制的出血有关，因为在这个区域不能采用直接压迫出血。

在任何情况下都常规推荐超声引导下插管。超声检查用于直接显示股总动脉，并确保穿刺点位于股动脉分叉上方，腹股沟韧带下方（图 11-3B）。常规使用超声已被证明可以提高操作者插管的成功率，并最大限度地减少动脉并发症[35]。因此，在可能的情况下，在进行 REBOA 时，建议在超声引导下建立动脉通道。需要注意的是，如果不能使用这些微创的方法建立动脉通道，可以选择进行股动脉切开术直接显露血管，这也是进

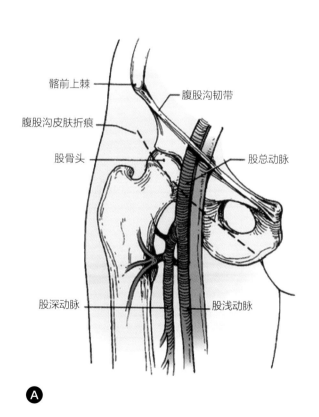 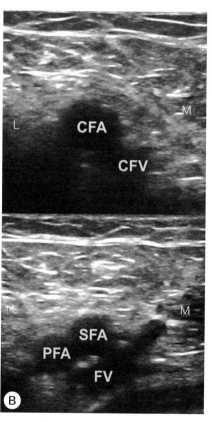

▲ 图 11-3　解剖标志用于识别经皮入路的股总动脉穿刺点，应位于腹股沟韧带下方 2～3cm 处，股骨头的内 1/3 处（A），超声标志用于识别经皮入路的股总动脉，观察到股动脉分叉，在该水平以上但低于腹股沟韧带处穿刺（B）

CFA. 股总动脉；CFV. 股总静脉；FV. 股静脉；L. 外侧；M. 内侧；PFA. 股深动脉；SFA. 股浅动脉

行心肺复苏的患者的首选方法。

　　穿刺针一旦进入股总动脉，将一根软头的导引导丝引入血管。在我们的实践中，这是一个可以直接插入鞘管的 0.021 英寸的导丝。值得注意的是，最好有两名操作者，以便一名操作者稳定针头，另一名操作导丝，直到安全建立通道。如果导丝通过时没有遇到阻力，动脉鞘管就可以在没有影像指导的情况下通过导丝进入动脉。这个鞘管作为动脉通路的稳定点，通过它可以推进 REBOA 导管并进行进一步的血管内干预。根据目前主动脉阻断球囊的规格，7F 鞘管适合 REBOA 的放置；然而，如果计划同时给对比剂，则首选较大的 8F 鞘管。

　　2. 球囊定位　下一步是引入球囊并在主动脉内定位。应选择直径足以阻断主动脉的球囊，并选择合适的鞘管来容纳球囊。如前所述，几种与 6F 或 7F 鞘管兼容的球囊目前已商品化，可用于主动脉阻断。在我们的实践中，使用的是 ER-REBOA 导管（Prytime Medical, Arvada, CO）；该无线导管具有无损伤的 P 型头端，在不透射线的标记带和用于监测血压的远端动脉线端口之间安装有顺应性球囊。

　　关于 REBOA，主动脉分为三个区域：1 区是从左锁骨下动脉到腹腔干上方；2 区是从腹腔动脉到最低肾动脉的内脏主动脉；3 区是肾下主动脉（图 11-4）。根据损伤类型，将球囊放置在主动脉的适当区域，并通过 X 线摄像来确认其位置。理想情况下，3 区 REBOA 应位于主动脉分叉上方。由于存在内脏器官灌注不足的风险，通常避免 2 区的 REBOA。为了最小化脊髓缺血的风险，1 区的 REBOA 应位于腹腔干的上方。

　　在没有透视引导的情况下，球囊定位可以根据主动脉长度进行估计。有研究用大体模型验证了基于超声可视化解剖标志球囊精确放置和膨胀的可能性[36]。然而，除了患者状态外，这种方法还受限于超声操作者的熟练度。Scott 等在猪模型中证实，根据从腹股沟韧带到胸骨中部的外部长度估计放置的"一体化"导管在远端胸主动脉的成功率为 87%[37]。固定距离模型依靠基于人群的 CT 来确定 1 区和 3 区的标准插入长度[38-40]（表 11-1）。这些指导方针在院前、战斗或恶劣环境中特别有用，因为这些地方不容易进行影像

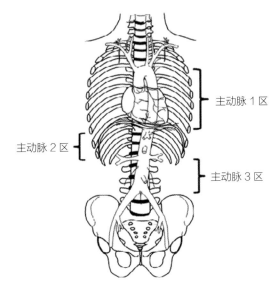

▲ 图 11-4　有关复苏性主动脉球囊阻断术（REBOA）的区域

1 区从左锁骨下动脉延伸至腹腔干，是一个潜在的阻断区。2 区从腹腔干延伸至最低的肾动脉，不是阻断区。3 区从最低的肾动脉到主动脉分叉。该区域的 REBOA 可能对骨盆和股关节（对侧）出血有效[32]（经许可转载，引自 Stannard A, Eliason JL, Rasmussen TE.Resuscitative endovascular balloon occlusion of the aorta（REBOA）as an adjunct for hemorrhagic shock.*J Trauma*.2011;71:1869-1872.）

学检查。

　　3. 球囊膨胀　确定阻断球囊的位置后，在监测 SBP 的同时进行球囊膨胀。用适当大小的注射器将 1/3 的对比剂和 2/3 的生理盐水混合注入球囊，直至球囊外壁与主动脉相对平行。这种对比剂稀释很重要，因为它的黏度会阻碍球囊的膨胀和收缩。触觉反馈作为球囊膨胀时主动脉壁张力的标志是非常重要的，感受到阻力时应停止膨胀。可使用旋塞装置来使注射器锁定在一定的膨胀量。同样，注意球囊的外部长度可以作为参考来间歇性地检查其位置并尽量减少移位。根据每个区域的标准主动脉直径可以使用与外径相对应的已知容积来指导气囊膨胀（表 11-1）。X 线平片对确认球囊位置很重要。持续了解整体阻断时间是很重要的，因为在 1 区阻断超过 30min 可能会产生不良后果。

　　4. 球囊收缩　随着患者的复苏，血流动力学改善，应尽快给阻断球囊放气。与释放主动脉交叉钳类似，血流恢复再灌注可导致酸中毒、低血压、高钾血症和心搏骤停等一系列事件。开始球囊收缩的决定需经过多学科创伤护理团队的积极

表 11-1 ER-REBOA 导管 a 作为无透视插入和充气指南，对具有相应主动脉直径和球囊充气体积的平均身高患者的每个区域导管插入的大致长度

区 域	导管插入长度（cm）	主动脉直径（mm）	球囊充气容积（ml）
1 区	50	21	13
3 区	30	15	8

a. Prytime Medical, Arvada, CO

沟通和协调。通过释放活塞和施加负压，球囊缩小，同时手动维持其在主动脉内的位置，因为多次尝试抽吸和间歇性的再膨胀可能是必要的。为了防止血流动力学的快速变化，最好每 2～3 分钟气囊放出 1～2ml 的气体，使其缓慢收缩[41]。

5. 球囊和鞘管移除 放气之后，一旦不再需要球囊就将它从主动脉移除。鞘管移除也应尽快完成，但应在任何共存凝血病逆转后进行。大口径鞘管通路可促进动脉血栓形成，在伴有典型动态凝血病的创伤患者中可增加血栓形成[42]。因此，建议间歇性地用肝素生理盐水冲洗鞘管，直到鞘管移除。7F 的鞘管无须动脉修复即可移除。一般来说，任何 9F 及以上的通道都需要吻合动脉，因为手动加压不能可靠地完成止血。直接显露血管的腹股沟切开可以沿着鞘管切口，并以此为引导向下解剖分离至股血管。在彻底冲洗血管并允许血液反流以清除血块后，可以进行动脉修复。

另外，经皮闭合装置也可用于动脉闭合。在球囊和鞘管移除后，保持导丝通路，并通过导丝将闭合器推进到血管中，然后闭合血管。然而，这应该仅限于熟悉这种技术的操作人员，如果失败，应该立即停止。

七、治疗策略

我们的策略结合了临床评估、创伤的腹部超声扩展聚焦检查和创伤室获得的基本放射成像，以确定原发性出血区域和血流动力学损害水平，从而指导治疗（图 11-5）。接受心肺复苏的患者如能在已知可获益的时间限制内到达创伤室，则将接受紧急开胸手术[43]。例外情况是，孤立的骨盆或四肢创伤患者接受短期心肺复苏时，REBOA 可能是首选。然而，必须承认，这有漏诊胸部或腹部损伤并持续出血的风险。

因胸外伤而出现失血性休克的患者应接受开胸手术，无论是在急诊创伤室还是在手术室（operating room, OR）。事实上，这些患者行 REBOA 治疗可能会加重损伤，原因有主动脉压升高，失血速度加快，心室后负荷增加。因此，如果胸部损伤患者使用 REBOA，收缩压应保持在 100mmHg 以下，以尽量减少这种风险。这对那些有潜在胸主动脉损伤的患者至关重要。在伴随创伤性脑损伤的情况下所需的压力尚不清楚，但也必须考虑在内。

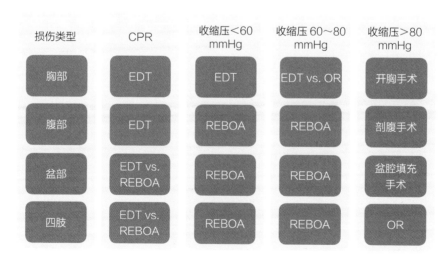

▲ 图 11-5 利用急诊开胸与血管内球囊阻断完成主动脉交叉钳夹复苏的策略

怀疑是胸主动脉损伤的，收缩压应保持在 100mmHg 以下，怀疑是外伤性脑损伤，收缩压应在 120mmHg 以下。CPR. 心肺复苏术；EDT. 急诊开胸术；OR. 手术室；REBOA. 复苏性主动脉球囊阻断术

如考虑腹部出血，收缩压在 80mmHg 或更高的患者应立即转移到手术室，以避免进一步的并发症。收缩压为 80～90mmHg 的患者应插入鞘管，以便在病情快速恶化的情况下迅速插入 REBOA。对于收缩压小于 80mmHg 的患者，急诊科的 REBOA 可以延迟主要的内脏出血并稳定患者以转移到手术室。

盆腔外伤继发性失血性休克患者是一种特殊的情况，我们选择性地放置一个 3 区 REBOA，保持收缩压在 80～90mmHg，以便在手术前进行快速全身 CT 扫描。所有收缩压小于 80mmHg 的患者应立即接受 REBOA 放置。在我们的机构，盆腔出血的控制是在手术室通过腹膜前盆腔填充

物来完成的，而其他机构可能会进行盆腔血管栓塞。另外，REBOA 导管可通过对侧通道进行血管造影，并在手术室中完成盆腔出血的腔内治疗[45]（图 11-6）。

最后，严重的下肢创伤导致休克的患者也可能受益于 3 区 REBOA。我们机构的策略是在收缩压小于 80mmHg 的患者中使用 REBOA；一旦稳定下来，他们就可以被转移到手术室再次进行影像检查或治疗。到目前为止，唯一支持 REBOA 治疗四肢创伤的文献是精选的病例报道。3 区阻断引起的缺血对受伤肢体的影响尚不清楚，但可以肯定的是，超过 90min 的时间是可以耐受的，还有的报道 120min 的阻断没有任何问题[46]。

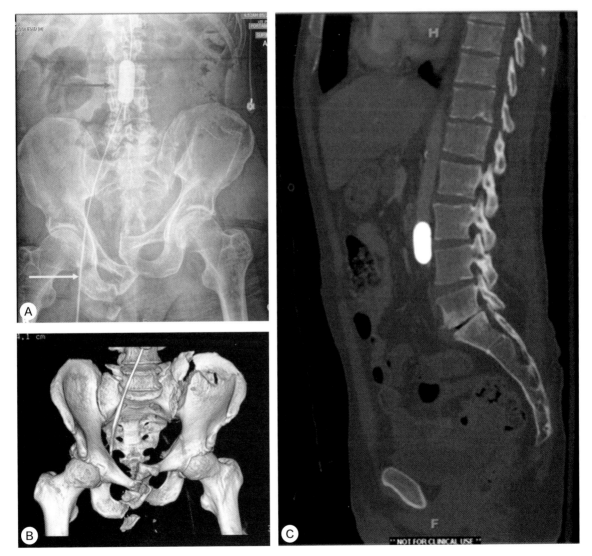

▲ 图 11-6　在平片（A）和相应的三维骨盆 CT（B）上，血流动力学不稳定的骨盆环破裂（白箭）患者的 3 区主动脉球囊阻断（黑箭），矢状重构图像描绘了成功的主动脉球囊阻断（C），这是复苏性主动脉球囊阻断术的理想选择

八、复苏性主动脉球囊阻断术的扩展应用

局部 REBOA（partial REBOA, pREBOA）是完全性主动脉球囊阻断的一种替代方法[47]。有研究报道了特殊设计的导管，可实现部分阻断或间歇性释放。这样做可以减少总缺血时间和再灌注损伤的程度，同时延长了进行最终干预移除球囊的时间。同样，在动物模型中也证明了腔内可变主动脉控制（endovascular variable aortic control, EVAC）系统的发展，该系统可以连续地自动调节主动脉流量，作为延长阻断时间的 pREBOA 的替代方案[48]。这种方法的另一种应用是间歇性 REBOA，在球囊膨胀期间计划球囊收缩的间隔；已在猪模型中被证明可以将 1 区阻断的耐受性延长至 120min[49]。此外，在猪出血模型中，下肢降温可减少肌肉缺血性损伤和长时间 3 区闭塞后的骨筋膜室内的压力[50]。这些技术可以延长患者在生理上可耐受的阻断时间。

此外，REBOA 在其他临床环境中也进行了探索。在合并失血性休克和创伤性脑损伤（traumatic brain injury, TBI）的猪模型中使用 REBOA 与因休克恶化而导致的不良预后相关，这与 REBOA 对 TBI 患者的益处相违背[51]。当大脑自身调节受到损害时，进一步收缩压增高可能会加重脑水肿。因此，REBOA 在已知 TBI 患者中的作用尚未明确。REBOA 已被证明在其他大出血的情况下是有益的，如围产期女性异常胎盘[52]，以及在下腔静脉放置球囊减轻大静脉损伤[53]。因此，作为一种复苏措施，REBOA 的应用可能会扩展到其他伴随失血性休克的临床环境中，直至确定性的治疗完成。

九、复苏性主动脉球囊阻断术的并发症

（一）动脉通路并发症

在经皮介入手术中，穿刺部位并发症发生率为 1%～9%，而常规影像学引导可降低并发症发生率[35]。与动脉通路相关的最常见并发症是穿刺部位无法止血，导致血肿和（或）假性动脉瘤。它们的临床意义各不相同，最终可能需要对血管进行开放性修复才能解决（图 11-7A）。动静脉瘘是另一个潜在的穿刺点并发症。这是此类并发症中最罕见的，是由于穿刺针同时进入同侧静脉和动脉，以及在尝试进入动脉时无意中进入静脉或在尝试进入静脉时无意中进入动脉。高达 38% 的获得性动静脉瘘会在 1 年内自行消退[54]。

动脉夹层可由血管通路内动脉粥样硬化血管的斑块破裂引起（图 11-7B）。超声引导可用于识别和避免严重钙化的区域，以尽量减少这种风险。此外，导丝、导管或其他装置的通过可导致内膜剥离。可以观察到小的、不具有血流动力学意义但没有后果的剥离；血流受限的夹层必须解决，但这些通常可以用腔内方式治疗。

REBOA 术后有或没有末梢栓塞的血栓形成是潜在的危及生命和肢体的并发症。对于放置大尺寸鞘管的患者，通常建议进行全身肝素化；不幸的是，对于持续的凝血病患者，这是不可能的。但是，仍然建议在拔除鞘前用肝素盐水冲洗。在动脉通路和鞘管移除后应进行彻底的血管检查；如发现双侧脉搏不一致、面色苍白、感觉异常或温度改变，应进一步检查。

对于此类并发症，鞘管的大小直接关系到缺血性事件的风险。据报道，大尺寸鞘管的并发症发生率高达 30%[55]，而小鞘管（<9F）的动脉通路相关并发症发生率较低[56, 57]。Saito 等报道了在他们的研究中，使用 10F 商用 REBOA 装置的幸存者截肢率为 21.3%[58]。然而，Brenner 等在最近对 AORTA 登记的回顾中发现，远端栓塞的总发生率为 4.8%，截肢率为 1.2%[30]。同样，Matsumara 等发现，小导管导致的轻微并发症通常不需要干预。相比之下，大的鞘管与 4% 的干预率相关，而因治疗需要和（或）额外的同侧动脉通路而增大的鞘管与 67% 的截肢率相关[56]。

（二）放置相关的并发症

虽然放置 ER-REBOA 导管不需要，但当用于放置阻断球囊时，导丝管理很重要。虽然大多数导丝都有一个特殊设计的无创尖端，但如果放置不当，通过球囊所必需的硬导丝会造成严重的损害。导丝进入分支血管或过近地穿过主动脉瓣会对这些结构造成严重损害。同样，球囊也可能出现错位，特别是目前约 30% 的 REBOA 采用盲插

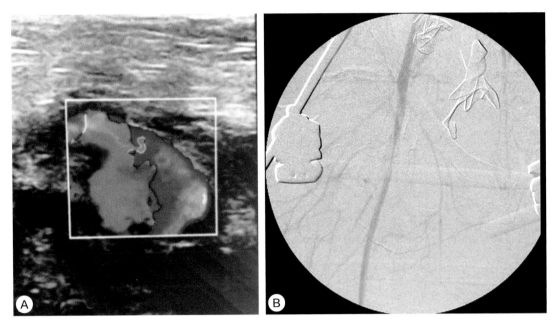

▲ 图 11-7　动脉通路并发症的例子

A. 典型的"阴阳"征,彩色超声显示股动脉假性动脉瘤,由于穿刺点处止血失败而出现混合性血流;B. 动脉通路建立后右股总动脉夹层(经许可转载, 引自 Biffl W, Fox CJ, Moore EE.The role of REBOA in the control of exsanguinating torso hemorrhage.*J Trauma*.2015;78:1054-1058.)

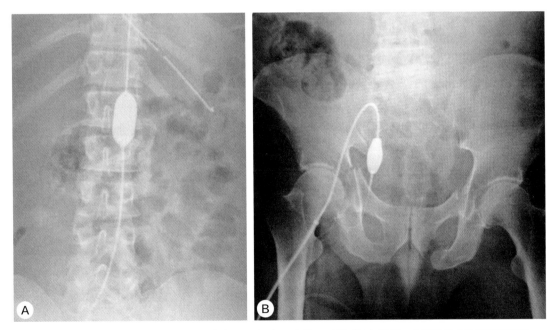

▲ 图 11-8　X 线片显示在 2 区内脏动脉平面(A)和右腹下动脉(B)发现一个错位的主动脉阻断球囊

经许可转载, 引自 Davidson A, et al.The pitfalls of REBOA:risk factors and mitigation strategies.*J Trauma Acute Care Surg*.2018;84(1):192-202.

入方式放置[30](图 11-8)。虽然这些用于确定插入长度的模型具有很高的准确性,但躯干长度和动脉弯曲度的变异可能导致与"标准"长度不准确的放置,特别是在 3 区[37]。定位不当的球囊膨胀会造成严重的损害。首先,不准确的球囊阻断可导致意外的内脏灌注不良,活动性出血止血不充分,或加重近端损伤。此外,根据假定球囊位置的主动脉直径盲目膨胀可导致血管过度膨胀,导致内膜损伤或破裂。最后，主动脉的搏动可导致球囊或导丝的移动。因此，一旦在合适位置放置后，还建议根据外部标记不断监测其位置以确保安全。

（三）再灌注并发症

球囊收缩导致体循环再建，导致缺血 / 再灌注损伤。患者可能出现血管舒张和低血压，建议在可能需要临时再膨胀的情况下缓慢膨胀，就像松开主动脉阻断钳一样，缺血代谢物的释放也可能导致酸中毒和高钾血症，影响许多生理过程，包括心脏收缩力、全身血管阻力和凝血功能障碍。长期缺血可导致进行性器官功能障碍和组织丧失。临床表现为急性肺、肝、肾损伤，以及神经系统损害。此外，这一过程中炎症介质的释放与近端血流增加可引起高灌注损伤，如脑水肿、颅内出血和心肌功能障碍。

十、未来前景

在我们努力实现可预防的出血死亡为零时，建立有效和安全的主动脉闭塞复苏的能力至关重要。虽然不是什么新鲜事，但随着技术的进步和从业者对该技术的熟悉，血管内球囊在创伤中用于主动脉阻断是一种近年出现的现象，并越来越受欢迎。REBOA 的未来发展方向包括其技术的发展，以延长生理上可耐受的阻断时间，如通过可调节的主动脉阻断和辅助程序，最大限度减少再灌注损伤。REBOA 在创伤性不可压迫性躯干出血中的成功应用，也引发了对失血性休克的其他临床场景应用的思考。当前持续存在的争议，如在心肺复苏患者以及非躯干损伤的患者中的应用，还需随着临床数据的增加进一步研究。

第 12 章 主动脉腔内可变控制
Endovascular Variable Aortic Control

MICHAELA GAFFLEY　TIMOTHY K.WILLIAMS　著
韩国靖　张荣杰　译

一、概述

复苏性主动脉球囊阻断术（REBOA）越来越多地用于外伤性躯干出血患者[1]。医疗实践证明这种治疗在快速恢复心脏和大脑的灌注方面有效，同时能够有效减少阻断水平以下的出血。然而，这项技术受制于球囊阻断造成的远端进行性缺血[2]。为了解决这些问题，部分流动策略已经在应用研究模型中开发和测试，并越来越多地用于患者的治疗。迄今为止，部分流动模式是通过手动操控的，这对技术的推广应用是一个重大限制[3]。这些限制包括需要对球囊进行持续监测，以及难以维持部分主动脉血流的稳定。为了解决这项技术在现实世界实施的一些基本限制，腔内可变主动脉控制的概念应运而生[4]。EVAC 是一种自动化技术，通过精确调节气囊的膨胀和收缩来控制主动脉血流量。由于应用于出血控制，EVAC 可以专门用于实现低容量状态下的主动脉远端灌注，以在持续出血和进行性缺血损伤之间取得微妙的平衡，这种治疗方式我们称之为区域灌注优化（regional perfusion optimization, REPO）[5]。

二、复苏性主动脉球囊阻断术的不足

REBOA 通过减少阻断水平以下的远端出血并增加心脏、肺和大脑的近端灌注，在明确的手术止血前延长患者生存期。然而，REBOA 的优势很快被阻断水平以下的进行性缺血所抵消（其使用时间限制在 40～60min）[6]（图 12-1）。球囊

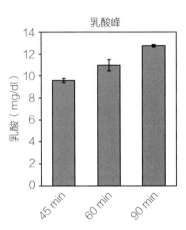

乳酸峰

▲ 图 12-1　随着时间的推移，复苏性主动脉球囊阻断术会导致进行性缺血负担

以上的严重高血压可能对伴有不可压迫性躯干出血和伴有创伤性脑损伤的患者有害。据报道，需要 REBOA 作为复苏辅助的脑损伤患者的死亡率接近 50%[6]，病例报道显示在短暂的 REBOA 周期后颅内出血量增加。创伤界的内科医生推测，REBOA 造成的超生理血压和颈动脉血流可能解释了这些早期的临床结果。

此外，使用 REBOA 完全阻断主动脉会在解除阻断时带来麻烦，其中缺血性代谢物在再灌注期间入血会产生危及生命的电解质异常和酸碱紊乱。此外，解除阻断可能导致严重的血流动力学不稳定，部分原因是远端血管张力的丧失，而这又因随后的缺血再灌注损伤而加剧[2]（表 12-1）。然而，在一些严峻的环境中，这项技术仍然是目前管理 NCTH 最快捷的方式。

表 12-1　长时间完全阻断主动脉的后果		
近端影响	远端影响	系统影响
↑主动脉后荷	↓心脏前负荷	毒素代谢物入血
↑血压	↓血压	血管张力改变
↑血流	↓血流	血流动力学不稳定
终末器官功能障碍	终末器官能障碍	免疫反应失调

部分血流是解决 REBOA 局限性的一种策略

为了克服 REBOA 的这些局限性，部分 REBOA 被提议作为完全阻断的替代方案，以避免低血压和高血压。此外，这种技术通过允许一些可调控的血流通过球囊，从而最大限度地减少对下游器官的缺血损伤。原则上，pREBOA 涉及球囊导管的部分抽气，这通常通过手动注射器的方式实现，从而允许部分血液流过球囊[7]。可以对球囊进行滴定，以确定高于或低于球囊的血压目标。到目前为止，这一过程仍然定义不明确且在临床工作中手动进行，对于如何实施以确保最佳结果没有达成明确的共识。

不管使用的方法如何，执行 pREBOA 都有很大的局限性。一个主要的局限性来自于使用传统的主动脉球囊导管仔细滴定主动脉血流的固有挑战。当主动脉球囊从完全闭塞状态（没有下游血流）抽气时，存在一个陡峭的拐点，在拐点附近球囊填充量的微小变化会导致下游主动脉血流的巨大变化[8]。此外，即使是短暂的主动脉完全阻断（少于 5min），也会导致球囊下方的血管张力降低，这会导致球囊上方的血压在球囊抽气时显著降低。这种观察反映了被称为泊肃叶定律的基本血流动力学原理，即流量与血管半径的四次方成正比。因此，主动脉血流的指数回升需要精确的球囊充盈容量滴定来维持稳定的血流速度。即使在已经处于部分流动状态的情况下进行球囊滴定，极小的球囊体积变化（小于 10μl）也会导致可测量的主动脉血流变化，这凸显了在这一过程需要极高的精度。用手动注射器达到这种水平的精度是极具挑战性的。优化的球囊设计可以改善 pREBOA 期间的收缩情况，并允许在主动脉流量变化程度较低的情况下进行更大的容积变化。然

而，到目前为止，这些设备还没有进入临床实践。

出于这些原因，手动 pREBOA 需要熟练的终端用户，这对推广其在创伤救治中的应用构成了重大限制，因为操作者不经常接触这项技术。在医护人员缺乏的情况下，这也不是一种切实可行的解决方案，因为持续检测球囊会削减患者其他重要方面的护理，并且没办法同时照顾多名受伤患者。因此，需要其他方法来延长类似 REBOA 技术的可持续性。

三、腔内可变动脉控制的概念：自动化主动脉部分血流控制

为了克服使用传统的顺应性主动脉阻断球囊进行手动 pREBOA 的局限性，我们小组提出了 EVAC 的概念。EVAC 的概念最初是为了在出现伤员运送滞后或长时间的战场救治等严酷的军事环境中进一步完善对 NCTH 的管理，使介入治疗的持续时间超过完全主动脉阻断所能存活的时间。一些 pREBOA 的基础的益处可以通过 EVAC 来实现，但是这两种策略有根本的区别。最重要的是，EVAC 代表了一种自动控制主动脉流量的过程，而不是用 pREBOA 实现的人为主动脉流量控制。从概念上讲，EVAC 可以被设想为一个水龙头或阀门，其中流量可以在整个范围内控制，从零流量到完全畅通的流量。当应用于出血控制时，EVAC 可以在阻断水平以下实现非常稳定的血流动力学，从而避免可能导致血流不稳定和出血加剧的下游血流的突然变化。

根据我们在执行手动 pREBOA 方面的丰富经验，即使在稳定状态下，也需要每隔几秒或每分钟几次的频繁"滴定"以保持主动脉血流的稳定性。"滴定"频率可能会因其他因素而增加，如给药、输液或输血或急性失血。通过使球囊滴定过程自动化，EVAC 减轻了操作者的负担，这种自动化的控制使医护人员能够直接参与患者其他方面的救治。此功能对医疗资源紧张的情况大有裨益，这使医护人员同时为多个患者提供医疗支持变得可能，从而起到了事半功倍的作用。

（一）区域灌注优化

EVAC 可称之为一种全程精细化调节主动脉

血流的技术，但 EVAC 的治疗目标是由应用该技术的背景和方法决定的。关于低血容量患者的出血控制和血流动力学支持，我们团队和其他人假设，提供稳定、低流量的主动脉血流可用于缓解持续性主动脉受阻断的影响[9]。这种被称为区域灌注优化的概念性疗法体现了闭塞水平以上和以下的生理和血流动力学效应，优先考虑维持低流量血流到远端血管。REPO 的治疗目标是：①尽量减少闭塞水平以下的组织缺血；②促进止血或减少持续出血以防止失血过多；③最大限度地减少对近端血管床的不良影响，特别是严重高血压和心脏后负荷过高。这种疗法的总体效果是产生较少的继发性损伤，从而将干预的再灌注损伤降至最低。通过这一过程中，REPO 旨在将复苏要求降至最低，并在理想状态下提高存活率。此外，在大出血和缺血性损伤情况下，需要使用 REBOA 来应对原本大量输血、血管升压药和晶体使用的可能，提前使用 REPO 可以减少这些情况的发生。我们发现利用 EVAC 技术实现 REPO 可显著降低复苏需求[10]（图 12-2）。

REPO 体现了一种基于血流的复苏方法，即根据患者独特的生理条件优化流向下游组织床的血液。这与将血压支持或升压作为复苏治疗重点的压力复苏模式相反。REPO 的概念设定为控制和优化血管内的血流作为组织灌注的更有价值的替代标记物而非血压。我们的团队和其他人已经证明，通过向受损的组织输送低流量的血流（约占自然内脏和下肢血流量的 10%～20%），可以显著减轻主动脉完全阻断引起的缺血负担[11]

（图 12-3）。此外，REPO 技术已被证明在严重肝脏和大血管损伤的情况下的出血水平人体可以耐受。总而言之，REPO 的这些优势有助于延长 REBOA 干预的最大持续时间，远远超过主动脉完全阻断的等效持续时间。

尽管 REPO 代表了一种基于流量的疗法，但必须强调的是，目前不容易获得直接血流量测量值，这使得基于流量的复苏在实验模型之外实施具有挑战性。因此，有必要根据临床可用指标对流量进行建模，特别是利用血压测量。重要的是要了解这两个不同的血液动力学值如何相关，以及影响这种关系的外在因素。在某些情况下，血压和流量以可预测的方式相关。但是，某些情况会使这种关系变得不可预测和（或）不可靠。

各种干预措施均会影响这种关系，包括输液、血液或药物。此外，重要的是要认识到部分主动脉阻断会产生生理状态下不存在的血流动力学关系。例如，在没有任何主动脉阻断或存在静态气囊的情况下，近端血压和远端血压往往与主动容量管理期间的血流量或容量损失直接相关。然而，纯 α 受体激动药（如去甲肾上腺素）（带或不带静态球囊）的给药会不同程度地增加全身血管阻力，从而升高血压，但会降低血流量。主动球囊滴定会产生不同的血流动力学效应，导致近端血压升高、远端压力降低和主动脉血流减少。相反，球囊放气往往导致近端血压下降，远端血压和主动脉血流增加。

尽管总体趋势是可预测的，但在大多数情况下，根据这些干预措施引起的血压变化对血流

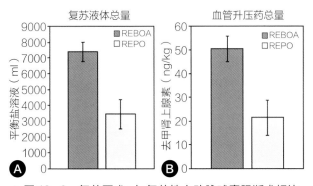

▲ 图 12-2 复苏要求：与复苏性主动脉球囊阻断术相比，区域灌注优化在自动化重症监护期间液体（A）和血管升压药（B）用量减少了一半
REBOA. 复苏性主动脉球囊阻断术；REPO. 区域灌注优化

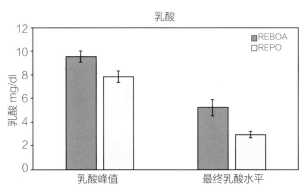

▲ 图 12-3 缺血性负荷：区域灌注优化导致乳酸峰值和最终水平低于复苏性主动脉球囊阻断术
REBOA. 复苏性主动脉球囊阻断术；REPO. 区域灌注优化

量进行有意义的量化是不可行的。尽管如此，我们的团队已经以严格的方式评估了这些血流动力学关系，揭示了一些临床上有用的见解。我们已经发现，在低流量状态下（基础主动脉流量的 0%～40%），并且在一定出血量下（总循环血容量的 0%～40%），球囊下方的主动脉血压与球囊外的血流量呈相当线性的相关[12]（图 12-4）。这种方法可以在临床实施，方法是首先测量完全阻断时球囊下方的压力（定义为零流量状态），然后将目标定位在高于阻断血压 7～10mmHg 的远端血压，这在试验状态下实现了自然远端主动脉 5%～10% 的流量。需要强调的是，上述干预措施可能会影响这种关系，因此需要定期评估完全阻断时的远端血压，以重新建立零血流状态。使用这种根据阻断球囊水平以下的压力确定流量范围的原则，可以在没有直接测量主动脉流量的情况下，临床上实施 REPO。

REPO 已经在多种大型动物模型中进行了探索，这些动物模型具有不同持续时间的控制和非控制的出血和缺血。在我们最初的概念验证实验中，REPO 使用了一个实验性的结构，血液通过定制的体外循环进行分流，以严格调节血流。这项研究使用了一种高度致命性的肝损伤模型，在没有干预的情况下实验动物全部死亡。在短暂的主动脉完全阻断后（20min），动物接受持续 70min 的完全主动脉阻断或重复阻断（150～300ml/min 的血流量，是基础自然主动脉

流量的 5%～10%）。选择这种延长的干预间歇是为了模拟战场上现代战术疏散的现实，我们认识到在需要延迟干预（超过 60min）的情况下，应用完整的 REBOA 是不可行的。在失血期后，试验动物接受了确切的出血控制和规范化的危重监护期，在此期间，液体或血管升压药的给药 / 滴定通过基于持续血流动力学监测的算法自动确定。两者之间的差异令人震惊。除一只 REPO 组动物外，所有动物均存活至干预期，其余动物存活至危重监护期，相比之下，主动脉完全阻断 90min 组存活率仅为 50%[11]（图 12-5）。

重要的是，这项研究证明，使用 REPO 技术，即使是低至基线流量 10% 的下半身血流量，也足以抵消持续主动脉阻断引起的远端缺血和近端超生理状态血压和心脏后负荷的有害影响。

为了评估 REPO 的收益，干预的持续时间更接近于典型的住院情景，我们使用出血控制模型研究了 45min 干预期的回购。在这项研究中，重症监护干预完全自主地基于程序化的计算机控制算法和可编程输液泵进行[13]。此外，通过持续的技术开发，REPO 使用计算机控制的注射器泵和非定制、符合要求的主动脉球囊导管进行。即使在这种较短的干预持续时间内，我们也看到在许多结果指标方面，REPO 比 REBOA 有显著改善。在干预期间，REPO 组近端平均动脉压较 REBOA 更接近正常生理范围。在重症监护期，与 REBOA 组相比，REPO 组的平均近端 MAP 保

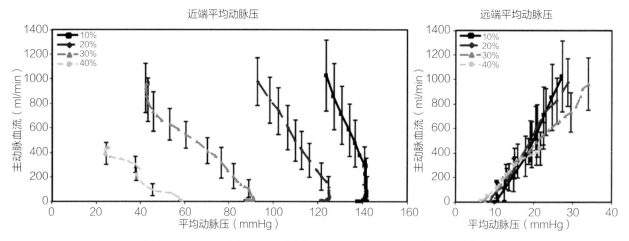

▲ 图 12-4　近端和远端平均动脉压与超过血流限制水平的主动脉血流的关系

表明远端平均动脉压和不同程度的出血相关的主动脉血流之间存在相关性。近端平均动脉压和不同程度出血相关的主动脉血流之间不存在这种相关性

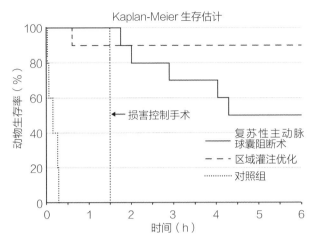

Kaplan-Meier 生存估计

▲ 图 12-5 Kaplan-Meier 生存估计

在研究结束时，REPO 组的存活率为 90%，而完全阻断主动脉的 REBOA 组的存活率仅为 50%。损害控制手术的时间由虚线垂直线表示。在没有干预的情况下，肝脏损伤都是致命的，所有对照动物都迅速死亡

REBOA. 复苏性主动脉球囊阻断术；REPO. 区域灌注优化

持在目标范围内，并且在整个这段时间内具有更高的总体 MAP。REPO 还使主动脉血流速度接近基线水平，从而最大限度地减少了缺血再灌注损伤中常见的低体循环血管阻力引起的充血。同样，REPO 大大减少了对液体和血管升压素的复苏需求，并导致较低的乳酸峰值和最终乳酸水平，间接和直接证据表明这种方法可降低缺血负荷。

另一团队的研究表明，在延长的 REPO 持续时间内，每分钟 500ml 的出血量是可以接受的，出血控制和复苏后的存活率一致。这一发现支持我们的研究[14]。

REPO 除了影响远端血管床，对近端脏器可能也有有益的影响。在 2019 年的一项研究中，我们小组探讨了 EVAC 支持的 REPO 相比完全 REBOA 对通过前负荷补充搏功（preload recruitable stroke work, PRSW）（一种不依赖前负荷的心肌收缩能力测量方法）测量的心脏功能。使用高保真压力 - 容量环测量左心室。这项研究表明，REPO 显著降低了心脏负荷[15]（表 12-2）。据推测，REPO 通过减少心脏后负荷来减少整体心脏做功和负荷。我们的研究还表明，为应对严重的远端低血压而系统地产生儿茶酚胺可能会导致完全闭塞期间心输出量不成比例地增加，进一步放大对心脏功能的不利影响。我们的观察还表明，机体产生儿茶酚胺来应对严重的远端低血压，这可能会导

致完全阻断期间心输出量不成比例地增加，进一步放大对心脏功能的不利影响[16]。尽管已证明 REPO 对近端血管床有益，但是专门钊对近端血流动力学优化的策略将损害精细调节远端血流的能力。例如，如果在 REPO 允许低水平下游血流量的情况下，仍存在严重的近端高血压，进一步球囊抽气以缓解近端高血压将固有地增加下游血流量并可能引发再出血。根据具体情况，这可能是一种可以接受的折中方案，例如，当膈肌以上的血管或肺损伤同时存在时，以及当血液制品供给充足时，允许再出血风险的增加。

（二）EVAC 支持的 REPO 的局限性和替代方法

迄今为止，EVAC 和 REPO 的经验都在应用研究模型中。目前尚不清楚这些早期研究的结果是否会为人类创伤受害者带来有益的结果。尽管如此，REBOA 显然是有局限性的，需要改进以优化结果，这使得使用 EVAC 支持的 REPO 等方法成为技术发展的未来方向。目前也不清楚基于压力的流动建模是否足以用于临床。我们的经验表明，远端压力 - 流量关系是不完善的，只能作为对主动脉血流的估计，但同样不清楚的是，是否需要达到实验室的保真度才能达到可接受的临床结果。在这方面还需要进一步的研究。

其他研究团队还建议使用间歇性 REBOA（intermittent REBOA, iREBOA）作为一种可行的临床策略，以克服 EVAC 支持的 REPO 带来的一些技术要求，即需要实现稳定的低流量。这种方法涉及根据指定的持续时间或由此产生的血液动力学反应对气球进行循环收缩和充盈。可靠的大型动物研究表明，iREBOA 可能会将显著延长干预时间至少 120min。然而，人类对这种方法发生的巨大血液动力学波动的耐受能力是一个重大问题[17, 18]。此外，在气囊收缩后，会造成血栓稳定状态被破坏，继而重新出血的重大风险。虽然这种方法的二元状态（充盈或收缩）在技术上很容易实现，但操作者仍然有大量的需求来不断评估球囊和相应的血流动力学。这也在不稳定血流动力学的协同管理方面带来了挑战。因为难以区分球囊收缩引起的低血压是否继发于远端血管张力

表 12-2　REBOA1 区、REPO1 区和对照组动物心功能参数数据以平均值 ± 标准差表示，非参数数据以中位数表示（四分位数范围）

类　别	对照组（n=6）	REBOA 组（n=6）	REPO 组（n=6）	P 值
心输出量				
出血截止时（L/min）	4.3±2.4	4.8±2.0	5.0±1.4	0.93
干预截止时（L/min）	8.2±2.1	11.3±5.1	6.7±2.8	0.11
实验结束时（L/min）	6.8±6	11.2±6.5	7.1±3	0.37
射血分数				
出血截止时（%）	52±11	49±12	58±8	0.93
干预截止时（%）	57±5	49±12	46±9	0.14
实验结束时（%）	45±11	58±15	52±12	0.13
ESPVR				
基线	1.03（0.87～1.11）	0.81（0.68～1.33）	1.13（0.90～1.50）	0.50
74min	1.85（1.31～2.11）	2.73（1.79～3.59）	2.45（2.42～3.41）	0.08
实验结束时	1.09（0.74～2.02）	1.39（0.93～2.29）	2.04（1.55～4.08）	0.28
PRSW				
基线	44.4（42.0～62.6）	49.1（42.1～56.4）	51.8（40.1～63.7）	0.85
74min	67.1（62.7～87.9）	111.2（102.5～148.6）	116.7（116.6～141.4）	0.04
实验结束时	65.8（41.9～80.2）	66.0（38.8～77.1）	105.3（84.0～119.5）	0.01

ESPVR. 收缩末压力容量关系；PRSW. 前负荷补充搏功；REBOA. 复苏性主动脉球囊阻断术；REPO. 区域灌注优化

低，因此球囊充盈和（或）使用血管升压药是否合适，或者是否存在需要立即输血的再出血难以评判。这种不稳定性和不确定性并不能简化过程，从临床决策的角度来看，可能会产生更不可预测的情况。尽管如此，这种方法可以减轻操作者的操作气球的手工负担。自动化技术（如 EVAC）已被实验性地用于实现这种类型的周期性球囊充盈和收缩。

四、未来发展方向

我们的研究团队已经改进了一种可行的策略，使用传统的顺应性球囊导管，用标准级别的自动注射泵充气，实现可控的主动脉远端血流。该泵及其相关控制器利用闭环反馈实现了球囊充盈和收缩过程的自动化，这是一项重大进步[4]

（图 12-6）。自动注射泵能够以几乎连续的方式进行微升大小的球囊容量调整。然而，需要进一步的技术改进和技术发展，以将 REPO 转化为临床可行的治疗方法。

使用传统的基于压力的血流动力学监测可以立即实现 EVAC 技术，但如果直接测量球囊外的流量可以实现，那么该过程将更加流畅。有各种成熟的基于导管的技术可以用来实现这一点。随着基于血流的复苏策略的优点得到更广泛的认可，这种技术发展可能变得合理。

利益披露

Dr.Williams 是 Certus 重症监护公司的联合创始人和顾问，积极开发电动汽车交流技术和其他重症监护机器人技术。

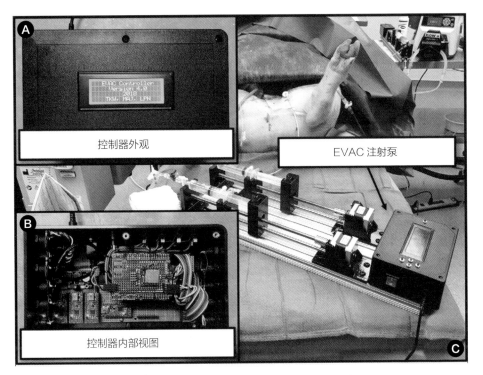

▲ 图 12-6 腔内可变主动脉控制硬件平台

A. 定制无线 EVAC 控制器的外部视图；B. 内部观点；C. 在代表性实验期间使用的自动 EVAC 注射器泵（引自 Williams et al.A novel automated endovascular variable aortic control device to expand function of standard REBOA catheters.*JEVTM*.2019;3:3-10.）

第13章 选择性主动脉弓灌注
Selective Aortic Arch Perfusion

JAMESE. MANNING ED B.G. BARNARD **著**

韩国靖 张荣杰 **译**

一、概述

选择性主动脉弓灌注（selective aortic arch perfusion, SAAP）是一种新兴的血管内复苏技术，可在心搏骤停期间为心脏和大脑提供临时体外灌注[1]。SAAP 的目的是逆转心搏骤停，从而恢复心输出量和可触及的脉搏［恢复自主循环（return of spontaneous circulation, ROSC）］，并获得良好的神经学结果。SAAP 是专门作为心搏骤停疗法开发的，既适用于医用心搏骤停（心源性猝死），也适用于出血引起的（包括创伤性）心搏骤停。SAAP 系列干预（SAAP 模式）提供了循序渐进的主动脉球囊阻断和体外灌注，产生比闭式胸部心肺复苏（cardiopulmonary resuscitation, CPR）更高的血流量。SAAP 模式序列用于实现 ROSC，或在需要时提供桥接心脑灌注支持，直到插管以延长动静脉 - 体外生命支持（venoarterial extracorporeal life support, VA-RCLS）。SAAP 模式依次递增的能力在预测复杂风险方面具有潜在效用，有利于在严重失血性休克和心搏骤停状态下进行复苏干预的决策。本章对 SAAP 及其循序渐进干预的描述，SAAP 在临床实践中的基本原理，大型动物实验室数据的总结，SAAP 如何补充其他血管内复苏技术的解释，以及对创伤和血管外科的影响进行了概述。

二、选择性主动脉弓灌注的介绍

SAAP 使用大直径球囊导管经股动脉入路推进至胸部降主动脉水平，插入长度基于体表测量（股骨插入点至脐部至剑突交界处）。这种方法将 SAAP 导管球囊定位在横膈膜和左锁骨下动脉之间的主动脉中（图 13-1）。这种胸降主动脉内球囊位置的定位方式可以在不需要成像技术来验

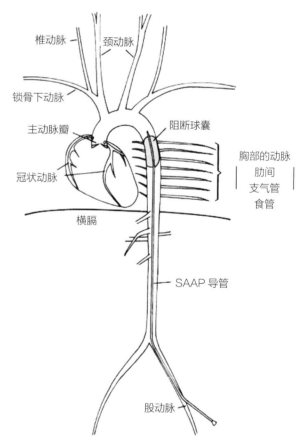

▲ 图 13-1 选择性主动脉弓灌注导管插入股动脉并推进至胸主动脉的示意，球囊膨胀可以阻断主动脉弓血管以通过导管腔进行灌注

SAAP. 选择性主动脉弓灌注

证球囊位置的情况下插入球囊并启动复苏灌注（图 13-2）。当 SAAP 导管球囊膨胀时，主动脉弓血管（包括冠状动脉、颈动脉和椎动脉）相对隔离，以便通过 SAAP 导管的中央输液腔灌注含氧灌注液[1]。

在 SAAP 导管球囊充气后，初始快速推注灌注液（每 2~3 秒 50ml）到主动脉弓用于关闭主动脉瓣，随后立即持续输注灌注液以维持主动脉瓣关闭（图 13-3）。这一过程十分重要，如果关闭主动脉瓣失败，则会导致灌注液向左心室、左心房和肺静脉系统的反流，限制了 SAAP 治疗对心搏骤停的有益作用。在初始推注后，维持主动脉瓣关闭所需的输注速率可以更低，迄今为止，大多数实验室研究已使用 10ml/（kg·min）的速率。维持主动脉瓣完全关闭的关键是输注灌注液必须在推注后立即开始，从而不允许主动脉压力下降和主动脉瓣打开。

初始灌注液优选外源性氧载体，如储存的（同种异体的）全血或包装的红细胞，或非血液产品，如基于血红蛋白的氧载体（hemoglobin-based oxygen carrier, HBOC）或全氟化碳（perfluorocarbon, PFC）乳液。灌注液通过氧合器被泵入体内。离心泵、滚轮泵和蠕动泵都已成功用于在实验室模型中执行 SAAP。迄今为止有限的实验也表明，手动快速连续推注也是有效的，但总体灌注率低于机械泵连续输注，手动实现 ROSC 所需的时间通常更长。尽管如此，在严酷的环境中，如军事战场和一些院前环境，手动推注可能被证明是最实际的。

三、选择性主动脉弓灌注的基本原理

（一）心搏骤停存活率

心搏骤停是美国和全世界的一个主要公共卫生问题。根据 2015 年美国医学研究所的一份报告，

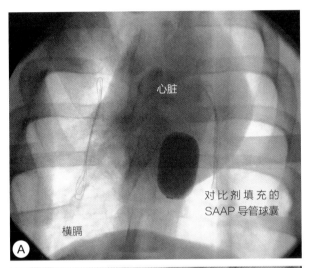
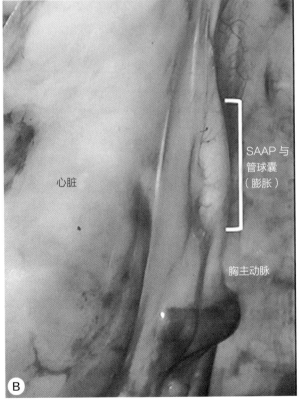

▲ 图 13-2　A. 猪模型的胸主动脉中，用对比剂填充选择性主动脉弓灌注球囊的透视图像；B. 在猪模型心搏骤停期间，选择性主动脉弓灌注（SAAP 导管球囊在胸主动脉中膨胀）

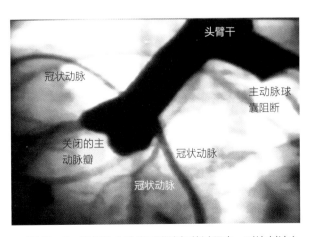

▲ 图 13-3　选择性主动脉弓灌流复苏过程中，对比剂注入主动脉弓血管的透视图像

图像显示主动脉瓣关闭良好，无反流进入左心室，冠状动脉灌注良好

仅在美国每年估计就有 60 万例心搏骤停 [2]。这包括因主要由心脏原因引起，以及创伤、中毒和其他原因而导致的心搏骤停。其中，约 395 000 例发生在医院外，这一人群的总体存活率不到 8% [2, 3]。每年估计有 200 000 例住院心搏骤停，存活率约为 24% [2, 4]。在内科心搏骤停中实现 ROSC 的主要限制因素是闭式胸部 CPR 产生的心肌血流不足，CPR 启动延迟，以及缺乏早期除颤。

据估计，在美国，创伤继发的心搏骤停的发生率为每年 60 000 例 [5]。据报道，创伤性心搏骤停的存活率正在改善，但可能甚至低于内科心搏骤停，许多潜在的可存活患者最终死亡原因是失血 [5, 6]。在失血性 TCA（hemorrhage-induced TCA, HiTCA）中实现 ROSC 的主要限制因素主要包括常规 CPR 在低血容量时的有效性降低，在胸部创伤时 CPR 胸部按压的不良影响，缺乏出血控制，以及缺乏恢复停止跳动或跳动不足的心脏所需的大量液体复苏。

严重的失控出血会迅速导致严重的低血容量和休克状态，如果不进行治疗，可在几分钟内导致心血管衰竭和死亡。创伤是造成严重不受控出血的主要原因，是军事和平民创伤人群中发病率和死亡率的主要原因 [6, 7]。在军事战斗人员和平民创伤患者中，不可压迫性躯干出血导致的失控出血是导致本来可以存活（主要是缺乏破坏性的创伤性脑损伤）的人员死亡的主要原因。HiTCA 的存活率目前极低，估计为 1%～5% [5, 8, 9]。

（二）心肺复苏的局限性与标准复苏

心搏骤停是指维持生存所需的心脏功能的突然或快速进行性丧失。心源性猝死可由致命性心律失常（即心室颤动）导致血流突然丧失引起，通常没有任何先前的全身性低灌注或全身性缺血。内科（非创伤性）心搏骤停的其他病因包括伴有快速失代偿的急性损伤，如低氧血症（气道阻塞）、心力衰竭（心肌梗死）、循环阻塞（大面积肺栓塞）或低血容量血症（非创伤性出血）[2, 10]。创伤性心搏骤停发生迅速且通常是由于无法控制的严重出血，但其他病因包括心脏压塞、张力性气胸和与气道、脑或颈脊髓损伤相关的低氧血症 [11, 12]。

过去 60 年发展起来的标准心搏骤停治疗主要包括闭式胸部 CPR、电疗法（适时心脏除颤和心脏起搏）和静脉给药（包括肾上腺素和抗心律失常药物）[10, 13]。尽管在心搏骤停处置流程中强调特定原因的识别和治疗，但现实情况是，在大多数心搏骤停病例中，找不到快速可逆的病因，复苏干预遵循流程方法（如美国心脏协会高级心脏生命支持指南），很少或根本没有针对单个患者量身定做的干预措施。这方面的一个主要限制是缺乏指导复苏干预的生理参数（脉搏质量和瞳孔反应是不充分的指导参数）。持续的呼气末二氧化碳测量是现成的最有效的非侵入性测量方法，但即便如此，这充其量也只能作为治疗的半定量指南 [14]。

1960 年，具有里程碑意义的闭式胸部 CPR 问世以来，已被广泛传授，并通过创建足以灌注心肌的冠状动脉灌注压（coronary perfusion pressure, CPP）梯度（定义为 CPR 胸外按压舒张期的主动脉压减右心房压）帮助挽救了许多生命 [15, 16]。技术熟练且无时间延迟的 CPR 可产生 25%～33% 的正常心排血量 [17, 18]。尽管这足以实现 ROSC，但几十年来的生存数据相对不尽人意。影响生存结果的重要因素是：① CPR 血流量随时间下降（即使使用良好的 CPR 技术）；②开始 CPR 的时间延迟导致 CPP 和外周动脉血管扩张导致 CPR 血流量降低。在 HiTCA 中，CPR 的问题被放大了。在严重血容量不足的状态下，CPR 已被证明会产生较低的主动脉张压和 CPP，使心肌缺氧 [19, 20]。在胸部创伤的情况下，CPR 的机制可能不那么有效，胸部按压甚至可能导致进一步的损伤。此外，在创伤性心搏骤停的所有原因中，心肺复苏术可能会阻碍其他旨在逆转心搏骤停病因的干预措施，如用于缺氧的气管插管、用于气胸的胸腔造口术和用于低血容量的血管替代；对操作者来说，意外针刺损伤的风险很大。

标准心搏骤停治疗的另一个主要限制是静脉注射复苏药物通常无效。肾上腺素是最常用的药物，因其具有外周动脉血管收缩作用。肾上腺素增加主动脉压力和 CPP 以改善 CPR 血流量 [21]。实验室和临床研究表明，CPP 越高，心肌血流量越大，ROSC 率越高 [22]。但在 CPR 低血流量状态下，肾上腺素从外周静脉注射部位到外周动脉系统的循环变化很大。矛盾的是，CPR 血流量非常低的心搏骤停患者最需要血管收缩作用，而这些患者正是肾上腺素从外周静脉到外周动脉效应器部位最无效循环的患者。这导致静脉注射肾上腺素剂量过大，而这与较低的存活率有关。

目前心搏骤停复苏的困境包括：①闭式胸部 CPR 仅提供正常心输出量的一小部分，随着 CPR 开始的延迟和 CPR 持续时间的增加而减少；②在 CPR 过程中缺乏有效评估血流的无创性方法，以便使复苏努力个体化；③复苏药物在静脉注射时循环效果不佳；④允许 ROSC 的时间窗很短，因此常常在院前耗尽。

四、血管内复苏的基本原理

标准心搏骤停复苏的局限性归因于 CPR 血流量不足、药物输送无效和指导治疗的参数不足，这些都在不同程度上通过新兴的血管内复苏干预措施得到解决，这些干预措施允许在心搏骤停期间连续或间歇性有创压力监测、体外灌注支持和有效的药物输送。表 13-1 列出了心搏骤停复苏文献中报道的腔内干预措施，包括：①用于血流动力学监测和主动脉内给药的主动脉导管插入术；②复苏性主动脉球囊阻断术；③ SAAP；④体外灌注支持 [ECLS/ECMO，这些术语可以互换，当用于心搏骤停时也可称为体外 CPR（ECPR）]；⑤ Impella 心脏轴流泵；⑥紧急抢救和复苏（emergency preservation and resuscitation, EPR）。

除 SAAP 外，可用于复苏的血管内干预措施将在后面简要介绍。REBOA、ECLS 和 EPR 在其他章节中有更详尽的介绍。

胸主动脉插管可用于连续测量 CPR- 主动脉舒张压（或 CPP，如果还插入了中心静脉压导管），并允许调整 CPR 机制以优化主动脉压和 CPP[23]。主动脉导管还可用于输送肾上腺素等复苏药物，

表 13-1　腔内复苏干预的特点比较

腔内复苏干预	无须影像辅助置入	闭式胸部心肺复苏术监测主动脉压	闭式胸部心肺复苏主动脉压力支持	动脉药物输送	远端/尾部出血控制	实现 ROSC 的体外灌注	ROSC 后灌注后支持	ROSC 后便于退出
主动脉压力导管（± 中心静脉导管）	是	是 Aop（±CPP）	否	是 肾上腺素滴定法	否	否	否	是
REBOA 导管	是	是 Aop	主动脉阻断可能增加 SVR	是	是 主动脉阻断球囊	否	否	是
SAAP 导管	是	是 Aop（间歇性）	是 主动脉弓灌注（但不需要 CPR）	是	是 主动脉阻断球囊	是 主动脉弓灌注	如果需要，ECMO 是有限、临时或过渡性的	是
Impella 装置	否	否	是 主动脉灌注（但不需要 CPR）	否	否	是 全身灌注	是	可能
ECLS/ECMO/ECPR	是	是（ECMO 回路的动脉侧）	是 主动脉灌注（但不需要 CPR）	是 通过 ECMO 循环	否	是 全身灌注	是	否 一般需要手术拔管
EPR	不适用 开胸术主动脉通路	不适用 无 CPR	不适用 无 CPR	可能限制缺血/再灌注的药物	不适用	不适用 深度低温诱导	不适用	不适用

Aop. 主动脉压；CPP. 冠状动脉灌注压；CPR. 心肺复苏；ECLS. 体外生命支持；ECMO. 体外膜氧合；ECPR. 体外心肺复苏；EPR. 紧急保存和复苏；REBOA. 复苏性主动脉球囊阻断术；SAAP. 选择性主动脉弓灌注；SVR. 全身血管阻力

使快速滴定达到治疗效果，同时避免药物过量导致的不良反应 [24]。

REBOA 已被证明对膈以下的失控出血（1 区 REBOA，胸主动脉阻断）或孤立于盆腔区域（3 区 REBOA，肾下主动脉阻断）有效 [25]。临床报道显示，严重失血性休克患者 REBOA 的存活率较高，特别是在心搏骤停并伴有心脏收缩功能丧失之前启动的患者 [26-30]。然而，目前尚不清楚主动脉球囊阻断的潜在益处超过手术潜在风险的确切生理状态（患者出血干预的阈值）。REBOA 导管可以监测中心主动脉压，这对指导静脉液体复苏很有价值，并有可能用于主动脉内药物输送。有一些证据表明，REBOA 可能在内科心搏骤停中有效 [31, 32]。

ECPR 包括在心搏骤停期间实施股静脉 – 股动脉 VA-ECLS，以实现 ROSC。据报道，ECPR 在医院和院前治疗心搏骤停，被认为有很好的神经恢复机会 [33-35]。ECPR 的临床报道显示，符合该干预标准的患者的存活率高，神经功能恢复良好。

Impella 装置是一种腔内旋转泵，它穿过主动脉瓣插入，在左心室末端有一个进气口，在主动脉有一个出气口。Impella 是为治疗严重的左心衰竭而开发的。在心搏骤停时，它也被认为是一种潜在的灌注支持干预措施，但还没有得到很好的证实 [36]。由于需要影像学检查以验证插入到左心室中的正确位置，因此目前限制了其在心搏骤停中的应用。

EPR 是实验性的，涉及在手术干预之前无法复苏的大面积创伤患者的快速深低温诱导 [37]。目前实施 EPR 的方法是开胸后胸主动脉插管，注入 4℃晶体，直到达到目标核心温度（约 10℃）。在深低温诱导期间，右心耳被切开以允许血液和液体排出。

血管内复苏的主要挑战之一是在时间紧迫的条件下快速开通血管通路，通常是在不太理想的情况下。R Cowley Adams 创伤休克中心（可以说是最有经验的主动脉球囊阻断实施机构）2018 年的一份报告表明，外伤性心搏骤停相比严重外伤性出血患者开通股总动脉通路的中位时间存在显著差异：141s vs. 300s，$P < 0.001$ [30]。心搏骤停使股动脉通路复杂化，这是由于正常的扩张性脉搏压不能对抗动脉血管收缩。对于出血引起的低血容量尤其如此。对收缩的股动脉进行快速而可靠的

插管可能是血管内复苏过程中最不稳定的部分，理想的情况是在心搏骤停前对所有高危患者进行预先插管。超声引导下经皮血管通路的广泛使用和超声技术的改进是重要的进步，但在某些情况下，仍可能需要外科血管通路来启动时间紧迫的血管内复苏以提高存活率。经皮、手术切开和混合血管通路技术的最佳方法是一个正在进行的研究和讨论领域。规范的操作技能培训和持续熟练掌握血管通路是血管内复苏发展的核心。

正在兴起的血管内复苏时代提供了一套干预措施，既适用于内科心搏骤停，也适用于创伤性心搏骤停，在这些领域，标准的非侵入性复苏疗法要么失败，要么完全不足以应对患者复杂的病理生理和损伤。这些血管内复苏干预措施提供了超出目前标准复苏能力的体外灌流支持、出血控制、生理监测和药物输送。这些干预措施可以单独使用，也可以合并使用，也可以根据个别患者的需要联合使用，从而允许更精确地进行量身定制的护理以提高存活率。血管内复苏需要高水平的技能和大量的资源投入。然而，血管内介入提供了从内科心搏骤停和 HiTCA 中实质性改善存活率的最大希望。

五、连续选择性主动脉弓灌注干预

SAAP 是专门为治疗心搏骤停而开发的，既适用于内科心搏骤停，也适用于 HiTCA。在内科心搏骤停时，球囊会阻断流向主动脉弓的灌注液（以优先实现最佳的心脏和脑灌注），并在理论上增加心脏后负荷和 CPP。使用外源性含氧灌注液的 SAAP 是一种容量负荷干预。然而，使用外源性灌注液的 SAAP 是有时间 / 容量限制的，负荷过大有循环超负荷和肺水肿的风险。在 HiTCA 中，SAAP 的容量负荷是一种有益于快速恢复与严重出血相关的血管内容量损失的方法。如果出血的主要来源是膈下，则在胸主动脉中膨胀的 SAAP 导管球囊用于限制球囊远端进一步的动脉出血，其方式与 1 区（胸主动脉）REBOA 相同。然而，使用外源性灌注液的 SAAP 的主要目的是提供心脏和大脑灌注以实现 ROSC，就像在内科心搏骤停中一样。在 HiTCA 中实现 ROSC 的迫切需要意味着 SAAP 不是胸腔内出血的禁忌证，即使它

可能导致更多的出血。对于胸部创伤，SAAP 的有效性可能更加有限，这取决于血管损伤和出血量。

（一）腔内复苏的临床决策

腔内复苏对患者来说并不是没有风险。在内科心搏骤停和失血性休克的早期治疗中，ECPR 和 REBOA 各自的获益风险比还不是很清楚。在创伤性出血中，这一临床困境的最好例证是临床决策，围绕哪些患者需要 REBOA 才能存活到手术室进行明确的手术止血，哪些患者在没有 REBOA 的情况下能够在手术止血及其潜在风险下存活。确定哪些患者将迅速进展到心搏骤停状态（心脏仍在跳动，但没有明显的血压），继而导致真正的心搏骤停（心脏不再收缩）是一个重大的挑战。在内科心搏骤停中，在标准治疗失败后启动 VA-ECLS/ECPR 的最佳时间尚不清楚，而且可能因患者而异。如果 ECPR 后，延迟使用 ROSC 后的 VA-ECLS，可能会导致并发症和潜在的 ICU 医疗负担。

尽管更高级的干预（例如，SAAP 与 REBOA 相比）可能会给患者带来更大的潜在风险，但它也更有可能收获 ROSC 和良好的结果，并且可以在风险 - 收益比为更明确的情况下使用。SAAP 模式可能提供一种巧妙的解决方案，通过其合乎逻辑、顺序、不断升级的（就干预水平和风险而言）灌注干预，帮助解决这一理论困境。根据患者对治疗的反应和需要，按顺序升级干预措施的能力有可能阐明血管内干预的风险：有益于决策过程。这种升级的目的是以最少的资源和对患者最低的风险尽可能快地实现 ROSC，同时提供重要的脑血流灌注。

（二）不断升级的选择性主动脉弓灌注干预措施

这些连续 SAAP 干预措施的使用和 SAAP 导管球囊放气的时间将根据内科心搏骤停或 HiTCA 而有所不同。使用 SAAP 导管可以采用三种灌流支持方式，从而过渡到 VA-ECLS（图 13-4）。

（三）外源性氧气载体的选择性主动脉弓灌注

这种初始的 SAAP 干预可以快速启动心脏和大脑灌注，因为它只需要进入股动脉并插入 SAAP 导管就可以开始灌注支持。保存的（异体）全血、稀释的同种异体红细胞、HBOC 和 PFC 是潜在的外源性氧气载体，所有这些都作为 SAAP 灌注液进行了研究，取得了良好的结果。使用含有标准枸橼酸盐抗凝血药的全血或红细胞时，同时使用一定比例的钙与血液产品混合以使经 SAAP 导管输液之前血钙正常化。平衡盐溶液中的 HBOC，如 HBOC-201，不需要额外使用钙剂。在 SAAP 的初始阶段，主动脉内注射肾上腺素可能有益于其外周血管收缩作用或正性肌力作用。使用外源性氧载体的 SAAP 是一种容量负荷干预，这种方式的持续时间取决于患者在心搏骤停时的容量状态。

在 HiTCA 中，使用外源性灌注液的 SAAP 可以持续到 ROSC 和正常的血管内容量恢复。持续输注 SAAP 可能需要 4～6min 或更长时间，具体取决于失血总量、持续出血情况和可用的外源性灌注液的量。一旦实现 ROSC 和容量恢复，SAAP 输液将停止，但如果需要，可以快速重新启动。SAAP 导管球囊的放气取决于充气球囊尾部是否有持续出血。如果需要控制出血，SAAP 导管球囊可以保持充气状态，起到 1 区 REBOA 的作用。然而，SAAP 导管球囊膨胀的时间限制应该不超过大约 20min。因为与严重失血性休克相比，HiTCA 生理损伤的预期缺血负荷更重，因此有必要比 REBOA 推荐的阻断时间限制更短。腹部脏器的累积缺血时间包括心搏骤停时间加上球囊阻断时间。因此，HiTCA 中的 SAAP 球囊阻断时间需要比 1 区 REBOA 短。

对于没有低血容量的内科心搏骤停，使用外源性灌注液的 SAAP 可能有更多的时间限制。在过渡到下一种模式之前，此 SAAP 模式最多可使用约 4min。如果间歇性地使用这种 SAAP 模式（例如，交替使用 1min 的 SAAP 和 1～2min 的 CPR），这一阶段可以延长到 8～10min。在使用外源性氧气载体介入的初始 SAAP 期间，如果 ROSC 尚未实现或 ROSC 术后血流动力学不够稳定，则应获得股静脉通路，以便过渡到下一种 SAAP 模式。如果在使用外源性注液的初始 SAAP 期间发生 ROSC，并且 ROSC 后有稳定的内部灌流和动脉血压，则可以用晶体冲洗 SAAP

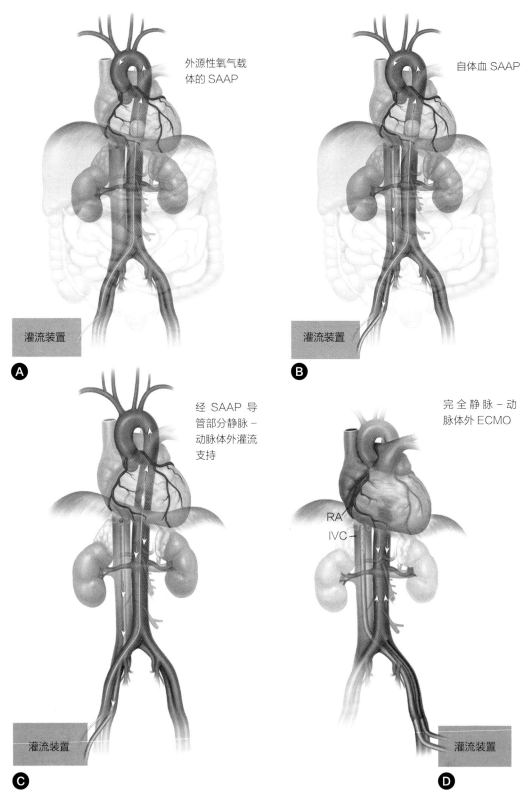

▲ **图 13-4　选择性主动脉弓灌注（SAAP）复苏方式（彩图见书末）**

使用外源性氧气载体的 SAAP（A），如果需要，依次是自体血 SAAP（B）和球囊放气后经 SAAP 导管部分静脉 - 动脉体外灌注支持（C）。这样可以暂时稳定下来，或者作为在完全静脉 - 动脉 ECMO 支持（D）之前的桥接步骤。ECMO. 体外膜氧合；IVC. 下腔静脉；RA. 右心房［引自 Manning JE, Rasmussen TE, Tisherman SA, Cannon JW.Emerging hemorrhage control and resuscitation strategies in trauma:endovascular to extracorporeal.*J Trauma Acute Care Surg*.2020;89（2S）:S50-S58.］

导管（以防止血栓形成并允许进一步使用），并将
SAAP 导管球囊放空。血流动力学稳定后，即可
拔除 SAAP 导管。

（四）含氧自体血选择性主动脉弓灌注

下一种 SAAP 方式需要股静脉导管进入，以
提取患者的自体血液，以使用闭合静脉－动脉
回路继续 SAAP 治疗。因此，考虑到 SAAP 的需
要，在 SAAP 的初始外源性灌流阶段就需要开通
股静脉通路。自体血液通过氧合器循环，并在气
囊充盈的情况下通过 SAAP 导管泵回主动脉弓。
此时应考虑肝素抗凝的益处和风险，并可能受到
心搏骤停原因和肝素结合回路的可用性的影响。
由于这种模式没有进一步的容量负荷，因此可以
持续更长的时间。含氧自体血的 SAAP 模式最可
能用于内科心搏骤停患者，在这些患者中，初始
SAAP 外源性灌注液是有时间限制的，需要额外
的体外灌注支持来实现 ROSC，尽管在 HiTCA 中
使用，ROSC 后血流动力学不稳定，也可以考虑
在主动脉球囊阻断的时间窗内使用。这种方式与
VA-ECLS 相似，但灌注范围仅限于主动脉弓，并
使用较小的导管，因此输液速度较低，以完成灌
注支持。当达到 ROSC 时，在观察血流动力学失
代偿的同时，尽快放掉 SAAP 导管球囊，并在明
显不再需要血管内复苏时立即拔掉导管。如前所
述，SAAP 球囊充气的总时间应少于 30min。然而，
应尽一切努力尽快放掉球囊。如果达到了 ROSC，
但内在灌注和动脉血压不足，则应过渡到下一个
SAAP 方式。

（五）限制性全身选择性主动脉弓灌注导管灌注支持

第三种 SAAP 模式本质上是 SAAP 的延续，
使用自体血，但 SAAP 导管的球囊放气。由于这
种方式的灌注不限于主动脉弓，因此从技术上讲，
它不再是 SAAP，而只是使用 SAAP 导管来提供
有限程度的全身静脉动脉灌注支持。这种方式的
最大灌注量约为 1L/min。这种 SAAP 模式适用于
已经实现 ROSC 但血流动力学不稳定，可能需要
过渡到 VA-ECLS 进行长时间的灌注支持的患者。
如果患者在短期内（大约 30min）血流动力学得

到改善，SAAP 模式可以撤回，而不需要过渡到
VA-ECLS。然而，这种 SAAP 方式主要是作为
过渡性支持，直到可以放置较大的插管以过渡到
VA-ECLS。过渡到 VA-ECLS 的时间将取决于各
种因素。如果患者需要被运送到医院或其他地方
以启动 VA-ECLS，这种 SAAP 模式可以使用更长
的时间。如果到此为止还没有开始抗凝，在这个
阶段应再次考虑抗凝。目前，使用这种 SAAP 方式
来进行心导管检查和冠状动脉介入还只限于理论。

（六）从选择性主动脉弓灌注导管到 VA-ECLS 的过渡

需要长时间（数天至数周）体外灌注支持的
患者将需要过渡到 VA-ECLS。SAAP 的作用在
ROSC 和 ROSC 后的早期临时灌注支持中结束。
向 VA-ECLS 的过渡可以通过在 SAAP 导管对侧
的股动脉和静脉插管来完成（允许无缝过渡和不
间断的灌注支持），或者通过在导丝上拔掉 SAAP
导管并将同一动脉提升为动脉 ECLS 插管（短暂
失去灌注支持）来完成。这一选择可能受到解剖
学考虑和 SAAP 导管插入环境等因素的影响。

六、选择性主动脉弓灌注的优势和局限性

与标准的闭式胸部心肺复苏术和其他腔内复
苏技术相比，SAAP 既有优势也有局限性，这取
决于心搏骤停的原因。

（一）选择性主动脉弓灌注在内科心搏骤停中的应用

SAAP 相对于闭式胸部 CPR 的主要优势是可
产生的心肌灌注规模。闭式胸部心肺复苏术最多
只能产生正常心肌血流量的一小部分，而 SAAP
产生的心肌灌注甚至比健康心脏跳动产生的正常
生理血流量还要大。闭合胸腔心肺复苏术的目的
是增加主动脉压，并产生足够的 CPP 梯度来驱动
心肌血流（以及提供脑血流）。SAAP 是一种体外
灌注疗法，可提供已知的、预先确定的灌注水平。
产生的主动脉压力是继发于 SAAP 输注结果，可
以使用主动脉内肾上腺素来调节。

与 VA-ECLS 相比，SAAP 只需要动脉通路

就可以开始灌注支持，可由一个操作者更快地启动。VA-ECLS 需要动脉和静脉通路同时开通，更大的导管和封闭的灌注回路来启动灌注。SAAP 导管的外径比动脉 ECLS 插管小，不需要连续扩张步骤来插入。较大的 ECLS 插管一般需要在手术室里通过手术血管修复来移除。较小的 SAAP 导管可以快速拔出，一般不需要手术干预。因为 SAAP 可以快速拔出，而且不需要让患者接受几天的体外灌注支持，所以可以在抢救的早期就开始使用，减少对过度干预和先天性并发症的担忧。

使用外源性氧载体的 SAAP 的主要局限性是，它是一个容量负荷程序，并且有时间限制，特别是在体外循环或容量过载的内科心搏骤停患者。SAAP 引起的容量超负荷的潜在不良反应最可能发生在内科心搏骤停患者，而不太可能出现在严重出血患者。

（二）出血引起的外伤性心搏骤停

在 HiTCA 中，SAAP 提供复苏灌注以实现 ROSC、快速血管内容量恢复和主动脉球囊阻断远端出血。因此，SAAP 使用单个球囊导管实现了复苏性开胸手术的三个目标，这样做降低了术者的操作风险，降低了大手术对患者造成的额外生理损伤，并可以在达到出血阈值之前更早地使用，具有更高的生存预期。此外，可以快速进行间歇性主动脉压力测量，以评估 ROSC 并确定是否需要继续或停止 SAAP。

如果保存的（异体）血被用作 SAAP 的外源性灌注液时，必须与钙精确配比，以确保在主动脉灌注时有正常的钙离子浓度。SAAP 提供的灌注支持是暂时的，旨在实现 ROSC。如果被 SAAP 复苏的患者需要持续数小时或数天的 ROSC 后灌注支持，患者需要过渡到 ECLS。然而，如前所述，这种序贯的、不断升级的 SAAP 模式的范例在一定程度上阐明了腔内复苏的风险获益比决策。

七、实验动物选择性主动脉弓灌注研究

SAAP 的概念在 20 世纪 80 年代后期演变而来，最初是为了开发一种治疗心搏骤停的微创复苏技术，该技术可以使用外源性氧气载体提供类似于体外循环的心脏和大脑灌注支持，使用单个动脉系统导管快速启动，以及适合在院前救治环境中使用，在这种情况下，大多数心搏骤停都失去了生存的时间窗口[1]。因此，大腔胸主动脉球囊导管的想法将寻求限制外源性氧载体输注到主动脉弓的血管，包括心脏和大脑。尽管 SAAP 灌注并不仅仅局限于心脏和大脑，但这种技术提供了最接近这种努力的方法，使用可以快速插入的单个导管，无须成像引导。因此，有人提出了大尺寸胸主动脉球囊导管的想法，它可以将外源性含氧灌注液限制在主动脉弓的血管中，包括心脏和大脑。虽然 SAAP 灌注并不仅仅局限于心脏和大脑，但这种技术提供了最接近这种努力的方法，使用一根导管就可以快速插入，而不需要影像指导。

在过去三十年里，SAAP 方法经历了大型动物实验室研究，目前正在努力启动 HiTCA 和内科心搏骤停的临床试验。最早的 SAAP 实验室研究是在内科心搏骤停的心室颤动模型中进行的。然而，SAAP 在 HiTCA 中的适用性和优势很快转向了对创伤性严重出血心搏骤停模型的研究。

（一）选择性主动脉弓灌注在室颤心搏骤停中的应用

第一批 SAAP 实验研究了输液速度，以深入了解有效流速和容积负荷的限制[1]。荧光实验确定了最初快速输液的必要性，以加压主动脉并关闭主动脉瓣[38]。SAAP 期间的心肌血流是通过彩色微球测量的，并证明比诱导心脏停搏前心脏正常跳动时的基线心肌血流更大，平均为基线的 120%～150%。这种超常血流的原因是，与正常状态下的心脏跳动只在心脏周期的舒张期接受血流相比，心脏停搏时可以连续灌注。彩色微球测量显示，持续输注 SAAP 而不进行 CPR 胸外按压和在 CPR 胸外按压的舒张期进行脉冲式 SAAP 输注对心搏骤停时的心肌血流量无明显差异。鉴于主动脉瓣完全关闭的重要性，随后的研究进行了 SAAP 而不进行 CPR 胸部按压，以避免与主动脉瓣关闭相关的潜在损害。

对照实验比较显示使用 PFC 乳液作为氧气载体的 SAAP 比与使用标准无创复苏疗法更有助于 ROSC 改善[39, 40]。在内科心搏骤停的情况下，输注外源性氧载体的时间限制催生了第二种

SAAP 模式，即使用自体血作为氧灌注液。这个模式需要增加一个股静脉取血导管，正是这种需求产生了在最初的 SAAP 治疗中就要首先开通静脉通路的概念[41]。因此，自体血 SAAP 不会延长启动 SAAP 的时间，而是增加了一种无须进一步容量负荷的持续 SAAP 手段。自体血 SAAP 在室颤心搏骤停后获得 ROSC 方面同样有效（图 13-5）。主动脉内肾上腺素给药已被研究单独和作为心搏骤停期间 SAAP 的辅助治疗[24, 39]。在心搏骤停期间使用小剂量的肾上腺素对促进 ROSC 是有用的[23]。最近，在室颤模型中，标准无创复苏和 SAAP 使用 HBOC-201 的比较显示，SAAP-HBOC 改善了 ROSC。

（二）选择性主动脉弓灌注在失血性创伤性心搏骤停中的应用

　　实验室研究证明了 SAAP 使用血液制品和 HBOC-201 在严重 HiTCA 的猪模型上的有效性，并将 SAAP 模式作为一种升级范例进行了测试[42, 45]。最初的实验确定了 SAAP 的应用从内科心搏骤停向 HiTCA 的转变，并发现使用自体血是有效的。在这些实验中，流出的血液在回输之前被肝素化以防止血凝块形成。因此，枸橼酸盐抗凝血药相关的低钙血症的问题在这些实验中没有得到解决。尽管如此，这些在 HiTCA 模型中的第一次实验表明，含氧的全血可以有效地实现 ROSC。

　　由于认识到院前血制品供应有限的可能性，以及室温下 HBOC 具有稳定、保质期长的有利特点，随后在肝脏创伤模型中使用 HBOC-201 与乳酸林格液相比，对 SAAP 进行了检验，该模型导致了缓慢停搏性 HiTCA[42]。这项研究表明，在不进行心肺复苏或主动脉内应用肾上腺素的情况下，用含氧 HBOC-201 进行 SAAP，在治疗约 2min 后可获得一致的 ROSC。两只接受乳酸林格液 SAAP 的动物在主动脉内应用肾上腺素的帮助下只实现了非常短暂的 ROSC。这项研究进一步强调了足够携氧能力灌注液的必要性。

　　然而，目前还没有非血液的氧气载体获得监管批准，这使得人们对血液制品作为 SAAP 载氧体的灌注液重新产生了兴趣。尽管早期使用含氧全血的 SAAP 实验取得了 ROSC，但枸橼酸盐抗凝的血中离子钙的校正尚未得到证实。人们认识到，使用枸橼酸盐抗凝的血液，其钙离子水平无法检测，用这种血液灌注心脏而不纠正钙离子会导致难治性心室颤动。为了解决这个问题，我们进行了一系列的实验，利用储存的枸橼酸盐抗凝全血和浓缩红细胞作为 SAAP 灌注液，并合并钙离子，使离子钙水平达到正常范围[43]。这种组

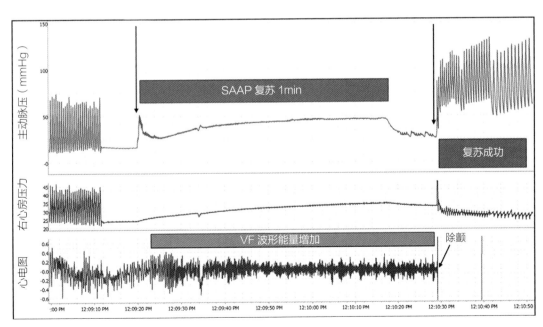

▲ 图 13-5　在室颤（VF）心搏骤停的猪模型中，选择性主动脉弓灌注（SAPP）显示 VF 波形能量增加，随后成功除颤（第二个箭）至自主循环

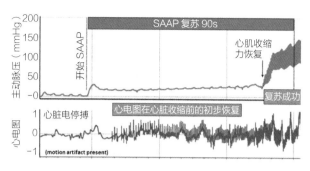

▲ 图 13-6　选择性主动脉弓灌注（SAAP）在出血引起的创伤性心脏停搏的猪模型中显示心电图上的 QRS 波群随着速率的增加而恢复，随后恢复自主循环

［引自 Manning JE, Ross JD, McCurdy SL, True NA.Aortic hemostasis and resuscitation:preliminary experiments using selective aortic arch perfusion with oxygenated blood and intra-aortic calcium coadministration in a model of hemorrhage-induced traumatic cardiac arrest.*Acad Emerg Med*.2016;23:208-212.］

合防止了低钙血症引起的心室颤动，并证明了在枸橼酸盐抗凝的血制品中同时给予钙剂能够实现 ROSC（图 13-6）。这些实验为全血和浓缩红细胞的 SAAP 同时补充钙剂的方法和定量提供了数据。

为了确定 SAAP 可以有效复苏的出血性损伤的程度，并与目前和不断发展的复苏策略进行比较，对使用新鲜全血（fresh whole blood, FWB）的 SAAP 与使用含氧乳酸林格液的 SAAP、使用静脉 FWB 的 1 区 REBOA、使用静脉 FWB 的 CPR 进行了评估[44]。猪的模型是肝脏损伤和控制的动脉出血的混合体，最终结果是导致缓慢停搏；30% 的动物处于心电图停搏（一种非常严重

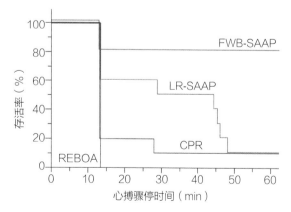

▲ 图 13-7　在出血引起的外伤性心搏骤停的猪模型中，新鲜全血选择性主动脉弓灌注（FWB-SAAP）、乳酸林格 SAAP（LR-SAAP）、单独心肺复苏（CRP）和单独复苏性主动脉球囊阻断术（REBOA）的 1h 存活率

的 HiTCA）。SAAP 加氧合 FWB 的 ROSC 发生率和 60min 存活率显著高于其他三种干预方法（图 13-7）。此外，SAAP 联合 FWB 被证明能够复苏大型猪模型失血性心脏停搏。

最近的实验研究了在 HiTCA 中使用循序渐进的腔内治疗：1 区 REBOA 静脉注射 FWB（REBOA），随后使用 SAAP 结合外源性 FWB（SAAP），然后根据需要使用自体血液 SAAP 循环。这种模式导致两只动物意外的在 REBOA 阶段获得 ROSC，两只动物在 SAAP 阶段获得 ROSC，四只动物在 SAAP 循环阶段获得 ROSC。所有 8 只动物都在 60min 的模拟院前时间内存活下来。这组实验证明了 HiTCA 复苏的两个重要概念：①即使在实验室条件下，预测静脉输血的 REBOA 是否会导致 ROSC 也是具有挑战性的；②通过仅使受试者暴露于实现 ROSC 所需的干预风险，同时在长时间停搏后提供重要的脑血流灌注，这种循序渐进的干预模式提高了腔内干预的风险－收益比。

最近，人们对用于战场等恶劣环境的 HBOC 重新产生了兴趣，从而进一步调查了使用含氧 HBOC 进行 HiTCA 抢救的 SAAP。在肝损伤和 HiTCA 的实验室模型中，使用含氧 FWB 的 SAAP 与使用含氧 HBOC-201 的 SAAP 进行了比较，以评估 ROSC 和 ROSC 后 5h 的生存率和生理状态[45]。该研究发现，在 ROSC 后 5h 的观察期内，两组的 ROSC 率没有统计学差异，生理恢复情况相似；例如，作为血流动力学稳定性、灌注状态和代谢恢复指标的 5h 乳酸水平光谱相似（图 13-8）。

到目前为止，SAAP 在胸腔创伤中的应用还没有得到充分的研究。一个小系列的实验评估了 SAAP 在猪的 HiTCA 模型中的应用，该模型伴有大面积的心脏压塞，导致电和机械性心脏停搏（图 13-9）。当 200ml 积液在心包中时，SAAP 就恢复了有组织的心电图节律和心脏收缩力。在心脏压塞的情况下，主动脉动脉压较低，但从心包中逐渐抽出 50ml 积液后，主动脉中心压力相应增加（图 13-10）。

八、选择性主动脉弓灌注在腔内复苏中的作用

SAAP 是一种专门为心搏骤停开发的腔内复

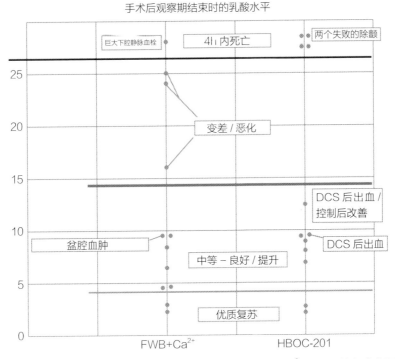

▲ 图 13-8　在猪模型中，出血引起的创伤性心搏骤停复苏 5h 后，用 FWB+Ca^{2+} 的选择性主动脉弓灌注与 HBOC-201 的最终乳酸水平显示出相似的恢复。DCS. 损害控制手术

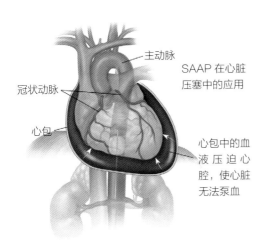

▲ 图 13-9　心脏压塞时选择性主动脉弓灌注（SAAP）的图示（彩图见书末）

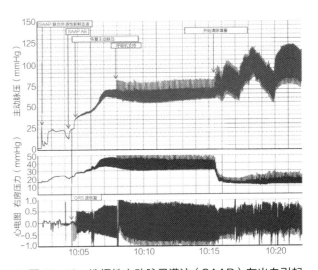

▲ 图 13-10　选择性主动脉弓灌注（SAAP）在出血引起的创伤性心脏停搏，并伴有 200ml 的心脏压塞的猪模型上的血流动力学反应。SAAP 灌注导致心电活动的恢复和自发的心脏收缩，并有可测量的动脉压力，而心脏压塞仍然存在。随着心脏压塞的血液以 50ml 的量逐渐被清除，中心主动脉压力逐渐升高

苏疗法，与 VA-ECLS 和 REBOA 都有共同的特点。SAAP 主要是一种体外心脏和大脑灌注技术，以促进心搏骤停患者实现 ROSC。然而，SAAP 疗法中的胸主动脉球囊阻断提供了与 1 区 REBOA 一致的球囊尾部的出血控制。这些共同的特点使 SAAP 适用于内科心搏骤停和 HiTCA，但 SAAP 与 VA-ECLS 或 REBOA 都不相同。这就提出了一个问题：SAAP 应该如何被纳入医疗和创伤复苏

策略。

在严重失血性休克导致心搏骤停前或心搏骤停时，SAAP 是一种可以在 REBOA 出血控制和抢救性开胸人工心脏按压产生心肌灌注之间作为

桥接的干预措施。REBOA（1 区或 3 区）是控制出血的有效手段，可以进行静脉容量复苏，并转移到手术室或介入放射科室进行最终的出血控制。REBOA，特别是在 1 区，增加了系统血管阻力并支持平均动脉压，同时静脉输液和血液复苏可以弥补出血引起的血管内容量损失。REBOA 在心脏仍然跳动良好且有明显的动脉血压时部署最为有效。当患者出现心动过缓并失去可测量的血压时，这是一种即将发生心搏骤停的状态。REBOA 在这个状态下是有效的，前提是在心脏继续跳动和静脉输血迅速纠正容量和灌注不足的情况下。以往这是进行或至少考虑进行复苏性开胸手术的状态。

在因出血或即将发生的心搏骤停的情况下，心率迅速下降，血压极低，患者生命垂危，SAAP 为主动脉球囊阻断出血提供了体外灌注。SAAP 技术所提供的胸主动脉球囊阻断（功能性主动脉交叉夹闭）、外源性氧载体体外灌注（比人工心脏按压更有效）和快速血管内容量置换（相当于或优于静脉输液）的组合，可以起到促进 ROSC 的作用，而不需要开胸手术，在患者被转移到手术室进行最终的出血控制之前，为患者搭建生存桥梁。因此，在出血引起的心搏骤停的情况下，SAAP 是介于 REBOA 和复苏性开胸手术之间的一种干预措施，有可能实现 ROSC 并避免开胸手术的需要。

在内科心搏骤停中，SAAP 的潜在作用介于当今的标准复苏疗法（其基础是闭式胸外心肺复苏）和心搏骤停期间实施 VA-ECLS 或 ECPR 之间。如果旁观者毫不迟疑地启动心肺复苏，并且附近有自动除颤器并使用得当，那么一部分内科心搏骤停患者可以通过闭式心肺复苏和除颤来进行复苏。然而，这两个条件并不经常被满足。心肺复苏和除颤的延迟分别导致心肺复苏效果的下降和心电功能的退化，就像创伤中严重灌注不足的不受控制的出血一样，会导致无法避免的死亡。VA-ECLS/ECPR 提供体外灌注，可以有效地扭转心搏骤停期间发生的缺血，并实现 ROSC 和长期生存。临床报道显示，符合 ECPR 标准的患者存活率非常高，神经系统恢复良好。

VA-ECLS 的一个重要方面是，一旦患者在心搏骤停期间插管进行心肺复苏，并获得 ROSC，患者就会一直使用 VA-ECLS。ROSC 后，VA-ECLS 支持的持续时间通常为数天。一般来说，VA-ECLS 不是一种可以迅速停止的干预措施。它通常需要在手术室里进行手术拔管和血管修复。虽然有些复苏的患者在 ROSC 后需要持续的灌注支持，但有些患者不需要。在试图确定执行 VA-ECLS/ECPR 所需物品的标准时，就会面临上述问题。在一些系统中，为了避免过度使用，在考虑对患者进行 VA-ECLS/ECPR 之前，标准治疗要持续 20min。在等待太长时间来启动 VA-ECLS/ECPR 和过度使用之间存在着矛盾，如何恰当的选择，目前没有任何明确数据。

在心搏骤停期间，暂时的心脏和大脑灌注可能足以实现 ROSC 并促进长期生存，而不需要长时间的 ECLS 支持。这正是 SAAP 所要填补的空白。在最初的心肺复苏和除颤失败后，可以在复苏的早期启动先前描述的 SAAP 干预序列，而不需要长时间的 ECLS 支持。如果实现了 ROSC，并且患者在 ROSC 后血流动力学稳定，SAAP 就可以迅速撤出。然而，如果患者的情况显示需要持续的 ECLS 支持，SAAP 干预可用于提供过渡性支持，直到完成 VA-ECLS 的插管。因此，在内科心搏骤停中，SAAP 可以促进 ROSC 和有利的神经系统恢复，而不需要让患者在 ROSC 后延长 ECLS 支持。然而，如果需要持续的 ECLS 支持，SAAP 可以作为桥接 ECMO 的手段。因此，在内科心搏骤停的情况下，SAAP 是介于闭式心肺复苏和 VA-ECLS 之间的一种干预措施，有可能实现 ROSC 并防止不必要的长时间 ECLS 支持。

九、对创伤和血管外科的影响

内科心搏骤停和严重失血性休克的腔内复苏的出现，将导致更多的紧急血管通路手术在时间紧迫的非理想条件下进行。可以预见，这一现实将导致越来越多的并发症（与血管通路有关和与血管内复苏干预有关），需要血管外科医生的专业知识和护理。这些时间紧迫的血管内复苏手术将由血管外科医生执行是不现实的。事实上，绝大部分手术不会由血管外科医生执行，而且这些程序中的许多操作可能会由非外科医生执行。例如，在巴黎的 ECPR 进行院前 ECMO 插管，在伦敦为无法控制的出血进行院前 REBOA 导管插入，都是由院前急救医生进行的。在美国，一些医院的急诊科插管进行 ECPR 的工作是由急诊医生完成的。

面对新兴的腔内复苏时代，积极方法是促进将实施这些干预措施的复苏医生和可能参与培训并可能处理并发症的血管外科医生之间的合作。血管外科医生积极参与血管通路培训、手术方案制订和病例回顾，将有助于提升治疗效果，减少腔内复苏干预的血管并发症。应该牢记，这些干预措施是为了挽救目前几乎被宣判死亡的患者的生命。这一领域的成功将是复苏医学的一大进步，有朝一日可能会影响到我们个人。

十、结论

SAAP 作为一种先进的腔内复苏技术，已经发展了 30 多年的大型动物实验室研究，旨在改变内科心搏骤停和出血性心搏骤停的存活率。SAAP 目前正在进行临床试验。在 SAAP 的发展过程中，腔内复苏技术有了显著的进步，这既有助于理解这一创新的必要性，也使确定 SAAP 如何与其他干预措施相结合变得重要。循序渐进的 SAAP 模式的使用是对 REBOA、VA-ECLS/ECPR 和 EPR 的补充，它提供了一种合理的循序渐进的方法，帮助临床决策，同时通过提供生存所需的最小侵入性干预来降低腔内介入治疗对患者的潜在风险。

第 14 章　血管损伤和休克的腔内到体外器官支持

Endovascular to Extracorporeal Organ Support for Vascular Trauma and Shock

KEVIN K.CHUNG　ANDRIY I.BATCHINSKY　IAN J. STEWART　著

韩国靖　郑熙川　译

一、概述

大动脉的机械性创伤往往会导致大面积的组织血管床受到严重损害，从而导致氧输送减少、细胞缺氧和细胞死亡。这在一定程度上取决于流向身体每个解剖区域和器官（如肌肉、肾脏、肺、肝脏、肠道等）的血流丰富程度。已经有充分的证据表明，组织损伤的程度和范围与缺血损伤的时间直接相关[1-3]。通过本书章节中描述的各种开放式和腔内技术修复动脉血管并且恢复血流通畅，可以预期会出现不同程度的代谢和终末器官后果，这些后果被广泛描述为"缺血再灌注"损伤[4, 5]。受损的骨骼肌再灌注往往会导致严重的代谢和炎性紊乱，继而导致细胞内容物的释放和循环。与之伴随的直接组织损伤（如钝性伤或挤压）往往使情况更加复杂，这可以使代谢紊乱增加数倍。整体范围上，随之而来的免疫－炎症级联失调可引发以全身广泛性的毛细血管渗漏、血流动力学不稳定、凝血障碍和终末器官衰竭为特征的分布性休克（图 14-1）。最近血管外科领域的颠覆性进展，如用于控制出血的腔内阻断技术和各种腔内修复选择，推动了人类在严重受伤后维持生命的生理极限。因此，越来越多的重伤患者住院后存活时间更长，但同时代谢紊乱比以往任何时候都要严重，并且伴有不同程度的终末器官损伤[6]。幸运的是，重症监护领域在医疗创新方面也经历了一个同样强大的飞跃，即各种体外器官支持技术的出现[6]。本章将回顾最新的进展和技术，以协助血管损伤专家处理代谢紊乱和器官衰竭，重点是肾和肺的支持。

二、肾脏支持的研究进展

在过去的 30 年里，肾脏替代疗法（renal replacement therapy, RRT）取得了重大进展。20 世纪 90 年代初，出现了第一代连续肾脏替代疗法（continuous renal replacement therapy, CRRT）设备[7]。这些机器是基于慢性透析的技术，但与以前依靠那些各自分工的泵和透析器的 CRRT 疗法相比，是一个重大的进步[7]。紧随其后的是为治疗急性肾损伤（acute kidney injury, AKI）危重患者而设计的机器，如 PRISMAFLEX（Baxter International, Deerfield, IL）和 NxStage System One（NxStage Medical Inc., Lawrence, MA）。这些设备更为便捷的设置和维护使该技术得以广泛应用。另一个重大进展是在两项涉及混合重症患者的大型 RCT 研究中，明确了急性肾损伤情况下 RRT 的适当"流量"[8, 9]。基于这些数据，肾脏病全球改善指南（kidney disease:improving global outcomes, KDIGO）建议 CRRT 治疗的最低流量为每小时 20～25ml/kg[10]。

一共有三种主要的 RRT 模式用于治疗 AKI 患者：间歇性血液透析（intermittent hemodialysis, IHD）、CRRT 和缓慢低效透析（slow low-efficiency

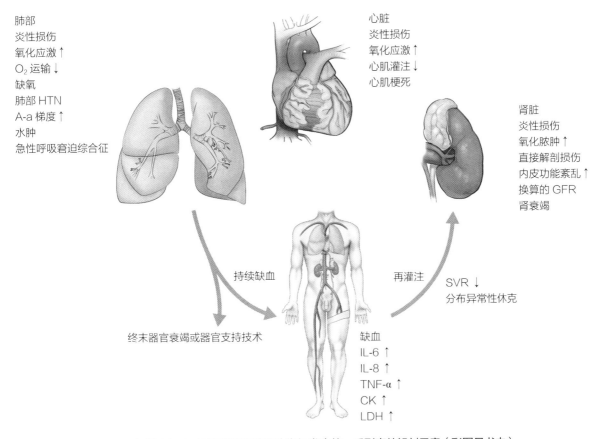

肺部
炎性损伤
氧化应激↑
O_2 运输↓
缺氧
肺部 HTN
A-a 梯度↑
水肿
急性呼吸窘迫综合征

心脏
炎性损伤
氧化应激↑
心肌灌注↓
心肌梗死

肾脏
炎性损伤
氧化脓肿↑
直接解剖损伤
内皮功能紊乱↑
换算的 GFR
肾衰竭

持续缺血

再灌注

SVR ↓
分布异常性休克

终末器官衰竭或器官支持技术

缺血
IL-6 ↑
IL-8 ↑
TNF-α ↑
CK ↑
LDH ↑

▲ 图 14-1　在缺血再灌注损伤期间发生的一系列事件解剖示意（彩图见书末）

缺血导致细胞缺氧，导致细胞死亡和细胞内酶、炎症细胞因子和趋化因子局部释放到局部组织。组织床再灌注后，酶被释放到系统循环中，导致各种器官（包括肾脏、心脏、肺、肝脏和胃肠道）的直接和间接炎症损伤。这最终导致终末器官衰竭，可单独或合并发生。CK. 肌酸激酶；GFR. 肾小球滤过率；HTN. 高血压；IL. 白细胞介素；LDH. 乳酸脱氢酶；SVR. 全身血管阻力；TNF-α. 肿瘤坏死因子 -α

dialysis, SLED）。

在讨论 RRT 模式之间的细微差别之前，首先要解释血液中物质清除是如何实现的。第一种清除的方法是通过扩散或血液透析的方式[11]。通过扩散，血液和透析液在中空纤维透析器中通过半透膜分离，同时利用两个隔室之间特定溶质浓度的差异驱动清除和管理新陈代谢紊乱。例如，缺血再灌注损伤的患者通常会有高钾血症和代谢性酸中毒。与血液相比，透析液中的钾含量较低。因此，钾从血液中沿着其浓度梯度进入透析液，从而从体内清除。相反，与血液相比，透析液中的碳酸氢盐浓度相对较高。这会导致透析液向血液的净转移，从而改善酸碱状态。RRT 中的第二种清除方法是利用对流或血液滤过[11]。在这种清除方法中，并不需要透析液，并且相反的是，半透膜仅用于清除血液中的液体和电解质。另外，

一种替代液体被注入血管中，与透析液类似，替代液中需要去除的东西的浓度较低（如钾），需要添加的东西的浓度较高（如碳酸氢盐）。

用于治疗 AKI 患者的第一种 RRT 是 IHD，它主要使用血液透析或扩散性清除。这种方法使用的机器适用于终末期肾病患者，以及正在接受慢性 RRT 治疗的患者。对于 IHD，透析液是使用经过彻底处理和净化的浓缩电解液和自来水制成的[12]。第二种 RRT 是 CRRT，它可细分为连续性静脉 – 静脉血液滤过（continuous veno-venous hemofiltration, CVVH）、连续性静脉 – 静脉血液透析（continuous veno-venous hemodialysis, CVVHD）和连续性静脉 – 静脉血液透析滤过（continuous veno-venous hemodiafiltration, CVVHDF）[13]。这些技术利用的是设计用于 AKI 重症患者的设备。CRRT 模式的主要区别在于所采用的清除方法。

CVVH 使用置换液进行对流性清除（血液滤过），而 CVVHD 使用透析液进行扩散性清除（血液透析）。CVVHDF 是一种综合疗法，同时使用对流和扩散性清除（血液过滤）。CVVH、CVVHD 和 CVVHDF 的剂量都是相对于患者的体重而言的，处方单位为 ml/（kg·h）。如前所述，推荐的最小剂量为每小时 20～25ml/kg[14]。例如，对于一个 70kg 的患者来说，适当的剂量是每小时 1400～1750ml 的置换液（如果使用 CVVH）、透析液（如果使用 CVVHD）或两者的组合（如果使用 CVVHDF）。CRRT 和 IHD 的主要区别是时间和清除率。血液净化通常持续 3～4h，需要在这段时间内进行大量的清除，以满足患者的代谢需求。相反，CRRT 连续运行，允许有时间进行慢得多的清除。与使用自来水和浓缩电解质溶液进行透析的 IHD 相比，CRRT 疗法利用预包装的无菌溶液作为透析液或替代液。

用于治疗 AKI 的第三种 RRT 类型是 SLED[15, 16]。SLED 有时在文献中也被称为延长的间歇性 RRT 或延长的每天透析。SLED 使用标准的 IHD 机器，但在较低的血液和透析液流速下运行。典型的 IHD 治疗的血液和透析液流速分别为 200～400ml/min 和 400～700ml/min，而 SLED 治疗的透析液和血液流量为 100～200ml/min。尽管大多数 SLED 治疗持续 8h，但也有描述持续 24h 的治疗[17]。SLED 的主要优点是，由于它利用了传统的 IHD，它相对容易在没有足够患者量的医院里实施正式的 CRRT 计划。然而，与 CRRT 和 IHD 相比，SLED 也有一些问题。首先是电解质紊乱，特别是低磷酸血症，这可能使患者难以脱离机械通气[18]。其次是抗生素的最佳剂量尚不清楚，特别是当 SLED 治疗时间超过 8h 后[19]。

在血流动力学不稳定的患者中，CRRT 比 IHD 有两个理论上的好处。首先是容积清除速度较慢。如前所述，一个 IHD 疗程通常持续 3～4h，在这个相对较短的时间内，必须从患者身上清除当天规定的全部液体。由于 CRRT 可以在 24h 内清除所需的体积，因此容积清除速度较低。例如，如果必须清除 3L 液体，在 4h 的 IHD 治疗中，每小时的速度是 750ml。如果采用 24h CRRT 治疗，每小时的速率将低得多，为 125ml。据推测，这种较低的速率可以改善血流动力学的稳定性。理论上，在血流动力学不稳定的患者中，CRRT 比 IHD 的第二个好处是清除速率较慢。IHD 的高清除率会导致血浆渗透压的降低[20]。当这种情况发生时，在血管内和血管外液体之间建立了一个渗透梯度，将水吸入血管外组织液中。这将减少血容量，并可能对血液动力学产生不利影响。CRRT 缓慢清除的另一种情况是对创伤性脑损伤患者有利。在创伤性脑损伤患者中，随着 IHD 对溶质更高效的清除，所涉及的渗透性转变可能导致颅内压升高和脑水肿[21]。虽然溶质在 IHD 时被迅速从血管内空间清除，但在其通过血脑屏障重新平衡之前有一个滞后期，导致颅内腔的渗透压高于血管内腔。这种浓度梯度导致水通过渗透作用转移到颅内空间[22]。CRRT 提供的较慢的清除率使这种梯度最小化，并可能减少脑水肿[23]。

尽管有这些理论上的好处，但观察性和临床试验的结果却不尽相同。最近对 21 项研究（16 项比较了 CRRT 与 IHD，5 项比较了 CRRT 与 SLED）的 Meta 分析没有显示出这些模式在死亡率、透析依赖性或住院和重症监护室停留时间方面的差异[24]。相反，一项对 23 项研究的 Meta 分析发现，与 CRRT 相比，IHD 与更高的透析依赖率有关[25]。这些结果主要是由 16 项观察性研究的结果得出的，另外 7 项 RCT 研究没有证明 CRRT 有明显的益处。然而，RCT 研究中的患者总数很少（IHD 的 n=240，CRRT 的 n=232）。尽管证据不足，目前而言，该领域的观点是，CRRT 是血液动力学不稳定患者的首选方式，而 IHD 是血液动力学稳定患者的首选方式[10]。

RRT 的时机在肾脏病学和危重病学领域有争议，早期的观察证据是不一致的，这主要是由于对"早期"的定义不同。一项研究没有发现以血尿素氮浓度定义的早期 RRT 时机有什么不同，但发现进入 ICU 2 天内开始 RRT 比进入 ICU 5 天后开始 RRT 的患者死亡率低[26]。在另一个回顾性队列中也观察到类似的发现，在诊断为严重 AKI 后 24h 内启动 RRT 时，死亡风险较低[27]。这项研究还发现，早期 RRT 与机械通气天数减少和 RRT 时间缩短有关[27]。

最近，有三项 RCT 研究报道了 RRT 的最佳时机。其中第一项是肾脏损伤中的人工肾启动（artificial kidney initiation in kidney injury, AKIKI）

试验[28]。AKIKI 试验将 620 名患有严重 AKI 的受试者随机分为早期（6h 内）或晚期（当受试者出现代谢紊乱、肺水肿或少尿时）RRT。在 60 天死亡率这一主要终点上没有差异。第二项研究是早期与延迟启动肾脏替代疗法对急性肾损伤危重患者死亡率的影响（effect of early versus delayed initiation of renal replacement therapy on mortality in critically ill patients with acute kidney injury, ELAIN）试验[29]。ELAIN 试验是一项单中心研究，研究对象是 231 名患有中度 AKI 和血浆中性粒细胞明胶酶相关脂联素（AKI 的生物标志物）升高的患者。早期被定义为在中度 AKI 的 8h 内启动 RRT，晚期被定义为在严重 AKI 的 12h 内启动 RRT。与 AKIKI 研究结论不同，ELAIN 发现早期启动 RRT 时死亡率下降。第三项研究是重症监护室早期透析与延迟透析的比较（initiation of dialysis early versus delayed in the intensive care unit, IDEAL-ICU）[30]。这项多中心试验将 488 名严重 AKI 患者随机分为早期策略（12h 内）或晚期策略（如果患者没有恢复肾功能，延迟 48h 后）。与 AKIKI 研究类似，IDEAL-ICU 试验没有发现两组之间的死亡率差异。尽管有另一项大型的多中心试验正在进行中[31, 32]，但目前大量的证据表明，早期的方法不具有普遍性。然而，重要的是要注意到，唯一显示有好处的试验（ELAIN）比 AKIKI 研究或 IDEAL-ICU 研究更早开始 RRT。此外，ELAIN 主要涉及外科患者，并包括一个新的生物标志物来对患者进行风险分层。因此，一些患者有可能从早期启动策略中受益，特别是当生物标志物被用于对患者进行分层时。

其他各种体外治疗技术也已被研究，以努力改善重伤和重病 AKI 患者的死亡率。其中之一是高容量血液滤过（high-volume hemofiltration, HVHF）。一些小规模的研究结果表明 HVHF 可以提高替代疗法的效果。例如，HVHF 已经被证明可以降低烧伤重症患者的血管升压依赖指数和多器官功能障碍综合征评分[33]。在迄今为止对 140 名危重患者所做的最大的 RCT 中，没有观察到 28 天死亡率或血流动力学情况的差异[14]。同时明确的是，这种技术的耐受性相对较好。因此，对于正在接受 CVVH 治疗的代谢严重失调的特定患者，增加治疗剂量以实现代谢控制是合理的，并

且应该申请应用。

自 21 世纪初以来，CRRT 已被广泛接受并拯救了无数的生命。尽管有了这些进步，需要 RRT 的 AKI 受伤患者的死亡率仍然很高，达到 40%～67%[34-36]。早期启动或 HVHF 可能对有严重代谢紊乱的手术后患者有好处。然而，效果可能很小，而且很难推广。RRT 在处理电解质紊乱和容量过载方面始终有其作用；然而，未来患者治疗的进展需要将其与其他器官的支持（ECMO）和其他形式的血液净化相结合，以达到免疫调节和病原体清除的目的。

三、肺支持的研究进展

急性肺损伤和急性呼吸窘迫综合征是血管损伤和休克后公认的问题。在美国，每年有 20 万名患者患上 ARDS，预计到 2025 年，每年将出现 30 万例[37]。ARDS 的原因是多种多样的，典型的包括肺炎、败血症、吸入性损伤、热损伤、化学物质暴露，以及过度的机械通气和过度的液体复苏所致的医源性疾病[38, 39]。同样，创伤，特别是军事上独特的创伤，如血管损伤合并休克、烧伤、爆炸伤[40]、化学武器[41]，以及为治疗这些伤害而提供的医疗救治[42, 43]，也是 ARDS 的常见原因。尽管引发 ARDS 的确切分子机制仍然不清楚，但这些导致 ARDS 的原因中共同存在的强烈炎症现象是确定的。由于这个原因，缺血再灌注损伤也会产生 ARDS 就不足为奇了。不幸的是，尽管经过几十年的研究和大量的临床试验，ARDS 的报道死亡率仍然很高（11%～44%）[37, 44]。

目前，机械通气是 ARDS 的标准支持性干预手段，对大多数轻度 ARDS 患者非常有效。然而，随着损伤严重程度的增加，肺功能会下降，这在临床上通过氧合、通气受损和肺顺应性降低得到证实。这些变化通常会促使呼吸机压力和（或）容量增加，进而使患者面临呼吸机相关肺损伤（ventilator-induced lung injury, VILI）的风险增加[45]。这种机械性损伤也被称为"气压创伤"或"溶质创伤"，是由呼吸机的容量和压力增加到顺应性差的肺部而造成的。肺实质的这种过度拉伸引发了炎症级联的激活，并导致多系统的器官衰竭[46-48]。

通常，ARDS 的早期治疗侧重于预防 VILI，是具有里程碑意义的 ARDSNet 试验的重点。

ARDSNet 证明，将呼吸机设置降低到 6ml/kg 理想体重（ideal body weight, IBW）的 V_T 和 30cmH$_2$O 的最大吸气末压力（P$_{plat}$），能够将死亡率降低至 31%，相比之下，接受 12ml/kg IBW 的 V_T 治疗的传统模式的死亡率为 39.8%[49]。这种称为肺保护性通气的策略已成为治疗 ARDS 的重要工具，但它并不是灵丹妙药。研究表明，尽管使用了 ARDSNet 策略，但仍有大约 30% 的患者会出现肺部过度膨胀，从而导致 VILI[50]。此外，对于实施肺保护策略的患者，通气不足、高碳酸血症和酸中毒等二级后果通常会使管理复杂化。这对于严重受伤的创伤患者、急性或慢性肾衰竭、伴随的脑损伤及患有严重心血管或外周血管疾病的患者尤其具有挑战性[51]。

成人肺衰竭的体外生命支持（extracorporeal life support, ECLS）已成为 ARDS 临床管理中越来越有价值的工具。从实际意义上讲，ECMO 的作用是减轻肺部负担，避免肺实质显露于 VILI。由于适用于肺衰竭和 ARDS 的治疗，术语 ECMO 和 ECLS 可以互换。目前，ECMO 被用来延长生存期，为那些使用 ARDSNet 策略等侵入性较低的技术未能改善的重症患者提供氧合和二氧化碳清除。最终，ECMO 的目标是提供足够的时间来解决基本的临床状况，从而使 ARDS 诱发的炎症损伤减轻。

从功能上讲，ECMO 是一种小型化的心肺分流。尽管 ECMO 有多种模式，但所有模式都需要通过开放或经皮的方式对主要血管结构进行插管。大型的 23～32F 导管将循环血液排入体外循环和人工膜肺，进行气体交换（输送氧气和排出二氧化碳）。气体交换后，含氧的血液通过回流回路返回体内。最常见的 ECMO 模式是 VV-ECLS（静脉 - 静脉）和 VA-ECLS（静脉 - 动脉）。尽管这两种技术都依赖于交换膜的使用，但 VV-ECLS 将含氧血液送回静脉循环，而 VA-ECLS 将含氧血液送回动脉循环。

早在 1972 年，ECMO 就被证明对成人创伤受害者是有益的[54]，但随后在 1980—1990 年的临床试验显示结果不佳后受到负面宣传[55, 56]。对早期 ECLS 的批评主要源于对机械通气和 ECLS 之间相互作用的认识不足，以及未充分减少机械通气设置，这导致了可能增加死亡率的医源性 VILI。此外，现代 ECMO 回路会避免使用硅基膜肺和由生物不友好的聚合物制成的长而笨重的回路。这些技术差异导致了不可持续的管理挑战，例如，在早期临床研究中每名患者每天输注 1～2L 血液和血液制品[57]。虽然仅失血就可以解释早期研究中观察到的不良结果，但 ECMO 患者也会受到医源性 VILI 的影响，并有较高风险发生输血相关急性肺损伤[42, 58]。如今，现代救治流程的运用在很大程度上避免了这些并发症。事实上，今天的 ECLS 系统与初期的系统几乎没有什么相似之处（图 14-2），并且因临床技术的进步而更迭。最后，在高达 70% 的患者中，与 ECLS 应用相关的出血并发症和随后与输血有关的凝血功能障碍导致了惊人的脑出血死因率[55, 56]。由于这些原因，在 2000 年之前（以及在一些中心至今），ECLS 往往开始得太晚，而且患者年龄较大，病情较重，使他们不太可能从治疗中受益。

虽然早期的 ECMO 试验在 2000 年以前就引起了对其疗效的担忧，但最近的试验支持了现代 ECLS 中心的救命能力。此后，有两项著名的试验对 ECMO 的肺部支持进行了评估，即 CESAR 试验（常规呼吸支持与体外膜氧合治疗严重成人呼吸衰竭）[58] 和 H1N1 试验[59]。H1N1 的研究对 ECLS 的复兴尤为重要，因为当医疗机构遇到 H1N1 病毒导致的暴发性 ARDS 时，倾向于尽早启动 ECLS。技术的进步和用户经验的增加，使用 ECLS 治疗的严重受伤患者的结果得到了值得称赞的改善[52, 58, 59]。ELSO 登记处的数据显示，每年进行 ECMO 的病例数在增加（图 14-3）。同时，在机械通气不再有效的严重 ARDS 患者中，报道的生存率已提高到 70%～80%[59]。有趣的是，这些改进是在继续偏向于最后手段的 ECMO 的情况下发生的，是使用更好的技术的直接反映。

有报道称，在创伤引起的 ARDS 中，以及与之类似的持续休克和缺血再灌注的血管病患者，其结果有类似的改善[60, 61]。对 1994—2015 年 ECLS 治疗创伤心肺功能衰竭的回顾中发现，出院的存活率为 50%～79% 不等[62]。严重疾病和创伤造成的多系统器官衰竭是高度病态和致命性的，这部分患者存活率的提高得到了医疗人员的重视[62]。有证据表明，肾支持联合治疗可能会继续改善存活率的趋势[6, 63]。然而，对于患有血管疾病的慢性病患者，则需要降低生存预期。来自战斗伤亡的证据表明，与平民相比，ECMO 受益的可能性

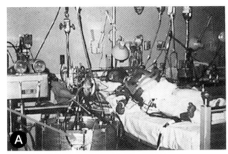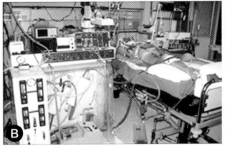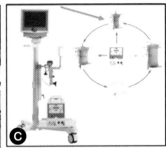

▲ 图 14-2　早期体外生命支持技术的代表性图像

A. 第一位接受 ECLS 治疗的创伤患者；B. 一个典型的 20 世纪 90 年代的 ECLS 系统；C. 现代模块化 Xenios/Fresenius 膜肺和 ECLS 工具系列，左边的箭指向 1972 年 Hill 研究中使用的膜肺，其预充量为 30L，右侧的箭指向现代模块化 Novalung（Xenios/Fresenius）系统中最小的儿童膜肺，其预充量为 0.19L（A. 改编自 the manuscript describing the first trauma patient treated using ECLS by Hill et al.,*ASAIO*.1972;18（0）:546-552；B. 图片由 Luciano Gattinoni and Antonio Pesenti, Milan University, Italy 提供）

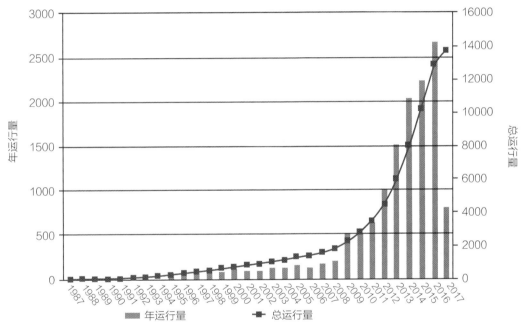

▲ 图 14-3　自 2006—2011 年 CESAR 和 H1N1 研究以来，肺衰竭的体外生命支持病例急剧增加
（图片由 Extracorporeal Life Support Organization 提供）

更大；这一发现最有可能归因于他们相对年轻、正常的基线生理和最低限度的既往医学合并症[64]。

现代的 ECLS 在气体交换方面也比上一代的设备侵入性更小，效率更高。使用 13～19F 导管的经皮血管通路已成为专门 ECLS 中心的首选插管方法，并开始扩大 ECMO 对非外科医生的适用性[58,65]。效率的提高归功于新的高交换渗透性聚甲基戊烯（polymethylpentene, PMP）膜肺，它具有更接近于模拟自然肺的能力。在 21 世纪 10 年代，基于对旧技术的重新设计，开发了最新一代的迷你 ECLS设备（图 14-4）。虽然功能原理与 ECMO 相同，但新一代迷你 ECLS 设备的运作负担、安全性和效率都是独一无二的[53, 66-68]。这些简化的设备在可用性和侵入性方面都与现有的床边透析相当。

机械的简化降低了早期 ECLS 的门槛，扩大了 ECMO 可以适用的插管和启动的环境。更方便的插管、便携的微型 ECMO 设备、较低的与介入相关的发病率和改善的膜肺效率使得 ECLS 在全国各地的急诊科、ICU，甚至在院前和医疗运输环境中都可以使用，尽管其使用并不广泛。反过来，可能受益于 ECLS 的潜在患者人数增加，因此，接触 VILI 呼吸机设置的患者数量减少[66,69]。事实上，

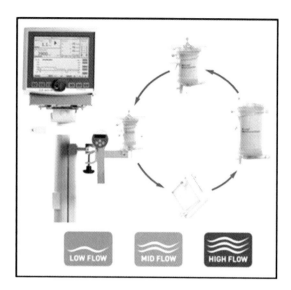

▲ 图 14-4　Xenios-AG 操纵台和可热插拔的新生儿、儿童和成人膜。圆圈表示缩小的人工肺（图片由 Xenios AG 提供）

对于某些二氧化碳滞留加重的患者，是有可能完全避免插管的 [70]。

目前，ECLS 技术的前沿是最近开发的能够提供部分呼吸机肺支持的设备。这些设备提供体外二氧化碳清除（extracorporeal CO_2 removal，$ECCO_2R$），在类似透析的低血流量（350～500ml/min）下工作，目前已获得 CE 批准在欧洲使用 [68, 69, 71, 72]。然而，到目前为止，还没有 $ECCO_2R$ 设备获得美国 FDA 批准。$ECCO_2R$ 将与完全 ECMO 区分开来，后者使用 23～32F 导管和 2～7L/min 的血流。$ECCO_2R$ 系统的主要作用是去除二氧化碳，这就是为什么它特别适合在 ARDS 期间减少机械通气的设置。到目前为止，研究表明，$ECCO_2R$ 可以安全有效地进行低潮气量通气，同时防止 pH 和 $PaCO_2$ 的有害变化 [53, 67]。$ECCO_2R$ 在降低 ARDS 患者的肺动脉压和减少右心做功方面也是有效的 [73]。$ECCO_2R$ 是控制 ARDS 患者低通气量、高碳酸血症和酸中毒的有效方法，这些是肺保护性机械通气的主要后遗症 [66]。$ECCO_2R$ 已被用作最小化、替代和避免使用机械通气的手段 [69, 70, 74]。得益于吸气峰值压力或驱动压力（ΔP）的增加，$ECCO_2R$ 对于缓解 VILI 很重要，甚至在接受肺部保护性通气的患者中也是如此。此外，通过减少机械通气设置和降低 ΔP 来减轻肺部负荷与 ARDS 的生存率有关 [75, 76]。Batchinsky 等证明了 $ECCO_2R$ 在健康动物身上减少机械通气设置

的能力，这是现代 $ECCO_2R$ 设备基于"呼吸透析"概念的一种应用方法 [69, 77]。

这种方法的一个例子是 Terragni 等的研究，他们实现了对患有 ARDS 的混合原因患者的呼吸压、高碳酸血症和 pH 的控制 [66]。这些作者研究了两组患者：①仅使用 ARDSNet 呼吸机的患者；②同时接受低潮气量机械通气和 $ECCO_2R$ 辅助治疗的患者。在第 2 组中，Terragni 等通过将 VT 降低到约 4.2ml/kg（低于 ARDSNet 推荐的 6ml/kg），将机械通气的设置降至最低。这导致这些患者的 $PaCO_2$ 增加，pH 随之下降，但允许平台压低于 25cmH_2O，而第一组患者的平台压为 28～30cmH_2O。在 $ECCO_2R$ 开始后，$PaCO_2$ 和 pH 正常化，患者的循环炎症介质水平降低 [66]。Terragni 的研究证实了 $ECCO_2R$ 可以有效地作为 ARDS 患者机械通气的辅助设备。结合转化研究实验室的工作，这种针对透析样侵袭性肺保护策略将在世界各地的医院成为一种有前途的新疗法 [69, 74, 78-80]。

四、联合技术

与许多其他危重或受伤的人群一样，对遭受重大血管损伤的患者的支持仍在继续发展。多器官支持疗法的最终目标是将所有这些疗法（RRT、血液净化、肺部和心血管支持）连接到一个多方面的干预和输送平台 [6]。值得注意的是，Terragni 研究中使用的设备结合了缓解多器官衰竭的独特方法，因为它将 $ECCO_2R$ 和透析膜结合在一个装置上 [66]。这是偶然的，并且在血管病患者中可能更有效，他们复杂的病理生理过程经常导致多器官衰竭，并将从多器官支持策略中受益最大。结合体外模式治疗多器官衰竭并不是什么新鲜事。RRT 已经经常与 ECMO 相结合。最近的报道表明，治疗性血浆交换和分子吸附再循环系统可能有助于急性肝支持（即一种形式的"肝透析"）[81, 82]。多器官体外支持平台的概念是有可行性的，这些技术的进一步发展将提高挽救重病和重伤患者生命的可能的生理极限。

致谢

感谢 John Fletcher 博士在手稿格式化、编辑和参考文献管理方面的帮助。

第 15 章　证据收集：新技术的临床研究

Gathering the Evidence: Clinical Study of New Technologies

LAURA J. MOORE　JAN O.JANSEN　**著**

韩国靖　董译文　**译**

一、为什么写这一章

血管和血管内创伤管理是一个快速发展的领域，它由医疗设备主导。本节的前几章强调了主要的发展，如支架、弹簧圈、塞子、复苏性主动脉球囊阻断术、选择性主动脉弓灌注和体外生命支持系统。新设备及对现有设备的改进正在以惊人的速度开发并推向市场。

这对这些新技术的临床评估和采用提出了挑战。医疗器械与新药的监管要求不同，新药必须证明有效，或者至少与现有治疗方法一样有效。相比之下，医疗器械只需证明是"安全"的，就可以上市和使用。随着器械适应证的扩大和设备的改进，研究人员很难跟上设备的更迭。此外，这些新设备的操作还可能要求临床医生学习新的技能。巴克斯顿的健康服务研究法则指出，"评估总是为时过早，直到为时已晚"，这非常适用于腔内血管技术。本章的目的是让读者了解评估新技术的过程，以及可供临床医生和研究人员使用的选项。

二、医疗器械不是降落伞

医学生经常被告知，多中心、前瞻性、随机临床试验代表了最高质量的证据，并且只要有可能，就应该以这种方式评估新疗法。然而，在现实中，临床试验设计困难、费用昂贵，并且需要很长时间来计划和执行。因此，一些创新者喜欢援引"降落伞"比喻，特别是当创新在概念上具有吸引力，或者在临床前环境或小型案例系列中

显示出巨大前景时。争论通常围绕诸如"我们知道它有效"和"你永远不会对降落伞进行随机试验——这不符合道德"等陈述展开。这些说法经常引用 Smith 和 Pell（2003 年）和 Yeh 等（2018年）发表在《英国医学杂志》（*British Medical Journal*）圣诞版上的两篇讽刺文章[1, 2]。这两篇文章都值得一读，因为它们提出了重要的观点（尽管是开玩笑）。

当然，我们永远不会对降落伞进行随机试验，那么我们为什么要进行临床试验呢？许多临床医生对这个论点感到困惑。不幸的是，降落伞的比喻几乎从不适用于医学[3]。人是复杂的，大多数疗法和设备都会产生多种意想不到的后果，其中一些甚至可能是有害的，从而使预期效果复杂化[3]。降落伞并非如此。更重要的是，降落伞有一个非常接近于 1 的治疗所需数字[4]。虽然有些人从没有降落伞的飞机上坠落，或降落伞完全失灵，但他们仍然幸存下来①；虽然有使用降落伞的情况，但风险非常低②[5]，因此死亡率的绝对降低率非常接近 100%。简而言之，医疗设备不是降落伞，因此必须对其进行仔细和彻底的评估。

---

① 现代降落伞装备由两个伞盖组成，一个主伞盖和一个备用伞盖，尽管对这些装置的有效性的评估通常指的是整个系统。

② 2018 年，在美国，估计有 350 万次跳伞，其中有 13 人与平民跳伞有关。这些死亡中有 4 人是"内科"死亡，而不是与创伤有关。

三、外科创新的评估

（一）复杂的干预措施

血管手术和腔内治疗是"复杂的干预措施"。定义为由多个相互作用的组成部分组成或涉及使用困难或复杂技术的程序，这些技术可以以多种方式应用[6]。尽管对外科和介入技术的评估一般要经过与药物开发类似的阶段，但也有重要的区别。事实上，对外科技术和工艺评估的某些方面与心理和物理疗法的评估有更多共同之处，而不是药物开发[6]。

一些机构对复杂干预措施的研究提出了建议。英国医学研究委员会建议，评估应该分阶段进行，包括尽可能使用实验性设计而不是观察性设计，像评估结果一样评估干预过程，报告干预措施的详细描述和证据的综合以提高可重复性。IDEAL 合作组织是一个由外科医生、研究人员、期刊编辑、方法学家和统计学家组成的国际团体，致力于生产、传播和评估高质量的外科研究，其描述了创新的五个阶段，针对外科环境，每个阶段都有一套建议[6]。

（二）外科创新的理想阶段

表 15-1 显示了外科创新的五个阶段[6]。虽然很容易看出这个方案如何适用于研究新的血管和血管内技术，但是在实践中，有一些重叠的部分，而且评估很少是线性进行的。然而，基本概念对于创新发展是有帮助的。

第 1 阶段（创新）是关于概念验证（如首次使用主动脉阻断装置），目的是在这一点上进行描述，突出技术成就，以及"降落伞"性质的显著性的成功或失败。这阶段只涉及一小部分患者，并使用结构化的病例报告结果[6]。

第 2a 阶段（开发）包括在最初的一小群患者中计划使用该手术或设备，以支持其首次使用的经验，不断完善或修改精确的技术或工艺，有时还会导致技术上的修改。IDEAL 合作组织建议，在开始招募患者之前，应注册前瞻性发展研究的协议，描述患者选择原则、手术方法和要测量的结果。同样，技术修改的性质和时间也应该被细

类　别	1：概念	2a：开发	2b：探索	3：评估	4：长时间研究
表 15-1　外科创新的阶段					
目的	论证概念	开发	学习	评估	监督
患者的数量和类型	个位数；高度精选	少数；精选	许多；可能扩展为混合的；扩大适应证	多个；扩大的适应证（定义明确）	所有符合条件
外科医生的数目和类别	非常少；开发者	少量；开发者和早期的采用者	很多人；开发者、早期采用者、早期多数	多数；早期多数	所有符合条件
产出	描述	描述	测量，比较	非随机对照试验参与者的完整信息描述	审计，区域差异；质量保证；风险调整
干预措施	开发；程序初始化	逐步发展；程序发展	逐步发展；程序改进；业界学习	稳定	稳定
方法	结构化案例报告	前瞻性发展研究	研究数据库；解释性或可行性随机临床试验（疗效试验）；基于疾病的诊断	包含或不包含添加/修改的 RCT；替代设计	登记处；常规数据库（例如，外科临床结果评估计划、国家外科质量改进计划）
结果	概念验证；技术成就；失败；显著性成功	主要是安全；技术和程序上的成功	安全性；具体和分级的临床结果；短期结果；以患者为中心的报告结果；可行性结果	具体和分级的临床结果；中长期结果；以患者为中心的报告的结果；成本效益	突发事件；长期结果；质量保证

引自 McCulloch P, et al.No surgical innovation without evaluation:the IDEAL recommendations.*Lancet*.2009;374（9695）:1105-1112.

致地记录下来[6]。

　　一旦技术问题得到解决，评估就会进入探索阶段（2b）。这个阶段，有关该手术的经验可能仍然不足，在进行新手术或设备与传统方法的随机临床试验之前，需要有更多患者的结果，才有可能进行比较。应系统地收集每一位受试者的数据，仔细关注不良后果和患者安全。一个前瞻性的研究数据库通常是最好的方法。精心设计、前瞻性但不受控制的临床研究可以作为小型可行性或解释性随机临床试验的平行补充[6]。

　　先前的阶段主要聚焦于新技术的研发及其成果的阐述。第三阶段（评估阶段），其核心目标是依据当前的标准来全面评估新技术的有效性。值得注意的是，外科技术的随机试验并非必不可少，尤其在技术显著进步且具有实质性意义时。此时，可考虑采用平行组的非随机研究作为替代方案，例如，运用倾向性评分的研究方法。然而这类研究容易受到混杂因素的干扰，并且在创伤患者群体中可能存在问题。若倾向性评分仅涵盖入院时的生命体征，而未考虑对复苏的反应，那么所匹配的患者和分组在最终可能并不具备可比性。另一种可行的选择是中断时间序列分析，这种设计允许与中断前的组进行迅速且简单的对比，但遗憾的是，它无法完全消除选择偏差。尽管如此，大多数新创新并非突破性的飞跃，而只是带来了微小的改进，这往往容易使开发人员的评估过于乐观。因此在这一阶段，随机对照试验应当被视作默认且首选的方法[6]。

四、方法学和实践方面的挑战

　　创伤患者的临床试验，特别是医疗器械的临床试验，面临着许多挑战。首先，这就是均衡的问题。如果一项干预措施已经被 FDA 批准，因此可以使用，并且正在使用，临床医生可能已经对其益处形成了看法，并且可能不再有足够的均衡性来招募患者参加试验，这将导致一半的参与者不接受干预。就新技术而言，大型、高敏锐度的中心很可能是新技术的早期采用者。如果他们认为这项技术对患者有好处，即使没有随机临床试验的数据，他们也可能将这项技术作为他们中心的标准治疗。如果这项技术的随机临床是在晚些时候设计和资助的，大型医学中心在研究患者

招募方面将是令人满意的，但研究可能因此缺乏平衡性，使患者无法参与。一个全面的队列设计，包括随机组以及患者（或医生）的"偏好"组，可以帮助克服这个问题，但这些设计很难分析，如果所有或大多数患者（或临床医生）都选择"偏好"组，那么该研究就不可能成功。

　　创伤试验的下一个大问题是获得知情同意。大多数血管损伤患者需要紧急甚至是紧急治疗，并且经常缺乏自我同意的能力。往往没有足够的时间征求患者或其代理决策者的知情同意，让他们加入到试验中来。尽管大多数国家现在都有一个法律和伦理框架，可以在紧急情况下进行研究，同时保障患者的权利和安全，但获得必要的许可可能是复杂、昂贵和耗时的。在美国，可以利用知情同意例外规则（exception from informed consent, EFIC）进行试验。这使得临床医学科学家能够对紧急情况下的患者进行急需的研究。然而，这种试验必须满足严格的标准。虽然每个机构的情况不同，但获得 EFIC 的批准需要召开一些学术界咨询会议，并通过广告、传统媒体和社会媒体通知公众，让社区成员了解该试验[7-9]。如果需要，个人可以选择退出试验。

　　另一个挑战领域是患者的可用性。可以参加临床试验的血管损伤的创伤患者的数量往往很少。即使真的存在差异且所有符合条件的患者都参加了试验（基本不可能），人数也可能不足以证明其具有"统计学意义"。有很多办法可以减少样本量，如延长招募时间、扩大资格标准等，其中增加试验点是最常见的，也是最直观的。其他可行方案包括使用"信息密集型"的连续结果、接受较低的效能、放宽 α 的取值范围或转向单侧显著性检验[10]。然而，即使采用这些措施，计算出的最小样本量可能仍然不可行。

五、创新临床试验设计的作用

　　创新的临床试验设计包括适应性试验和贝叶斯试验。适应性试验是指使用中期分析来触发对试验进行预定的修改的试验，如停止试验的分组，或改变分配比例。贝叶斯试验依靠的是另一种分析框架。贝叶斯定理在数学上将先验信息（如数据和理念）与新的数据（如新的试验结果）结合起来，得出最新的知识总结和剩余的不确定性[11-13]，其

主要优势包括更高的效率和检测差异的能力，以及更容易解释的结果。在给定实验中观察到的数据的情况下，贝叶斯推理直接估计结论为真的概率，而不需要任何二元结论 [11, 12]。相比之下，传统的（也被称为"频率论"）统计侧重于观察到的两组结果的差异，或者更极端的差异，可能只是偶然发生的可能性。如果 P 值小于 0.05，通常的结论是仅凭偶然性无法解释所看到的差异 [11, 13]。这种方法虽然熟悉，但容易被误解，而且浪费信息。

最近 Goligher 等对严重急性呼吸窘迫综合征中抢救肺损伤的体外膜氧合试验（EOLIA 试验）进行了贝叶斯式的事后分析 [14]，突出了传统统计学框架的局限性，以及贝叶斯方法的价值。这项试验研究了早期 ECMO 是否能降低严重 ARDS 患者的死亡率，但因没有效果而提前停止，结论是 ECMO 没有降低 60 天的死亡率（P=0.09）。相反，Goligher 等的贝叶斯分析结合了一系列的"信息先验"来量化现有的观念和证据，发现 ECMO 的确很有可能降低死亡率。例如，使用信息量最小的先验，60 天时死亡相对风险降低的后验概率为 96%。相反，死亡率绝对降低至少 2% 的后验概率为 92%。然而，试验设计围绕的绝对风险降低 20% 及以上的后验概率只有 2%。后者的结果与最初的频率分析是一致的 [15]。因此，贝叶斯分析比频率分析提供了更多信息，这展示了贝叶斯分析的力量。

UK-REBOA 试验是 REBOA 在失血创伤患者中应用的 RCT 试验，目前正在英国进行。这项研究从一开始设计就使用了贝叶斯理论，应用了与贝叶斯理论类似的设计框架。

六、结论

血管和血管内技术的创新已经并将继续改变对血管损伤患者的治疗。然而，大多数治疗方法都有好和不好的效果，REBOA 就是一个很好的例子。对这些新技术的严格评估比以往任何时候都更加重要。IDEAL 框架有效地描述了创新的阶段，以及在每个阶段可能有用的研究类型。虽然不是所有的干预措施都需要进行随机的临床试验来评估，但大多数最终都需要。此外，当需要进行临床试验时，这些试验往往需要创新设计，这些设计更复杂，但也更容易解释。

第四篇

血管损伤的处理
The Management of Vascular Trauma

第 16 章　心脏、大血管和肺损伤
Cardiac, Great Vessel, and Pulmonary Injuries

DAVID V. FELICIANO　JOSEPH J. DUBOSE　**著**

牛泽林　魏小龙　**译**

一、概述

心脏和大血管穿透伤的院前死亡率极高，尤其是心脏创伤的病死率可达 50%～75%。因此，即使在大型医疗中心或战时医院，接受此类手术的患者数量仍然相对较少。肺实质非肺门血管的穿透伤表现不同。由于肺动脉及其分支的收缩压较低（一般为 25mmHg），只有 5%～10% 的患者因肺实质血管损伤出血而需要行开胸手术。在钝性胸部创伤中，受累部位通常包括胸壁（如肋骨骨折）或肺（如气胸、血胸），这其中仅有 7%～8% 的患者需要行开胸手术。在所有的胸部创伤患者中，肺出血、上纵隔或锁骨上区的大动脉损伤或心脏穿透伤是最常见的开胸手术指征。

二、急诊中心的评估和管理
（一）创伤的机制

累及心脏、胸腔大血管或肺门的穿透伤，通常位于"心血管危险区"，即从胸骨上切迹到剑突，两乳头之间。基于 2017 年的一项尸检研究，建议将该区域的左侧边界进一步扩大至后正中线[1]。此外，其他贯穿纵隔或累及胸廓出口的穿透伤也可能导致内脏器官受损的风险增加。

钝性胸部创伤，尤其是车祸引起的，无论是否系安全带，都可能造成心脏和大血管（有时还包括肺部）的严重创伤。对于那些没有系安全带的受害者，在来自正面或侧面的冲击力下，往往会遭受到前述的各种减速伤、胸壁直接的钝性伤或胸廓内创伤。典型的减速伤指，当车辆突然停止行驶时，受害者的前胸部由于惯性向前，与方向盘挤压而导致的创伤。这种机制可能导致降主动脉发生不同程度的创伤性破坏，最常见于动脉韧带水平。此外，由于安全带的位置和撞击方向的不同，无名动脉、颈动脉、锁骨下动脉或椎动脉也有受损的风险。还有报道称，安全气囊可能导致钝性胸腔血管损伤，这种创伤更容易发生在身材矮小的女性或儿童身上。

（二）高级创伤生命支持：初步调查、早期复苏、急救中心开胸探查

严重低血压且胸廓出口或附近有外部出血、有心包腔或胸膜腔出血或存在心脏压塞（可通过超声确诊）的患者，均应在急诊科进行快速顺序插管或紧急气管插管。伴有血胸或气胸的清醒患者，即使其血流动力学状态相对稳定，也应该在腋中线第 5 肋间行胸腔插管引流。如果插管后 15min 内引流出 1000ml 或更多的血性液体，则需紧急将患者转移到手术室，并由麻醉医生和手术室团队使其保持仰卧位固定于手术台上。若接下来的 15min 内，引流量达到 200ml，则应立即插管并进行手术。

在确定手术方案时，需综合考虑伤口位置和创伤轨迹、超声检查结果及患者的血流动力学状态，以决定是采用前外侧切口还是胸骨正中切口。若患者的血流动力学状态正常或接近正常，并且血性引流量少于 1200ml，则应将其转移到重症监

护室（intensive care unit, ICU）进行密切观察。在观察期间，若 2～4h 的引流量高达 100～200ml/h，应紧急行开胸手术。

对于因气胸、出血或心脏压塞而低血压的患者，建立大静脉通路对复苏至关重要。这包括放置 14G 外周静脉导管或大口径 7.5F 中心静脉导管，或两者兼用。如果怀疑一侧锁骨下静脉受到了创伤，应使用对侧的上肢或锁骨下静脉建立静脉通路。对于"心血管危险区"的胸外伤或纵贯通伤，上腔静脉可能会同时受损，此时应选择股总静脉建立复苏通路。

尽管目前乳酸林格液一直被广泛应用于创伤患者的复苏中，但对于低血压患者（收缩压低于 90mmHg）的治疗，采用了一种名为"创伤控制复苏"的策略[2]。实际上，如果患者清醒且可以测得血压，DCR 要求避免使用任何晶体液溶液，这是因为非必要的收缩压控制可能会导致或加重原本几乎停止的出血（即"血凝块脱落"现象）。

DCR 策略旨在避免使用晶体溶液，如生理盐水或乳酸林格液，因为即使是少量的这些溶液也可能会稀释凝血因子并导致稀释性凝血障碍。该策略的核心要点是早期且合理地使用浓缩红细胞、新鲜冰冻血浆和血小板。在伊拉克和阿富汗战争中的研究表明，作为 DCR 策略的一部分，以 1∶1∶1 的比例均衡使用浓缩红细胞、血浆和血小板，可以降低严重受伤者的死亡率。最近的军事研究报道显示，作为 DCR 策略的一部分，使用抗纤维蛋白溶解药物氨甲环酸和补充冷沉淀同样可以降低死亡率。

经股总动脉行复苏性主动脉球囊阻断已经在腹腔、盆腔或下肢创伤的紧急抢救中代替了急诊开胸手术。复苏性开胸术，即急诊开胸，仍然适用于高度选择性患者的抢救和控制出血，特别是在不具备相关急诊手术室条件的医院中。通过医疗数据的回顾分析，可以进一步完善手术指征[3-5]。以下是创伤患者行急诊开胸手术的合理指征[3-7]。

1. 穿透性胸外伤患者处于濒死状态或伴新发心搏骤停。

2. 胸廓入口或胸腔引流管不受控制的出血。

3. 疑似锁骨下血管损伤导致胸腔内大量出血。

4. 手术室行开腹前需要进行胸内心脏按压或降主动脉阻断（无法进行 REBOA）。

5. 当抗休克或胸外心脏按压无效时需要进行胸内心脏按压或降主动脉夹闭（心肺复苏）。

相对指征包括伴有连枷胸或其他胸壁异常的新发心搏骤停（难以进行胸外心脏按压），以及妊娠患者（为保护胎儿的生命）。复苏性开胸术的绝对禁忌证包括在急救现场已无生命体征的穿透伤及达急诊中心时无生命体征的钝性伤[8]。

左胸穿透伤的患者处于濒死或心搏骤停状态时，应在男性乳头下缘进行左前外侧开胸术。若是右侧的穿透伤患者在到达急救中心时已经濒死，应进行双侧前开胸术（蛤壳式切口）。如果疑似锁骨下血管损伤导致胸腔内出血，应该在较高位肋间进行前外侧开胸术。行单侧前外侧或双侧前外侧开胸术的主要目的是控制心脏创伤、大血管损伤或肺损伤造成的出血，解除心脏压塞或进行胸内心脏按压。是否需要在急诊对受损的器官或血管进行缝合修复，取决于以下因素：①创伤的程度；②临时性止血的成功率；③照明的条件；④合适的手术缝合器械。

复苏性开胸术的另一个重要目标是横断夹闭降主动脉，以维持中心动脉压并保证冠状动脉及颈动脉的灌注。但需要注意，通过较高的左胸切口对降主动脉进行横断夹闭比较困难。进行胸主动脉夹闭时，首先需要抬起左肺的后外侧缘。如果降主动脉和椎体上方的纵隔胸膜遮挡了视野，需要将其打开。接下来，外科医生用左手食指分离降主动脉，然后再进行夹闭。最后进行心脏按压或创伤修复，包括在左膈神经上方纵向打开心包，显露心脏创伤或破裂处，并使用手指、补片、缝合线或球囊来控制出血（图 16-1 至图 16-4）。

近年来，急诊开胸手术患者的生存率较低，因此应更加谨慎地选择该技术。既往报道的 7%～10% 的手术生存率并不准确，因为这些数据包含了各类的伤者，尽管对于心脏穿透伤来说，急诊开胸手术的效果良好[9]。Ivatury 等早期的一项研究显示，在 22 名心脏穿透性伤的患者中，有 16 名在抵达急救中心时已经没有"可监测到的生命体征、心脏活动或自主呼吸"，但通过复苏性开胸术，他们的心脏功能得以恢复[10]。该研究还发现，在这 22 名患者中，有 8 名（36%）存活患者没有出现神经系统后遗症。最近（2009 年）的一

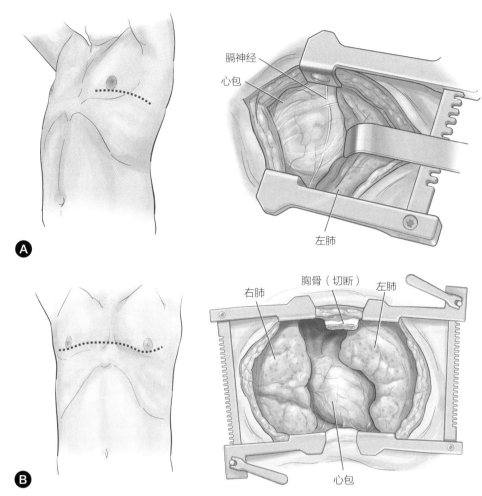

▲ 图 16-1 A. 左侧前开胸切口位于男性左侧乳头下缘。在女性患者中，将左侧乳房向上提拉，切口位于左侧胸部靠中间位置。放置 Finochietto 牵引器，手柄朝向患者左侧。B. 双侧前开胸术切口

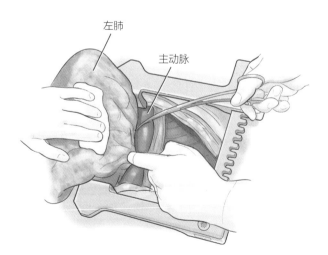

▲ 图 16-2 对于血压严重下降的患者（或心脏停搏的患者），外科医生或手术台另一侧的助手将左肺提起，使用主动脉钳的尖端将降主动脉中段的胸膜剥离，然后外科医生使用左手食指环绕主动脉并向左拉动，以便在直视下施加钳子

（改编自 Baylor College of Medicine, Houston, 1980.）

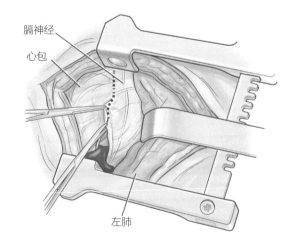

▲ 图 16-3 对于创伤累及心包的患者，如果心包内有积血或出现心搏骤停，需要进行左侧纵向心包切开术。手术切口位于左膈神经上方 1～2cm 处，从大血管向上延伸至左侧横膈下方

（改编自 Baylor College of Medicine, Houston, 1980.）

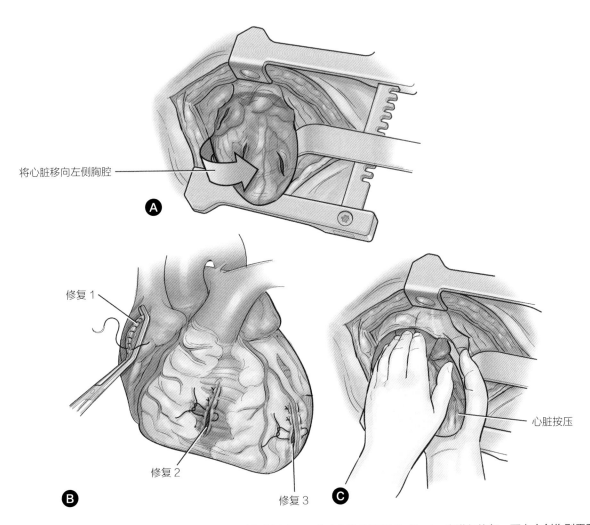

将心脏移向左侧胸腔

修复 1

修复 2

修复 3

心脏按压

▲ 图 16-4 A. 左侧心包切开术后，心脏向左侧胸腔摆动；B. 心房创伤可以用 Satinsky 夹进行修复，而心室创伤则需要进行缝合；C. 对于血压明显下降、心电机械分离或心搏骤停的患者，需要进行双手胸内心脏按摩
（改编自 Baylor College of Medicine, Houston, 1980.）

项研究表明，因心脏和大血管穿透伤而在接受急诊开胸手术的 283 名患者预后较差，其中刺伤患者的存活率为 24%，枪伤患者的存活率仅为 3%[11]。急诊开胸术生存率最高的创伤情况是，单纯性心前区刺伤导致的心脏压塞，并且患者在抵达急救中心时仍可测得到生命体征。

对于心脏、胸主动脉或大血管有可能受累的穿透伤患者，如果血流动力学正常，应进行胸部影像学检查以更好地确定创伤的存在和位置。可采用胸部 X 线检查、超声检查、增强 CT 扫描或 CT 动脉造影。其中，胸部 X 线检查可显示上纵隔或锁骨上区的血肿；超声检查、增强 CT 扫描或 CT 动脉造影能够提供更准确的影像信息。

三、心脏创伤

（一）历史

Asensio 等回顾了挪威人 Cappelen 和意大利人 Farina 失败的心脏修复尝试，以及在这之后的 1896 年，Ludwig Rehn 成功完成了的右心室创伤修复[12-15]。在 1902 年，亚拉巴马州蒙哥马利山市的 L.L.Hill 进行了美国首例成功的左心室刀刺伤延迟修复手术[12, 13, 16]。在现代社会，绝大多数的心脏创伤是穿透性的，并主要在城市创伤中心接受治疗[17]。钝性心脏创伤大多发生在正面碰撞的机动车事故中，由安全气囊引起，并且死亡率很高，这往往由诊疗的延误造成。

（二）发生率

1. 穿透伤　心脏穿透伤，特别是枪击伤，其院前死亡率可高达 50%～75%[20-22]。这是由于当心包囊壁完整时会继发急性心脏压塞，而当心包破裂并与胸膜腔直接相通时会导致大出血。只有将患者快速转运至创伤或急救中心，才能挽救那些心脏损伤可修复且尚有生命体征的患者的生命[23]。这是因为在美国院前急救或军事冲突中并不会实施心包穿刺、开窗引流或紧急开胸这些治疗措施。

2. 钝性伤　美国外科医师协会国家创伤数据库的一项回顾性研究显示，在所有入院患者中，钝性心脏破裂的发生率为 1/2400，最常见的原因为机动车撞击事故（73%），其次是轿车与行人事故（16%）。该项研究显示，钝性心脏创伤的总体死亡率为 89%[18]，主要由一个或多个心腔的破裂，右心房 - 腔静脉连接处的撕裂及钝性冠状动脉的夹层或撕裂造成[19]。

（三）临床表现

1. 穿透伤　心脏刀刺伤多数会出现心脏压塞（60%～90%），部分会有胸腔内出血（10%～40%），或两者兼有。相比之下，枪击伤后只有少数患者会出现心脏压塞（20%），绝大多数会伴有胸腔内出血（80%），或两者兼有。心脏压塞是指心包内血液集聚压迫了心房，导致静脉回流障碍和心脏充盈受限[24]。心脏每搏量的减少会反馈性引起心动过速，奇脉也几乎出现在所有这类患者中。正常情况下，由于吸气时左心室搏出量的减少，血压一般会下降 10mmHg，而对于有心脏压塞的患者，血压下降的程度可以达到 15mmHg 或更多。在心脏压塞的情况下，由于静脉回流受阻，中心静脉压会同时逐渐上升，患者的面色往往十分苍白，无论何种肤色都非常明显。警觉的患者会表现的极度焦虑（"我要死了吗？"），并表示胸前"沉闷"或有压迫感。

如果心脏压塞的诊断延误，就会出现心肌缺血和心输出量持续下降的情况。这种恶性循环可能会导致心室存在创伤的患者在几分钟内出现循环衰竭和心脏停搏。在心房有创伤的患者中，心包腔内血液的集聚可能会压迫破口，阻止进一步

的出血和心脏压塞。这类患者主要的血流动力学表现是中心静脉压的升高，可达 20～30mmHg，最终出现严重的低血压或心搏骤停。由于心房创伤的病程进展较慢，所以其确诊可能会被延误 12h 或更长时间，直到可疑的临床表现促使医生进行心脏超声检查、心包穿刺引流或开胸探查。在大多数报道中，仅有不到 10% 的心脏压塞患者表现为典型的 Beck 三联征，即低血压、颈静脉扩张、心音低钝，而 Kussmaul 征（吸气时颈静脉怒张）的发生率则很难确定。胸腔内的出血往往由枪击伤造成，表现为典型的低血容量性休克体征。此时应根据患者的血流动力学状态，决定是及早行复苏性开胸手术还是先进行诊断性检查。

2. 钝性伤　钝性心脏创伤（blunt cardiac injury, BCI）包含了一系列的创伤，如心肌挫伤、透壁性心肌梗死、心室游离壁或室间隔破裂。美国创伤外科协会在 1994 年制订的器官创伤量表中列举了各种类型的心脏创伤[25]。外科医生在进行创伤救治的同时，也要对包括不明原因的低血压、新发心律失常或心脏压塞在内的罕见症状进行治疗。BCI 累及乳头肌、腱索、心脏瓣膜和冠状动脉后，可造成心脏的器质性创伤[19]。

（四）诊断

1. 穿透伤　除进行体格检查外，对穿透伤（或钝性破裂）并伴有继发性心脏压塞患者的诊断方法包括以下几种：①心电图检查，以评估是否存在 J 波；②测量中心静脉压；③心包穿刺；④剑突下心包开窗引流；⑤标准的经胸超声心动图（TTE）或 TEE；⑥由外科医生操作的 TTE，作为创伤超声聚焦评估的一部分。

Nichol 和 Navsaria 在 2014 年指出 J 波（RST 交界处的驼峰状波）可以作为胸部穿透伤后隐匿性心脏创伤的标志[26]。在一项纳入 174 名胸部穿透伤患者的研究中，J 波用来发现血性心包积液的特异度为 85%，灵敏度为 44%，阳性预测值为 91%（$P < 0.001$）。

中心静脉压的测量是有创且耗时的，而且不能即刻确诊心脏压塞。该方法适合于状态稳定，没有必要行诊断性心包开窗引流的患者，或者不具备超声检查条件时。仅接受维持性静脉输液的放松仰卧位患者，随着时间的推移，如果中心静

脉压升高 10mmHg，应提示行剑突下心包开窗或正中胸骨切开术或胸廓切开术。

心包穿刺对有心脏压塞和血流动力学不稳定的患者可能起到治疗作用，但对有少量心包积液的稳定患者，该方法的诊断并不灵敏[27]。为了避免错误地将吸出来的心内血液误认为是心包积血，用于心包积液的穿刺针应连接到监测仪器上，以排除穿透心脏壁导致心肌受损的可能性。

剑突下切口心包开窗引流术作为一种出血量很少的手术，需要在全身麻醉的情况下进行[28]。在枪伤或刀伤后的紧急开腹手术中，当子弹或刀的轨迹接近或怀疑穿透了心包时，该方法非常有用。此外，该方法也在许多不具备超声检查条件的医疗中心中应用。手术方案首先是在剑突下行一个 5～10cm 的腹部正中切口（必要时切除剑突）。其次分割白线，向心包方向钝性分离腹膜。然后用一把中型 Richardson 拉钩或两把 Navy Army 拉钩将剑突和胸骨下部向上抬起，以进一步显露。一旦触及心脏搏动，用两个长的 Allis 血管钳夹住心包下部，之后在两钳之间做一个 2cm 的垂直心包切口。如果发现心包内有积血，大多数外科医生会转而采用胸骨中线切口，随后进行纵向心包切开，除去心脏压塞物并控制出血。在剑突下心包开窗引流术中，如果患者的血流动力学情况逐渐恶化，应改行左前外侧开胸术，并通过该途径打开心包。

正如南非开普敦大学创伤中心所做的那样，一些医疗中心对状态相对稳定的患者，仅选择开窗探查，并直接冲洗心包腔内的血液，观察有无进一步的出血，而不直接打开心包[29-32]。这样做的原因是，那些仅累及心包或心壁浅层（心外膜和外层心肌）的创伤可能在进行心包开窗时已经停止出血。如果术中没有观察到进一步的出血，多数外科医生会直接关闭切口，而不再进行开胸手术。

由专业医师操作的 TTE 或 TEE 检查是诊断心脏压塞的金标准。这种方法还可以诊断心脏内部的病变，如间隔缺损或瓣膜创伤，并可以计算出射血分数。遗憾的是，大多数心脏穿透伤都发生在夜晚或周末，很难及时进行超声检查。此外，进行 TEE 需要患者的配合，对于病情不稳定的患者，需要适当的镇静才能进行检查。

在过去的 25 年里，有报道表明，在急救中心，由外科医生或急诊科医生使用 3.5MHz 的通用探头进行 TTE 检查是首选的检查方法[33-35]（图 16-5 和表 16-1）。在穿透性或钝性伤的患者中，创伤超声聚焦评估先从心包开始。在 FAST 检查过程中，将探头纵向置于剑突下区域，与腹壁成 30°，并向下轻压。这通常可以清晰地显示心尖、心包和肝左叶。在这种实时超声方法中，跳动的心脏应紧挨着肝脏。如果存在心脏压塞，则会有一条黑带将把跳动的心脏与肝脏分隔开。如果黑色或无回声条带的回声密度与下腔静脉中的血液相同，则代表心脏外存在血液，即心脏压塞。未能通过剑突下声窗观察到满意的矢状面视图，往往是患者对检查不耐受造成的。此外，肥胖患者的心窗也会变得狭小。

随后将超声探头水平放置在胸骨左缘第 4 或

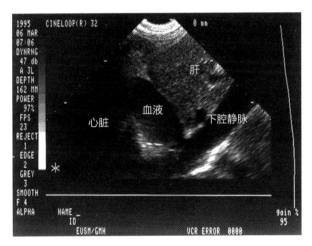

▲ 图 16-5 外科医生使用 3.5MHz 的超声探头检测到心脏压塞

表 16-1 经胸超声诊断心脏压塞的准确度			
作 者	患者人数	真阳性	准确度
Rozycki 等，1996[33]	236	10	100%
Rozycki 等，1998[34]	313	22	99.4%[a]
Rozycki 等，1999[35]	261	29	97.3%[b]
Nichol 等，2015[36]	172	–	86.7%[c]

a. 2 个假阳性，没有假阴性
b. 7 个假阳性，没有假阴性
c. 18 例假阴性

第 5 肋间，以获取类似心脏结构的冠状面视图。Rozycki 等进行了一项研究，对 246 名胸部穿透伤患者进行了超声评估[33]。其中 236 例为真阴性结果，其余 10 例为真阳性结果。在这 10 名患者中，从超声检查到进行手术平均耗时 12min，所有患者在心脏创伤修复后都存活了下来。Rozycki 等又对 313 名有心前区穿透伤或胸部贯通伤的患者进行了跟踪研究，结果显示 289 例检查结果为真阴性，2 例结果为假阳性，22 例结果为真阳性[34]。22 名真阳性结果的患者在接受急诊手术后恢复良好。最后，Rozycki 等进行了一项多中心研究，其中紧急心包超声检查由超声科医生、心脏病专家或外科医生来操作完成[35]。在五个 I 级创伤中心对 261 名有心前区穿透伤或胸部贯通伤的患者进行了评估，其中 29 人（11%）的检查结果为真阳性，在行紧急心脏修复手术后 28 人得以存活。最终显示准确度（97%）、特异度（97%）和灵敏度（100%）与 Grady 纪念医院先前的研究报道相当[33]。

不同中心外科医生操作的心包超声检查在检测心包积血方面的准确度并不一致[36, 37]，众所周知，当左侧有血胸时，这种检查的准确性就会受到影响。为此，Nichol 等于 2015 年针对血流动力学稳定的患者提出了一种新的管理方案，其内容与 Jhunjhunwala 等后来提出的扩大心脏危险区的描述相似[1, 36]。该方案建议，首先，对于超声筛查阳性的患者，应转移至手术室在全麻下行剑突下心包开窗引流术。其次，对于超声结果不确定的患者，应进行心包开窗手术或胸部 CT 扫描。最后，超声筛查结果为阴性的患者，应立即进行胸部 CT 扫描或在 24h 后再次进行超声检查。

2. 钝性伤　如前所述，90% 的钝性心脏创伤由车祸撞击引起。钝性心脏创伤最常见表现是心律失常，如窦性心动过速、房室期前收缩或传导阻滞。因此，入院心电图（electrocardiogram, ECG）是最合理的首选检查。然而，一些研究主张采用放射性同位素扫描、TTE 和 TEE 作为钝性心脏创伤的诊断手段，这往往忽视了心电图的实用性。多项研究已经证明，心电图是评估钝性胸外伤患者的最佳首选检查[20, 39]。事实上，这些研究表明，在急诊科进行普通心电图检查就可以有效地排除严重钝性心脏创伤。

除了入院心电图外，血清心肌肌钙蛋白 I（troponin I, TnI）也被视为钝性心脏创伤的补充检查[40]。在洛杉矶县医院的一项研究中，80 名钝性胸部创伤患者中，27 名（34%）表现为心电图和 TnI 水平异常的患者，最终发展成严重的 BCI。该研究和其他研究中的 BCI 被定义为需要治疗的心律失常或出现心源性休克或心脏结构受损。研究者认为，入院时及伤后 8h 的心电图检查和血清 TnI 可以帮助排除钝性心脏创伤。对于钝性胸部创伤后出现持续的心电图异常或不明原因的低血压，TTE 或 TEE 可作为辅助检查手段。

（五）BCI 的非手术治疗

胸部外伤后出现以下症状时，疑似 BCI 的患者需要入院观察：①有心脏疾病史（如心绞痛、心肌梗死、心律失常、冠状动脉血运重建）；②不明原因的低血压；③入院心电图上显示新发心律失常或传导阻滞。钝性胸外伤的患者，如果有心脏病史或存在非致命的心律失常（如窦性心动过速或心房颤动），应被送入监护室进行监测和观察。当出现低血压或致命性心律失常时（即室性心动过速、心室颤动、Ⅲ度传导阻滞），应先在急救中心救治，然后再转入 ICU 继续治疗。

当钝性心脏创伤的患者因其他创伤需要手术时，其预后通常很好，除非存在心脏破裂等情况。在 1986 年 Flancbaum 等开展的一项研究中，对 19 名 BCI 患者进行了紧急手术，其中 15 名患者当天入院接受手术[42]。术中 12 名患者置入了肺动脉漂浮导管，11 名患者使用了正性肌力药物。手术麻醉时间为 6h，最终没有出现心脏相关的并发症或死亡事件。

（六）BCI 的手术治疗

1. 切口　如前所述，左侧或双侧前开胸切口（蛤壳式开胸术）可在紧急情况下用于疑似或确诊的心脏压塞患者，以控制心脏出血，并进行复苏治疗。对于处于心搏骤停或濒死状态的患者，同样可以采用这类切口。因为这类切口可以迅速控制心脏穿孔导致的出血，并对降主动脉进行夹闭。此外，胸部前外侧切口手术还可以与腹部手术中的正中切口手术分开进行。胸骨正中切开术适用于血流动力学比较稳定且单纯性前胸部刀刺伤患者。原因是这类患者很少有多发的心脏穿透伤，通常也不需要夹闭降主动脉。

2. **心包切开术**　在胸廓前外侧切口置入 Finochietto 牵引器，然后在左膈神经前方纵向切开左侧心包。对于肥胖患者，脂肪可能会遮盖膈神经，这时心包膈血管的位置可以作为解剖标志。即使由于血液积聚使心包难以用镊子抓取，外科医生也应避免直接用手术刀切开心包。这样做特别危险，因为心房或心室破口出血导致的右侧心脏压塞可能会将心脏推向左侧，使其紧贴着左侧心包囊。在这种情况下，如果手术刀在打开心包时用力过大，冠脉左前降支就有受损的风险。比较好的方法是用齿镊提起心包，用直头梅奥剪的尖端打开心包囊。一旦心包囊被打开，心包膜通常会从心脏表面抬起，使切口可以向上方延伸，直到大血管的心包褶皱处。左侧纵向心包切口向下应延伸至左侧膈肌。此外，通过在右侧做一个横向心包切口，可以进一步显露心脏。这个心包切口应与左侧心包切口成直角，并延伸至右膈神经前 1cm 处。

在接受双侧前开胸的患者中，可采用前文所述的心包切开术，也可使用后文描述的正中心包切开术。在胸骨正中切开后，置入 Finochietto 式肋骨牵引镫，将心包前脂肪和壁层胸膜用手分向外侧。这一操作显露了心包囊的前表面，然后用齿镊提起心包，沿大血管到膈肌中线方向纵向打开心包。

3. 控制心脏出血（表 16-2）

表 16-2　普通外科医生控制心脏穿孔或破裂出血的技术

技　术	适合部位
手指	心房 / 心室
吻合器	心房 / 心室
Satinsky 血管钳	心房
Allis 血管钳	靠近心包的侧心房
Foley 球囊导管	心房 / 心室
交叉褥式缝合	心室
流入道阻塞（上腔静脉 / 下腔静脉）	大心室穿孔或多腔伤
静脉注射 3mg 腺苷诱导 10～20s 心脏停搏	大心室穿孔或多腔伤

打开心包后，手动冲洗和抽吸心包腔内的血液和血凝块，并对心脏和大血管的前表面进行检查。如果没有发现前壁的穿孔或钝性破裂，此时外科医生要注意患者的血压情况。血压极低的患者可能无法耐受心脏后侧的检查，因为这往往需要抬高心尖。抬起心脏来检查其下表面会压迫或扭曲静脉回流道，限制右心充盈。这种操作也有将空气从破口吸入心室的风险。如果左心室存在穿孔，空气有可能迅速进入冠状动脉，导致空气栓塞和心搏骤停。因此，建议在不抬高心尖的情况下，先用手扪及心脏背侧，直到患者的血压恢复到相对正常后再行进一步检查。如果触及心脏后壁破损，应用手指进行压迫止血，直到患者的低血容量状态得到纠正。

当患者情况稳定下来后，外科医生在准备检查心脏背侧时应该告知麻醉医师，以便其协助处理可能出现的低血压情况。如果心脏背侧有出血，需要长时间抬举或缝合时，尽管会使心脏破口的出血量增加，外科医生也应考虑夹闭降主动脉，以维持中心动脉压和脑循环。

使用手指压迫可以控制 95% 的心脏穿孔或破裂的出血。这是因为有较大缺损的患者在事故现场或转运途中就已死亡。心室破口的缝合修复可以在手指压迫下进行。当手指不能成功控制出血或需要更可靠的手段时，可采用表 16-2 中的技术。带有长旋转头的一次性皮肤缝合器可用于快速缝合心房或心室缺损[43-45]。是否在急诊室准备皮肤缝合器及其能否在术中取代针线缝合，这一点存在争议。最稳妥的措施是在患者经初步止血和复苏操作后，在病情稳定的状态下用特氟龙补片来加强左心室修复。

用手指、钳子或 Allis 钳抬起心房破口，然后将 Satinsky 心耳夹置于穿孔下方。位于心房侧面的破口因与心包相邻无法而使用 Satinsky 夹。对于这种创伤，要用 Allis 钳提起创伤两侧，类似于过去 100 年用于腔静脉损伤的修复方法。1966 年首次提出了使用 Foley 球囊导管来控制出血[46]。将导管的尖端和球囊插入缺损处，随后注入液体充盈球囊，并将导管末端轻轻牵引悬挂在心脏外面。

在少数情况下，心室裂口过大会导致大出血，从而无法使用缝合器或球囊导管。在人工压迫缺损的同时，迅速在缺损两侧分别进行水平褥式缝合。这样可以防止在连续缝合时出现渗血现象。最后在手术室里用特氟龙补片加固前述的临时缝合。

由于很少有外科医生知道在 1 个多世纪前由 Ernst Ferdinand Sauerbruch（1875—1951 年）提出的手动控制心脏出血的方法，因此类似的流入阻断技术来控制心脏大出血的方法很少使用[47]。对于难以找到破口或破口本身较大的心脏创伤，如前所述，可以钳夹上、下腔静脉。这种方法可以减少心脏的出血，并可有效控制心率，从而为夹闭或缝合缺损提供了机会。在结束缝合之前，松开腔静脉的血管夹以便使静脉重新回流。在恢复血流之前要抬高心脏以排空室腔内气体。阻断循环的确切时间限制尚不清楚，但通常夹闭 1~2min 是可行的。

曾有几项研究指出，在修复心脏创伤时，静脉注射 3mg 腺苷能够有所帮助[48, 49]。在注射腺苷后约 20s，心脏将停止跳动（诱导性停搏）10~25s，从而使快速缝合修复成为可能。根据需要，可以多次静脉注射来完成修复。使用腺苷会带来多种不良反应，包括面部潮红、胸部不适、呼吸困难和头痛，但在全身麻醉下，这些不良反应并不明显。

4. 恢复心脏节律 在出血得到控制后，出现终末期心动过缓或新发心脏停搏的患者需要立即进行心脏复苏。如果心脏灌注不足，可以行左胸前侧切开以钳闭降主动脉。作为 DCR 一部分，在心脏复苏后要进行血液成分管理，以及按压心脏以灌注冠状动脉和颈动脉。关键是不要抬起心尖，因为这可能会造成腔静脉的扭曲，或者导致空气栓塞。

当心脏对液体复苏和胸内心脏按压没有反应时，应该给予心脏活性药物。当心动过缓时，可以静脉注射 1mg 阿托品；而当心动过缓合并低血压时，可以静脉注射 1~3mg 肾上腺素，此外心腔内注射（注入左心室）1mg 肾上腺素可以来治疗严重的心动过缓或心脏停搏。心室颤动发作时，可以采用心内除颤治疗，将两块电极板分别置于心脏前后部，以 10~20J 作为初始除颤能量。在心律和血压恢复到满意水平后，可以再进行之前没有完成的心脏破孔的缝合修复。

5. 缝合技术 受损心脏的缝合常常因心动过速及心脏在心包囊内的侧向运动而变得很难操作。Temple 大学提出的一种技术可以帮助稳定跳动的心脏，使其易于进行修复[50]。为实现这种操作，将 Satinsky 夹置于右心室心尖部，这样就可以大幅减弱心脏的侧向运动。

对于 Satinsky 钳夹上方的心房穿孔或破裂，可以用 4-0 或 5-0 聚丙烯线进行荷包缝合或连续缝合修复。另一种处理心耳穿孔的方法是在 Satinsky 钳夹下放置 2-0 丝线进行结扎，就像进行体外循环后的管路拆除一样。如前所述，Allis 钳用于控制贴近心包的心房伤口出血，然后使用 4-0 聚丙烯线在 Allis 钳下进行连续或间段褥式缝合来进行修补。

在外科医生或助手用手指控制心室破孔出血后，可以在手指下方用 3-0 或 4-0 聚丙烯线进行缝合。当使用 Foley 球囊导管来控制心室的出血时，外科医生缝合时必须要小心以免刺破球囊。因此，当使用 3-0 或 4-0 聚丙烯线连续缝合破损时，每次进针时都要暂时将球囊推入心室。这种操作虽然会导致再次出血，但是可以防止刺破球囊。

聚四氟乙烯片用于加固仅进行缝合修补的左心室破口。可以使用已经上市的聚四氟乙烯片，也可以把聚四氟乙烯带切割成片状使用。当没有这些补片时，也可以使用心包的碎片。修补方法首先是将两根 4-0 聚丙烯线穿过长 6~10mm、宽 3~5mm 的补片，再把该补片缝到心室破孔的两侧。用同样一个类似大小的特氟龙补片对边角进行修补。以适当的缝合张力使特氟龙补片贴合在一起来修补破口，以避免缝线将水肿的心肌组织撕裂。

心外科医生也可以使用无缝合补片和生物胶水来修复破口。该技术对心脏难以修复区域的小型破口最有用，如冠状动脉窦[51]。如前所述，与冠状动脉相邻的心脏伤口，可以用补片来修复，但要在紧邻冠状动脉下进行缝合。即使采用该方法的改良技术，将两块补片叠在一起以控制出血，也可能会压迫冠状动脉造成远端心肌缺血。在少数情况下，近端冠状动脉的局部撕裂伤可以单独使用 6-0 或 7-0 聚丙烯线进行间断缝合。相比之下，靠近心尖的远端冠状动脉撕裂则采用结扎的方式，术后观察 15min 以评估心肌缺血情况。

6. 紧急体外循环术 大多数伤势不重的患者，包括部分心脏穿孔或破裂的患者，可由普通外科医生、创伤外科医生或高年资的外科住院医生进行修复。有 1%～3% 的患者伤势更加复杂，只能由心脏外科医生使用体外循环进行修复 [22, 52]（表 16-3 和图 16-6）。

7. 心脏修补术后在手术室的治疗　对于进行左前外侧或双侧前开胸术的患者，应夹闭后离断乳腺内动脉，并用 3-0 丝线结扎。如果心脏修复后出现水肿，则不应关闭心包囊。在某些情况下，通过左前外侧切口进行的左侧心包切开术可能在术后出现心脏疝气。这种情况下，宜采用 2-0 丝线间断缝合来关闭缺口。心包腔引流可通过在上腹部置入一根直角 36F 胸腔引流管，并在心脏前方放置第二根 36F 胸腔引流管来实现。如果打开了任意一侧胸腔，则可在该侧腋前线和腋中线之间的第 5 肋间放置 1～2 根 36F 胸腔引流管。

表 16-3　心脏创伤行体外循环手术的适应证
急诊手术
由于创伤的大小和位置等原因无法完成修复
血压不稳定或使用正性肌力药物无效
结扎了受损的近端冠状动脉
延期手术
心脏瓣膜、乳头肌、腱索、房间隔或室间隔的创伤
心脏内瘘
心室修复后的迟发性假性动脉瘤

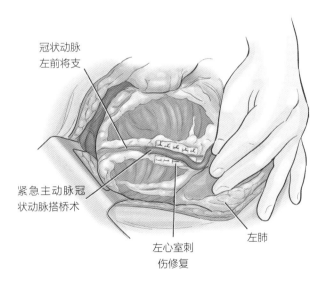

▲ 图 16-6　左心室刀刺伤修复过程中压迫了相邻的冠状动脉左前降支，需要进行紧急主动脉冠状动脉搭桥手术以恢复灌注

有时，在心脏修复和复苏后仍然心律不齐，此时可能需要将心外膜起搏电极导线缝合到心脏上。如果患者的生理状态不稳定，并且对持续的复苏和正性肌力药物完全没有反应，在转入 ICU 之前，经股动脉置入主动脉内球囊反搏泵可能会使患者受益。对于在心脏修复后不能耐受使用钢丝固定胸骨的患者，应该用 2-0 尼龙线将一个塑料袋（一种膀胱冲洗袋）连续缝合到胸骨正中切口的皮肤边缘上，以作为一种临时的闭合措施。在随后的 48～72h，随着患者进入多尿期恢复阶段，拆除这个袋子，并再次手术闭合胸骨。

（七）主要并发症

1. 心力衰竭　创伤修复后出现的心力衰竭可能需要使用正性肌力药物和（或）主动脉内球囊反搏。可能导致心力衰竭的原因有：①凝血功能障碍、修复术的出血或未发现的出血引起的心脏压塞；②胸骨闭合后造成的心脏压迫；③不伴有冠状动脉损伤的创伤后心肌梗死 [53]；④伴有冠状动脉损伤的创伤后心肌梗死；⑤未能诊断出的心脏瓣膜、乳头肌、腱索、心房或室间隔创伤。即时的心电图和 TTE 或 TEE 检查将有助于做出诊断。胸骨闭合而造成的心脏压迫通常在初次术后即可确诊，并且很容易通过拆除胸骨缝合钢丝而缓解。

2. 心内结构创伤的延迟诊断　55 年来，人们已经意识到，在心房或心室的创伤修复后生存的患者，可能还存在心脏内部结构的创伤 [54]。既往体健的患者在术后出现了心力衰竭或心脏杂音，是这种内部创伤的临床表现。其他患者，特别是存在内瘘（右心房到左心室的瘘）的患者，在术后可能没有明显的症状 [55]。对于是否应在出院前对所有患者进行 TTE 检查仍有争议。在 Grady 纪念医院于 2016 年开展的一项研究中，2000—2010 年间 46 名穿透性心脏伤患者中，只有 25 名进行了术后 TTE 检查 [22]。其中有 3 名患者的超声检查结果为"阳性"（2 例室间隔缺损，1 例心力衰竭），同时他们都有相应的临床症状。

如果 TTE 检查出现异常或无法得出结论，通常需要再进行 TEE 或心导管检查。对于瓣膜、乳头肌、腱索或室间隔创伤导致的血流动力学明显不稳定的患者，应该延迟手术并使用体外循环 [56]。

（八）存活率

心脏穿透伤后的生存率取决于受伤的性质（刺伤还是枪伤）、入院时病情的严重程度（心血管和呼吸系统的创伤评分）、进行开胸的场所（急诊科还是手术室）、手术中的心律情况（心律正常还是心律失常）、心腔受损的数量、有无其他相关创伤[12, 22, 57]。根据两个大型研究的统计数据，存活率如表 16-4 所示。

四、大血管损伤

（一）定义和分类

胸部和胸廓出口的大血管范围在定义上略有差异，但大多数认为这个范畴包括起源于主动脉弓的大血管和传统上被认为是颈部 I 区的大血管。这样，所谓的大血管就包括了升主动脉、降主动脉与主动脉弓，以及无名动脉（肱动脉）、颈总动脉和锁骨下动脉。无名静脉和颈深静脉由于其大小与近端位置，它们也被认为是胸部大血管之一。表 16-5 列出了 AAST 胸部血管器官创伤分级量表，用于描述这一区域的血管损伤[25]。

（二）历史

一些学者将俄罗斯人 Dfhanelidze 在 1922 年进行的升主动脉刀刺伤修复手术视为大血管损伤修复的最早案例之一[58, 59]。第二次世界大战后，

一些研究报道中描述了急诊结扎受损大血管及延迟修复动脉瘤和动静脉瘘的方法[60-62]。最早的有关大血管损伤修复的民事报道（不包括钝性胸主动脉破裂）来自约翰斯·霍普金斯大学和贝勒医学院[63-65]。

（三）发生率

1. 穿透伤 休斯顿 Ben Taub 医院对 30 年间 5760 例心脏血管损伤进行了回顾性研究，发现如果不包括累及心脏和冠状动脉的创伤，单纯大血管损伤占比约 10%。这些创伤绝大多数是穿透性的（90%）。在胸部穿透伤后进行紧急开胸手术的患者中，由大血管损伤引起出血的患者不到 1/3。

2. 钝性伤 胸部大血管的钝性伤（不包括降胸主动脉，见第 17 章）非常罕见。当这种创伤发生时，几乎总是累及近端无名动脉或锁骨下动脉。在一项早期的研究中，描述了 1960—1992 年间 43 名涉及无名动脉损伤的患者，其中 17% 是由于钝性伤引起的[66]。另一项更早的研究记录了 1955—1978 年间 93 名涉及锁骨下血管损伤的患者，其中只有 2% 由钝性伤引起[67]。不过，这两项研究都是在汽车安全带尚未普及的时代进行的。

（四）病因

1. 穿透伤 胸部枪击伤导致胸腔大血管损伤的概率不到 5%[59]。由于这种创伤的致命性，所

类 别	Asensio 等[a]		Morse 等[b]	
	1994—1996 年	1975—1985 年	1986—1996 年	2000—2010 年
患者	105	113	79	79
刀刺伤 / 枪伤	37/68	77/36	53/26	34/45
刀刺伤存活	24/37（65%）	59/77（77%）	47/53（89%）	26/34（76%）
枪伤存活	11/68（16%）	23/36（64%）	15/26（58%）	20/45（44%）
共存活	35/105（33%）	82/113（73%）	62/79（78%）	46/79（58%）
急诊开胸术后存活	10/71（14%）	2/23（9%）	13/28（46%）	9/16（56%）

表 16-4 穿透性心脏创伤后的生存率

a. 引自 Asensio JA, Berne JD, Demetriades D, et al.One hundred five penetrating cardiac injuries:a 2-year prospective evaluation. *J Trauma*.1998;144: 1073-1082.

b. 引自 Morse BC, Carr JS, Dente CJ, et al.Penetrating cardiac injuries:a 36-year perspective at an urban, level I trauma center.*J Trauma Acute Care Surg*.2016;81:623-631.

表16-5　胸部血管损伤评分量表			
分级[a]	伤势描述[b]	ICD-9	AIS-90
I	肋间动脉和静脉	901.81	2～3
	乳腺内动脉/静脉	901.82	2～3
	支气管动脉和静脉	901.89	2～3
	食管动脉/静脉	901.9	2～3
	半奇静脉	901.89	2～3
	无名动脉和静脉	901.9	2～3
II	奇静脉	901.89	2～3
	颈内静脉	900.1	2～3
	锁骨下静脉	901.3	3～4
	无名静脉	901.3	3～4
III	颈动脉	900.01	3～5
	无名动脉	901.1	3～4
	锁骨下动脉	901.1	3～4
IV	胸降主动脉	901.0	4～5
	下腔静脉（腔内）	902.10	3～4
	肺动脉，主要肺内分支肺	901.41	3
	静脉，主要肺内分支	901.42	3
V	胸主动脉，升部和弓部	901.0	5
	上腔静脉	901.2	3～4
	肺动脉，主干	901.41	4
	肺静脉，主干	901.42	4
VI	除上述的胸主动脉或肺门完全横断	901.0	5
		901.41	4
		901.42	4

a. 如果多发Ⅲ级或Ⅳ级损伤＞50%，则增加一级。对于Ⅳ级和Ⅴ级损伤，如果周长＜25%，则降低一级

b. 基于尸检、手术或放射学研究的最准确评估

引自 Moore EE, Malangoni MA, Cogbill TH, et al. Organ injury scaling IV. Thoracic vascular, lung, cardiac, and diaphragm. *J Trauma*. 1994;36:299-300.

以在创伤急救中心很少能见到这类型患者。刀刺伤累及大血管也并不常见，据报道只有2%[59]。这是由于刀刺伤只有局限于胸骨旁、胸廓出口或锁骨上区域，才会出现大血管的创伤。

2. **钝性伤**　无名动脉和锁骨下动脉的钝性伤常见于机动车正面碰撞中。这一创伤主要由于胸骨上部或锁骨/第一根肋骨的直接压迫，导致部分或完全主动脉弓（无名动脉）撕裂或血栓形成（锁骨下动脉）（图16-7）。另外颈椎的过伸和侧向旋转也可能会导致此类创伤。无论哪种机制均可能导致血管内膜的破裂，并伴有部分或完全的中膜和外膜的创伤。颈动脉和椎动脉的钝性伤也可用类似的机制进行解释。颈椎椎体的严重破坏也可通过上述机制导致颈部Ⅰ区血管受创。

（五）临床表现

1. **穿透伤**　胸廓出口和上纵隔的穿透伤的患者通常会出现以下三种不同的临床表现。首先，有些患者没有明显症状，生命体征和胸部X线也都正常。此类患者受到的创伤可能只是接近颈部Ⅰ区和胸腔大血管（图16-8）。其次，有些患者没有症状，血压也正常，但在胸骨上、纵隔或锁骨上区有局限性血肿。这种无症状的血肿可以通

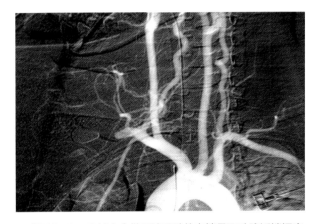

▲ 图16-7　肩部安全带压迫导致的右锁骨下动脉近端闭塞

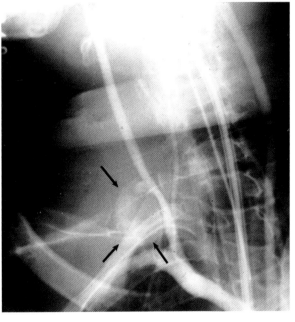

▲ 图16-8　无症状的胸廓出口处刀刺伤患者进行动脉造影显示右侧颈总动脉存在一处5cm的创伤性假性动脉瘤（箭）

过体格检查、胸部 X 线发现（图 16-9）。第三类患者的伤口可能紧邻 I 区结构，这类患者通常有血管损伤的严重表现，如外出血、血肿进行性增大、失血性休克、超声检查发现血胸，或胸部 X 线可见肺部有积血或血肿（图 16-10）。在后两类患者中，锁骨下动脉受损后可能会出现双上肢血压不对称，患侧要明显低于健侧。由于锁骨下动脉和腋动脉周围广泛的侧支血管，即使锁骨下动脉近端形成血栓，同侧上肢仍可触及脉搏（图 16-11 和图 16-12）。利用听诊器或连续波多普勒超声来测量和比较上肢血压，临床医生可以快速确诊这种类型的创伤。

2. 钝性伤　如果受害人没有系安全带，安全气囊也没有弹开，并且有胸骨的挫伤，可能意味

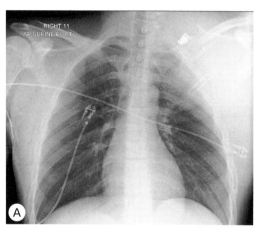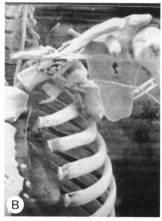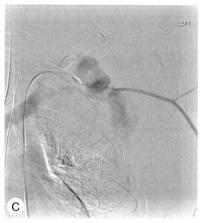

▲ 图 16-9　A. 患者因左侧锁骨下动脉附近枪击伤和左侧锁骨上区可触及血肿行胸部 X 线检查；B. 该患者行 CTA 重建，显示左侧锁骨下动脉受损，同时，左肩胛骨也受到创伤；C. 在置入腔内支架之前，通过胸主动脉和左侧肱动脉进行联合术中造影

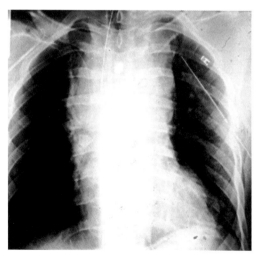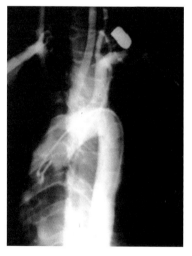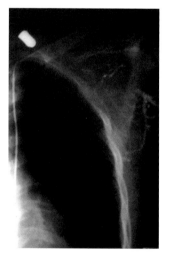

▲ 图 16-10　主动脉弓和左颈总动脉枪击伤后的严重低血压患者，合并有上纵隔血肿
（经许可转载，引自 Feliciano DV.Vascular injuries.In: Maull KI, Cleveland HC, Strauch GO, et al., eds.*Advances in Trauma*, Vol.2.Chicago:*Mosby-Year Book*;1987:179-206.）

▲ 图 16-11　左上臂外侧枪击伤后的患者，动脉造影检查显示左锁骨下动脉近端血栓形成
（经许可转载，引自 Graham JM, Feliciano DV, Mattox KL.Combined bra-chial, axillary, and subclavian artery injuries of the same extremity.*J Trauma*.1980;20:899-901.）

▲ 图 16-12　对图 16-11 中的患者进行延迟显像，显示左侧腋动脉再通，左桡动脉间歇性搏动正常
（经许可转载，引自 Graham JM, Feliciano DV, Mattox KL.Combined brachial, axillary, and subclavian artery injuries of the same extremity.*J Trauma*.1980;20:899-901.）

着降主动脉受到了钝性伤。

无名动脉部分撕裂的患者可能表现为低血压，右侧上肢脉搏减弱或消失，胸部 X 线上可见上纵隔区血肿。不太严重的创伤可能会导致无名动脉或锁骨下动脉的内膜撕裂，并且没有血栓形成。因此，正是伴有纵隔创伤、上肢血压不对称或胸部 X 线异常等外在表现，促使对患者行进一步的影像学检查。值得注意的是，部分近端无名动脉损伤的患者，胸部 X 线上可见血管偏向右侧上纵隔区域（图 16-13）。

如前所述，近端锁骨下动脉的钝性伤通常会导致内膜创伤或血栓形成，而这会造成血液流动受限。尽管大多数颈总动脉的钝性伤发生在颈部Ⅱ区，但是创伤也可能靠近Ⅰ区。此类创伤往往有着与前述相同的颈部下方或锁骨上区域的外部创伤痕迹。另外，对于神经系统表现异常但脑部 CT 扫描正常的患者，应考虑颈动脉钝性伤的可能性。

对于颈总动脉近端（颈部Ⅰ区）受损的患者，在早期胸部 X 线检查可能会出现上纵隔增宽。其他与钝性颈动脉损伤相关的典型表现包括颈椎骨折、LeFortⅡ型或Ⅲ型面部骨折、Horner 综合征和颅底骨折。如果出现上述的一个或多个表现，就应高度怀疑有颈总动脉或颈内动脉的钝性伤。

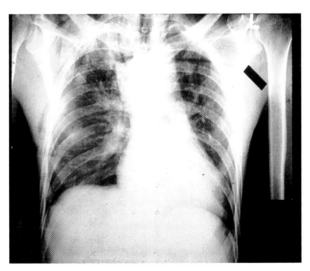

▲ 图 16-13　患者的 CTA 结果显示：右侧上纵隔增宽，向外突出，提示锁骨下动脉钝性破裂

（经许可转载，引自 Feliciano DV, Burch JM, Graham JM.Vascular injuries of the chest and abdomen.In:Rutherford RB, ed.Vascular Surgery.3rd ed.Philadelphia:*WB Saunders*;1989:588-603.）

（六）诊断

1. 穿透伤　对于上述的前两类患者，有必要进行进一步的放射学检查。低血压的患者在进一步的影像学检查之前，首先要在急诊科进行谨慎的复苏。根据低血压的程度，复苏应仅限于维持患者的意识和尿量，而不是特定的血压水平，以避免导致再次出血或加重已有的出血。

在这种情况下，额外的影像学检查目的是确认和定位主动脉或动脉损伤，并帮助确定最佳治疗方案。由于方便、快捷及更高的准确性，CTA 常常作为首选检查。如果 CTA 受到金属子弹碎片散射的影响，还可以进行经股动脉的数字减影主动脉造影。

对于第三类伴有显著低血压的患者，无论胸部 X 线检查结果如何，均无须进行额外的诊断检查。相反，有这种创伤和临床表现的患者，首先应该进行胸骨上或锁骨上区域出血部位的人工压迫，然后开始进行血液成分复苏，并直接送到手术室。收缩压低于 70mmHg 或近期有心搏骤停史的患者应紧急进行复苏性开胸。

2. 钝性伤　对于无名动脉、锁骨下动脉或颈总动脉的钝性伤诊断，通常采用与穿透伤类似的诊断方法。早期胸部 X 线检查可以筛查是否存在血胸，如果纵隔增宽则表明存在血肿。对于血流动力学稳定的患者，CTA 成为最常用的检查手段，可以确定是否存在可疑的创伤并判断其损伤程度。

（七）腔内治疗

21 世纪初以来，腔内技术治疗钝性和穿透性胸主动脉及其侧支创伤的应用呈指数级增长趋势[68-74]（图 16-14）。越来越多的证据表明，在符合指征的患者中，腔内治疗可以改善很难进行常规修复的创伤患者的预后。

在 Branco 等的研究中发现，与开放手术相比，腔内治疗可以降低腋下或锁骨下动脉损伤患者的院内死亡率和手术部位感染概率[74]。随后的一项研究利用美国外科医师学会国家创伤数据库的数据，对接收开放或腔内治疗的患者进行了配对队列研究[72]。研究结果表明，腔内治疗可以改善众多胸部血管损伤的预后。也有其他相关研究证实了该结果。

虽然有关研究相对较少，但腔内技术可以用来支持开放手术的进行，即所谓的"杂交手术"。例如，血管内球囊可以在开放手术期间暂时控制动脉近端或远端的出血（见第 11 章）。此外，球囊还可帮助术者在手术区域内快速识别血管结构。然而，这些方法对患者和影像检查有特殊的要求，并不适用于每个人，如患者状态尚不稳定，这种操作就难以实现。

尽管腔内技术的应用似乎改善了部分患者的预后，但其长期疗效尚不明确。因此，收集相关数据对于明确大血管损伤治疗的适宜指征及技术方案具有至关重要的作用。

（八）急救中心和手术室的手术治疗

1. 压迫控制外出血　在少数情况下，来自胸骨上切迹或锁骨上窝的外出血可能是刺伤或枪伤导致的胸腔大血管损伤的唯一表现。如果没有胸膜粘连，可以用手指、球囊导管或敷料填塞压迫刺伤或枪伤的部位以控制出血，直到患者可以被转运到手术室。

2. 切口　对于血压低或新发心搏骤停的患者，可以紧急行单侧或双侧前胸切开术。与前述方法相比，唯一需要改变的是，如果锁骨下血管附近有明显的创口、搏动性血肿或外出血，则应在男性乳头上方进行切开。虽然在这个水平上分开肋骨比较困难，但是它允许快速用手或敷料填塞压迫创口，以控制锁骨下血管损伤造成的胸腔内出血。在进行双侧前胸切开术后，用双手进行探查，再将胸壁皮瓣和胸骨与其下面的胸腺和心包分离开来。双侧放置 Finochietto 牵引器，可以用手指或钳子来控制出血。

对于血液动力学比较稳定的患者，当刺伤或枪伤接近上纵隔（即锁骨上切迹或颈部 I 区）时，需要在手术室行正中胸骨切开术。当早期胸部 X 线检查发现上纵隔存在血肿时，也采用同样的手术方法。胸骨切开术可以很好地显露升主动脉和主动脉弓、无名动脉和静脉、右锁骨下动脉的第一部分、左右颈总动脉近端等。对于左侧锁骨下动脉第一段的创伤，优先采用左前胸高位切开术，尽管有经验的外科医生仍可以通过正中胸骨切口来进行手术（图 16-15）。

锁骨下动脉第二部分（在前斜角肌后方）的创伤通过锁骨上切口进行处理。如果创伤在锁骨

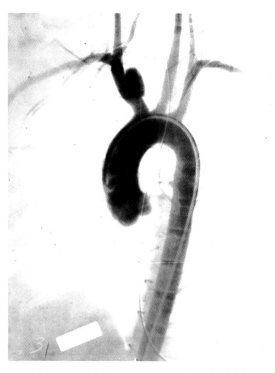

▲ 图 16-14　胸部钝性伤患者在行动脉造影检查中发现有锁骨下动脉损伤性假性动脉瘤

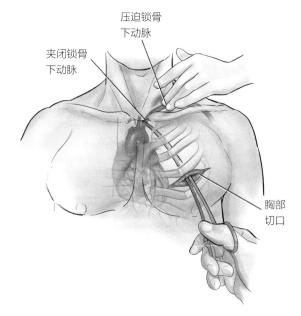

▲ 图 16-15　采用高位左前外侧开胸切口，夹闭左侧锁骨下动脉第一部分，并通过外部压迫来控制第二部分的大出血
（经许可转载，引自 Feliciano DV, Graham JM.Major thoracic vascular injury.In:Champion HR, Robb JV, Trunkey DD, eds. *Robb & Smith's Operative Surgery*.London:Butterworth & Co.;1989.）

的正后方或其正中位置，则切除一半锁骨或中间 1/3，将有助于进行创伤的修复（图 16-16）。在锁骨切开术之前，要对骨膜周围进行剥离，以游离锁骨下静脉。在完成血管修复后，可以通过在前后两端通过钻孔来修复锁骨切口。采用这种方法时，将胸骨钢丝弯成 U 形，从后向前放置，并将两侧锁骨断端对准。另一种修复技术是在骨折部位的前侧使用动态压缩板。当一段锁骨被切除后，在每个"骨折"部位插入胸骨钢丝，这是最快的修复方法。此外，锁骨的修复应在患者血液动力学稳定后进行。

如果需要显露右侧锁骨下动脉第一和第二部分的交界处，可能需要将正中胸骨切口延伸到右锁骨上。若是在左侧，可能需要行高位左前胸切口、左锁骨上切口和胸骨上段切口（图 16-17）。还有种很少使用的"翻书式开胸术"，通过置入 Finochietto 牵引器充分显露手术视野。这种切口的缺点是有多个尖锐的肋骨断端，这会影响手术的操作，并且患者在术后疼痛明显。

锁骨下动脉第三部分的创伤（前斜角肌的外侧缘到第一肋前缘）有时候不能通过锁骨上切口来进行手术。这时可能需要另外在锁骨外侧 1/3 处行锁骨下切口。必要时，可以进行锁骨上下切口，这样可以在腋动脉第一段位置处进行远端操作。

3. 控制出血及血管修复

（1）升主动脉或主动脉的穿透伤：打开心包后，胸主动脉的搏动性出血可以用手指或 Satinsky 钳或大的 Wiley J 夹来控制[75]。大动脉修补可以用 4-0 聚丙烯线进行连续或间断缝合。在这些操作期间，降低患者的血压和每搏量可以避免夹子脱落和缝线撕裂。正如前文所述，使用 Dacron 或 Teflon 补片也可以帮助修复该位置的动脉损伤。

（2）无名动脉穿透伤的修复：在进行心包切开术后，用 Silastic 血管阻断带将左无名静脉向上或向下抬起。如果该静脉已经受损或影响了受损动脉的显露，必要时可以直接进行结扎。在使用血管夹（如 DeBakey、Satinsky 或 Wiley J 夹）之前，应该用手指来压迫动脉破孔。标准的正中胸骨切开术很难显露靠近无名动脉远端分叉处的创伤。在此类患者中，如果是胸骨正中切口可以通过右颈部斜切口向头侧延伸，而右锁骨上切口则可以向侧面延伸。这两种胸骨切口的延伸将分别允许对右颈总动脉和右锁骨下动脉进行远端操作。

右锁骨下动脉近端周围组织的剥离应小心谨慎，因为右侧喉返神经环绕在该血管周围，距其

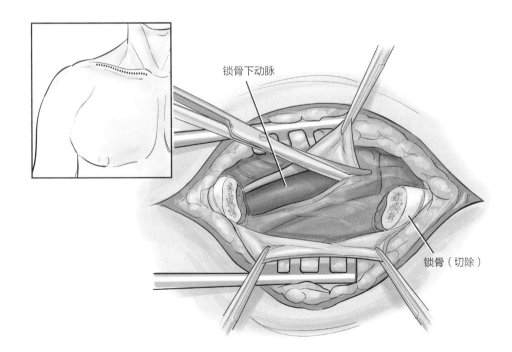

▲ 图 16-16　切除锁骨中段，骨膜下组织可以加强对锁骨下动脉第二部分及其相邻的锁骨下静脉的显露

（引自 Baylor College of Medicine, Houston, 1985.）

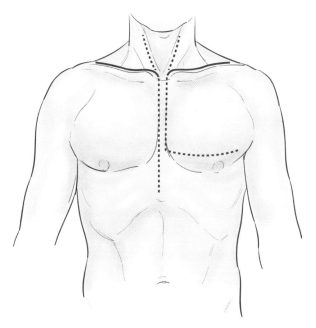

▲ 图 16-17　在处理大血管损伤时需要多个切口

显露右锁骨下动脉第一部分可能需要进行胸骨正中切口和右侧锁骨上切口。显露左锁骨下动脉第一部分和第二部分交界处可能需要进行高位左前侧开胸切口、部分上胸骨正中切口和左锁骨上切口，即所谓的"翻书式开胸术"（经许可转载，引自 Baylor College of Medicine, 1980.）

起点 1.5～3.0cm 处。在充分显露血管后，应尽量将同时夹闭右锁骨下动脉和颈总动脉改为只夹闭远端无名动脉。该操作可使右上肢通过右侧颈总动脉借助于大脑 Willis 环回流脑部血液，从而得到暂时的灌注。

对于枪击导致的穿透伤来说，如果需要部分切除无名动脉，通常使用 5-0 聚丙烯线进行血管端－端缝合。较长的节段性切除需要 8mm 或 10mm 的环形聚四氟乙烯（polytetrafluoroethylene, PTFE）或编织涤纶作为移植物来修补。如前所述，除非进行创伤控制手术，否则无名动脉及颈总动脉的端－端吻合或移植物修补通常不需要行临时血管分流术（图 16-18）。这是因为对于年轻患者，只有血管夹闭时间不超过 30min，血管侧支循环就足够保证大脑供血。

远端移植物端－端吻合完成后，在最后打结之前，有必要对近端和远端进行冲洗以排出空气。随着右锁骨下动脉血液的回流，要重新钳闭近端血管和右颈总动脉，以便于空气的排空。首先移除无名动脉的血管夹，以开放右锁骨下动脉血流。

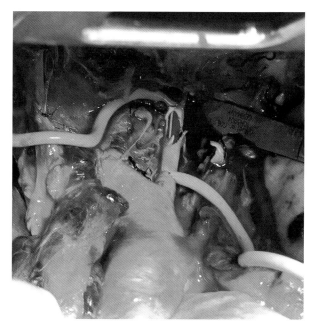

▲ 图 16-18　因右颈总动脉近端枪击伤导致严重失血的患者在初始"创伤控制"手术期间行临时腔内分流术

在 10s 后移除右颈总动脉血管夹，即可恢复血流。根据移植物的位置，近端缝合线可能位于气管之上。应尽量将胸腺组织或心包周围脂肪置于这些结构之间，以防止发生气管－无名动脉瘘。

（3）无名动脉起始处钝性撕裂的修复：首先显露无名动脉起始下方的近端升主动脉，使用血管钳（Satinsky 或 Wiley J）和 4-0 聚丙烯缝线将 8mm 编织涤纶移植物缝合在血管上（图 16-19）。在解剖游离出动脉弓和右侧上纵隔无名动脉分叉之后，再处理近端无名动脉周围的血肿（真性或假性创伤性动脉瘤）。在无名动脉起始处夹闭血管，另一个血管夹放在远端动脉周围，或者单独钳闭右锁骨下动脉和颈总动脉。最后处理血肿，并离断远端无名动脉。

此时，将先前置入的较长的 PTFE 或 Dacron 移植物，用 4-0 或 5-0 聚丙烯线端－端缝合到远端无名动脉上（图 16-19）。如前所述，在"常规"手术中不需要进行分流术。在极少数情况下，术中严重的低血压可能迫使外科医生在近端移植吻合处建立一个临时的腔内分流，然后在完成远端吻合之前将其撤出。全身肝素化一般不用于这种血管损伤的患者中，特别是那些钝性伤的患者。该方法的最后一步是在主动脉弓上缝合已经夹闭的近端无名动脉。移走主动脉弓上的 Dacron 移植

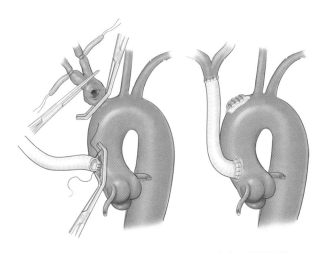

▲ 图 16−19 采用搭桥手术修复锁骨下动脉近端钝性伤

（引自 Baylor College of Medicine, Houston,1981）

物，可以很容易地找到这条缝线。

（4）左颈总动脉起始处钝性撕裂的修复：在进行心包切开后，用 Silastic 血管阻断带将向左走行的无名动脉抬高。如果该静脉已经受损或影响显露，则可以直接结扎。在左颈总动脉起始处下方，使用 Satinsky 或 Wiley J 钳纵向夹闭血管。修复的方式将取决于左颈总动脉和主动脉弓交界处的内膜和中膜局部破坏的程度。对于左颈总动脉起始处的严重创伤，可采用与近端无名动脉钝性伤类似的方法进行修复，即移植物修补手术。

（5）右侧和左侧锁骨下血管：当锁骨下血管的穿透性伤口与相应的胸腔相通时，会出现大失血。对于这样的患者，应该在乳头上方的第 3 或第 4 肋间隙行高位前开胸术。通过这种高位切口，可以用手或敷料填塞直接控制出血，再加上对右锁骨上窝的人工压迫，在抵达手术室前几乎可以临时控制所有的锁骨下大出血。

由于左锁骨下动脉近端位于胸腔内（与右锁骨下动脉近端的纵隔方向走行不同），因此可以通过左前高位切口将其直接夹闭。如果有远端动脉的回流或左锁骨下静脉的出血，应按照上述右侧血管损伤的做法，通过手指或敷料填塞联合锁骨上窝进行压迫止血。

游离膈神经和前斜角肌，充分显露锁骨下动脉的近端和远端。根据受损的位置，可能需要结扎和离断甲状颈干，有时还包括椎动脉。对于可能需要行心脏手术的患者，要尽可能保留同侧胸廓内动脉。有经验的创伤血管外科医生知道，锁

骨下动脉是非常脆弱的，在血流恢复后端 – 端吻合或移植物吻合处的张力可能会导致缝线部分或完全的撕脱。如果在血管节段性切除后因张力太大而不能进行端 – 端吻合，应使用 8mm 环形 PTEE 或编织涤纶补片进行血管重建。

锁骨下静脉与周围组织结构的解剖情况复杂，使得充分的静脉显露和满意的静脉修复十分具有挑战性。如果锁骨下静脉的显露过于困难或可能出现修复后严重狭窄，将其结扎可能是更好的选择。血管结扎后，应测量同侧前臂掌浅间隙的压力。如果压力大于 35mmHg 时，应进行前臂筋膜切开术，包括浅层和深层间隙[76]。测量前臂背侧间隙压力，以确定是否也需要进行筋膜切开术。如果进行了锁骨切除术或部分锁骨切除术，必须要注意用于骨性修复的钉子尖端可能会损伤创伤后方邻近的动脉或静脉。

（6）上腔静脉或下腔静脉：在心包切开术后，用 DeBakey 钳夹起撕裂的静脉边缘。在撕裂处下方放置 Satinsky 钳。如前所述，也可以用 Allis 夹控制出血和显露创口。如果是穿透伤要先修复背面破孔，然后再修复前面的创伤。使用 4-0 或 5-0 聚丙烯线进行连续缝合是最好的腔静脉修复的方法。

当下腔静脉背部破损较大，无法用血管夹控制出血时，需要在体外循环下进行手术。在这种情况下，可以经股静脉将套管放置在下腔静脉中，然后用球囊导管封堵创伤远端下腔静脉。最后切开右侧心房，用 4-0 或 5-0 聚丙烯线缝合修补。

（7）左无名静脉：心包切开术后，血管夹可控制任何左无名静脉损伤出血。使用 5-0 聚丙烯线进行侧面吻合或端 – 端吻合。对于广泛的静脉损伤，如果想快速控制创伤，可以直接进行血管结扎。如果静脉已被结扎，则如前所述，要测量左前臂掌浅间隙的压力。术后要间断抬高左侧上肢，以减轻手臂的水肿。

（九）主要并发症

1. 胸骨闭合时的心脏压迫　如前所述，可以在切口周围缝合一个塑料袋来临时覆盖。一旦患者的生理状况得到改善，泌尿功能开始恢复，就可以再次手术拆除塑料袋并关闭胸腔。

2. 脑缺血　在低血压患者中夹闭无名动脉或

左颈总动脉可能导致脑缺血和脑卒中的风险。不过，如果能迅速控制出血、尽快修复血管以缩短夹闭血管时间，这种并发症会减少发生。如果在无名动脉、右或左颈总动脉损伤修复后，患者在重症监护室中的格拉斯哥昏迷评分持续降低，就应该行颅脑 CT 扫描。如果 CT 显示同侧大脑缺血，就要避免出现低血压和低氧血症。对于继发性脑水肿，可以抬高患者头部、静脉注射甘露醇（1g/kg）、引流脑脊液，甚至使用戊巴比妥镇静催眠。

3. 神经系统相关的创伤　由于臂丛神经紧邻锁骨上区，所以锁骨下血管损伤容易导致神经功能障碍。术中发现离断的神经主干、分支或轴索应该用长的 0 或 2-0 聚丙烯线进行标记，以便在接下来的手术中进行识别。一旦急性创伤和手术引起的肿胀和疼痛得到缓解，就应进行仔细的神经系统检查并做好记录。对于同侧上肢有持续且严重功能障碍的患者，需要转诊到有神经移植经验的神经外科医生处。如果没有这样的条件，可以将患者转诊到手外科医生处，以进行前臂的肌腱移植。

（十）生存率

与心脏创伤一样，大血管损伤后的生存率取决于多种因素，包括损伤机制（穿透性与钝性）、入院时生命体征情况、开胸的位置、临床表现（出血与血肿）、血管损伤的数量、并发症的多少。表 16-6 列出了过去 50 年来多项大规模研究中关于大血管损伤后存活率的数据 [66, 68, 74, 77, 78]。

五、肺损伤

（一）分类

肺损伤分类基于 AAST 于 1994 年提出的肺部器官创伤量表 [25]（表 16-7）。

（二）医学史

Asensio 等全面回顾了肺部创伤治疗的发展历程 [79]。在 Duval 和 Spangaro 分别于 1897 年和 1906 年提出正中胸骨切开术及左前外侧开胸手术之后，美国外科医生在第一次世界大战期间进一步发展了肺部重大创伤的手术修复技术。第二次世界大战中，肺部穿透伤的患者数量巨大，胸腔

表 16-6　大血管损伤后的生存率	
创 伤	生存率
无名动脉损伤，1964—1992 年（穿透 34/ 钝性 7/ 其他 2）[66]	
枪伤 / 刺伤	72%
钝性伤	86%
锁骨下动脉穿透伤，1991—2001 年（枪伤 46 次 / 刺伤 5 次 / 霰弹枪 3 次）[77]	
枪伤	73%
刺伤	80%
霰弹枪击伤	80%
锁骨下动脉穿透伤，1997—2007 年（刺伤 53/ 枪伤 4）[68]，支架移植	
生存率	98%（56）
早期阻塞	5%（3）
晚期阻塞	5%（3）
晚期狭窄	9%（5）
颈动脉，锁骨下动脉和腋窝动脉穿透伤，2000—2013 年 [78] 85%	
腋动脉损伤，2003—2013 年（穿透性 41，钝性 112）[74]	
总体生存	78%（119/153）
腔内治疗术后生存	94%（17/18）
开放治疗术后生存	76%（102/135）

闭式引流逐渐成为主要的治疗手段 [80, 81]。这种方法至今仍在广泛使用，而侵入性更强的胸腔镜或开胸手术则仅适用于一些特定的患者，这将在接下来的部分中详细阐述。

（三）发生率

1. 穿透伤　在美国，因胸部外伤行开胸手术的患者中，70%~75% 是穿透伤，其中 75%~88% 与枪击有关 [79, 82]。如前所述，如果考虑到所有的胸部穿透伤，仅有 5%~10% 的患者由于肺部出血而接受开胸手术。

2. 钝性伤　在因肺部创伤而接受开胸手术的患者中，只有 12%~25% 为钝性伤 [79]。

（四）病因

1. 穿透伤　枪伤和（或）刀刺伤会伤及肺实质。肺部创伤引起的失血性休克并不常见，特别是当伤口位于肺叶边缘时。肺实质创伤大失血的发生

分　级 [a]	创伤类型	创伤描述 [b]	ICD-9	AIS-90
I	挫伤	单侧，< 1 叶	861.12/861.31	3
II	挫伤 裂伤	● 单侧，单叶 ● 单纯气胸	861.20/861.30 860.0/1 860.4/5	3 3
III	挫伤 裂伤 血肿	● 单侧，> 1 叶 ● 持续性（> 72h），远端气道漏气 ● 非扩散性肺实质出血	861.20/861.30 860.0/1 860.4/5 862.0/861.30	3 3～4
IV	裂伤 血肿 血管	● 严重（节段性或大叶性）气道泄漏 ● 扩散性肺实质出血 ● 原发性肺内血管破裂	862.21/861.31 901.40	4～5 3～5
V	血管	肺门血管破裂	901.41/901.42	4
VI	血管	除上述外的肺门横断	901.41/901.42	4

表 16-7　肺部创伤评分量表

a. 双侧损伤提高一级，血胸根据胸部血管 OIS 分级

b. 基于尸检、手术或放射学研究的最准确评估

引自 Moore EE, Malangoni MA, Cogbill TH, et al.Organ injury scaling IV.Thoracic vascular, lung, cardiac, and diaphragm.*J Trauma*.1994;36:299-300.

率相对较低，主要是由于肺动脉分支的收缩压相对较低。这也可能是由于插入胸腔引流管后，内脏和壁层胸膜紧密贴合而形成的填塞效应。

累及肺叶中央区域、肺门部的穿透伤更有可能发生致命性出血。这是显而易见的，因为更靠近中央的血管尺寸更大，同时肺动脉及肺静脉分支的创伤风险也更大。此外，中央区血管位于肺实质外，一旦破裂，更容易发生活动性出血。

2. 钝性伤　对于成人而言，肺部创伤并伴有气胸或血胸的情况很少发生，除非同时伴有胸部骨折。换句话说，大多数的肺部钝性伤都伴随着肋骨骨折。而对于儿童则不然，由于儿童胸廓的柔韧性更强，他们的肺部钝性伤不易伴有肋骨骨折。除了肋骨骨折断端导致的直接创伤外，另外还有两种情况可造成钝性肺损伤。其一是 Valsalva- 压迫现象，主要于患者在机动车碰撞前吸气并屏住呼吸的情况下发生。这种现象被认为与肺实质的破裂和气胸形成有关。其二是在正面减速或侧面撞击中，肺的固定部分（肺门和下肺韧带）与移动部分（周边实质和肺叶）出现了相对移位。在这种情况下，这些交界处的肺血管就容易被撕裂或损坏。

（五）临床表现

1. 气胸　无论是穿透性还是钝性胸部创伤均可导致单纯性、张力性或开放性气胸。单纯性气胸的患者可能会由于肋骨骨折出现疼痛及呼吸急促。呼吸困难的严重程度取决于气胸量的大小及肺部创伤程度。人们通常不重视气胸和肺塌陷量之间的重要性。例如，如果气胸导致肺的半径从 10cm 减少到 8cm，那么相应的肺的容积将减少 50%。若是把肺当作高度为 30cm 的圆柱体，当半径从 10cm 减少到 8cm 时，体积将会减少 36%。

出现开放性气胸或有时被称为"吸吮性胸部伤口"的患者，在胸壁和胸膜上有一个比声门开口更大的缺口。在这种情况下，当患者吸气时，空气会进入肺部周围的胸膜腔，而不是通过气管支气管进入肺部（通过胸壁呼吸）。这种患者会有空气进出胸壁裂口的"嘶嘶"声，并伴有呼吸急促、低血压及纵隔移位。

张力性气胸患者在急诊科很罕见，可能是由于该创伤的院前死亡率很高。如今，大多数这种创伤的患者都会在 ICU 接受容量控制呼吸机治疗，所以经常合并有呼吸机相关肺炎，而这会增加肺破裂的风险。张力性气胸会使患者产生焦虑

和濒死感，并且常常伴有患侧呼吸音消失、叩诊鼓音、气管偏向健侧等体征。发绀是一个不祥的预兆，往往是继发性心血管功能衰竭的表现。

2. 血胸　血胸或胸腔内出血由肺循环中的血管、体循环中的血管（如肋间或乳内血管）或心脏创伤而引起。在上述这三种情况中，血胸的表现取决于出血量的多少，以及是否为活动性出血。因此，呼吸系统（如呼吸困难）和循环系统（如低血压）障碍都有可能发生。

（六）诊断

有明显胸部创伤的患者，如果伴有呼吸短促、一侧胸部呼吸音减弱或消失，就可以初步确定气胸或血胸。如果同时出现这三种症状，无须进行其他诊断性检查，直接行胸腔插管引流术。对于神志不清、颅脑外伤或多发伤，或难以闻及双侧呼吸音的患者，要进行经胸肺部超声检查。这种扩展的 FAST 检查是将 3.5MHz 的通用超声探头置于第 10 和 11 肋间隙上方的侧胸部位置。这项技术可以用来快速确定气胸或血胸的存在[83-85]。在超声上，胸腔内的血液表现为与下腔静脉内的血液呈等回声的 V 形条纹，并常常导致肺下叶的"颤动"式局部塌陷[83]。气胸会导致肺部"滑动征"的消失，这是一条在肺和胸壁之间来回移动的高回声线。另外，气胸还可能会导致"彗星尾征"的缺失，这与部分压迫脏层胸膜有关。与标准 FAST 中对心包囊和心脏的检查类似，超声检查可以快速准确确定胸腔积液或气胸[83-85]。

在没有条件进行超声检查的创伤中心，可以在平卧或半卧位下行正位胸部 X 线检查以帮助诊断。尽管该技术很容易发现肺实质和胸膜异常，但可能会漏诊较小的气胸。进行立位胸部 X 线检查或在患者呼气时重复摄片，可以减少漏诊的发生。

长期以来，人们已经意识到有少部分气胸可能会在受伤数小时后才被发现。这意味着在受伤后 3h 后需要重复进行胸部 X 线检查（"3h 原则"），因为 3h 后发生延迟性气胸的风险很小[86]。虽然有关 CT 扫描对疑似胸部创伤患者中的益处时有报道，但是许多通过这种敏感成像技术检测到的创伤并不需要治疗。例如，偶然发现的肋骨骨折、无症状的肺挫伤及较小的气胸或血胸[87]。胸部

CT 检查的主要优势在于对胸主动脉钝性伤的诊断上。

（七）非手术治疗

1. 胸腔穿刺引流术　如果气胸或血胸患者的收缩压≥90mmHg，通常采用 36F 或 38F 的导管行胸腔穿刺引流术。在局麻下，将导管置于同侧腋中线的第 4 或第 5 肋间隙。有资料显示，在治疗创伤性气胸和血胸方面，28～32F 的引流管与较大型号的引流管相比，有着相同的成功率[88]。最近，14F 的猪尾导管已被证实在治疗创伤性气胸方面也有满意的效果[89, 90]。

是否应在胸腔插管术中预防性使用抗生素是有争议的。如果使用，首选第一代头孢菌素，并且应在插管之前静脉注射给药。

2. 镇痛　在肋骨骨折后，镇痛对于患者的恢复至关重要，它可以缓解疼痛，使患者能够咳嗽、使用辅助呼吸器，并可降低发生肺不张和肺炎的发生风险。局麻与神经阻滞是缓解疼痛的有效方法，包括以下选项。

（1）利多卡因贴片（5% 利多卡因，Endo Pharmaceuticals, Malvern, PA），每次使用三张 10cm×14cm 贴片，使用时间最长为 12h。

（2）逐一肋间注射 3～5ml 0.25% 的布比卡因进行经皮肋间神经阻滞。

（3）持续性经皮肋间神经阻滞。

（4）胸腔内局部麻醉，注射 20ml 0.25% 布比卡因。

（5）连续硬膜外麻醉。

（6）用金属或可吸收夹板行肋骨内固定术。

3. 肺挫伤后的支持治疗　穿透性或钝性胸部创伤后，肺泡和肺间质内出血会导致通气/血流比失调和低氧血症。对于早期未发生呼吸衰竭的患者，可以通过鼻导管或面罩吸氧，并根据血流动力学状态恰当地给予维持性液体治疗。对于老年肺挫伤患者，放置中心静脉导管以测量静脉压是有益处的。一旦出现呼吸衰竭的表现（例如，吸氧后 $pO_2 < 70mmHg$, $pCO_2 > 55mmHg$，呼吸频率 >25 次/分，负压吸气力差，或胸部 X 线表现恶化），就必须要进行插管。严重的肺挫伤可以迅速发展到急性肺损伤或成人急性呼吸窘迫综合征

的严重程度。

（八）手术治疗

1. 适应证　本章其他部分已经讨论了紧急或复苏性开胸手术（包括夹闭或不夹闭降主动脉的）的适应证，具体可见框 16-1（图 16-20）。

框 16-1　创伤性肺损伤患者紧急或急诊开胸的适应证

- 在前 15～30min，通过胸腔引流管引出 1200～1500ml 的血液
- 在前 30min 引流出 1000ml 血液后，每小时的引流量达到 100ml
- 持续引流出血液的情况下，伴随难治性低血压
- 远离纵隔的胸部穿透伤后新发心搏骤停
- 需要重建胸壁的开放性气胸患者
- 胸腔引流管中存在大量气体（提示气管或支气管受损）
- 体内残留异物（刀片靠近肺叶或肺门）

---

2. 切口　当出血可能来自右侧肺门或肺叶时，患者取仰卧位，在男性右侧乳头下缘行右前外侧开胸术。如前所述，对于女性患者，为了在相同水平处进行皮肤切口，注意不要伤及乳房。怀疑或明确在气管隆嵴或右主支气管水平存在气管支气管创伤时，可在第 4 肋间水平行右后外侧开胸手术。

当怀疑左侧肺门或肺叶有出血时，应将患者左侧抬高 30°，这样可以更容易地夹闭降主动脉。然后在男性乳头下缘行标准的前外侧开胸术。对于疑似或确定左主支气管有创伤时，应在第 5 肋

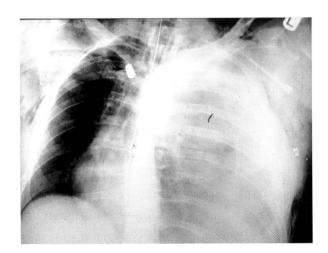

▲ 图 16-20　左侧腋中线枪击伤患者因左肺穿孔导致大出血

间水平行左后外侧开胸手术。

3. 近端血管控制（框 16-2）

框 16-2　普通外科医生控制肺动脉及肺部穿孔或破裂后出血的技术

- 近端血管控制
  - 心包内夹闭右肺动脉或左肺动脉
  - 夹闭肺门
  - 使用肺门勒除器
  - 肺门扭转法
- 肺出血控制
  - 肺缝合术
  - 肺楔形切除术
  - 肺段切除术
  - 肺叶切除术
  - 全肺切除术（肺门结扎或夹闭）

（1）心包内夹闭肺动脉：肺门的创伤是非常致命的，很少有这种患者在抵达创伤中心时仍有生命体征。如果与心包相邻的肺门受损，有必要打开心包来控制肺动脉出血。前外侧开胸手术切口可以显露肺门和肺部结构，但为了显露纵隔和心包内结构，需要横向延伸扩大切口。将上腔静脉向右牵拉，升主动脉向左牵拉，以显露心包内的右肺动脉。右肺动脉在该水平上横向走行，分离其他血管后，在此位置将其夹闭。将升主动脉向右上方牵拉，可以显露心包内的左肺动脉。在这个水平面上，该血管在主动脉弓和降主动脉近端下方横向穿过，并在此处将其夹闭。

（2）夹闭肺门：位于心包囊外的肺门或肺实质大出血，需要通过夹闭肺门来控制出血[94]。要先离断下肺韧带，再用 DeBakey 钳前后夹闭肺门。Van Natta 等报道了一种新的技术，通过手动控制肺门来夹闭肺门[95]。当于右侧开胸时使用左手，反之于左侧时则使用右手。助手协助清除胸腔内积血，将下叶向外侧牵引，切断下肺韧带，然后手动控制肺门。最后，外科医生根据创伤的最佳显露方式在肺门上放置主动脉夹。

（3）肺门扭转法：休斯顿 Ben Taub 医院的团队在 2003 年提出了肺门扭转法，建议在显露不足或出血导致无法放置适当的夹子时可以考虑这种手法[96, 97]。此方法是在离断下肺韧带后，将肺和肺门旋转或扭转 180° 来阻塞血管和主支气管。

4. 肺部出血控制（框 16-2）

（1）肺缝合术：对于肺叶周围的创伤，可以在缺损边缘用 2-0 或 0 可吸收线连续缝合来控制出血和漏气。如果出血过多且缺损范围较大，可先用 DeBakey 钳控制出血，再在夹子上方行连续缝合。

（2）肺楔形切除术：涉及肺叶外侧的较大缺损可以使用标准吻合器（4.8mm 钉子，有效缝合长度 90mm)进行切除。如果没有放置双腔引流管，需要夹闭住肺或肺门。可以用肺叶钳抬起肺叶以获取良好的术野，然后垂直部分切除肺叶。这样切除虽然肺叶残端形状怪异，但可以同时止血并让保留剩余肺叶功能。当再次发生出血时，在吻合器周围用可吸收线进行深层缝合。大口径吻合器切除术的主要缺点是无法结扎或离断出血的肺内血管。此类血管的持续出血可能通过邻近的支气管破口进入气管支气管树，导致术中误吸和窒息。

（3）肺段切除术（图 16-21）：肺部切除的技术源于严重肝脏创伤后的肝切除和选择性血管结扎。对于肺叶深部存在创伤并伴大量出血，无论

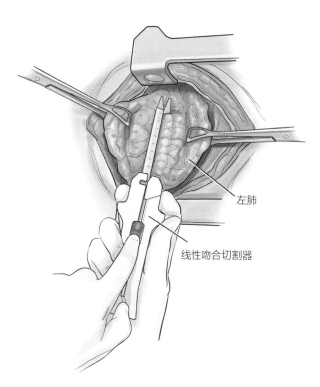

左肺

线性吻合切割器

▲ 图 16-21　线性吻合切割器穿过枪击伤的入口和出口处，切开实质组织以显露出血的血管

（引自 Asensio JA, Demetriades D, Berne JD, et al.Stapled pulmonary tractotomy:a rapid way to control hemorrhage in penetrating pulmonary injuries.*J Am Coll Surg*.1997;185:486-487.）

是肺修补术还是楔形切除术都是不合适的。如果操作得当，可以先选择性结扎血管以控制肺实质出血，然后行肺段切除术，并不需要进行肺叶的切除 [78, 82, 98, 99]。

对于枪伤或刺伤后深部实质血管的出血，需要在切断下肺韧带后将肺门钳夹。随后，可以使用线性切割吻合器切除创伤部分。当肺叶中的一处枪伤或刺伤导致出血时，需要插入手指或钳子来确定伤口轨迹的方向，再用线性切割吻合器打开肺实质，或者使用两个 DeBakey 主动脉钳并排放置，然后用手术刀或电刀切割开它们之间的实质。最后用 3-0 或 4-0 聚丙烯线缝合或结扎受损的血管。

在出血得到控制后，由于肺实质的水肿，肺部切口往往很难直接缝合，因此，只需要结扎缝合残余的血管即可。如果是使用 DeBakey 钳分割实质，则需要用 3-0 或 4-0 可吸收或不可吸收线连续拼接缝合切口。在移除钳子后，将同一缝线"绕针式"连续缝合返回到起点并与原始缝线结扎。

（4）肺叶切除术：当肺叶中的血管或支气管受到重大创伤，或肺叶实质创伤超过 75%，或肺叶的血供被阻断，或肺血肿导致致命性通气 / 血流比值不匹配时，就应该考虑行解剖性肺叶切除 [100]。在进行肺叶切除术之前，先用线性切割吻合器分割受损肺叶周围的残余肺叶组织，然后再缝合。随后，在肺门之外紧贴整个肺叶的地方放置 DeBakey 钳，以防止切除过程中的出血或肺叶随呼吸而膨胀。然后，分割肺门上方的胸膜，并用 2-0 丝线结扎离断肺叶动脉及其近端分支。同样，切断肺叶静脉及分支。在切割支气管之前，对其进行最小限度的骨架化以保留支气管的血供。通过向胸腔注入生理盐水并让麻醉医师手动通气来验证线性吻合器的气密性。将三角形的胸膜瓣移开到椎体旁区域，用 3-0 可吸收缝线固定在支气管残端上，而后对剩余的肺叶进行过度充气，最后置入两根 36F 胸腔引流管。此举可以确认在肺叶切除术中，未损伤其他支气管，并且剩余肺叶未发生扭转，以避免了术后并发症的发生。如果存在扭转的风险，则将肺叶缝合或使用吻合器将肺叶固定到纵隔胸膜上。

（5）全肺切除术：只有当肺门处的血管或支

气管受到严重的穿透伤或剪切伤，或大面积肺组织受到重度创伤（如霰弹伤）时，才有必要进行全肺切除术 [101-103]。由于大多数需要进行创伤性全肺切除术的患者处于极度危险的状态，有人建议采用"同期吻合全肺切除术"作为替代常规的肺门解剖和结扎 / 吻合的替代方法 [101]。该技术于1995 年首次提出，具体是用一个 55mm 或 90mm的吻合器同时夹闭肺门的所有结构，用于暂时性或永久性血管控制 [101]。创伤性全肺切除术后出现右心衰竭很常见，因此术后管理相当重要，通常包括使用一氧化氮输注或强心药等 [104]。

六、胸部创伤控制

创伤控制外科原则最初是针对腹部穿透性外伤患者提出的，现在其应用范围已经扩大到颈部、胸部、四肢、血管和骨骼等创伤 [105]。类似的原则现在也适用于普通外科和产科的急诊手术，以及在介入放射科接受紧急介入手术的患者。创伤控制外科最基本的原则是，对于那些存在极低体温、明显的代谢性酸中毒或严重凝血功能障碍的患者，应该进行有限的一期手术，以控制出血和污染。对于心脏、大血管或肺部的创伤，本章中介绍的许多技术同样符合胸部创伤控制的要求。Phelan 等总结了这些原则，具体见框 16-3 [106]。

框 16-3 胸部创伤控制

心脏
- 使用 Sauerbruch 技术来控制出血
- 阻断流入道控制出血
- 在缝合修复之前恢复心律
- 保持心包囊开放 / 保持切口开放

大血管
- 使用 Foley 导管进行填塞以止血
- 有锁骨下血管损伤的进行锁骨切除
- 插入临时腔内分流管
- 结扎受损大静脉

肺部
- 使用肺门扭转来控制出血
- 通过肺切开术来处理贯通伤或深部肺叶受损
- 使用吻合器行肺切除术
- 胸腔填塞 / 保持切口开放

引自 Phelan HA, Patterson SG, Hassan MO, et al. Thoracic damage-control operation: principles, techniques, and definitive repair. *J Am Coll Surg*. 2006;203:933–941.

（一）并发症

1. 漏气 肺部创伤后持续漏气的原因可能包括缝合或吻合部位的实质坏死、受损肺组织未能完全愈合，以及支气管创伤未被及时发现。一旦排除了技术问题，如胸外的胸腔引流管路泄漏，一些医院选择采取降低水封系统的负压，甚至停止引流管的负压吸引。如果在 5～7 天这种方法未起作用，则需进行剩余肺部的楔形切除、胸膜干磨损或经胸腔镜进行化学性胸膜固定术等措施，具体手术时间取决于气胸的病因。

2. 呼吸机相关肺炎 呼吸机相关肺炎（ventilator-assisted pneumonia, VAP）是重症监护室中创伤或非创伤患者常见的医院获得性并发症。新发的咳脓性痰、体温升高、白细胞计数增多（偶尔为白细胞减少）、胸部 X 线浸润影、需氧量增加等症状都提示 VAP，但这些并不是诊断标准。纤维支气管镜检查与肺部灌洗或防污染标本毛刷取样进行细菌培养是最佳诊断方法。在等待病原学培养结果时，应根据感染的危险因素及当地细菌耐药性监测数据开始经验性抗生素治疗，这是公认的标准程序。

3. 假性肺囊肿 创伤后肺假性囊肿是一种可能带有气 – 液平的实性囊腔。胸部 X 线检查或胸部 CT 扫描可以确诊。对于无症状的患者，临床观察并定期影像学复查是可行的，但对于感染性假性囊肿（肺脓肿），可能需要使用抗生素甚至插管引流 [107]。

4. 积留血胸 在胸部创伤或创伤性胸腔手术后，如果胸腔内潴留的血液量估计超过 300ml，就应进行引流以预防脓胸的发生 [108]。当怀疑胸腔内血液潴留时，应进行胸部 CT 扫描以评估其位置、体积和邻近肺部有无明显创伤。进行双腔气管插管后，将患者置于侧卧位。将 30° 胸腔镜从之前引流管的胸腔造口处插入，观察积液的位置，选择合适位置再插入两个套管，在胸腔镜下将潴留的血液或血凝块冲洗、抽吸出来。目前大多数研究推荐在创伤后 4～7 天进行电视辅助胸腔镜手术（video-assisted thoracoscopic surgery, VATS）清除胸腔内潴留的血液 [109-111]。然而，美国创伤外科协会于 2012 年开展的"创伤后积留血胸管理"研究表明，VATS 进行的时机与手术成功率之间没有关系[108]。值得注意的是，该研究还发现在接受 VATS 的患者中，有 26% 的患者需要二次干预，并且最终有 20% 的患者需要进行开胸手术。

5. 化脓性胸膜炎　在一项多中心研究中，27%的血胸患者出现了肺脓肿或化脓性胸膜炎[112]。由于化脓性胸膜炎病理阶段，即渗出期、纤维素期和机化期的重叠，因此根据不同的病情阶段，胸腔镜手术和开胸手术均有一定的作用。如果有必要进行开胸手术，其目标包括清除化脓性积液、分离胸膜粘连、剥除胸膜外纤维板及通过胸腔引流管引流胸腔积液[113]。

（二）生存率

表 16-8 汇总了自 1980 年以来多个大型研究中肺部创伤患者的生存率。

表 16-8　肺部创伤后的生存率				
作者，年	缝合 / 楔切	肺段切除术	肺叶切除术	全肺切除术
Thompson 等，1988[100]	97%	—	45%	0%
Wall 等，1998[99]	—	83%	—	—
Karmy-Jones 等，2001[82]	91%/70%	87%	57%	50%
Huh 等，2003[97]	76.1%/80%	90.9%	65%	30.3%

第 17 章　钝性胸主动脉损伤
Blunt Thoracic Aortic Injury

DEMETRIOS DEMETRIADES　　PEEP TALVING　　KENJI INABA　**著**

吉雨金　**译**

一、概述

在过去的几年里，钝性胸主动脉损伤的筛查、明确诊断及最终处理的方法和时机都发生了革命性的变化。常规的胸部 CT 扫描已经取代了普通的 X 线检查；CTA 已经取代了正式的血管造影，成为明确诊断的方法；BTAI 的半选择性最终修复取代了紧急修复，现在已经成为新的标准；血管内支架移植在很大程度上取代了开放的外科修复。所有这些变化都大大减少了早期死亡率和并发症。

二、历史

解剖学家 Andreas Vesalius 在 1557 年报道了第一例胸主动脉钝性伤的病例，患者是一位从马上摔下来的男子 [1]。第一例报道的急诊修复 BTAI 发生在 20 世纪 50 年代末 [2]。在 20 世纪 70 年代，各种分流技术和移植物材料得到了发展和广泛使用 [1]。在 20 世纪 90 年代，我们看到了第一份报道，支持在有可疑损伤机制的患者中常规使用 CT 扫描作为筛查方法 [3]，不久之后，CTA 被倡导为 BTAI 明确诊断的首选方法。在 1997 年，第一例 BTAI 患者的腔内修复术被报道 [4]，并在 21 世纪初，EVAR 成为新的首选治疗方法。

三、流行病学

据估计，在美国，每年有 8000～9000 名钝性伤受害者遭受胸主动脉损伤 [5]。这些损伤大部分是由于机动车碰撞（约 70%）造成的，其次是摩托车碰撞（13%）、从高处坠落（7%）、汽车与行人（7%）及其他机制 [6]。在活着到达医院的患者中，胸主动脉损伤的总体发生率不到 0.5%。在一系列 5838 名行人受伤送往医院治疗的案例中，BTAI 的发生率为 0.3% [7]。在另一项研究中，在 613 例高位跌倒后的住院患者中，BTAI 的发生率为 0.1% [8]。骨盆骨折的存在是相关的胸主动脉损伤的标志。在对 1450 例骨盆骨折的分析中，主动脉损伤的诊断率为 1.4% [9]。然而，这似乎只是冰山一角，BTAI 的真实发生率要高得多。绝大多数这类损伤的患者当场死亡，没有被医院数据集中记录下来。致命交通伤中主动脉损伤的发生率很高。在最近对洛杉矶 304 例钝性伤死亡病例的分析中，102 名患者（33%）有胸主动脉破裂。约 80% 的死亡发生在现场，只有 20% 发生在医院 [10]（图 17-1）。

在对 2008 年洛杉矶火车相撞事故中 25 人死亡的尸检分析中，发现 8 例（33%）胸主动脉破裂。所有的死亡都发生在现场 [11]。

主动脉损伤的发生率随着年龄的增长而增加，这种损伤在儿童人群中很少见。在国家创伤数据库的分析中，16 岁以下儿童的胸主动脉损伤的发生率比成人低 7 倍（0.03% vs. 0.21%）[12]。在 5838 例汽车和行人损伤的分析中，14 岁或更年轻的年龄组没有主动脉损伤。15—65 岁组发生率为 0.2%，56—65 岁组为 0.5%，65 岁以上组为 1.5% [7]。

约 40% 的主动脉破裂患者至少有一个非常严

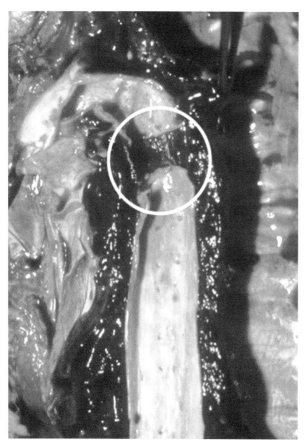

▲ 图 17-1　尸检发现横断的胸主动脉

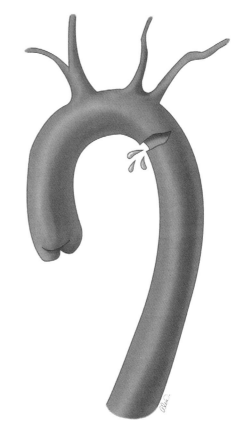

▲ 图 17-2　典型钝性胸主动脉损伤部位：主动脉内侧，左锁骨下动脉远端

重的合并损伤（体表面积缩写损伤评分≥4），最常见的是头部和腹部。平均受伤严重程度评分为 40 分，这是受害者病情严重的有力指标[6]。

四、主动脉损伤的部位和类型

主动脉损伤最常见的解剖部位是左锁骨下动脉远端的管腔内侧（图 17-2）。在对 185 例胸主动脉损伤的前瞻性分析中，75% 的胸主动脉损伤累及峡部，其次是降主动脉和升主动脉，分别占 22% 和 4%[6]。计算机模拟和尸体研究表明，主动脉内压升高（平均 1149mmHg）和旋转力的组合在峡部产生高度集中的应力。此外，峡部的抗张强度仅为近端主动脉的 63%[13, 14]。最常见的损伤类型是假性动脉瘤（58%），其次是夹层（25%）和内膜撕裂（20%）[6]（图 17-3）。

五、BTAI 的自然病程

大多数 BTAI 患者在送往医院救治之前当场死亡。在对 242 例致命的 BTAI 的分析中，Burkhart 等报道称，57% 的死亡发生在现场或到达医院时，37% 的死亡发生在入院后的前 4h 内，6% 的死亡发生在入院后 4h 以上[15]。在另一项对 102 名 BTAI 患者的尸检研究中，约 80% 的死亡发生在现场，只有 20% 发生在医院[10]。

六、筛查和诊断

仰卧位胸部 X 线已被广泛用作诊断 BTAI 的初步筛查工具。许多放射学检查结果被描述为主动脉损伤的可疑标志。这些症状包括上纵隔增宽（在主动脉结节水平的前后仰卧位胸片上大于 8cm）（图 17-4A）主动脉轮廓闭塞、椎体周围胸膜条纹丢失、左主干支气管下陷、鼻胃管向右偏、左心尖胸膜血肿（心尖帽）、巨大的左侧血胸，以及多发伤患者的胸骨、肩胛骨、上肋骨或锁骨骨折[5, 16-18]。纵隔增宽是最常见的表现，但灵敏度和特异度仍较低。许多情况，如肥胖患者的胸骨或胸椎骨折或仰卧位，都可能导致纵隔增宽。最

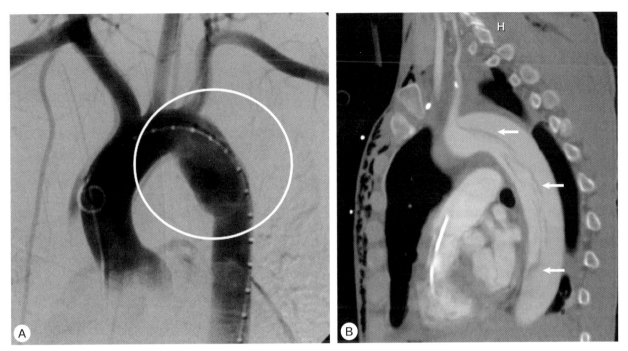

▲ 图 17-3　A. 主动脉造影：外伤性降主动脉近端假性动脉瘤（圆圈）是最常见的损伤类型；B. CTA：钝性胸主动脉损伤合并广泛夹层的矢状位（箭）

特异的征象是主动脉结节消失、主动脉弓异常、鼻胃管偏曲，但灵敏度很低。传统上，正常的胸片被认为是排除 BTAI 的可靠方法[19, 20]。然而，许多研究表明，胸片是一种较差的筛查工具，相当数量的主动脉损伤可能不会显示任何纵隔异常[3, 21, 22]（图 17-4B 和 C）。基于这些胸部 X 线检查的局

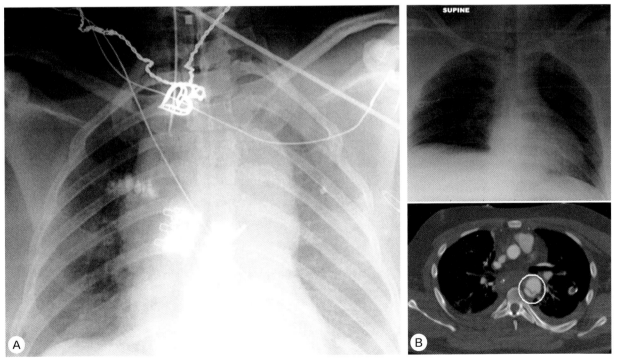

▲ 图 17-4　A. 胸部 X 线显示由于钝性胸主动脉损伤，纵隔非常增宽；B. 隐匿性钝性胸主动脉损伤的胸部 X 线检查，纵隔正常；C. 同一患者的 CT 血管成像显示胸部钝性伤

限性，许多中心现在使用胸部 CT 扫描作为 BTAI 的主要筛查工具，而不考虑 X 线检查结果 [3, 21, 22]。CT 扫描对 BTAI 诊断的灵敏度和阴性预测价值接近 100%[23]。

直到 20 世纪 90 年代末，动脉造影一直是确诊 BTAI 的黄金标准。然而，这是侵入性的，需要花费一定时间，而且血管造影团队在下班后并不总是随时可以联系到。在过去的几年里，CT 扫描已经取代了常规的血管造影，成为 BTAI 的明确诊断。具有三维重建的新一代 MDCT 扫描仪已被证明具有几乎 100% 的灵敏度和特异度，90% 的阳性预测值和 100% 的阴性预测值，以及 99.7% 的总体诊断准确性 [20, 24]，并允许对损伤类型进行分类（表 17-1 和图 17-5）。在 CT 扫描结果可疑但不能诊断的罕见病例中，正规血管造影的诊断作用仍然有限。

经食管超声心动图是评估可疑 BTAI 的另一种诊断方法 [25-27]。最初对这种成像方法的热情已经被怀疑所取代，由于对其准确性的相互矛盾的报道及对其 24h 可用性的担忧，它未能获得普及 [28]。

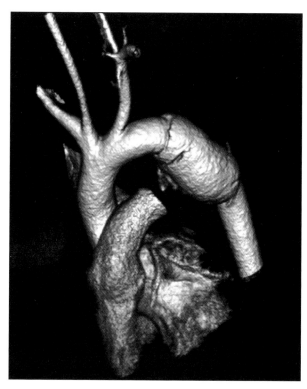

▲ 图 17-5　三维重建 CTA 可提供可靠和详细的主动脉损伤部位、大小和类型信息

表 17-1　闭合性胸部损伤的分类					
目前无外轮廓异常			目前有外轮廓异常		
主动脉损伤类型	定　义	例　子	主动脉损伤类型	定　义	例　子
内膜撕裂	无主动脉外轮廓异常：撕裂和（或）合并血栓小于 10mm		假动脉瘤	主动脉外轮廓异常，能够包含	
大内膜瓣	无主动脉外轮廓异常：撕裂和（或）合并血栓大于 10mm		破裂	主动脉外轮廓异常，不能包含，自由破裂	

引自 Starnes, BW, Lundgren RS, Gunn M, et al. A new classification scheme for treating blunt aortic injury. J Vasc Surg.2012;55:47-54.

由美国创伤外科协会赞助的一项多中心研究表明，血管造影和 TEE 在诊断 BTAI 方面发生了戏剧性的转变[20]。血管造影和 TEE 对胸主动脉损伤的诊断使用率分别从 1997 年的 87% 和 12% 下降到 2007 年的 8% 和 1%[6]（表 17-2）。

其他诊断手段，如 MRI 或血管内超声，可能对 CTA 表现不明确的罕见患者有用。

综上所述，新一代扫描仪使 CTA 成为 BTAI 筛查和明确诊断的标准方式。对于因骨盆骨折、复杂性肝脏损伤等其他损伤而接受血管造影的患者，正规的主动脉造影可能具有杰出的诊断作用。对于不能安全转移到放射科进行 CT 扫描的重症监护病房中的危重患者，TEE 可能是有价值的。

表 17-2 钝性胸主动脉损伤的诊断模式: AAST₁（1997年）vs. AAST₂（2007年）			
类 别	AAST₁	AAST₂	P 值
n	253	193	
主动脉造影片	207（87%）	16（8.3%）	<0.001
CT	88（34.8%）	180（93.3%）	<0.001
TEE	30（11.9%）	2（1.0%）	<0.001

AAST. 美国创伤外科协会；n. 数量；TEE. 经食管超声心动图
引自 Demetriades D, et al.Diagnosis and treatment of blunt thoracic aortic injuries:changing perspectives.*J Trauma*.2008;64;1415-1419.

七、治疗

（一）胸主动脉损伤的早期处理

及时的诊断和早期适当的治疗仍然是 BTAI 患者生存的基石。当务之急是防止 BTAI 的游离破裂，直到完成最终的修复。自由破裂的风险在受伤后的前几个小时最高，90% 以上的破裂发生在最初的 24h 内。在由 Fabian 等进行的 AAST 多中心研究中[5]，研究人群中 274 名患者中有 24 名（8.8%）进展为自由破裂。然而，严格的血压控制可将破裂的风险降低到约 1.5%[29]。血压控制最好通过正确的液体限制和药物干预相结合来实现。收缩压应保持在可耐受的最低水平，大多数患者的血压范围在 90～110mmHg。在老年患者中，最佳收缩压可能略高一些。谨慎限制静脉输液和使用 β 受体拮抗药，如艾司洛尔滴注，

是最常用的血压控制方法。在伴有严重脑或脊髓损伤的情况下，应将收缩压维持在稍高的水平（110～120mmHg），以减少继发性神经损伤的风险。

（二）最终处理的时机

在未经治疗的情况下，BTAI 在损伤后 24h 内破裂的风险最高，尽管它不会完全消失，几周后也可能发生晚期破裂[30]。在 Fabian 等进行的 AAST 多中心研究中[5]，研究人群中 24 个患者（8.8%）进展为自由破裂。92% 的破裂在受伤后 24h 内死亡，1 人在 30h 内死亡，1 人在 6 天内死亡。在 13 个有准确破裂时间的自由破裂组中，46% 发生在 4h 内，另有 38% 发生在 8h 内。由于这些原因，BTAI 的最终处理一直被视为紧急事件，这一决策多年来一直是治愈的标准。然而，随后的研究表明，通过限制性液体复苏和药物治疗及早开始强有力的血压控制，可降低损伤部位的壁应力[29, 31, 32]，并将破裂风险降低到约 1.5%[29]。对于存活超过 4h、接受治疗、住院期间自由破裂和死亡的受累性破裂患者，现在很少见[29]。因此，这些损伤的成功处理取决于早期诊断和谨慎的血压控制。

在 20 世纪 90 年代末和 21 世纪 00 年代初，一些研究表明，在血压得到充分控制的情况下，选定的严重相关损伤患者可以安全地进行延迟修复，直到其他重大创伤稳定下来[29, 31, 33, 34]。延迟修复的概念后来更广泛地适用于没有严重相关损伤或重大合并症的患者。

BTAI 延迟修复的安全性及其对预后的影响多年来一直存在争议。大多数研究在他们的分析中只包括有重大相关损伤的患者，并报道了相互矛盾的结果。一些研究表明，延迟修复可以改善结果，而另一些研究则没有显示出任何好处。Wahl 等[35] 在对 48 例患者的回顾中报道说，延迟的主动脉修复（超过 24h）是安全的，但与早期修复相比，它与更长的住院时间和直接成本有关。Hemmila 等对 78 例患者进行的一项类似研究报道称[29]，延迟（超过 16h）组的并发症发生率更高，住院时间更长。然而，其他研究表明延迟修复与改善结果相关[33, 36]。AAST 的一项多中心前瞻性研究根据最终修复的时间（早期不到 24h，延迟超过 24h）分析了 178 名 BTAI 患

者的结果 [6]。两组在损伤严重程度、主要相关损伤、主动脉损伤类型和主动脉修复类型（手术与血管内修复）方面相似。损伤至修复的平均时间，早期组为 10.2h，延迟组为 126.2h。延迟修复组的总死亡率显著低于早期修复组（5.8% vs. 16.5%，P=0.034）。调整损伤严重程度、严重胸外损伤、格拉斯哥昏迷评分、入院时低血压、年龄和主动脉损伤修复方法的多因素分析显示，早期修复组的死亡风险显著增加（aOR=7.78，95%CI 1.69～35.70，aP=0.008）。延迟修复组的生存益处在对有或没有重大相关损伤的组的子分析中得到证实（表 17-3）。两组截瘫发生率相似（早期修复 1.8%，延迟修复 1.4%）。

随后的研究证实，延迟修复是防止死亡的一个独立因素 [37, 38]。目前的证据支持，在适当的医学血压控制下，延迟修复不仅是安全的，而且在选定的患者中可能比紧急修复更可取。这可以优化患者的风险因素和手术条件，并确保可以优先处理其他更危及生命的伤害。东部创伤外科协会的实践管理指南建议延迟修复 BTAI，并规定有效控制血压 [39]。

从受伤或入院到修复的最佳时间尚不清楚，应个体化，同时考虑许多因素，如是否存在其他严重损伤或合并疾病、患者的生理状态、主动脉损伤的类型和严重程度。在主动脉损伤有活动性渗漏的情况下，不应尝试延迟修复（图 17-6）。此外，在大型包裹性损伤的情况下，最好在诊断后几个小时内紧急修复。

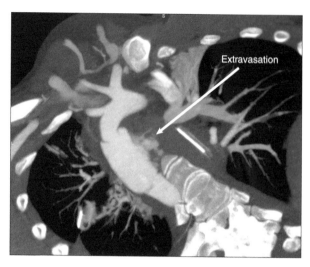

▲ 图 17-6 CTA 显示创伤性胸主动脉瘤有活动性渗出

（三）胸主动脉损伤的确定性治疗

几十年来，手术修复一直是所有 BTAI 的唯一的标准最终治疗方法。然而，在 21 世纪，血管内技术发生了翻天覆地的转变。AAST 在 1997[5]（AAST$_1$）和 2007[6]（AAST$_2$）进行的两项大型前瞻性研究清楚地证明了这一转变。1997 年，所有 207 例 BTAI 患者均采用开放修补术，而在 2007 年，193 例患者中 65% 采用血管内支架置入术，仅 35% 采用开放修补术（表 17-4）。目前，开放修复的唯一适应证是涉及主动脉弓的损伤，在那里放置内移植物在技术上可能是困难或不可能的。对于选择的主动脉轻微损伤的病例，第三种不断演变的治疗方案是结合药物治疗进行观察。

表 17-3　AAST$_2$ 研究中开放修复与血管内修复胸主动脉损伤的对比研究				
类　别	所有患者	开放修复	血管内修复	P 值
n	193	58	125	
平均 ISS	39.5	38.9	39.4	0.83
严重伴发伤	39.2%	31.3%	43.4%	0.10
死亡率	13.0%	23.5%	7.2%	0.001
截瘫	1.6%	2.9%	0.8%	0.28
全身性并发症	45.1%	50.0%	42.4%	0.31

AAST. 美国创伤外科协会；ISS. 创伤严重程度评分

引自 Demetriades D, et al.Operative treatment or endovascular stent graft in blunt thoracic aortic injuries:results of American Associations for the Surgery of Trauma multicenter study.*J Trauma*.2008;64;561-571.

表 17-4　明确治疗胸主动脉损伤的方法：AAST₁（1997 年）vs.AAST₂（2007 年）

类　别	AAST$_1$	AAST$_2$	P 值
n	207	193	
开放性修复	207（100%）	68（35.2%）	<0.001
夹紧和缝合	73/207（35.3%）	11/68（16.2%）	0.003
旁路分流	134/207（64.7%）	57/68（83.8%）	0.003
血管内修复	0/207（0%）	125/193（64.8%）	<0.001

AAST. 美国创伤外科协会

引自 Demetriades D, et al.Diagnosis and treatment of blunt thoracic aortic injuries:changing perspectives.*J Trauma*.2008;64;1415-1419.

1. 开放修复术　在 1953 年，DeBakey 和 Cooley 成功地完成了第一例 BTAI 的外科修复手术[40]。几十年来，clamp-and-sew 技术成为了标准治疗方法。这项技术的优点包括相对快速修复和不需要全身肝素化。clamp-and-sew 技术最初是在没有主动脉远端灌流的情况下进行的，当主动脉阻断时间超过 30min 时，会导致明显的截瘫。近年来，采用滚筒/离心泵提供主动的主动脉远端灌流，再进行开放式外科修复，以努力降低截瘫的风险，已成为治疗的标准[41,42]。

在开放修复术和主动脉阻断期间，有多种主动的主动脉远端血流灌注技术。最常见的配置是左心部分搭桥，通过插入左心耳或左肺静脉的插管进入泵内。使用荷包控制的主动脉切开术，将流出的插管插入股动脉或远端主动脉夹外的远端主动脉中。或者，右房至主动脉远端插管与氧合器联合使用；这需要完全肝素化［即推注 300～400U/kg，并将激活凝血时间（activated clotting time, ACT）维持在 400s 以上］。由于存在相关损伤出血的风险，这种配置在创伤环境中很少使用（图 17-7）。关于优先远端灌流技术的争论仍在发展。

对于出现自由破裂的患者，特别是在资源有限的情况下，clamp-and-sew 技术可能是唯一的选择。在这些案例中，手术期间双腔插管和独立的肺通气是建立好的。患者处于右侧卧位，通过第 4 或第 5 肋间的左后外侧开胸手术进入主动脉。损伤区域上方的近端主动脉和左锁骨下动脉被识别、隔离并用血管环控制。识别损伤远端的胸主动脉，并同样用血管环隔离。主动脉夹适用于主

动脉周围血肿和锁骨下动脉的近端和远端。通过使用 CTA 的二维和三维重建，可以极大地帮助关于夹具放置位置的决策。如果可行，放置在主动脉弓上的血管夹随后被转移到左锁骨下动脉起始处的远端，以减少心脏后负荷和传递夹子期间的脊髓缺血。确定腹主动脉周围夹层平面，显露主动脉病变。行主动脉横切术以检查主动脉撕裂，然后决定是否需要一期修复或间置移植物置入。主动脉病变附近的肋间动脉最好不结扎或缝合，而是结合到量身定制的主动脉修补术中。在大出血的情况下，可以成功地利用细胞保存装置从胸腔自体输血。使用 2-0 或 3-0 聚丙烯缝合材料和胶原涂层或预凝结的涤纶间置移植物修复主动脉损伤，以减少移植物的出血。间置移植物的大小为 22～40mm，并根据主动脉的大小进行选择。一期修复术仅用于极其罕见的儿童钝性主动脉损伤，以避免随着孩子的成长而与移植物发生狭窄。

在 1997 年由 AAST₁ 赞助的前瞻性多机构研究中，在所有接受手术修复的患者中，有 35%（n=73）接受了 clamp-and-sew 技术（没有主动脉远端灌流）。在这些病例中，截瘫发生率为 16.4%。相比之下，在 134 名接受远端主动脉灌注修复术的患者中，截瘫发生率明显较低，为 4.5%。截瘫最重要的独立危险因素是夹闭时间超过 30min（OR=15）[5]。

10 年后，由 AAST 赞助的第二项多机构前瞻性研究（AAST₂）发表，包括 193 名接受 BTAI 最终修复的患者[6]。1997—2007 年间，无旁路 clamp-and-sew 技术的发生率从 35% 下降到 16%。同样，在接受开放手术修复的患者中，与手术相

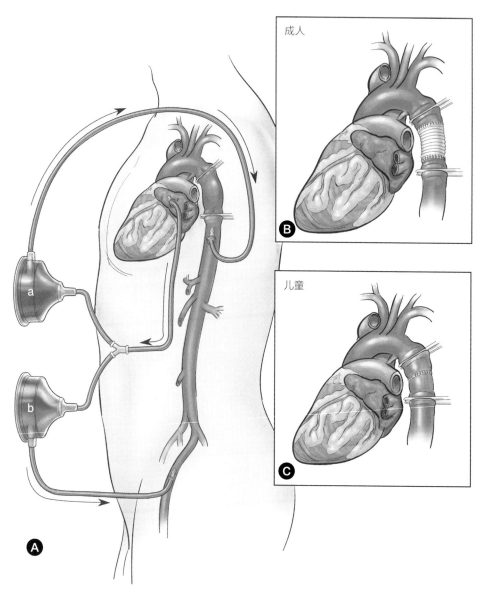

▲ 图 17-7　钝性胸主动脉损伤的手术治疗选择

A. 部分左心转流至远端主动脉或股动脉；B. 成人患者的"夹缝"技术与间置移植物；C. 在选定的儿童患者中采用初级修复的"夹缝法"

关的截瘫的总体发生率从 8.7% 显著下降到 1.6%（P=0.001）。目前，大约 85% 的开放手术治疗的胸主动脉损伤是通过搭桥技术治疗的。

大量研究表明，主动远端灌流在降低手术相关截瘫发生率方面优于"被动灌流"[5, 41, 42, 44, 45]。对 1492 例创伤性主动脉破裂修复术后死亡率和截瘫风险进行的 Meta 分析显示，总的术后截瘫发生率为 9.9%。在接受单纯主动脉阻断治疗的患者中，病死率和截瘫发生率分别为 16% 和 19.2%。被动分流术后死亡率 12.3%，截瘫发生率 11.1%，主动分流术后截瘫发生率 2.3%[41, 42]。

尽管由于血管内支架的出现，开放式外科修复在当今的实践中已不太常见，但也有一些情况下 EVAR 是被禁止的，如在主动脉弓损伤、患有小动脉的年轻患者、血流动力学不稳定、CTA 显示的主动外渗（图 17-6）及血管通路闭塞疾病的患者中。当需要切开修复时，远端血流灌注与更好的结果密切相关。

2. 血管内主动脉修复术　1997 年，Kato 及其同事首次将 EVAR（图 17-8 和图 17-9）用于创伤性胸主动脉损伤[4]。最初，腔内修复仅推荐用于合并严重损伤或合并疾病的 BTAI 的高危患

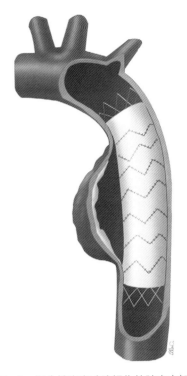

▲ 图 17-8　闭合性胸主动脉损伤的腔内支架置入术

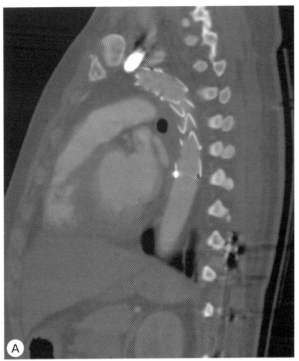

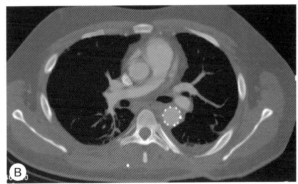

▲ 图 17-9　CT 扫描在矢状位和轴位图像上显示血管内支架移植物成功展开

者[46]。在接下来的十年中，腔内支架在 BTAI 治疗中的使用稳步增加。在 1997 年的 AAST$_1$ 研究中，没有患者接受 EVAR 技术的治疗[5]。对截至 2006 年发表的文献的系统回顾发现，总共只有 284 名创伤性主动脉损伤患者接受血管内修复治疗[47]。然而，2007 年最近的 AAST$_2$ 研究报道称，在 193 名 BTAI 患者中，几乎 65% 的患者最终使用 EVAR 进行了治疗。此外，60% 的无严重胸外损伤的患者和 57% 的 55 岁以下无重大相关损伤的患者接受血管内技术治疗。

　　血管内修复术与切开修补术相比，早期预后明显更好。在 AAST$_2$ 研究中，多变量分析（根据 55 岁以上、GCS8 或更低、入院时低血压和严重胸外损伤进行调整）显示，与开放修补组相比，血管内修补组的调整死亡率和输血量显著降低。在没有严重胸外损伤的患者亚组中，血管内修复与开放修复相比，病死率和输血量显著降低[6]。在最近一项对 699 例手术的 Meta 分析中，370 名患者接受了血管内修复，329 名患者接受了开放修复，观察到的死亡率分别为 7.6% 和 15.2%（P=0.008），这些数据分别支持 EVAR 有更好的疗效。手术相关截瘫发生率开放修补组为 5.6%，

血管内修补组为 0%。EVAR 组的脑卒中发生率也明显较低（0.8% vs. 5.3%，P=0.003）[48]。

　　尽管血管内修复的早期结果有所改善，但由于设备相关并发症的发生率很高，因此仍存在严重的担忧。在 AAST$_2$ 研究中，接受 EVAR 的患者中有 20% 发生了与设备相关的并发症，包括内漏、引流血管损伤、左锁骨下动脉或左颈总动脉闭塞、支架坍塌和脑卒中（表 17-5）。最常见的并发症是内漏的存在，在 14% 的患者中观察到。适当大小的支架对于避免并发症［如内漏（图 17-10A）或支架坍塌（图 17-10B）］至关重要。支架的最佳部署需要将支架尺寸增大 10%~20%[47, 49, 50]。然而，在早

表 17-5　AAST$_2$ 研究中，血管内修复治疗患者的相关并发症	
并发症	n=125（%）
内漏	18（14）
引流血管损伤	4（3）
左锁骨下动脉闭塞	4（3）
脑卒中	2（1.6）
截瘫	1（0.8）
颈总动脉闭塞	1（0.8）
支架坍塌	1（0.8）
插入部分感染	1（0.8）

引自 Demetriades D, et al.Operative treatment or endovascular stent graft in blunt thoracic aortic injuries:results of American Associations for the Surgery of Trauma multicenter study.*J Trauma*.2008;64;561-571.

些年，这并不总是可能的（特别是在年轻患者中），因为商用设备尺寸有限。另一个增加内漏风险的因素是主动脉的解剖，特别是左锁骨下动脉与远端主动脉之间的夹角（最大可达 90°）。这导致支架移植物与主动脉壁之间的对接不良，特别是在内角（图 17-11）[51]。支架尺寸过大（为了减少内漏的风险）可能会导致装置坍塌，从而可能造成灾难性的后果。这些问题已经随着支架移植物设计的改进而得到解决，支架移植物现在有更小的尺寸和更适合年轻的主动脉的弯曲形状。

血管内治疗 BTAI 的另一个主要问题是缺乏长期随访，特别是在接受 EVAR 的年轻患者中。由于缺乏数据，尚不清楚随着年龄的增长，当主动脉变得扭曲、动脉粥样硬化和扩张时，这些装置将如何表现。此外，随着时间的推移，内移植物的耐久性尚不清楚。中期结果现已公布，显示出与设备相关的重大并发症。Fernandez 等 [52] 在对 20 例接受 EVAR 治疗的 BTAI 患者进行的随访研究中（5.5～108 个月）报道了严重的问题：2 例左锁骨下动脉闭塞患者因盗血综合征而需要晚期血管重建术；1 例患者在 6 个月后发生支架崩溃，需要再次介入治疗；1 例支架在 4 年后断裂；1 例支架在 1 年后血栓形成。

Forbes 等 [53] 对接受 EVAR 治疗的 17 名患者进行了至少 1 年的随访，他们报道称，左锁骨下动脉远端即近端胸主动脉扩张速度快于移植物远端的主动脉。这一发现的临床意义尚不清楚。

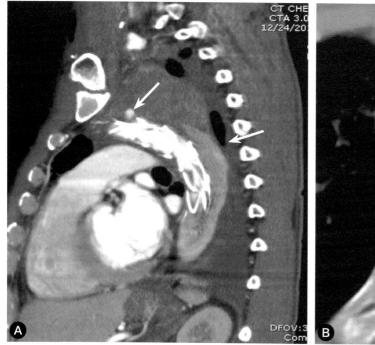
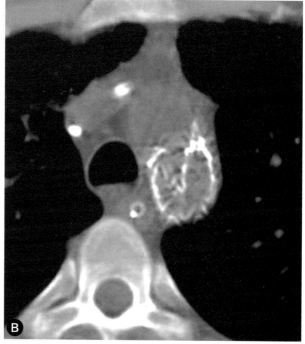

▲ 图 17-10　CT 显示支架移植物相关并发症。移植物与主动脉壁之间的对位不良可能导致内漏（A）（箭）和支架部分坍塌（B）

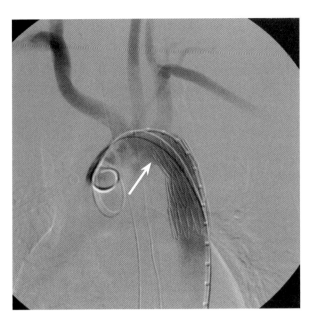

▲ 图 17-11　支架移植物与主动脉壁之间的对位不良可能发生在移植物的内角（箭）

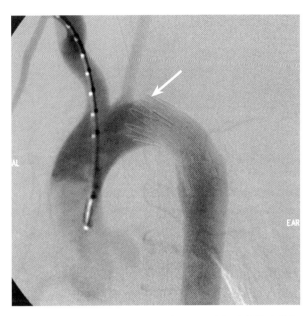

▲ 图 17-12　左锁骨下动脉闭塞的展开支架移植物（箭）

目前，BTAI 血管内支架置入术最常见的并发症是左锁骨下动脉闭塞（图 17-12）。Khoynezhad 等 [54] 在一项对 50 名接受 EVAR 治疗的患者进行的前瞻性试验中报道说，58% 的患者左锁骨下动脉完全或部分闭塞。DuBose 等 [55] 在一项对 190 名接受 EVAR 治疗的患者的数据库研究中，报道了 41% 的病例左锁骨下动脉闭塞。虽然大多数患者对锁骨下动脉闭塞的耐受性良好，但相当一部分患者会出现锁骨下动脉盗血综合征或使用手臂时手臂疼痛，需要颈动脉 - 锁骨下动脉搭桥术进行血运重建 [52, 56]。年轻人的颈动脉 - 锁骨下动脉搭桥术应被认为是一种严重的不良事件，与重大并发症相关，如医源性的膈神经、喉返神经和腋神经损伤。尽管有这些非常现实的担忧，但血管内修复治疗的 BTAI 患者的早期死亡率很低（表 17-3），这已被证明对外科医生非常有吸引力，并已成为新的治疗标准。为了达到最佳效果，这些手术必须在卓越医疗中心进行，这些中心配备了训练有素的多学科团队，他们在多发性创伤患者的治疗方面具有经验。研究表明，与低流量中心相比，高流量中心的全身性和局部性并发症明显较少，住院时间较短 [6]。应密切监测结果，特别是与设备相关的并发症，并通过质量改进过程进行报道。

3. 内移植物设计的研究进展　自 20 世纪 90 年代中期引入支架作为 BTAI 的最终治疗方法以

来，内移植技术不断发展，并针对创伤患者进行了多项改进。在临床上，受损的主动脉和慢性病变的主动脉之间最相关的区别之一是解剖大小的差异。通常年轻的、以前健康的受伤的胸主动脉直径要小得多，有一个明确的远端锥形。这种大小的差异也会持续到髂股区域，影响该节段接受展开装置的能力，这可能会导致股或髂动脉的重大医源性损伤。置入过大的移植物可能导致内漏、内折，甚至坍塌。作为对此的应对，可用于主动脉直径小至 16~24mm 的患者的移植物已被开发出来。较小尺寸的展开鞘减少了插入部位并发症的发生率。除了大小的考虑外，年轻创伤患者的主动脉可能没有完全展开，因此，尖锐的角度防止移植物紧密对接，特别是在内角。随着时间的推移，这可能会导致"鸟喙畸形"，有发展成 I 型内漏的倾向，如果足够严重，可能会导致迁徙或移植物崩溃。新一代设备将这种曲率融入设计中，可以更好地符合受损主动脉的自然轮廓。

如前所述，主动脉支架置入术可能导致主动脉弓分支闭塞。虽然可以通过使用后续的左颈总动脉到锁骨下动脉旁路移植来维持左锁骨下动脉顺行血流，在损伤涉及跨越更近端弓的封闭时，高危分支血管需要通过胸骨正中切开进入，并在支架置入之前重新置入近端封闭区上游（图 17-13）；烟囱移植物也可以用于保存灌注 [57]。最近使用先进的分支移植物可能会消除再置入的需要（图 17-14）。这些技术进步有可能改善支架的输送和安放，从而减少与血管内治疗相关的并发症[58]。

（四）非手术处理

非手术治疗 BTAI 的经验非常有限，主要适用于高龄和轻微主动脉损伤的患者[59-61]。

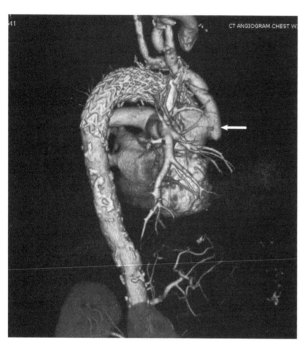

▲ 图 17-13 如果钝性胸主动脉损伤区位于左锁骨下动脉起始处或其近端，在支架置入之前，可能需要进行弓形分支的去分支和再置入（箭）

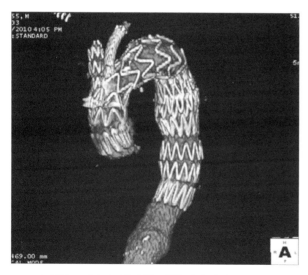

▲ 图 17-14 弓支移植可以解决主动脉弓的损伤

微小主动脉损伤（minimal aortic injury, MAI）定义为无主动脉周围血肿的小内膜瓣，发生在约 10% 的 BTAI 中，可通过高分辨率技术诊断[62]。这些损伤可通过血压控制和观察进行处理，无须手术或血管内干预。保守治疗的患者需要定期 CT 随访，直到主动脉病变消失。外伤性主动脉损伤也可分为 I 级（内膜撕裂）、Ⅱ级（壁内血肿）、Ⅲ级（假性动脉瘤）和Ⅳ级（破裂）[63]，其中 I 级损伤相当于 MAI。

现有文献主要包括小病例系列，初步结果令人鼓舞，没有病例进展到延迟性破裂。在 Malhotra 等[64] 的一项研究中，观察了 6 例 MAI 患者。在两种情况下，皮瓣完全溶解，在一种情况下，皮瓣保持稳定。其余 3 例形成小型假性动脉瘤。作者得出结论，许多内膜损伤自发愈合，因此可以非手术治疗。在另一项研究中，Akins 等用 MAI 成功地非手术治疗了 5 例患者[59]。在另一个小系列的 5 例创伤性胸主动脉内撕裂中，Kepros 等[65] 报道所有患者在 3～19 天完全解决。在 27 例血压控制治疗和平均随访 107 天的更大系列研究中，Caffarelli[41] 报道 19 例病变稳定，5 例完全缓解，1 例进展需要开放修复，2 例需要血管内支架置入。有人认为小假性动脉瘤与真动脉瘤有相似的相对较低的破裂风险[60]。然而，这些损伤的长期自然史尚不清楚，在考虑这种治疗形式时应谨慎。

八、结论

在过去的 20 年里，外伤性胸主动脉钝性伤的筛查、明确诊断和治疗经历了重大的发展。常规胸部 CT 扫描在可疑损伤机制中已取代普通胸部 X 线作为筛查工具。CTA 在很大程度上取代了侵入性血管造影的明确诊断。在大多数情况下，延迟修复主动脉损伤是首选的方法。血管内修复在很大程度上取代了开放修复。最后，对选定的案例进行保守管理似乎也有作用。这些新方法显著降低了 BTAI 患者住院治疗的死亡率、截瘫和其他并发症。血管内设备的改进减少了一些设备相关的并发症。然而，仍存在其他器械相关并发症，如锁骨下动脉闭塞的高发生率和有限的长期随访。这些损伤应由在该领域具有丰富经验的多学科团队在卓越中心进行管理。

第18章 腹主动脉、髂动脉和内脏血管损伤
Abdominal Aortic Trauma, Iliac and Visceral Vessel Injuries

CHRISTOPHER AYLWIN　MICHAEL JENKINS　著

吉雨金　译

一、概述

主要血管损伤可见于高达 25% 的腹部创伤，并与高死亡率相关[1,2]。穿透性腹部创伤后，血管损伤是最常见的死亡原因[3]，由于难以快速进入腹膜后血管，腹内出血可能是灾难性的。正是由于这个原因，早期识别可能的血管损伤至关重要，而转移到能够早期手术干预的中心也是至关重要的。随着 CT 血管造影的使用越来越多，以及它在抢救室附近的使用，这些损伤的早期诊断变得更加容易。

来自前瞻性观察血管损伤治疗（PROspective Observational Vascular Injury Treatment, PROOVIT）登记的数据显示，平民血管损伤占所有创伤的 1%～5%[4,5]，腹部动脉损伤的发生率占所有血管损伤的 7.8%[6]。因此，相对较低的发病率使得创伤中心及其外科医生难以积累大量特殊动脉损伤的案例。虽然钝挫伤是 PROOVIT 登记的所有血管损伤中最常见的机制，但穿透伤导致腹部血管损伤的比例大不相同。据报道，在美国城市创伤中心，这一比例高达 88%[7]，而在德国，在 16 年的时间里，760 名腹部血管损伤患者中穿透伤的发生率仅为 5%[2]。军事创伤和平民创伤的伤害发生率不同。在越南战争和第二次世界大战期间，腹部血管穿透伤的发生率不到 3%[8]，但在最近的伊拉克和阿富汗冲突中，髂动脉损伤占 3.9%，主动脉损伤占 2.9%[9]。在持刀犯罪高发的平民人群中，发病率接近 10%；在持枪犯罪人群中，这一数字翻了一番，达到 20% 以上[10]。对于主动脉穿透伤，发病率仍然很低，而穿透伤的发病率不到 3%[11]。

二、损伤机制
（一）穿透伤

在非医源性损伤的情况下，穿透伤通常发生在刺伤或枪伤中。爆炸（如炸弹爆炸）造成的伤害是复杂的，易导致穿透伤和钝性伤的混合模式。

刺伤（如刀伤）会导致局部伤害，因此伤害的路径沿着武器的轨迹。枪支造成的伤害类型因枪支的性质而异。枪伤可以是高速的，也可以是低速的。低速枪伤被定义为由子弹或速度低于 600m/s 的弹片等抛射物造成的创伤[12]。低速枪伤，如手枪造成的，会对位于子弹路径上的结构造成局部损伤。与高速枪伤相比，它们与较低的能量转移有关。军事创伤更多的是由高速（大于 600m/s）弹片造成的。高速弹片携带着大量的动能，这些动能被转移到周围的组织，导致弹片路径周围的广泛损伤，并对弹片路径上的组织造成直接损害。传递给患者的能量将由多种因素决定，包括子弹携带的能量、子弹与组织接触的横截面积，以及子弹在患者体内的延迟程度，即子弹是穿过组织（传递较少的能量）还是停留在组织内（传递其所有动能）。当军用武器在没有防弹衣的民用环境中使用时，腹部血管损伤的死亡率可能接近 100%[13]。

猎枪造成的伤害取决于猎枪的射程。如果射程小于 5m，存活的机会约为 10%。在这个范围内，

尽管猎枪子弹包含多个弹丸（子弹），但弹丸质量尚未分散，因此在与组织的碰撞中起到更集中的作用。当猎枪从更远的距离（如 5～15m）发射时，子弹已经扩散，每个弹丸携带较低的动能，其次是来自空中的迟滞，表现为低能量导弹，通常导致对组织的较少破坏。在近距离，血管损伤往往是多处和复杂的，并且经常被肠道内容物或外部污染物污染，如受害者的衣物 [14]。

（二）钝性伤

腹部血管闭合性损伤很少孤立发生，通常与受到损伤身体部位的高损伤严重程度评分相关，并导致显著的死亡率 [2]。钝性伤导致血管损伤的机制要么是严重减速伤，要么是挤压伤，要么是骨折块直接切割伤。在高速道路交通事故或从高处坠落的情况下，可能会发生严重减速伤。挤压伤也发生在道路交通事故中，可能会导致前后挤压伤，就像系好安全带的乘客一样。这也可能与主动脉分支的剪切损伤有关。脊柱或骨盆骨折可分别导致主动脉和髂动脉的直接撕裂。加减速型损伤可能会损害肾血管，导致剪切力作用于肾蒂。

外膜是动脉壁最坚韧的部分，而内膜弹性最小，因此在钝性伤中最有可能被撕裂。因此，动脉经常从内到外受损，外膜可能保持完好。这在动脉内创造了血栓形成的环境，导致血栓形成或血管闭塞。或者，内膜可能被撕裂，导致夹层。如果外膜保持完整，动脉仍然可能变弱，从而导致延迟的动脉瘤样变性。完全穿壁损伤可导致穿孔、出血和假性动脉瘤。

三、解剖

腹部血管损伤按解剖位置分类（图 18-1）。这些区域通常被定义在三个区域内，尽管偶尔也包括第四个区域。

Ⅰ区始于主动脉穿过横膈的入口点（主动脉裂孔），并向下延伸至骶骨。主动脉从第十二节胸椎水平进入腹部，穿过横膈的正中弓状韧带。主动脉下降到第 4 腰椎的水平，在那里它分成左右两条髂总动脉。Ⅰ区包括腹膜后中央区域和肠系膜根部。该区域进一步划分为肠系膜上和肠系膜下两个区域。肠系膜上区和肠系膜下区由肾动脉

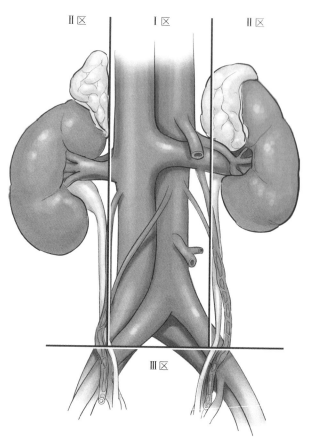

▲ 图 18-1 腹膜后的三个解剖区，用来描述血管损伤的位置，表现为腹膜后血肿
Ⅰ区从腹主动脉裂孔延伸至骶骨，包括中线血管和内脏分支的起始处。Ⅱ区位于Ⅰ区的两侧，包括肾脏、肾血管和结肠旁沟。Ⅲ区位于骶角水平下方，包括髂血管和盆腔腹膜后。图中没有描绘出Ⅳ区

的水平确定。肾上动脉、腹腔干动脉、肠系膜上动脉、肾动脉、下腔静脉和肠系膜上静脉均位于肠系膜上区域。肠系膜下区域包括肾下动脉、肠系膜下动脉和下腔静脉。

Ⅱ区位于Ⅰ区的两侧，包含结肠系膜、肾和肾血管。它也被称为上外侧腹膜后。

包含髂动脉的第Ⅲ区也称为盆腔腹膜后。

肝动脉、门静脉、肝后下腔静脉和肝静脉都位于一个有时称为Ⅳ区的区域内。

四、临床表现

检查患者是否有穿透伤的迹象。腹部的刺伤应该很明显，但要注意，胸部、背部和臀部的刺伤可能会导致腹部和盆腔血管的损伤。既有穿透伤，也有钝伤，检查腰背部两侧有无瘀伤。这可

能昰腹膜后出血的征兆。对于枪伤，检查患者是否有进入和离开的伤口。试图预测弹道可能会提供一些关于受伤的血管和器官的信息。不要假设损伤局限在导弹路径上。动脉损伤的表现可能是早期的，也可能是晚期的，这取决于所涉及的动脉，以及损伤的类型和机制。

早期表现通常为出血和低血容量性休克。紧急剖腹手术将显露出腹膜腔内的血液或腹膜后血肿。该区域应按照图 18-1 进行定义。一些患者可能对复苏有反应，但出现腹部膨胀时应怀疑有无血管损伤。病情稳定并接受腹部创伤 CT 检查发现血管损伤的患者也可作为早期患者。血栓形成、夹层和闭塞可能表现为下肢缺血（股动脉搏动消失或减弱、四肢冰冷、苍白），这应该在钝性伤导致骨盆骨折或腹部挤压的情况下考虑。请注意，出现内膜撕裂时可能不会立即出现缺血症状，因此必须反复检查。肾蒂损伤可能表现为血尿。双侧肾动脉血栓形成所致的无尿是罕见的。

穿透性和钝性伤均可导致迟发性血管损伤。随着 CTA 的使用越来越多，动脉损伤被及早发现，降低了晚期发病的发生率。假性动脉瘤通常出现较晚。它们每一个都可以呈现为压缩邻近结构的脉冲性团块。十二指肠受压可能表现为肠梗阻。假性动脉瘤可能侵蚀肠道，导致大量胃肠道出血。同样，髂内动脉假性动脉瘤也可表现为直肠出血[15, 16]。肾动脉假性动脉瘤可表现为血尿。动脉瘘常见于肝动脉损伤和穿透性肝损伤。这些瘘管可能表现为胆道出血、右上腹疼痛和上消化道出血，涉及动脉和静脉的损伤可导致动静脉瘘。临床表现可明显，也可轻微。动静脉瘘与下肢浮肿和腹部杂音有关。其他动静脉瘘可能在以后表现为高输出量心力衰竭和下肢慢性静脉皮肤病变。

五、检查

检查的选择将取决于患者的生理状况和可用的当地设施。CT 已成为检查的金标准。在规划大型创伤中心时，靠近复苏室的可用性是一个重要因素。导管血管造影仍然在创伤中发挥着重要作用，并具有与支架置入术和栓塞术等治疗方案相结合的优势。经验丰富的介入放射科医生的早期诊断和放射学套间的位置往往限制了血流动力

学稳定的患者的使用。超声波在创伤中的使用增加了，其形式是通过创伤超声扫描进行重点评估。床旁超声能够发现腹腔内游离液体，有助于早期剖腹探查的决定。创伤剖腹探查术仍然是一种重要的诊断工具，并与损伤控制外科技术相结合。双功超声扫描在急性创伤表现中不太有用。它在评估颈部损伤方面有一定作用，可用于监测迟发性假性动脉瘤和动静脉瘘。在腹部血管损伤方面，它的使用是有限的。

六、外科治疗

手术入路将取决于出血的位置和紧急程度，后者由血流动力学休克的程度决定。

当决定进行手术时，患者应该准备好无菌悬垂敷料，允许显露腹部、胸部和腹股沟。这使得切开可以延伸到胸部；如果认为必要，可以在进入腹部之前利用左前外侧开胸来控制降主动脉。为了便于远端控制，可能需要显露股动脉。最初的切口是从剑骨到耻骨的长中线剖腹手术。如果需要进一步的切开，可以在胸骨正中切开，或通过第 6 或第 7 肋骨间隙进行侧方开胸手术。

在开始剖腹手术时，外科医生可能会看到一个含有游离血液的腹膜腔。在这个阶段，可能很难确定出血的来源，应该应用损害控制手术的原则。为了确定出血的来源，外科医生应该继续进行小肠摘除和腹腔填塞，使用大包来止血或减缓出血。将这些包从每个隔室中取出，直到确定出血的来源。四象限填塞技术要求将填充物放置在肝脏右叶上方的右上象限、左上象限、胸下室（抬起大网膜并填塞小肠系膜两侧）和盆腔。盆腔填塞是在将止血包放入骨盆之前，将小肠从骨盆中取出进行填塞。

通过内脏内侧旋转的方法显露主动脉及其分支是最好的。这可以从左侧或右侧进行；这将取决于需要显露哪些血管。内脏内侧旋转可能是一项耗时的技术，即使在有经验的医生手中也是如此，并且暂时的出血控制也是需要的，特别是当活动性出血发生在结肠上大动脉的时候。直接用手将主动脉压在脊柱上可能会控制出血，但经常会限制主动脉的显露，从而限制后续的修复。这可能是一种控制流入的有用技术，但最终目的应该是应用钳子阻断血流。

在小网膜内分离或创建一个裂口，可显露腹膜上主动脉。这项技术是通过将胃和食管向左压缩来辅助的。肝脏向头侧方向缩回。横膈脚的分离进一步有助于显露，然后可以应用腹主动脉钳。这是应用腹主动脉钳和控制腹主动脉出血的最快方法。虽然流入会受到控制，但内脏血管和腰动脉的背部出血可能会很严重。内脏分支的存在可能使远端控制具有挑战性。

为了进行左侧内脏旋转，乙状结肠和降结肠的腹膜附着部被分开。开始于乙状结肠的腹膜侧方的切割不会引起血管反射，沿左侧结肠旁沟向近端继续。该平面是通过移动乙状结肠和降结肠到中线形成的。左肾、胰尾和脾的腹膜后附着点可以分开，将这些器官移到中线，从而促进腹主动脉从起始于隔膜到其在第 4 腰椎水平的分叉处的完全显露（图 18-2 和图 18-3）。这种技术存在严重的损伤脾、左肾和左肾血管的风险。在左肾前方建立解剖平面可以降低术中肾损伤的风险。

如果在内脏内侧旋转之前需要快速近端控制腹主动脉，可以在胸主动脉远端应用夹子。这对于 I 区血肿的控制特别有用。腹主动脉通过隔主动脉裂孔的左脚分离而显露。在 2 点钟位置切开，显露胸主动脉降段和裂孔主动脉。这是在内脏内侧旋转时实现近端控制的最快方法。腹主动脉周围的腹膜神经和淋巴组织的存在，加上致密的横膈肌纤维，使得仔细解剖最近端的腹主动脉变得困难和耗时，因此不适合严重低血压的患者。

这项技术的优点是，在移动脾和胰腺尾部后，主动脉中线前内脏支显露得很好，可以控制、修复或结扎主动脉。

右侧内脏旋转是通过将腹膜反射分离到升结肠的外侧来完成的（图 18-4）。在肾脏前面形成一个分离平面，便于将结肠和回肠末端移位到中线。这使得十二指肠显露，然后可以被控制。

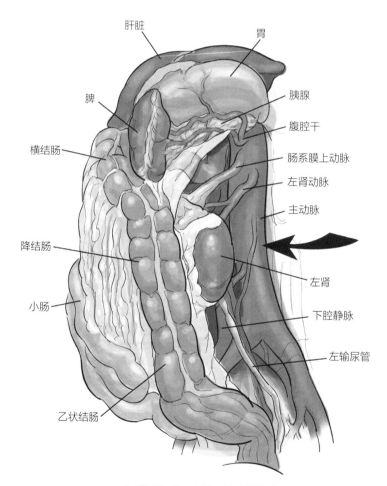

肝脏　胃　脾　胰腺　腹腔干　横结肠　肠系膜上动脉　左肾动脉　主动脉　降结肠　小肠　左肾　下腔静脉　左输尿管　乙状结肠

▲ 图 18-2　左侧内脏内侧旋转

腹膜切开，在降结肠的外侧，允许结肠、左肾和脾向右移动。这样可以显露左肾动脉、肠系膜上动脉和腹膜动脉。IVC. 下腔静脉

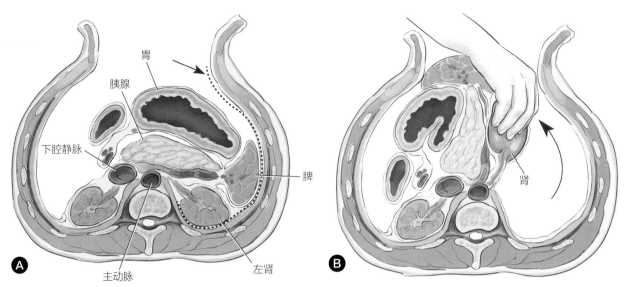

▲ 图 18-3 A. 由箭和虚线表示的左侧内脏旋转的解剖平面；B. 腹膜后外侧附着物被分开，以便于脾、降结肠和肾脏的内侧活动

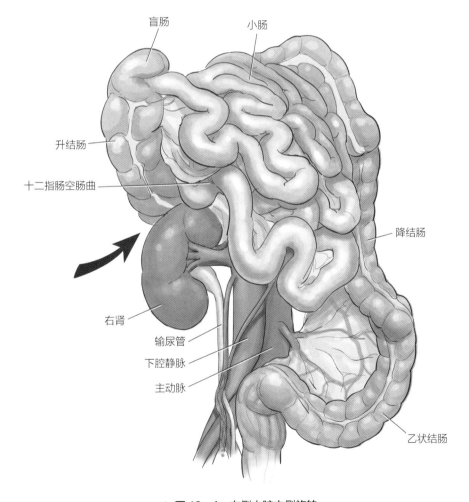

▲ 图 18-4 右侧内脏内侧旋转

这显示了 Kocher 和 Cattell-Braasch 动作。盲肠、升结肠、十二指肠和小肠系膜的腹膜后附着是分开的。这样可以显露下腔静脉、右肾血管和右髂骨血管

十二指肠和胰头向左移动，下腔静脉左侧腹膜后组织分离，显露肾上主动脉、腹腔轴和 SMA。如果需要显露横膈裂孔主动脉，则应避免使用该技术。

如果损伤孤立于肾下主动脉，则可通过类似于肾下腹主动脉瘤的前入路显露于该部位的主动脉。在十二指肠空肠弯曲的左侧切开腹膜，腹膜从主动脉上剥离，并应用肾下主动脉夹。通过结扎和分离左肾静脉，最好保留其肾上腺和性腺分支，可以在更近端应用肾下主动脉夹。

手术显露腹腔干动脉是通过内脏内侧旋转或通过小囊直接切开。Fullen 的解剖学分类可用于描述 SMA 的损伤。通过左内侧内脏旋转显露近端 SMA（Fullen I 区）。如果严重出血要求非常快速的显露，这部分 SMA 可以通过分开胰腺的颈部来显露。最简单快捷的方法是使用吻合器，但是，如果没有吻合器，应在胰颈分离前使用肠夹来控制出血。近端胰腺下 SMA 可以通过小肠肠系膜的根部显露，这可以通过十二指肠的活动和胰腺的回缩来进一步促进。更远的 SMA 可以直接显露在肠系膜中。

肠系膜下动脉起点经肾下入路容易显露于主动脉，可以通过相应的内侧内脏旋转技术显露肾动脉。在出现大的腹膜后血肿时，应使用腹腔上主动脉钳进行近端控制。如果肾动脉从更远的点（如肾门）出血，肾动脉可以在其起点显露，而不需要内脏旋转。小肠被推向右侧，行前面到达主动脉。十二指肠空肠弯曲如前所述操作。左肾静脉可以如前所述分开或近端收缩。后者可以通过左侧性腺静脉和肾上腺静脉的分离来实现。这将允许显露肾动脉的起始部。

解剖周围腹膜组织后可见左肾动脉。右肾动脉可能需要下腔静脉的侧方回缩以确定其来源。此外，可能需要十二指肠和胰腺的内侧旋转才能显示右肾静脉，在显露剩余的右肾动脉之前，需要将右肾静脉回绕和回缩。右肾和肾旁下腔静脉周围有一个巨大的腹膜后血肿，这使解剖变得具有挑战性。也可以确定下腔静脉的远端，然后沿着下腔静脉的走行沿血肿的近端进行解剖。

尽管本章的重点是动脉损伤，但在多发性损伤的患者中，静脉可能与动脉一起损伤。在静脉和动脉联合出血期间实现止血可能是具有挑战性的。在大静脉上使用夹子可能会进一步撕裂静脉，因此应避免使用或极其谨慎地使用。使用安装好的海绵或棉签在伤口上方和下方施压，可以实现出血控制，并且不太可能损害静脉。在有经验的助手的帮助下，外科医生可以修复或结扎静脉。另一种技术是在大静脉内使用 Foley 导管来控制流入和背部出血。

七、主动脉损伤

大多数大动脉损伤是穿透伤的后果。钝性伤很少见，可能与安全带损伤和脊柱胸腰椎骨折有关。大多数发生主动脉破裂的患者在被送往医院后都活不下来。

与钝性伤相关的复杂力量可损害主动脉内膜，导致主动脉夹层、血栓形成，进而导致终末器官缺血或肢体缺血。这在最初的表现可能并不明显，临床怀疑的高指数是至关重要的。较少见的是，患者可能出现假性动脉瘤或动静脉瘘的延迟症状。

在外伤性剖腹手术中，腹主动脉分支可能撕脱并表现为大的腹膜后血肿。与刀伤相比，枪伤似乎与主动脉损伤的发生率更高[17]。临床表现将取决于许多因素。如果损伤导致出血进入腹膜腔，患者会出现严重休克，并伴有腹膜炎和腹部膨胀。通常情况下，这些患者在转到医院后无法存活。如果损伤位于侧壁，出血仅限于腹膜后，出血可暂时填塞于腹膜后。

（一）诊断

对初步复苏无效的生理异常患者应立即带到手术室进行创伤性剖腹手术。生理条件允许的患者可以通过创伤 CT 扫描进行检查。这将确定大量出血或腹膜后血肿。随着 CTA 的日益普及，导管血管造影作为一种诊断工具的使用已经减少。然而，在血管内支架、阻断气囊和栓塞术的帮助下，导管血管造影确实提供了将诊断和治疗相结合的可能性。

（二）治疗

治疗的选择取决于患者因素和设施因素。患者因素包括生理状态、其他腹内器官的损伤及腹内污染的程度。设施因素包括当地设施的可用性

（如介入放射学、CT 和医疗专业知识）。

肾下主动脉损伤已成功地用血管内技术治疗。这些措施包括夹层和主动脉 - 腔静脉瘘的血管内支架隔绝，以及主动脉内脏分支的栓塞（如弹簧圈）。

外伤性剖腹手术可能显示腹膜后血肿。中心性血肿需要探查，应该应用同时进行近端和远端动脉控制的原则。大动脉及其分支的显露已经被描述过了。小的主动脉裂伤可以用 3-0 或 4-0Prolene 缝线闭合，使用侧方主动脉缝合技术。如果主动脉存在缺损，并且侧方主动脉修补术可能使主动脉变窄，则应考虑使用补片或管状假体修复该缺损（图 18-5）。必须始终考虑损害控制外科手术的原则。对于酸中毒、体温过低和凝血障碍的患者，外科医生应避免长时间的复杂的动脉修复。

使用假体移植的决定将受到其他损伤造成的腹内污染程度的影响。在存在腹部污染的情况下，许多外科医生会选择解剖外搭桥。一些外科医生不认为轻微的污染是创伤患者使用假体的禁忌证。取而代之的是，污染被处理，腹膜被冲洗干净，如果需要的话，可以使用移植物。就像血管损伤中的许多争议一样，文献中缺乏证据来支持或否定在这种情况下使用假体移植物。

（三）随访

接受血管内支架治疗的年轻患者将需要接受

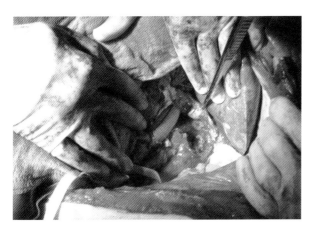

▲ 图 18-5 通过左侧内脏内侧旋转和涤纶假体移植物置换术显露肾上主动脉

这是为了修复穿透性主动脉损伤后在肠系膜上动脉水平的主动脉假性动脉瘤

长期的监测计划，因为这些移植物在年轻患者中的持久性尚不清楚。如果有腹部污染，并使用了假体移植物，应对患者进行随访，以及时发现移植物感染的迹象。

八、内脏动脉损伤

（一）腹主动脉及其分支

单纯性的腹腔干动脉损伤很少见[6]。大多数患者还有其他血管损伤。正是由于这个原因，这些伤害与高死亡率有关。腹腔干动脉的大部分损伤是穿透伤造成的。

腹腔干动脉或其分支靠近起始处的出血很难控制。这是因为血管很小，特别是在休克患者，血管收缩使显露变得更加困难。周围的结缔组织和腹腔干的位置造成了困难的解剖。紧急控制可能需要使用腹主动脉上夹。如前所述，这是通过小网膜的窗口来实现的最佳方法。腹腔轴的显露最好通过左内侧内脏旋转来实现，但这是耗时的，而且取决于患者的血流动力学状态。

胃或脾左动脉的损伤不应修复，因为这些都是小血管，结扎治疗效果较好。外科医生应该意识到，在多达 10% 的患者中，肝左动脉可能完全来自胃左动脉[18]。如果腹主动脉损伤，也可以通过结扎进行治疗，前提是 SMA 是通畅的，并且结扎位于腹主动脉分支的近端。选择性血管内动脉瘤修复术的证据表明，在大多数患者中，缺血性前肠并发症的风险很低[19]。

如果肝总动脉受损，有许多选择。动脉可以在小网膜中辨认，通过向下压缩十二指肠使其显露。在网膜孔，位于门静脉前方，胆总管内侧；因此，当损伤位于肝门部时，Pringle 手法可能有助于控制出血。结扎胃十二指肠动脉起始处近端的肝总动脉是可能的，这也取决于 SMA 的胰肠下支的通畅性。肝总动脉可能有足够的直径，因此可以进行动脉修补术。或者，可以尝试有限的切除和端 - 端吻合。如果不能进行端 - 端吻合术，可以考虑使用自体静脉移植，甚至人工血管移植重建；然而，对于年轻的复苏患者，如果 SMA、循环和胃十二指肠动脉发育良好，一期结扎或栓塞术不太可能导致任何长期后遗症[18]。

如果患者的生理条件允许，并且当地的设施

和专业知识允许，可以考虑血管内治疗。导管血管造影可以用来识别出血，这一过程可以与弹簧圈栓塞相结合。

（二）肠系膜上动脉

SMA 最常见的损伤机制是穿透伤。这通常与其他伤害有关。除肾动脉外，SMA 是钝性伤后最常见的主动脉内脏支损伤[20]。快速减速可能导致 SMA 起点撕裂（图 18-6），或者减速损伤可能表现为内膜撕裂、夹层和血栓形成。当考虑到小肠及其肠系膜的活动性时，这并不奇怪。这些损伤可早期或晚期表现为肠缺血。

任何级别都可能发生伤害。在描述 SMA 损伤的管理时，考虑 Fullen 分类是有用的，其中描述了四个区域（表 18-1）。

SMA 的显露已经在前面进行了描述。是否进行快速做内侧内脏旋转取决于患者的状态和外科医生的经验。对于严重低血压的患者，在创伤剖

表 18-1　Fullen 的 SMA 损伤分类

Fullen 区域	SMA 区域
Ⅰ	从 SMA 起至胰十二指肠下动脉
Ⅱ	从胰十二指肠下动脉至结肠中动脉
Ⅲ	结肠中动脉远端
Ⅳ	节段性分支

SMA. 肠系膜上动脉

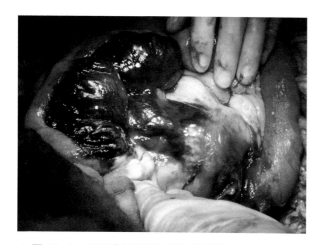

▲ 图 18-6　肠系膜上动脉在快速减速损伤后破裂。图像显示中心血肿和出血进入小肠系膜（彩图见书末）

腹手术中出现巨大的中央血肿时，可能需要使用腹膜上钳。在时间允许的情况下，内脏内侧旋转将提供 SMA 起始处的最佳显露。在 SMA 起始处和中结肠分支之间的任何一点结扎 SMA 都可能导致小肠、盲肠和升结肠的大量缺血。因此，SMA 的这一部分（Fullen 区Ⅰ区和Ⅱ区）的损伤应该修复。穿透伤导致部分横断，可采用 6-0Prolene 缝线一期修复。如果不能直接修复，应使用大隐静脉的间置移植物或人工移植物。

如果患者的整体情况要求进行损伤控制程序，可以通过放置临时的腔内分流术来避免长时间的重建。这将允许在适当的复苏和纠正体温过低、酸中毒和凝血障碍的一段时间后延迟重建。如果有明显的小肠坏死，可以考虑结扎近端的 SMA。侧支循环可保留近端空肠。然而，这一决定不应掉以轻心，因为它并不是没有并发症，包括短肠综合征。

当考虑使用间置移植物对 SMA 进行最终修复时，远端吻合口位于 SMA 的远端残端，近端吻合口位于无病肾下主动脉的前表面。如果有相关的胰腺损伤或小肠污染，移植物应覆盖大网膜或周围软组织，以保护移植物免受胰腺酶的影响，并降低肠动脉瘘的风险。旨在将移植物传递到小肠系膜的后表面，并确保当弧形返回腹部时移植物不会扭结。

结肠中动脉远端（Fullen Ⅲ区）的 SMA 损伤可通过结扎治疗，但可能导致节段性肠缺血。因此，结扎的决定将取决于损伤的近端。应对更多的近端损伤进行血运重建，以避免明显的小肠缺血。对 SMA 节段性分支（Fullen Ⅳ区）的损伤可通过结扎和肠切除来治疗。

应保持 24h 二次剖腹手术的低门槛。如果使用临时腔内分流术，外科医生必须始终考虑到当患者没有改善或临床恶化时分流闭塞或移位的可能性。当节段性 SMA 分支结扎时，应考虑强制进行二次剖腹手术。如果在第一次手术中应用了损伤控制技术，在生理条件允许的情况下，在第二次剖腹手术时可以吻合小肠切除。

（三）肠系膜下动脉

肠系膜下动脉的损伤是罕见的，而且肯定比 SMA 或腹部主干的损伤要少得多。它们几乎总是

穿透伤的结果。

肠系膜下动脉的显露比 SMA 或腹腔干的显露更容易。损伤是通过结扎处理的；在没有相关的 SMA 或髂内动脉损伤的情况下，缺血性并发症很少见。目前尚无创伤病例中出现结肠缺血的报道，但如果同时存在动脉闭塞疾病，则有可能发生。术后患者的任何恶化都应进行二次剖腹手术，并确认肠道存活。

（四）肾动脉损伤

与右肾动脉相比，左肾动脉损伤的发生率略高。肾动脉钝性伤的病例中有一半会导致血栓形成和（或）夹层。大约 1/10 的病例会发生完全性撕脱 [21]。远端肾动脉的损伤可能表现为 Ⅱ 区（侧室或肾周区域）的血肿或出血，大多数近端肾动脉的损伤表现为更多的中心性或结肠上出血。

在考虑肾动脉损伤的治疗时，重要的是要记住孤立功能肾的可能性，以及 1/3 的人有副肾动脉。后一种解剖变异更多见于肾下极。

当高血压提示肾缺血时，肾动脉损伤的诊断可在 CT 扫描后作出，或在剖腹手术时作出。

关于肾周血肿的探查似乎存在一些争议。大多数人主张在穿透伤后探查。然而，血流动力学稳定的患者中不侵犯中线（不太可能累及肾门）的稳定的肾周外侧血肿可以通过密切监测来处理。

钝性伤的处理将取决于肾缺血的持续时间。在这组患者中，延迟诊断和处理迟缓可能会导致受影响肾脏功能的显著丧失。肾脏缺血超过 6h 不太可能通过血管重建术得到改善，尽管 25 天后血管内重建术的成功报道对此提出了挑战 [22]；然而，如果在 4～6h 处理，则可以尝试血管重建术，尽管大多数稳定的患者可以非手术治疗（假设对侧肾功能看起来足够）。

如果血肿正在扩大，如果患者仍处于低血压状态，或者如果肾脏已经显示无功能，则应探查 Ⅱ 区血肿。如果血肿明显位于外侧，可通过显露主动脉起始处的近端肾动脉来控制血肿。

对于左肾动脉，近端显露可以如前所述，通过向上收缩横结肠系膜，向右剔除小肠，活动十二指肠空肠弯曲，并向头方向收缩左肾静脉，实现近端显露。

右肾动脉的起始处也可以用这种方法控制；

然而，由于腹膜后组织致密，近端肾动脉并不总是可能迅速显露。要显露右肾动脉，可能需要行十二指肠 Kocherization 处置，下腔静脉侧方回缩。如果低血压患者有不断扩大的血肿或出血需要更快速的控制，腹膜上夹闭可能是最快的选择。在中心性血肿扩大的患者中，应始终考虑到近端肾动脉的损伤，而控制出血的最快和最安全的技术是应用腹膜上钳夹。

当患者出现多发伤并需要进行损害控制手术时，只要肾脏不是孤立的，结扎肾动脉和肾切除术是合理的选择。有经验的创伤外科医生应该能够分离覆盖的肾筋膜，抬起肾脏，并在肾门近端应用血管夹来控制远端肾动脉损伤的出血。这在不使用腹膜上钳的情况下也是可能的。

如果患者只有一个功能正常的肾脏，肾切除术应为禁忌，并且应予以修补。对于穿透伤造成的小裂伤，缝合修复是可能的。对于较大的撕裂伤，该段可能需要切除。重建端－端吻合或间置移植使用大隐静脉移植可以完成。另一种选择是将脾动脉移位到左肾动脉上，或在右肾动脉和肝动脉之间置入移植物。

肾脏血运重建的其他选择包括直接从主动脉进行旁路移植和将肾脏自体移植到骨盆。

如果诊断延迟，非手术治疗稳定的损伤是一种选择，对多发伤患者进行治疗时应纳入考虑。

总体而言，血运重建的结果往往不佳，这导致许多中心采取保守的方法。血运重建的绝对指征是孤立性功能性肾损伤或双侧肾动脉损伤。在接受血管重建术的患者中，多达一半的患者迟发性高血压仍然是一个问题。保守治疗的患者也可能发展为延迟性高血压，至少 1/3 的保守治疗患者出现了这种情况 [23]。

（五）血管内治疗

钝性伤后状态稳定的患者，并被确认为有内膜片、瘘管、假性动脉瘤和闭塞，应考虑进行血管内治疗。

如果当地设施和专业技术允许，应该考虑支架置入术，尽管长期结果尚不清楚。这些患者将需要长期监测。栓塞术可考虑作为肾切除术的替代方案。然而，由于患者可能患有顽固性高血压，可能需要延迟肾切除。

（六）死亡率

大多数钝性伤导致闭合性损伤，因此孤立的肾动脉损伤死亡率较低。正如预期的那样，与其他伤害相关的死亡率更高。

九、髂动脉损伤

（一）解剖

腹主动脉在第 4 腰椎水平分成左右两条髂总动脉。髂总动脉延续于外侧下方，在骶骨关节上方分出髂内动脉和髂外动脉。在这一点上，输尿管从外侧向内侧交叉。在第 5 腰椎水平，在右侧髂总动脉后方，髂总静脉汇合形成下腔静脉。而髂外动脉在腹股沟韧带下形成股总动脉，而髂内动脉则向内侧穿行，分为前支和后支。左侧髂总动脉的后内侧穿过左侧的髂总静脉，而右侧的髂总静脉穿过后下方至右侧的髂总动脉分叉处。髂动静脉毗邻是复合伤发生率高的原因。

（二）损伤机制

最常见的损伤机制是穿透伤，通常涉及髂总动脉的损伤，钝性伤是一种罕见的动脉损伤原因。对于钝性伤，损伤更常见于骨盆骨折，导致直接撕裂或内膜撕裂（与血栓形成相关），更常见的是影响髂内动脉及其分支。1/4 的患者合并了动脉和静脉损伤。

（三）临床表现

伴有下腹穿通伤的严重低血压患者应首先怀疑有髂血管损伤。腹胀时应提高怀疑指数，如果股动脉脉搏微弱或不存在，则几乎可以诊断为髂总动脉或髂外动脉损伤。出现盆腔内脏损伤的迹象，如血尿，也应提高怀疑指数。

大多数病例将在创伤剖腹手术中确诊，或者如果患者病情足够稳定，则通过创伤 CT 确诊。与钝性伤相关的损伤经常伴有骨盆骨折。少见的是，继发于内膜撕裂和随后的血栓形成的小腿缺血症状可能会延迟出现。

（四）检查

并不是所有的患者都应该接受放射检查。这

是由患者的生命体征决定的。生命体征异常的穿透伤应立即行创伤剖腹手术。作为最初的高级创伤生命支持复苏系列的一部分，骨盆 X 线可能显示异物的碎片（如枪伤、爆炸伤），应考虑到髂血管损伤的可能性。

对于钝性伤，骨盆 X 线检查是否有骶髂关节断裂，耻骨联合增宽，以及耻骨上下支双侧骨折。这些放射学发现与髂骨血管损伤的风险增加有关。

最常用的两种检查是 CTA 和导管血管造影。CTA 是大多数创伤中心的常规检查。应检查 CT 图像是否有盆腔血肿、对比剂外渗、假性动脉瘤、内膜片和血栓形成（提示动脉腔内无对比剂）。

导管血管造影在盆腔血肿的治疗中仍起着至关重要的作用。它既有诊断作用，也有治疗作用。它的使用取决于当地专业技能的储备，并由当地设施决定。如果介入放射学套间靠近手术室，或者创伤中心有能力在手术室内实施介入技术（如混合手术室），导管血管造影提供了一种识别动脉出血来源并使用栓塞术进行治疗的理想手段；然而，当将面临生理失代偿风险的患者转移到远离手术室且缺乏最佳复苏设施的放射科时，必须仔细考虑转运的风险和获益。

除了识别和治疗出血的来源外，血管造影还有助于诊断髂总动脉和髂外动脉的内膜夹层，其中一些可以用支架治疗。此外，大出血可以通过近端放置腔内阻断球囊来控制，随后患者可以被转移到手术室进行手术。

对于钝性伤后骨盆骨折的患者，尤其是如果有出血的证据，应该及早考虑血管造影。框 18-1 列出了与血管损伤风险增加相关的盆腔影像所见，应促使早期血管造影。

框 18-1　骨盆 X 线表现与血管损伤风险增加相关

- 耻骨分离大于 2.5cm
- 骶髂关节裂开
- 蝶形骨折（双侧上肢、双侧下肢骨折）

十、外科治疗

在穿透伤的情况下，剖腹手术可以发现自由腹膜内出血或大的 Ⅲ 区（盆腔）血肿，或两者兼而有之。传统上，所有由穿透伤引起的 Ⅲ 区血肿都值得手术探查。如果患者血液动力学不稳定，这仍然是推荐的治疗方法。然而，在生理条件允许的患者中，如果设施允许，可以考虑术中血管造影和血管内治疗方案。髂内动脉分支的出血可以通过栓塞术来控制。

钝性伤引起的Ⅲ区血肿不应常规探查。例外情况是股动脉搏动缺失或减少，提示存在髂总动脉或髂外动脉损伤。重要的是要记住，钝性伤可能与动脉内膜撕裂和血栓形成有关，因此，没有Ⅲ区腹膜后血肿并不排除主要血管损伤的可能。

活动性出血是根据损伤控制手术的原则进行治疗的。这包括直接压迫动脉，然后显露动脉的近端和远端，以控制流入和远端反血。

在存在巨大盆腔血肿的情况下，可能很难确定髂动脉出血的位置，如果需要快速近端控制，可以如前所述实现主动脉阻断。夹子可以放在主动脉分叉水平的正上方。同样，如果损伤靠近髂总动脉近端，最好通过交叉夹闭远端主动脉来实现控制。如果损伤更远端（如髂外动脉），可以通过分离覆盖的腹膜来显露髂总动脉。使用尼龙血管包裹动脉，小心避免损伤邻近的髂总静脉，可获得近端控制。显露髂总血管和髂外血管可能需要松动盲肠或乙状结肠，应注意避免损伤输尿管。对于髂外动脉损伤，近端控制也需要显露和控制髂内动脉。这是通过近端和远端血管回缩和内侧解剖实现的。血肿较大时，远端控制可能有困难。如果不能直接显露（如骨盆狭窄），可以考虑增加一个下腹部横切口或显露腹股沟处的动脉。可能需要纵切和分离腹股沟韧带。腹股沟动脉的显露可以与闭塞球囊导管的通过相结合，以获得近端控制。然而，如果动脉完全横断或有大的缺陷，导管可能会从动脉中流出，而不是进入损伤部位近端的动脉。

修复的选择将取决于损伤的大小和位置，以及污染程度。小动脉损伤（如刺伤）可采用 5-0 或 4-0Prolene 缝线进行一期修复。如果需要补片，可以使用静脉补片或人工补片（如聚四氟乙烯、牛心包）。在有污染的情况下，最好使用静脉补片。完全横断可通过动脉末端松动和端-端吻合修复。

大多数钝挫伤或枪伤患者需要端-端吻合或间置移植。枪伤可能与严重的血管内膜损伤有关。应该仔细检查动脉的末端。通常需要进行桥接，并选择合适的正常动脉段用于间置移植物的吻合。取栓导管应始终在吻合口远端，以清除任何残留的血块。

最好避免复杂的动脉重建，这需要解剖外搭桥和髂内动脉的重建。这些都是耗时的，最好在严重创伤的情况下避免。如果患者情况危急，需要控制损伤，可使用腔内分流术暂时建立动脉连续性。

如果没有血管分流管，另一种选择是使用大口径无菌胃管、静脉导管或导尿管进行分流。这些应该用远端和近端的结扎线固定。之后，一旦患者的病情稳定下来，就可以进行明确的动脉重建。分流管经常出现血栓，因此应监测肢体是否有缺血。理想情况下，患者应该预防性抗凝。然而，危重患者经常出现凝血障碍，因此全身抗凝是禁忌。

除最危急的情况外，由于截肢的高发生率和缺血将导致患者全身恶化的风险，在没有确保远端血流（分流或解剖外重建）的方法的情况下，决不应结扎髂总动脉和髂外动脉。随后的再灌注尝试会导致严重的再灌注损伤和器官衰竭，并与高死亡率相关。

如果生理正常，可以进行间置移植。如果有明显的肠道污染、化脓性腹膜炎或损伤区感染，应考虑解剖外搭桥术。然而，值得注意的是，Burch 等报道了一系列 16 名患者的病例。描述了在存在结肠和泌尿系统污染的情况下使用聚四氟乙烯移植物，而不会继发移植物感染[25]。

髂内动脉及其分支的损伤可能很难处理。由于对侧髂内动脉分支的交叉填充，结扎受损的髂内动脉（或其分支）可能无法提供出血控制。此外，手术显露也很困难。如果血肿没有扩大，就不要探查。血管造影和栓塞术是最佳选择。始终将盆腔填塞与随后的血管造影和栓塞术作为一种潜在的选择。

即使在血管修复或髂内分支结扎后，出血也可能持续。这在枪伤后并不少见。最安全的选择是填塞骨盆，并安排血管造影和随后的栓塞术。

十一、血管损伤的并发症

动脉重建后最常见的早期并发症是血栓形成。采用细致的手术方法、取栓、球囊取栓、术中局部肝素化、血管造影均可降低并发症的发生率。术后肢体监测是必不可少的。下肢筋膜室综合征仍然是术后常见的问题，外科医生在进行筋膜切开术时应该有一个较低的门槛。一些中心主张预防性筋膜切开术，但这仍然是一个有争议的话题。应保持对腹腔室隔综合征的认识。监测腹内压、尿量和呼吸机压力可以提醒团队注意这种可能性和腹部减压的必要性。使用假体移植物会增加移植物感染的可能性。晚期并发症也可发生，表现为假性动脉瘤、动静脉瘘和主动脉肠道瘘。

十二、腹部创伤的血管内治疗

创伤的介入放射学技术可包括栓塞、支架置入 [26] 或球囊阻断 [27]。

（一）栓塞术控制出血

血管内栓塞术对控制出血特别有用。启动介入治疗计划的决定将取决于当地专业知识和介入设施的可用性。这些因素也必须与患者的血流动力学稳定性相平衡。不稳定的患者不应在远离复苏设施或手术室的介入放射科病房接受治疗。如果生理学状态变得糟糕，能够快速、轻松地将患者转移到手术室是至关重要的。介入放射科医生应该对他或她进行选择性栓塞术的技术能力有信心。

在开始栓塞术之前，需要考虑一些原则。对解剖学的详细了解是必不可少的，包括动脉解剖学的变异。重要的是，要认识到是供血血管还是整个血管床需要栓塞术。必须认识到动脉区域之间存在吻合和侧支，因为这将需要对流入和流出的动脉进行栓塞术。最后，还必须考虑对末端器官或血管区域的影响。

创伤中使用的栓塞剂可分为导致永久性血管闭塞的栓塞剂和暂时闭塞的栓塞剂。药剂还可进一步分为机械闭塞装置（如线圈）、颗粒剂（如凝胶泡沫）和液体药剂（如硬化剂、黏合剂）[28]。使用何种药剂取决于所需的封堵时间、出血点的数量、动脉的大小及目标是单个供血血管还是整个血管床。

明胶海绵会导致暂时的闭塞，可以持续几周，这是创伤中的一种有用的特性，可以让血管有时间愈合。明胶海绵有粉末状和片状两种。粉末状由小颗粒组成，因此有利于向下堵塞到毛细管水平。片状形式更适用于较大的血管，并被切割成

直径 1～2mm 的小棉球，在注浆和注射之前浸泡在对比剂中。明胶海绵适用于多个出血点，经常是骨盆创伤的选择。弹簧圈栓塞术通过机械阻塞和血栓形成效应导致永久性闭塞。这些线圈由不锈钢或铂金制成，有多种尺寸可供选择，通常涂有促进血栓形成纤维。为了有效，它们必须紧密地堆积在动脉内的稳定位置。当使用弹簧圈时，必须考虑对出血血管的供应。如果血管是末端动脉（如肾动脉），只有流入的血管需要栓塞；但如果不是这种情况，流入和流出的血管都必须进行栓塞，以防止反流出血，得到出血控制。

在栓塞之前，总是要进行初步的血管造影。如果证实对比剂渗出，渗出的程度必须与患者的血流动力学状态相匹配。如果渗出量与休克无关，应在开始栓塞术前寻找其他出血来源。栓塞术的终末器官缺血效应应该是可预见的。例如，在未确认存在两个功能正常的肾脏的情况下，绝不能进行肾动脉栓塞术。使用通过最短和最直的可能路径并保持稳定位置的 "end-hole only" 导管有助于将栓塞剂准确地输送到目标血管，并防止非靶向动脉的意外闭塞。如果使用颗粒剂，注射对比测试通常足以确认注射过程中导管尖端没有移位。如果使用弹簧圈，导丝的通过将允许操作员查看导管尖端是否处于稳定位置。在给药期间，连续透视是必不可少的，应进行完整的血管造影以确认对血流的影响。在栓塞术后，如果血流不是太快，耐心和几分钟的延迟可能就是促进血管血栓形成所需要的。如果血流确实看起来很活跃，将需要在该区域填充更多的线圈。在控制出血方面，栓塞术可能并不总是成功。同样，患者在手术过程中可能会出现血流动力学障碍，需要进行开放手术。如果决定改行开放手术，可以将临时闭塞气囊放置在损伤近端的动脉中（如在髂总动脉或主动脉）。在转移患者时需要小心，但这项技术相当于血管内动脉夹闭 - 恢复血压，并为外科医生提供时间进行损害控制技术。

（二）实体脏器和骨盆创伤的血管内治疗

钝性伤引起的骨盆出血最常与骨盆骨折有关。一线治疗是通过应用骨盆黏合剂固定骨折，这通常会导致静脉出血停止。持续不稳定提示动脉出血，通常需要明胶海绵血管栓塞术治疗髂内

动脉。髂内动脉栓塞术存在盆腔缺血的风险；如果血管造影显示孤立的分支有渗出，选择性栓塞术更可取，因为缺血负荷较低（图 18-7）。在剖腹手术前或同期手术期间，骨盆稳定可能需要紧急外固定架。在创伤剖腹手术中控制盆腔出血可能是具有挑战性的，术中止血可以通过腹膜前填塞的技术来促进。腹膜前填塞可与后续的栓塞术相结合，以确保止血。盆腔大出血的死亡率仍然居高不下，超过 30%[29]。

尽管本章侧重于动脉损伤的治疗，但血管栓塞术也应用于腹部实质性器官损伤的非手术治疗，因此值得简要讨论。脾仍然是钝性腹部创伤后最常见的损伤器官之一[30]。血管造影提示有活动性出血（外渗）、假性动脉瘤、CT 上的腹膜积血（图 18-8）和高度脾损伤。如果血管造影证实有活动性出血，则需要进行栓塞术。关于使用近端栓塞术而不是更远端的选择性栓塞术存在争议。据推测，远端栓塞术（图 18-8）可能在保留脾功能方面有好处，同时有更高的再出血风险，尽管 Meta 分析[31] 的作者无法证实这些结果的差异。肝脏钝挫伤导致实质静脉损伤比动脉损伤更常见。考虑到患者的稳定性和 CT 上没有对比剂填充或活动性渗出，肝损伤通常可以首先得到保守治疗[30]。对于肾损伤，在进行任何栓塞术之前，确保两个正常的肾脏是至关重要的。肾外渗、动脉撕裂、假性动脉瘤和动脉 – 肾盏瘘可用栓塞术治疗。选择性栓塞术有利于挽救肾脏，缩小肾梗死体积。其他损伤，如夹层内膜，可以用血管内支架治疗[32]。

（三）栓塞术的并发症

弹簧圈或明胶海绵的错位可导致非靶向栓塞，其后果将取决于栓塞不当的动脉的供血范围。取回错误的弹簧圈是可行的，但对于明胶海绵来说，这不是一个选择。髂总动脉或髂外动脉的栓塞术可能需要紧急搭桥才能恢复肢体灌注。即使是靶向正确的选择性栓塞术，也可能导致肝脏等实体器官发生意想不到的大面积组织梗死。临床表现为早期腹痛和延迟性发热、恶心和呕吐，由血管活性物质的释放引起。患者将需要止痛和支持性治疗，但假设没有脓肿，症状通常为自限性，大约 3 天后消失。肾栓塞术可导致高血压，如果降压药物无法控制，则可能需要延迟肾切除术。

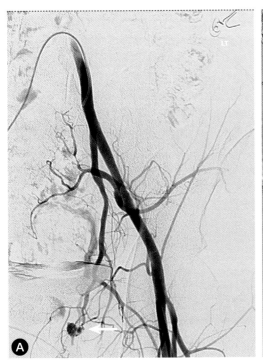
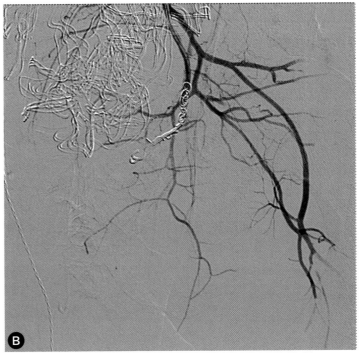

▲ 图 18-7　A. 左侧髂内动脉分支显示对比剂外溢。这位患者是在臀部被刺伤后出现的。箭显示对比度的外溢。B. 髂动脉出血后栓塞术

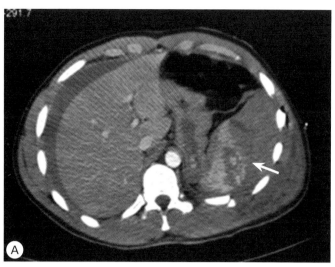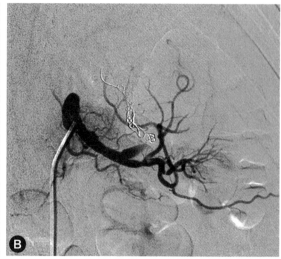

▲ 图 18-8　A. 闭合性腹部创伤后脾损伤的 CT 影像，脾周围血肿（箭）; B. 选择性脾动脉栓塞术

（四）血管内球囊阻断

　　用血管内球囊阻断主动脉以止血并不是什么新鲜事，最早是在 20 世纪 50 年代被描述的 [27]。近年来，这项技术再次受到使用，文献中有几篇报道。根据损伤区域的不同，复苏性主动脉球囊阻断术通过股血管进入，放置在胸主动脉内，或恰好位于主动脉分叉上方。尽管有一些有希望的结果，但在系统审查中没有显示出明显的死亡率益处 [33]，有些报道了不利的结果 [34]。在广泛采用该技术之前，可能还需要更多的证据，随机试验还在进行中 [35]。

第 19 章 下腔静脉、门静脉和肠系膜静脉系统损伤

Inferior Vena Cava, Portal, and Mesenteric Venous Systems

TIMOTHY FABIAN　STEPHANIE SAVAGE　**著**

王春安　**译**

一、概述

腹腔大静脉的损伤，包括下腔静脉、门静脉和肠系膜上静脉的损伤，其损伤并不常见，占穿透伤的 5% 和钝性伤的 1%[1]。由于与这些大静脉损伤相关的院前死亡率为 30%~50%，存活下来并接受手术修复的患者相对较少。因此，即使是经验丰富的创伤和血管外科医生，对这些损伤的手术治疗经验也相对有限[2]。文献一致报道肠系膜上静脉（SMV）、门静脉和下腔静脉损伤的死亡率为 50%~70%[3-6]。几十年来，静脉损伤的死亡率一直没有变化，而且由于其难以显露和控制，以及低压、高流量结构导致大量出血的可能性，静脉损伤被认为是难治性的。本章将讨论的手术显露和修复的原则是一致的，但新兴的血管腔内技术为创造更有效的方法来治疗这些高致死性血管损伤提供了希望。

关于腹部静脉损伤的历史参考文献大多局限于病例报道和战斗伤的临床系列文献[4, 8, 9]。贝勒医学院（Baylor College of Medicine）发表了一些针对地方患者的最全面的综述。在 1982 年一篇包含 312 名血管损伤患者的综述发现静脉损伤最常发生于颈内静脉（占血管损伤的 5.7%），SMV 损伤的发生率为 2%，肠系膜下静脉（inferior mesenteric vein, IMV）损伤的发生率为 0.4%[4, 10]。另一项对 30 年来 4459 名患者的综述发现，34%的血管损伤发生在腹部血管，其中大约 4% 发生在肠系膜血管[11]。

如前所述，尽管创伤治疗的其他领域取得了进展，但与腹腔静脉损伤相关的死亡率在过去 30 年中几乎没有变化。虽然全面的综述不常见，但使用专业技术努力抢救患者的病例报道已经发表。军方使用暂时性血管分流器的经验已经成为民用实践的标准，抢救组件的出现提供了一个难得的机会来控制和挽救某些形式的静脉损伤。与此同时，复苏性主动脉球囊阻断术作为一种辅助手段，在某些躯干静脉损伤和休克模式下迅速恢复中心主动脉压（冠状动脉和脑压）和主干出血已变得越来越普遍。而静脉转流和肝切除术等激进治疗方案大多是治疗出血患者的轶事和不常见且往往不切实际的方法。

腹腔静脉损伤的罕见性质是由于其血管直径相对较小，以及它们被周围的肋下缘、脏器和腹膜后隐藏或保护导致的。在腹腔内静脉损伤中，穿透伤占 95%，刺伤的结局略好于火器或钝性伤[4, 12, 13]。美国创伤外科协会在腹部血管损伤器官损伤量表中纳入了腹部主要静脉损伤（表 19-1）。不足为奇的是，无论是在院前还是在复苏室或手术室中，最常见的死亡原因是失血过多。

严重静脉损伤患者存活送至医院时常常表现为休克，有些患者会因低血压降低出血速率而达到一种不稳定的平衡状态。血压在一定范围内，患者可能看起来相对稳定。有报道记录了此类损

表 19-1	美国外科学会创伤：腹部血管损伤的器官损伤量表 [a]
I 级	无名肠系膜上动脉或肠系膜上静脉分支
	无名肠系膜下动脉或肠系膜下静脉分支
	膈动脉或静脉
	腰动脉或腰静脉
	性腺动脉或静脉
	卵巢动静脉
	其他需要结扎的无名小动脉或静脉
II 级	肝右动脉、肝左动脉或肝总动脉
	脾动脉或脾静脉
	胃右或胃左动脉
	胃十二指肠动脉
	肠系膜下动脉或肠系膜下静脉主干
	肠系膜动脉或静脉分支的主要分支
	其他命名的需要结扎或修复的腹部血管
III 级	肠系膜上静脉，主干
	肾动脉或肾静脉
	髂动脉或髂静脉
	腹下动脉或腹下静脉
	腔静脉（肾下段）
IV 级	肠系膜上动脉主干
	腹腔干动脉
	腔静脉（肾上 - 肝下段）
	门静脉
V 级	肝实质外静脉
	肝后或肝上腔静脉
	主动脉（膈肌 - 肾动脉上段）

a. 这个分类系统适用于实质外血管损伤。如果血管损伤范围在器官实质 2cm 以内，参照具体器官损伤范围。对于血管周长为 > 50% 的多重 III 或 IV 级损伤，增加一级。如果血管周长撕裂率 < 25% 为 IV 或 V 级，则降一级

引自 Moore EE, Cogbill TH, Malangoni M, Jurkovich GJ, Champion HR.Scaling systems for organ specific injuries.*Curr Opin Crit Care*.1996;2（6）:450-462.

伤患者入院时的平均收缩压为 90mmHg，心率为 95 次 / 分 [14]。除血压较低外，死亡患者的总体损伤严重程度较高，合并损伤数量较多，年龄较大，腹腔镜手术时失血量较多 [13]。失血 7L 被认为是与较高死亡率相关的阈值，而严重静脉损伤的患者平均需要 19U 的浓缩红细胞和 7L 的晶体液 [12, 15]。考虑到以上情况，我们在处理这类血管损伤时损伤控制的思维模式应是寻找快速控制或缓解出血的方法，同时与复苏团队协调，以维持患者关键的生理功能（如温度、酸碱状态、凝血特征、氧合）。

由于解剖位置接近，中心静脉损伤患者通常合并有其他腹腔内结构的损伤，如内脏、实质器官或肝胆管或泌尿生殖道的导管结构。肝脏和胃最常伴发腹腔内静脉损伤，腔静脉、门静脉或肠系膜上静脉损伤的患者平均有 2～4 处其他损伤，包括其他大血管损伤 [4, 5]。伴随的肝损伤尤其具有挑战性，因为移动器官会使腔静脉和（或）门静脉施加扭矩，从而扩大或加重原发性静脉损伤。主要静脉结构的损伤常伴有邻近动脉的损伤，包括主动脉、肝动脉和肠系膜上动脉 [5]。

在 Coimbra 的一篇综述中，94% 的门静脉和肠系膜上静脉损伤患者有相关的腹腔内损伤，其中 61% 发生于其他主要血管（最常见的是下腔静脉和肠系膜上动脉）[3]。略超过 1/3 的 SMA 损伤（35%）伴有 SMV 损伤 [16]。临床实践同样显示了多发性血管损伤对生存率的影响。302 例腹部血管损伤患者中，单支血管损伤的死亡率为 45%；当 2 支血管损伤时，死亡率增加到 60%，当 3 支血管损伤时，死亡率增加到 73%。超过 3 条腹腔内血管损伤则为致命损伤 [17]。

腹腔内静脉损伤的并发症发生率也很高，常多因合并损伤、患者年龄和合并症、失血和休克的严重程度。常见的并发症包括但不限于肺衰竭、肾衰竭、伤口感染和开裂及脓毒症。腹腔内并发症包括静脉修复处血栓形成、腹腔间隔室综合征、再次手术止血、ICU 停留时间延长（需要血管升压素支持）和胃肠道并发症。在手术修复后存活的患者中，血管结扎或血栓形成导致的迟发性肠道或肝脏缺血（或者只是血管修复前的长时间缺血）可能导致术后并发症和重症监护病房住院时间延长 [4, 18]。

二、术前准备

术前准备最重要的部分是在手术开始时全面了解解剖，掌握如何显露和控制腹部血管损伤。在许多中心静脉损伤的病例中，不稳定的患者必须直接送至手术室，所以术前成像仅限于创伤超声聚焦评估。在这种情况下，以损伤控制的思维模式进行手术通常是有用的，寻找快速控制出血的机会和恢复血流的方法，也允许结扎或分流血管和分期手术，以优化患者的复苏和生理状况。在许多情况下，需要在第一次手术后 12～24h 进行"二次手术"，以评估出血情况、内脏的活性及进行最终血管修复的必要性。

并非所有腹腔内静脉损伤患者的血液动力学都是不稳定的。损伤周围的血肿可能被包裹在腹膜后，导致填塞及患者生命体征正常或对少量复苏有反应[19]。CT 的效果取决于损伤的性质和机制。CT 扫描在持续性腹部穿透伤患者的即时治疗中作用不大，尤其是那些血流动力学正常或缺乏腹膜体征且穿透伤被认为是腹膜外损伤的患者。相比之下，CT 在严重钝性伤患者的诊断和治疗中是非常宝贵的，尤其是那些有腹部主要静脉（如 IVC）损伤的患者。医生可以根据 CT 扫描结果，制订伤者的治疗手术计划。

在 CT 上识别腔静脉损伤比较困难，因为通常看不到对比剂外渗，尤其是在生命体征相对正常的患者中。与大静脉损伤相关的最常见的影像学表现是腹膜后血肿。75%～91% 的腹膜后血肿发生于腹部 Ⅰ 区（中央或中线），而 18% 的患者发生 Ⅱ 区血肿（侧间隙）。约 1/10 的腹腔静脉损伤患者有 Ⅲ 区或盆腔血肿的影像学证据[4, 14]。腹膜后出血应怀疑腹部大血管损伤，记住，血肿区域在解剖学上可能与损伤的血管不对应。一个一致的解剖学关联是升结肠和十二指肠附近的右侧腹膜后血肿（Ⅱ 区）与下腔静脉损伤之间的关联。如前所述，腹膜后和周围的内脏或实体器官结构通常用于容纳和填塞低压静脉出血。

另一个提示大静脉损伤的 CT 表现是"扁平"下腔静脉，这是血容量不足的指标。扁平下腔静脉的定义为最大横径与前后径之比小于 4∶1。也可以用超声检测到扁平的下腔静脉，这是下腔静脉损伤和（或）即将发生血流动力学崩溃的有用

指标。CT 的细微表现，特别是与下腔静脉损伤相关的，包括腔静脉的不规则轮廓或腔内充盈缺损[20, 21]。在极少数情况下，周围脂肪疝入腔静脉腔内可能是血管撕裂的指征[20, 22]。一些腹膜后血肿的非手术治疗（即观察）适合于这些损伤的公开显露，因为这些损伤可释放填塞物并导致大出血[23]。

腹腔静脉损伤血流动力学衰竭严重的患者病情恶化，无法进行 CT 或超声成像，甚至无法转运至手术室。在这些情况下，应考虑在急诊科或手术室进行开胸心肺复苏，恢复中心主动脉压、冠状动脉和脑灌注。以减少或停止主动脉钳夹下方的出血，并维持左心室后负荷，防止心脏停搏，直到成功止血并缓慢移除钳夹。由于在这些情况下生存率低，开胸手术的适应证有限。对于有穿透伤和有心脏停搏目击（院前或院内）、遭受钝性伤和到达医院后心脏停搏的患者，应考虑进行开胸手术。一篇关于该主题的文献综述显示，在腹部血管损伤的情况下，接受开胸心肺复苏术的患者生存率为 10.5%（4/38）[13, 24, 25]。

虽然左侧开胸相对容易进入主动脉进行阻断，但显露的代价是患者的体温、肺功能和酸碱状态不稳定，更不用说切口本身的发病率了。一种替代方法是中线剖腹术，在膈脚处阻断腹主动脉。这种方法解剖较为困难，对于那些不熟悉腹腔上显露的人来说也比较困难，但如果操作迅速，可达到复苏性主动脉闭塞的预期效果，并避免了打开胸腔。

对于不稳定或进展至休克晚期的患者，复苏性主动脉球囊阻断是一种具有效、创伤较小的开胸心肺复苏术的替代方案。放置球囊导管的血管内通路是通过经皮或开放股动脉途径实现的。在这两种情况下，超声都可以用来识别腹股沟韧带下方的股总动脉。置入 REBOA 导管的长度是通过将导管置于患者的外侧，测量股动脉与主动脉闭塞区之间的距离来估算的。对于可疑的膈下、腹腔内出血源，应将球囊放置在左锁骨下动脉和腹腔动脉（腹腔上主动脉）之间的主动脉 Ⅰ 区并充气[26]。Ⅲ 区球囊定位和充气适用于有骨盆出血源（如重度骨盆骨折），并且发生在肾动脉和主动脉分叉（肾下腹主动脉）之间的患者。

REBOA 球囊的创伤性明显小于复苏性开胸

术，具有与主动脉阻断相同的血流动力学和出血控制效果。REBOA 限制或阻止在球囊下方或远端出血，并增加中心主动脉压和冠状动脉和大脑的灌注。与其他形式的体外主动脉阻断一样，REBOA 只是一种临时操作，可以应用 20～30min 控制出血直到复苏开始。临床前的大型动物研究表明，在主要静脉损伤的情况下，REBOA 可有效减少失血、稳定中心静脉压并提高生存率 [27]。

三、手术治疗

（一）下腔静脉

在本章讨论的三支主要腹腔静脉中，下腔静脉是最常受伤的，需要一些最复杂的决策。下腔静脉损伤的发生率在穿透伤中为 0.5%～5%，在钝性伤中为 0.6%～1%[9]。30%～50% 的此类损伤患者在到达医院前死亡，死因是失血过多或合并损伤 [2, 9]。在存活到医院的患者中，20%～57% 将死于手术室或术后早期出血 [2]。

腔静脉的穿透伤略为常见。然而，腔静脉相对固定在腹膜后，在钝性伤的情况下，与下腔静脉相连的一个或多个分支的血管会发生扭矩和撕裂。肝后腔静脉尤其固定，受到肝韧带、腹膜后和肝实质的保护。该部位的腔静脉需要很大的力量才能撕裂或撕脱，并且常导致严重损伤 [28]。

在所有主要腹腔静脉中，下腔静脉损伤，无论是钝性还是穿透性，都是最适合非手术治疗的。由于下腔静脉是一个低压（3～5mmHg）的腹膜后结构，因此出血最初被控制在腹膜后的范围内，以便进行出血填塞。对猪的研究发现，在有选择性的情况下，尤其是在血肿被控制和患者血流动力学状态稳定的情况下，下腔静脉撕裂的非手术治疗是有效的 [29, 30]。当腹膜后被突破后，填塞物可释放到腹膜腔，导致出血和休克的发生率变高。

为了尽量减少腹膜后填塞物释放的可能性，应选择允许性低血压，避免过度复苏和任意升高患者的血压。补充大量的复苏液体（血液或晶体液）会增加静脉压力，扩大腔静脉，包括受伤的节段，并增加出血的可能性。同样，穿透伤患者可能受益于液体限制和低血压复苏，这一策略可降低静水压力迫使血块从腔静脉裂口脱落的可能

性。怀疑有腔静脉（或其他主要腹腔静脉）损伤的患者不应通过股静脉或其他下肢部位输注复苏液。休克加重、腹膜炎和酸碱状态的不良变化等恶化的明显迹象表明需要手术探查 [29]。

下腔静脉远端起源于髂总静脉汇合处，当头侧穿过右侧腹膜后时，它融汇来自几个支流的静脉血流，包括腰静脉和右性腺静脉、双侧肾静脉、右肾上腺静脉和膈下静脉。下腔静脉更多位于头侧，穿过肝实质后方（肝后）。在许多情况下，肝脏完全包裹腔静脉，使肝后显露困难。在膈裂孔处或紧靠膈裂孔下方，肝静脉汇入腔静脉，包括从肝脏进入肝后外侧腔静脉的小分支。近端下腔静脉穿过膈肌后进入心包并流入右心房。

出于手术考虑，下腔静脉分为四个解剖段：肾下段、肾上段、肝后段和肝上段（图 19-1）。肾下腔静脉损伤的存活可能性最高，因为手术相对容易，必要时可耐受结扎。肾上下腔静脉仍然相对容易进入，但与肾脏、胰头和门静脉结构等结构的关系更密切 [12]。下腔静脉肾上结扎的耐受性较差肝后下腔静脉长约 7cm，位于肝实质的正后方或内部。这一节段的损伤大多合并肝实质的损伤，导致静脉通过损伤道自由出血进入腹膜。肝后下腔静脉显露困难，该部位损伤后存活的可能性较小 [31]。肝上下腔静脉包括从肝顶到右心房的血管走行，包括肝静脉和跨膈的过渡。该区域的损伤死亡率接近 100%，因为难以对该高流量区域的近端和远端进行控制。由于该部位下腔静脉直径大，手术入路困难，因此在少数术前发现该损伤的情况下，经皮血管腔内技术可能比开放手术提供更好的挽救效果。

1. 显露与控制　下腔静脉的进入取决于损伤的解剖节段。一旦发现可疑腔静脉损伤的腹膜后血肿，应从患者右侧接近腔静脉。具体来说，Toldt 线沿其长被分割，升结肠、肝曲和横结肠被移动并反射到头侧和患者的左侧或中线。进行广泛的 Kocher 手法，将十二指肠和胰头向患者左侧移动，将左肾静脉的显现作为移动足够的提示（图 19-2）。通常，这些操作会显露损伤区域上的血肿。虽然在大多数情况下对下腔静脉进行近端和远端控制是可取的，但这并非总是可行的。即使在可以实现近端和远端控制的情况下，腰椎静脉和其他后支也可能发生显著出血。当遇到出血时，应

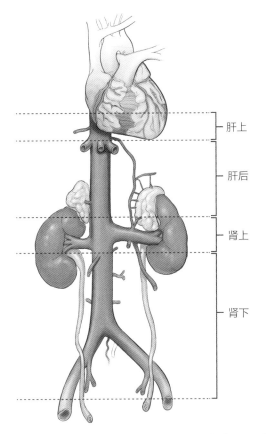

▲ 图 19-1　下腔静脉解剖与亚节段：肾下、肾上、肝后和肝上

肝上

肝后

肾上

肾下

直接压迫损伤部位。可以通过从该区域的近端和远端开始向缺损"行进"来实现控制。这样，损伤的部位可以是局部的，而不会出现间歇性的大量出血。一个常见的错误是没有解剖下腔静脉的实质，而试图匆忙缝合覆盖在下腔静脉上的腹膜组织，以达到止血的目的。覆盖的腹膜后组织的分割将显露下腔静脉的实际壁，需要看到清创和修复。

由于下腔静脉的脆弱性质和解剖位置，对其肝后和肝上部分的控制特别困难[32]。肝头侧回缩可以进入肝下下腔静脉的最近端[33]。通过分离悬韧带（包括右三角韧带、冠状韧带和镰状韧带）完全游离肝脏，可以进入下腔静脉的肝后部分。然而，在这一区域试图动员肝脏往往会导致肝后伤口出血增加，因为对肝脏和下腔静脉的扭矩会增加撕裂的大小。虽然肝叶切除术似乎是合适的，特别是在肝实质受损的情况下，但这种操作应作为最后手段之一。切除上面的肝脏就消除了器官填塞的可能性，并增加了破坏的肝实质组织作为出血源的可能性。通过远端股静脉和（或）颈静脉途径球囊阻断下腔静脉是一种快速、安全的临时止血方法，有助于修复下腔静脉任何解剖节段

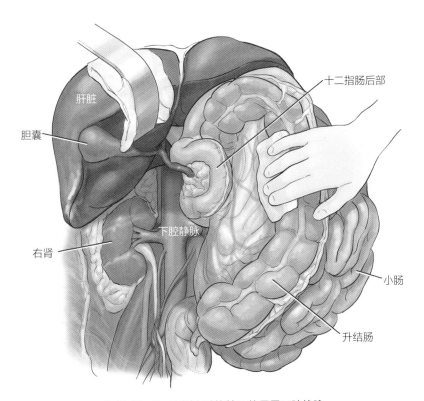

肝脏

胆囊

右肾

下腔静脉

十二指肠后部

小肠

升结肠

▲ 图 19-2　内侧内脏旋转原位显露下腔静脉

的损伤 [15, 34]。

接近肝上下腔静脉几乎总是需要分离膈肌以显露。此外，胸骨切开术进入心包内下腔静脉可能适用于近端控制，因为下腔静脉的膈下段不易夹闭和修复 [35]。在此区域操作必须注意避免从损伤处脱落血栓或破坏进入腔静脉的薄壁肝静脉。如前所述，经皮入路包括使用顺从的血管内球囊进行流入和流出阻塞，可能有助于观察和修复这部分下腔静脉的损伤。

2. 控制出血 如果开腹手术时发生大出血，可能需要暂时阻断主动脉，以支持左心室后负荷，避免终末期休克，并防止终末期心律的发生。这可以通过在膈裂孔处压迫或夹闭腹腔上主动脉，或通过股动脉置入 REBOA 来实现。无论血管损伤的大小和位置如何，近端和远端控制原则均适用。首先手动压迫下腔静脉，可以看到损伤区域，开始解剖。传统的教学方法是在静脉损伤的上下涂抹海绵棒进行近端和远端控制。应谨慎操作因为用力应用可能会扩大或造成医源性损伤或撕脱静脉分支。在进行损伤定位时，用手指直接按压通常更温和可控。损伤定位后，应用非创伤性钝性器械进行近、远端控制，以解放双手进行更详细的解剖和修复。使用更小、更集中的器械，如低轮廓的 Kittner 解剖盘来压迫损伤的近端和远端，不太可能使术野的关键部分从视野中遮挡或阻塞。较小的 Kittner 夹层是控制出血的合理选择，因为它们可以轻轻地直接放置在出血源上方或下方。在这种情况下，我们应给解剖可视化和修复损伤留出操作空间。最初使用手、海绵棒或 Kittner 解剖避免了在腔静脉或损伤边缘被明确界定之前在其中放置更大的金属钳。

在完成这些步骤时，良好的照明、良好的设置和广泛的收放、多个吸引装置的重要性不能被夸大。如果腹部主要静脉有线性损伤，可以用 Judd-Allis 钳夹住静脉边缘，并用 Satinsky 钳或 4-0 聚丙烯缝线闭合（图 19-3A）。在撕裂伤的近端和远端进行简单的缝线，并伴随轻柔的向上牵引，使撕裂伤口隆起和塌陷。这样可以控制出血，并便于在缝合时显露 [36]。

修复 IVC 或其他大静脉损伤时，还可以选择使用更大的非切割针（如 SH 针上使用 4-0 聚丙烯）。在有出血量较大的情况下，大一点的针更容易观察和引导。太小的针往往会淹没在血液中，无法被看到或被适当引导，这会延长缝合时间扩大损伤。另一个常见的错误是没有显露到静脉壁的实质，就试图盲目地放置钳夹或缝合覆盖的腹膜组织以达到止血的目的。清楚划分上覆膜组织可以帮助识别下腔静脉壁，有利于控制和缝合修

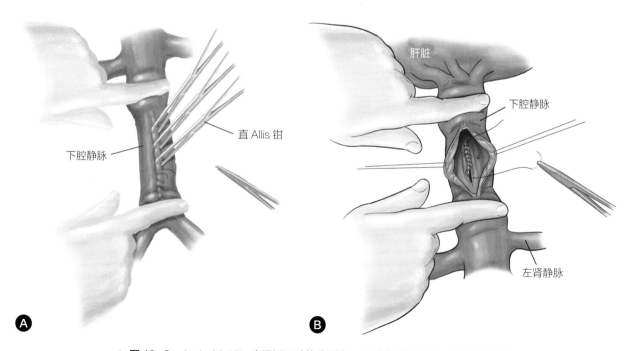

▲ 图 19-3　A. Judd-Allis 夹逼近下腔静脉裂伤；B. 腔内修复后壁，下腔静脉撕裂

复损伤。

在钝性肝后和肝上下腔静脉损伤的病例中，出血控制较为重要。下腔静脉损伤常伴有明显的肝实质破裂。出血是由肝脏破裂和腹膜后损伤引起的。损伤的确切区域的显露和识别是困难的。在这种情况下，直接压迫包括压迫肝实质以使其接近损伤区域的血管，并向后方压迫受伤的下腔静脉作为填塞手段，直到失血得到控制。如果肝实质是导致出血，则应采用 Pringle 法，即将一根手指插入 Winslow 孔，包围和阻塞肝门结构[19]。

在肝后下腔静脉损伤的情况下，应仔细权衡肝脏游离，包括三角韧带、冠状韧带和腹膜后附件的分离。当发现肝悬韧带后方有血肿时，应避免分离肝悬韧带。当肝脏完全活动时，现有的填塞将被释放，而自由漂浮的肝脏将无法重建填塞[37]。

直接压力控制效果不明显，辅助血管内技术在这些情况下更加有效。具体而言，使用血管内闭塞球囊是控制出血的更好选择。在损伤部位的近端和远端放置充气球囊可以提供一个无血区，从而有时间通过襻或夹子更直接地控制血管的近端和远端，甚至可以立即进行一期修复。如果情况允许，应从上方（经颈静脉）和下方（经股动脉）经皮入路引入并放置闭塞球囊，然后显露下腔静脉损伤，以减少出血，并保持该部位可供修复。球囊导管可以通过双侧股静脉引入，也可以通过股静脉和颈内静脉联合入路引入[38]。在某些情况下，通过损伤部位插入充气球囊更加便捷。血管内支架移植物（覆膜支架）也是多处受伤患者控制出血的一种选择。在这些情况下，可以置入支架从内部覆盖或密封损伤，控制出血，同时处理其他损伤[39, 40]。

在肝周下腔静脉或肝实质严重出血的情况下，需要进行完全的血管阻断。这种操作需要控制肝上和肝下下腔静脉，这可能需要部分胸骨切开术或右侧胸腹切口，以显露和钳夹膈肌壁和肝脏之间有限长度的腔静脉[23]。阻断门静脉和肝动脉流入的常温下全肝入肝血流阻断法（Pringle 法）阻断完成了血管隔离，应该可以停止所有出血。实际上，完全肝脏隔离可能只能将出血止住 40%～60%，但可使出血得到足够控制，从而促进肝实质或血管损伤修复[41]。由于这一系列的手术步骤引起热缺血，只能维持 45～60min，否则

会对肝脏造成不可逆的损伤和肝衰竭[18, 23]。如果必须延长阻断时间，则应间歇性松解 Pringle 钳，以便进行一定时间的灌注。Broering 等提出通过输入冷保存液（联合或不联合肝脏局部降温）来延长安全缺血时间[18]。然而，在这些不稳定、体温低的患者中，该操作往往不可能成功。

如果肝脏隔绝不足以显露和修复，则需要完全腹腔血管隔绝。除了阻断下腔静脉和实施 Pringle 阻断外，还可放置腹上主动脉钳或REBOA，防止所有动脉流入腹部和远端结构。低血压的患者失去静脉回流常导致完全停搏[41, 42]。死亡率非常高，少有患者存活。

3. 静脉修复的注意事项　控制出血后，下一步应修复血管。显露、近端和远端控制、仔细解剖足够的血管长度是手术的重要步骤。仔细检查和控制分支血管有助于动员和防止"回出血"进入受损的动脉或静脉。在大多数情况下，修复之前，应使用 Potts 剪刀打开血管，检查后壁和内膜，并清除壁的损伤部分。用肝素化的生理盐水大力冲洗血管内膜，清除血小板聚集物和血栓，以便进一步检查管腔。

对于有锐器损伤的血管，一期修复是保持其长度和直径不变的一种方法。如果受伤部位的边缘呈锯齿状或存在坏死问题，应使用 Potts 剪刀进行清创，以确保后续缝线的完整性。横向闭合纵裂可最大限度地减少血管狭窄。这种方法不适用于需要补片血管成形术或置入间置移植物的长线状损伤。血管修复使用细单丝缝线（4-0、5-0 或6-0 聚丙烯）。如果初次修复导致明显的管腔狭窄，则应考虑使用合成或生物补片血管成形术。如前所述，在有血的区域，应使用较大的单丝缝线针，以便能够看到和有效地操作。

血管重建的类型（一期修复、补片血管成形术和间置血管移植）将取决于静脉损伤相关损伤的位置和范围。修复静脉损伤以维持血流有利于患者后期恢复，但在很多情况下，麻醉或器械等医疗资源不充足、凝血功能障碍和酸中毒的患者的情况下，应选择尽快结扎血管。任何重大的血管重建都需要时间、资源和更多的复苏。这是一个很难做出的决定，应该与麻醉或复苏团队一起做出，但对于寒冷、凝血功能障碍和酸中毒的患者，放弃静脉修复而选择结扎也许才是勇敢。

4. 结扎　　通常，结扎肾下腔静脉、髂静脉和左肾静脉耐受良好。而结扎门静脉或肠系膜上静脉耐受较差，结扎右肾静脉往往导致肾功能丧失[17]。当有丰富的侧支循环时，结扎术的耐受性更好。

作为一种损伤控制策略，腔静脉结扎在临床报道中反馈较好。手术与高死亡率通常与患者出现的休克程度及并发症有关。20 世纪的战争，结扎是治疗这些复杂损伤的选择[9]。一些值得注意的报道包括 Navsaria 等在 2/3 的损伤中使用结扎术；Huerta 等描述了生存率为 42% 的 36 例腔静脉损伤患者，其中 1/3 的患者接受了结扎术[12, 36]。Sullivan 等回顾了 13 年期间的 100 例损伤，发现近一半（43%）都是结扎。接受结扎手术的患者早期死亡率为 41%，长期死亡率为 59%。修复组的患者表现更好，死亡率为 21%，结扎组的患者受伤更严重[9]。肾上腔静脉结扎术耐受性差，死亡率高，除非患者恰好有通过奇系和腰椎系统的大量侧支[12, 43]。在肝后段或肝后段以上的腔静脉结扎常导致患者死亡。

结扎腹静脉的死亡率较高，还有潜在后遗症的风险。静脉下腔静脉结扎后的下肢肿胀足以引起间隔综合征。早期预防性筋膜切开术被用于腔静脉结扎的患者，然而最近的指南更注重临床护理预防，而不是筋膜切开术[19, 36, 44]。下腔静脉结扎，必须密切监测下肢腔室，使用低阈值测量腔室压力并进行筋膜切开术。

5. 重建技术　　如果患者的血流动力学和生理指标良好，则可以对腔静脉进行进一步的修复。虽然静脉一期缝合后可以预期或耐受一定程度的狭窄，缝合周长超过 50% 的损伤可能会导致过多的管腔损伤，甚至血栓形成。

最佳的重建技术取决于静脉损伤的程度。腔静脉前壁和后壁同时损伤的患者相对常见，需要显露动员血管和侧支（如腰静脉），以便全面观察后壁。在允许情况下，单丝修复缝线（如脯氨酸缝线）的结应在腔外，以避免血栓形成。头位时，腔静脉比较固定，被肾静脉、肝静脉和肝实质拴系。如果这些部位的腔静脉前壁和后壁有损伤，则可以扩大前静脉切开术，以便从腔内修复后裂伤（图 19-3B）。在这种情况下，作为权宜之计，单丝结可留在腔内。

横断的血管适合端 - 端吻合，这种损伤模式的患者很少能够稳定到耐受结扎以外的其他损伤。由于腔静脉被内脏和腰段属支拴系，无张力吻合时难以移动血管，因此在该部位进行端 - 端吻合很困难。这种情况同样出现在血管壁的部分已经丢失或需要做清创时。

当静脉无法进行一期修复时，可进行间置移植物、补片血管成形术和置入血管内支架。由于腔静脉口径较大，标准的大隐静脉间置桥血管不能提供足够的管腔大小。如果时间及技术允许，可显露大隐静脉，沿着其长度打开，形成一个长面板，然后缝合在胸管上，形成螺旋静脉移植（图 19-4）。颈内静脉或股深静脉口径较大，可作为间置腔静脉重建的选择。使用自体静脉进行这类重建的一个缺点是，获取和准备静脉桥血管需要在一定条件或资源的环境中进行。

延迟重建横断的腔静脉也是一种选择[45, 46]。如果患者的生理功能严重受损，需要采用损伤控制法，可以使用胸腔造口管对腔静脉进行分流，从而在短时间内快速维持血流。一旦患者复苏，通常在 12～36h 内，可以进行"二次探查"手术，此时可以移除临时分流管，并进行血管修复。临时血管转流术常用于动脉损伤的情况下，有关于

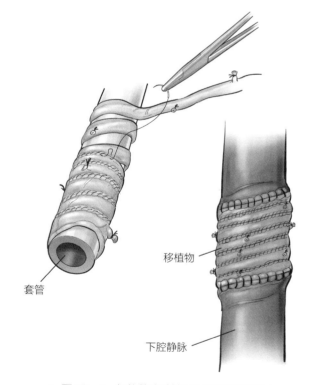

套管

移植物

下腔静脉

▲ 图 19-4　螺旋静脉移植用于下腔静脉修复

其在静脉损伤治疗中包括在损伤控制情况下使用的有效性已经被证实[47, 48]。静脉分流管血栓堵塞可以在移除分流管时清除（即血栓切除术）。在静脉分流血栓形成的血块无法清除的罕见情况下，患者大概率会遗留功能性结扎性静脉损伤。

腔静脉损伤导致部分管壁缺损或初次修复导致 30%～50% 的管腔狭窄时，应首选补片血管成形术。补片可选择自体静脉、聚四氟乙烯或牛心包[49]。每种方案都有其优缺点，患者的生理和医疗情况会影响其选择。自体静脉感染率最低，但需要的准备时间较长，并且会导致静脉损伤。PTFE 的感染率略高。牛心包是一种生物材料，与自体静脉相比，其感染率略高，手术室存放的防感染性较好。

在难以进入和控制血管（如下腔静脉近端）的情况下，血管内治疗方案应为治疗首选。如果在开腹手术前有这种损伤模式的影像学资料，可以在切开前放置血管内球囊以防止进一步出血。

越来越多的文献报道详细介绍了使用静脉支架封闭或修复腔静脉损伤。目前，该研究缺乏远期结局，并且支架移植物在低流量血管中可能导致血栓形成，会增加静脉血栓栓塞的风险。关于使用覆膜支架治疗下腔静脉损伤的初步结果较积极，血管内治疗较难显露损伤的最佳选择，可在一定程度上减低死亡率[39, 40, 50]。

（二）门静脉

门静脉损伤并不常见，研究显示，门静脉损伤占 20 年间所有损伤的 0.1%[13]。门静脉损伤并发症发生率和死亡率较高[5]。在一项包含 99 例门静脉三联征损伤的多中心综述中，如果一个以上的门静脉结构受损，生存率仅为 20%。在手术室内死亡的门静脉三联征患者中，85% 至少有 1 处门静脉损伤[51]。

门静脉由脾静脉与胰颈后方的 SMV 汇合而成（图 19-5）。位于肝十二指肠韧带内，联系较

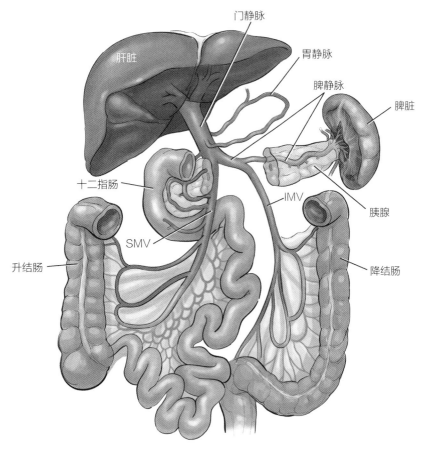

▲ 图 19-5　螺旋静脉移植用于下腔静脉修复

IMV. 肠系膜下静脉；SMV. 肠系膜上静脉

为紧密肝动脉和胆管常同时受损。门静脉的平均直径为 2cm，尽管流速高（接近 1L/min），但血管内压力低（约 10mmHg 或更低）[5]。

1. 显露和控制　门静脉最好通过中线剖腹术从右腹部进入。为了显露门静脉，升结肠和肝曲被动员，并从右到左反射至少到中线，甚至更深入到左侧腹腔。下一步进行大面积的 Kocher 手法，将十二指肠和胰头向左反射，使门静脉和相关结构接近完全显露。胆总管也可被分离并向左回缩，以提供通往静脉前表面的额外通道。为了进入门静脉较远的部分，可以切断胰颈。在显露门静脉结构时，通常需要采用 Pringle 法控制出血，即使用无创伤钳、血管襻、脐带或手动加压来阻断门静脉结构[13]。

2. 控制出血　在大出血的情况下，近端控制包括钳夹控制髂上动脉或执行 I 区 REBOA 控制来自腹腔干的脾血流和肠系膜上的血流。在不太严重的情况下，Pringle 法是控制胰上门静脉损伤出血的最有效方法。然而，Pringle 法往往阻碍了损伤门静脉的解剖和显露。即使在损伤较小的情况下，肝门周围放置的封堵带或钳也可能影响静脉损伤部位的显露。应避免盲目阻断肝门和门静脉，以防止损伤该区域的细微结构[4, 14, 52]。在将门静脉与肝动脉和胆管分离的同时，通过直接压迫的方式进行门静脉的近端和远端控制。用手指或手按压后，可以用小海绵棒或较低轮廓的 Kittner 解剖海绵来完成。一旦发现损伤，可以用 Judd-Allis 钳夹住损伤部位，以便缝合。

腔内治疗在控制门静脉损伤出血方面效果有限。可在门静脉损伤部位置入 Fogarty 球囊导管，以阻塞门静脉及其流入 / 流出[34]。对于门静脉损伤，从较远的部位进入（如股静脉入路）并不实用。

3. 门静脉损伤的修复　门静脉修复遵循腔静脉和其他大静脉损伤的原则。在受伤的静脉边缘清创后，外科医生需判断是否有可能进行一次修复。简单的修补应采用 5-0 或 6-0 单丝缝合，以间断方式进行。如果门静脉已经分离，并且两端之间的张力很小，则可以完成端 – 端吻合。在胰腺后方，进入门静脉的内侧小支流可进行结扎和分割进行延长。若还不能得到控制，可分离胰腺的部分和结扎内侧小分支帮助吻合。门静脉大段损伤，则可置入反向大隐静脉间置桥血管。多数

情况下，患者情况不稳定替代方案是结扎。

4. 门静脉损伤　门静脉损伤的患者通常有大量失血，合并其他部位的损伤，无法进行广泛的静脉修复。从 1958—1980 年收治的 18 例门静脉损伤患者的临床资料来看，结扎术作为最后治疗方法仅有 13% 的患者存活[13, 53]。当在手术治疗过程的较早阶段（心血管衰竭之前）结扎门静脉时，生存率会提高至 80%[53, 54]。由于突然阻断内脏流出道会产生有害影响，因此门静脉结扎的耐受性低于腔静脉结扎，生存率为 10%～85%[5, 51]。如果需要门静脉结扎术，麻醉团队必须注意患者多达 50% 的血容量可能被隔离在内脏循环中[5]。门静脉结扎导致静脉回流减少，随后出现内脏高压和全身性灌注不足[55]。术中和 ICU 均需积极补液。患者因门静脉瘀血而出现大量内脏肿胀；因此，腹部应保持开放，以防止腹腔高压和骨筋膜室综合征。

与门静脉结扎相关的过高死亡率可能归因于无意的"复苏不足"。对于这种损伤的患者，在急性期的复苏治疗应遵循 1 : 1 : 1 的策略。然而，即使在出血得到控制后，这一患者人群仍需要大量晶体液和胶体液输入。许多关于门静脉结扎术后高死亡率的报道是在了解腹腔高压和筋膜间隔综合征及暂时腹腔关闭的益处之前。目前，以血液成分为基础的复苏结合临时腹腔关闭策略有可能改善需要门静脉结扎的患者的结局。

门静脉结扎特有的迟发性并发症较常见。肠系膜低流量合并休克可能导致静脉血栓形成、肠缺血和坏死肠，梗死程度可从小肠壁片状坏死到近全小肠梗死不等[16]。此外，在这种情况下，门静脉血栓形成和门静脉高压可能会作为后遗症发生。门静脉结扎术的并发症后果严重，但当结扎是控制出血和立即提供患者生存的唯一选择时，并发症是不可避免的。

（三）肠系膜上静脉

SMV 损伤的患者不常见，占所有创伤入院的 1.0% 以下[15]。当肠系膜静脉损伤出现时，最可能发生于穿透机制。钝性伤对活动的肠系膜施加高度剪切力，也会导致肠系膜静脉撕裂或撕脱。由于其与平滑肌肌动蛋白的解剖关系，这两支血管常串联损伤。该静脉位于患者肠系膜动脉右侧，

为空肠、回肠、阑尾和结肠至横截面中段提供流出。胰腺和十二指肠的部分流出也依赖于肠系膜上静脉。

由于 SMV 位于中心位置，合并损伤很常见。在一项针对 51 例 SMV 损伤患者的研究中，平均额外损伤次数为 3.5[16]。与所有主要腹部静脉一样，死亡率很高，根据相关血管和实体器官损伤的报道的死亡率在 50%～71%[3]。

1. 显露和动员　虽然相对于门静脉，SMV 的近端相对容易进入，但有时需要分离胰腺。邻近 SMA 和其他主要内脏和血管结构区域存在其他损伤时，静脉的显露较为复杂。与其他主要腹腔静脉相比，肠系膜上静脉的远端容易进入，手术方法与肠系膜上静脉相同（图 19-6）。如果损伤发生在胰腺下缘远端几厘米处，可选择从肠系膜底部直接入路。内侧内脏旋转是进入肠系膜根部所必需的。如果对肠系膜上静脉进行非常近端控制，手术展示肯定是用于显露门静脉，通过移动右半结肠和 Kocher 手法提供通路。如前所述，为了近端控制 SMV，需要分割胰腺体部[4, 16]。

2. 控制出血与修复　肠系膜外的远端肠系膜

静脉损伤可首先通过手动压迫控制，然后结扎。在这个层面解剖损伤可以放置小血管襻、钳夹或金属夹来控制。相反，如前所述，较近端 SMV 损伤需要胰腺分离才能进入。近端肠系膜上静脉损伤越严重，出血越明显，血管显露不良可导致缝合结扎的盲目放置、止血不彻底和医源性邻近结构损伤。在这些病例中，通过阻断远端 SMV 和 Pringle 手法可以暂时控制出血，但脾静脉回流出血仍可能在一定程度上使术野复杂化。以上操作可以减缓出血并使近端 SMV 松动。SMV 一期修复可采用 5-0 或 6-0 单丝间断缝合。在严重组织缺损妨碍初次修复的情况下，可能需要大隐静脉间置移植。

3. 结扎肠系膜上静脉　SMV 结扎的患者预后优于门静脉结扎的患者。多项研究表明，SMV 结扎术组的死亡率为 15%～33%，而修复术组的死亡率为 36%～43%[13, 56]。Asensio 等发现 84 例 SMV 损伤患者（其中 53 例行结扎术）的死亡率无差异[57]。这些报道表明，SMV 结扎术的患者可能可以耐受手术，并且与接受静脉修复术的患者一样预后良好。结扎时存在内脏高压和肠缺血

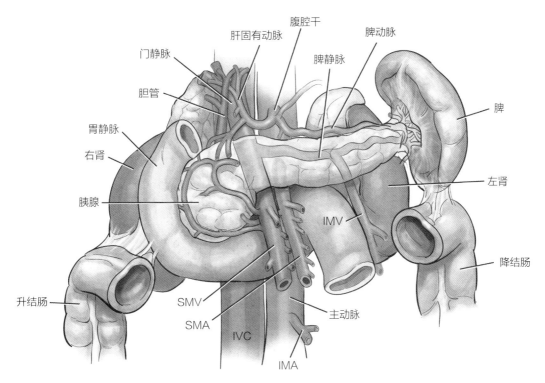

▲ 图 19-6　原位肠系膜上静脉

IMA. 肠系膜下动脉；IMV. 肠系膜下静脉；IVC. 下腔静脉；SMA. 肠系膜上动脉；SMV. 肠系膜上静脉

的可能性，正如结扎门静脉一样。肠系膜上静脉结扎术后存活的患者应暂时关闭腹腔，并在最终关闭肠管前进行二次探查，以评估肠管的存活情况。无论是 SMV、门静脉还是下腔静脉，结扎术都不应被视为最后的选择。在腹腔静脉损伤与麻醉团队沟通的情况下，早期有控制的结扎优于长时间尝试修复，因为长时间修复可能会导致大量失血和不可恢复的休克。在大量失血和徒劳的修复尝试之前，需要判断和冷静来认识到早期结扎的必要性，并迅速完成结扎。

在不稳定的患者中，门静脉和肠系膜上静脉损伤需要进行临时分流。静脉系统相对于动脉系统的低流量可能导致静脉分流的血栓形成率较高。然而，这种方法可以在二次剖腹探查时提供重建的选择。在许多方面，如果发生分流血栓，将导致类似静脉结扎的情况。

四、腔内选择

腔内技术现在更常用于治疗血管损伤，新一代创伤外科医师熟悉使用这些微创方案。虽然目前缺乏关于血管内球囊阻断或支架移植物对主要静脉损伤的有效性的确切数据，但它们在许多情况下的实用价值是明确的。越来越多的报道（主要是病例报道和小型单中心系列报道）表明，基于导管的腔内技术可以及时治疗这些损伤，并且在某些情况下预后良好。

虽然大多数创伤治疗中心都有介入放射学及血管和血管内手术，但在创伤外科医生选择这一治疗策略之前，应考虑几个变量。首先，专业的医疗人员是开展这一治疗方法的基础；此外，满足复苏、开放手术探查和血管内方法所需的透视成像等多种需求的混合手术室；还需要各种不同型号的导丝、导管和移植物。近期关于创伤特异性腔内器具的目录正在修订中 [58]。

腔静脉损伤常发生在难以显露的解剖部位，导管为腔静脉损伤提供了最大的可能性。在选择的病例中，尽管在开放手术时可以使用球囊和支架进入血管，门静脉和肠系膜上静脉的解剖使其无法进行常规的腔内治疗。

1. 封堵球囊　使用腔内封堵球囊控制出血是最常用的腔内技术之一。作为维持中心动脉压和灌注的手段，REBOA 适用于处于绝境或有未控制或不明原因腹腔内出血的患者。球囊阻断技术也可用于静脉系统，以控制 / 隔离撕裂或撕脱区域。例如，在下腔静脉损伤的情况下，可通过股静脉通路将闭塞性球囊引入静脉系统，以控制流入损伤节段的血流。在某些情况下，可通过经颈静脉入路（从上方）放置第二个球囊，以隔离损伤，并促进更彻底的治疗。根据手术情况，血管内球囊或 Foley 球囊可直接通过静脉损伤置入以控制出血，同时获得近端和远端控制。与通过血管钳获得的近端控制一样，使用球囊阻断腔静脉会导致右心充盈丧失和可能致命的低血压 [38]。在发现下腔静脉损伤或预计下腔静脉闭塞的情况下，应确保上肢或颈内静脉的大口径血管通路。

2. 支架移植物　血管内覆膜支架（支架移植物）可为治疗选择性肝后和肝上下腔静脉损伤提供一种有效的方法。许多报道描述了使用覆膜支架结合开腹手术来处理下腔静脉损伤 [39, 40, 50, 59, 60]。如果患者的病情足够稳定，可以立即接受血管内治疗，对于肝后和肝上下腔静脉撕裂的患者，直接支架修复可能是较好的选择 [61]。也可通过在置入前对移植物进行开窗来调节肝静脉流入 [47]。在低流量静脉系统支架移植物放置后的早期 / 即刻，可能会导致血栓形成 [39]。因此，在患者的损伤模式允许的情况下，应考虑使用抗凝血药预防血栓形成 [47, 58]。

五、替代管理方案

1. 临时静脉分流　在静脉损伤的治疗中，临时人工分流管的使用越来越多。伊拉克和阿富汗的军事行动最初提高了用于肢体损伤控制性血管手术的临时分流管的使用频次。2009 年，一项 64 例美军四肢动脉损伤的综述显示，38% 的研究对象合并有静脉损伤。作者指出，他们的研究队列中有几例患者接受了静脉分流加静脉连续性恢复 [45]。虽然颈动脉分流术（如 Javid 或 Argyle 分流术）是动脉分流术中应用最广泛的术式，但较大的腹腔静脉管腔使得小口径胸管更适合。静脉分流术用于腹部创伤出血控制，并为患者复苏、手术规划或可能的情况下转移到更高级别的护理提供时间，从而促进损伤控制性手术。

虽然临时动脉转流的通畅率较好，但关于临时静脉转流的报道仍主要局限于小规模病例，关

于这些病例的通畅率的客观数据有限。Rasmussen
等在 2006 年的一篇综述中指出，在作战部队中有
4 例静脉损伤进行了分流，所有都保留了专利[44]。
然而，由于分流器在战区的停留时间受到输送政
策的限制，因此在较低的流速和压力下，损伤控
制性静脉分流术在较长时间内的效果仍不清楚。
从实际角度来看，如果出血得到控制，但患者的
生理状态要求进行损伤控制性手术，则临时人工
分流术是结扎术的合理替代方案。分流管的近端
和远端均应使用结扎固定，以防止在转运和随后
的 ICU 治疗过程中脱出。当患者的状态适合进行
重建时，可以在第二次检查时进行手术。当需要
控制损伤时，静脉分流是一个可接受的选择。

　　2. 腔房分流术　Schrock 在 1968 年首次对腔
房分流术描述，这种分流术功能性地绕过了肝后
腔静脉损伤的部位。经右心耳切口置入大直径胸
管。随着导管流出道从右心房伸出并被夹住，导
管的开窗位于心包内下腔静脉和损伤部位（通常
是肾下腔静脉）下方（图 19-7）。血管环或隆美
尔止血带用于将血管固定在导管周围[41, 42, 64]。但

腔房分流术后的生存率较差。Burch 等在 31 例患
者中只有 6 例通过分流术存活，均为下腔静脉腹
膜后的枪弹伤[62]。血管内技术的进步可能会取代
腔房分流术。

　　静脉 - 静脉转流、循环停止和移植：静脉 -
静脉转流术或循环停止术控制出血并不常见，在
较少的成功的病例报道中，曾间歇性地描述了这
些措施。为了接受这些选择，创伤中心必须选择
有经验的医疗人员[35]。插管包括经右心房或左肺
动脉开放入路（有助于预防右心超负荷和三尖瓣
反流），或者经皮置入股静脉、锁骨下静脉或颈
内静脉[23, 32]。搭桥后，在无血的区域内进行修复。
低温停循环具有潜在的组织保护作用。实际上，
对于处于极端状态的患者，在计划外的情况下，
实现静脉 - 静脉转流或循环停止是困难的。

　　有报道称，严重下腔静脉损伤合并严重肝损
伤可行肝切除或肝移植。存在孤立的肝切除修复
和自体肝移植的报道，生存率较低。如果可以实
现完全的肝脏隔离，则将肝脏切除并在后面的手
术台上进行无血修复。另外一个团队可处理剩余
的血管或其他内脏损伤。移植方案极其罕见，只
有在特殊情况下才可行，部分原因是缺乏器官，
以及在肝 / 腔静脉损伤时存在其他损伤[63]。

六、问题及要点

- 肾下腔静脉结扎术耐受性良好，是四肢瘫
痪患者的首选治疗策略。然而，肝上下腔
静脉结扎均具有致死性。
- 血管内治疗适合处理肝后下腔静脉损伤。
- 当出现严重出血时，门静脉和 SMV 结扎是
一种合理的急救选择。
- 门静脉显露时，可立即进行胰头的切除。
- 下腔静脉、门静脉或肠系膜上静脉的结扎
需要二次剖腹探查以确保肠道的存活。
- 腔房分流术和复苏性开胸术的效果都非常
差，应该避免。对于四肢动脉闭塞的患者，
应考虑使用 REBOA。

七、术后护理和并发症

　　大的腹腔内静脉损伤后，患者容易出现这些
损伤特有的早期和晚期并发症。静脉修复部位的

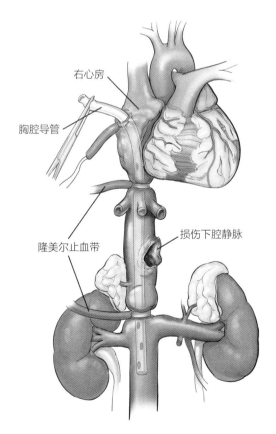

右心房

胸腔导管

隆美尔止血带

损伤下腔静脉

▲ 图 19-7　房腔分流术

狭窄和（或）血栓形成可能发生在初次修复或其他类型的静脉重建（如补片血管成形术或间置移植物）后。几乎所有下腔静脉结扎病例都会出现不同程度的下肢肿胀，随着时间的推移，肿胀可改善或出现自限性。这些情况下，必须警惕急性静脉高压导致的下肢筋膜间隔综合征的发展，在极少数情况下进行筋膜切开术。也可能发生内脏高压伴门静脉和肠系膜上静脉狭窄或结扎 [32, 36]。

下腔静脉修补术后远期效果良好。然而，并发症（主要是血栓形成）和栓塞的可能性仍令人担忧。虽有个别报道下腔静脉结扎术后患者因肺栓塞猝死，但关于修复术后静脉血栓栓塞的文献很少。术后应进行多普勒超声检查，以监测腔静脉修复术后的情况，尤其是有下肢水肿或其他症状的患者。对于有症状或高危患者，可考虑使用腔静脉滤器或延长口服抗凝时间 [36]。最后，在一些钝性腔静脉损伤病例中，我们观察到后期发生血栓形成和布 – 加综合征 [22]。

八、结论

尽管院前急救、复苏和重症监护取得了进展，血管内技术飞速发展，但与腹腔内大静脉损伤相关的死亡率在过去几十年中几乎没有变化 [9, 13, 36]。与 20 世纪 80 年代和 90 年代报道的系列病例相比，与这些损伤相关的死亡率甚至可能有所增加，这可能反映了更有效的院前急救和对更严重损伤患者进行手术的趋势 [9]。更有效的、以血液成分为基础的复苏和对允许性低血压的强调将被证明在这些低压静脉损伤的管理中特别有益。腹腔静脉损伤必须逐个评估，因为没有一种治疗方法足以指导处理这些病例的所有步骤。充分的手术显露，有效的血管控制，以及在限制手术时间的情况下实施损伤控制或修复技术的原则将会更好地改善治疗效果。

第20章　颈部、胸廓出口部位创伤

Neck and Thoracic Outlet

GREGORY A.MAGEE　FRED A.WEAVER　**著**

王春安生　译

一、概述

人体颈部和胸廓出口在非常紧凑的空间内包含众多的重要结构。该区域的损伤可导致出血、脑卒中、上肢和（或）下肢瘫痪、气道受阻和消化道损伤。因此，临床医师在治疗该区域的受伤患者时，必须采取彻底的方法，并保持高度谨慎。颈部血管损伤的范围包含大出血、初始轻微影像学表现的脑卒中（可能导致迟发性脑半球卒中）等不同严重程度。颈部和胸廓出口损伤的不同表现和潜在致死性，使我们提高了对穿透伤患者和有钝性血管损伤风险患者的认识和筛查。

颈动脉损伤的外科治疗可追溯到1552年，当时 Ambroise Paré 报道了通过结扎血管成功治疗颈总动脉和颈静脉损伤[1]，患者虽然出现了失语和偏瘫，但最终存活了下来。Fleming 后来报道了结扎损伤的颈总动脉后的良好结果，这成为直到朝鲜战争前的标准手术治疗[2]。在他对第二次世界大战期间动脉损伤治疗的综述中，DeBakey 发现动脉修复与较高的死亡率相关，基于这一报道，美军放弃了动脉修复[3]。Frank Spencer 在朝鲜战争期间恢复了动脉损伤修复，并取得了较之前报道改善的结果，包括颈动脉损伤治疗[4]。随后，这些重建技术被应用于平民颈动脉和锁骨下动脉损伤。最近，血管腔内技术已被应用于颈部和胸部出口血管的特定损伤[5]。

二、适应证

颈部和胸廓出口血管损伤患者常合并其他脏器损伤。使用高级创伤生命支持方案，首先评估和治疗危及生命的损伤，然后彻底评估其他可能的损伤一样至关重要。对患者的二次评估应包括神经系统检查、听诊杂音、评估颈动脉和上肢脉搏及双臂血压。双上肢压力差或脉搏下降可能提示胸廓出口损伤。

颈动脉损伤患者可出现对侧肢体功能障碍、失语或霍纳综合征。椎动脉损伤很少表现为神经系统症状，但是当伤者出现共济失调、头晕、呕吐、面部和身体镇痛或视野缺损等后循环缺血症状时，需对其脑血管系统进行评估。头痛、颈部、耳、面部或眶周疼痛的主诉可能提示血管内出血或夹层[6]。由于钝性脑血管损伤常合并闭合性头部损伤，因此许多患者入院时格拉斯哥昏迷评分降低，这使得体格检查指导的诊断具有挑战性。BCVI 患者到急诊科时也可能无神经功能障碍，然后在10~72h 后出现迟发性神经功能障碍[7]。锁骨下动脉穿通伤由于严重的不可压迫性出血而致命，超过半数存活到医院的患者，需要接受复苏性开胸手术[8-12]。超过1/3 的存活患者还伴有臂丛神经损伤，这导致了术后并发症增加[13, 14]。

体格检查在评估穿透伤中极为重要，包括伤口的数量、位置和可能的轨迹。血管损伤的明确体征包括搏动性出血、血肿扩大、远端无搏动和可触及的震颤，所有这些都需要进行探查。可疑体征包括周围神经损伤、现场明显出血、非扩张性血肿、远端搏动减弱等，应通过 CTA 或其他影像学手段进行评估。轻微的血管损伤并不一定需要修复，后续可以进行密切观察和再次体格检查，血管超声检查评估，该方法检测需要修复的血管损伤的灵敏度为 95%[14-22]。

由于大多数钝性脑血管损伤临床表现及体征隐匿，对于有以下危险因素的患者应进行颈部 CTA 筛查：①伴有严重颈部过伸和旋转或过屈的头颈部外伤；② Lefort Ⅱ型或Ⅲ型骨折；③累及颈动脉鞘的颅底骨折；④颅脑闭合性损伤，符合弥漫性轴索损伤，GCS 评分＜6 分；⑤颈椎椎体或横突孔骨折、半脱位、任一节段韧带损伤或 $C_{1\sim3}$ 骨折；⑥安全带或其他晒衣绳型损伤，伴有明显的颈部疼痛、肿胀或精神状态改变[7, 23]。

对有神经功能障碍的患者进行颈动脉穿透伤修复一直存在争议。20 世纪 70 年代，Cohen 和 Bradley 提出了对有神经功能缺损患者的颈动脉损伤进行修复可能导致颅内出血的担忧[24]。然而，随后的研究发现，无论最初的神经功能损伤情况如何，如果进行颈动脉修复，死亡率和最终的神经功能状态均有所改善[25-27]。一项关于美军在阿富汗和伊拉克战争期间颈动脉损伤经验的全面综述表明，与结扎相比，颈总动脉和颈内动脉修复可降低脑卒中发生率和死亡率[28]。

修复术的相对禁忌证包括手术无法触及的病变、昏迷时间超过 3～4h、入院 CT 显示大面积脑梗死，以及手术显露和开放血栓切除术后未出现远端动脉段反流血[29]。

神经系统正常的穿透伤患者一般选择非手术治疗。对于颈动脉或椎动脉闭塞且神经系统检查正常的患者，可选择密切观察和肝素抗凝。对于轻微动脉损伤，非限流性夹层和小于 5mm 的假性动脉瘤保守治疗在 10 年随访中安全[30, 31]。这些损伤应在出院前通过复查 CTA 或血管彩超检查进行评估，以确认病情无进展。目前的 BCVI 分级系统为：Ⅰ级，管腔狭窄＜25% 的内膜损伤；Ⅱ级，夹层或血肿伴管腔狭窄超过 25%；Ⅲ级：假性动脉瘤；Ⅳ级，闭塞；Ⅴ级，血管横断。

根据 Fabian 的研究发现，抗血栓治疗可提高生存率，因此 BCVI 选择非手术治疗（$P<0.02$）和神经系统治疗（$P<0.01$），这一结果已在后续的几篇文献报道中得到证实[32-35]。抗血栓治疗包括使用肝素进行治疗性抗凝，桥接华法林，或者使用阿司匹林或阿司匹林联合氯吡格雷进行抗血

小板治疗。最近一项关于抗血小板治疗与抗凝治疗颈动脉夹层的 Cochrane Meta 分析显示，两种治疗方案在脑卒中发生率或出血性并发症方面无统计学差异[36]。然而，由于其安全性和费用，双联抗血小板治疗可能是首选[7]。建议在受伤后 7～10 天进行 CTA 随访，因为超过 60% 的损伤在这段时间内会发生损伤级别或严重程度的变化。Ⅰ、Ⅱ级 BCVI 常可发展为Ⅲ级假性动脉瘤。此外，在这些病例中，伤后 3～6 个月进行影像学检查是必要的，以排除假性动脉瘤进展。

目前的建议是，Ⅰ～Ⅳ级 BCVI 患者应接受抗血栓治疗。Ⅴ级损伤常与非血管损伤相关，可能需要手术干预作为挽救生命的手段。如果可能，这些损伤应通过手术修复，但在许多情况下，这些损伤无法通过手术修复，需要结扎或栓塞[7, 37, 38]。

BCVI 的预后，单纯通过抗血栓治疗，90% 的狭窄病变会恢复，67% 的闭塞血管会再通[39]。钝性椎动脉损伤好发于固定节段和活动节段的交界处，成人以 V_2 节段最常见，儿童以 V_3 和上 V_2 节段多见，约 1/3 的患者有双侧损伤[40]。钝性和穿透性椎动脉损伤很少需要手术干预或血管内修复。

三、术前准备

确诊颈部和胸廓出口血管损伤患者的术前准备取决于是否存在活动性出血，以及可疑的损伤部位或区域。有明确血管损伤体征的患者应直接进入手术室进行探查、血管控制和修复。快速建立经口或经鼻气道至关重要。有血管损伤可疑征象的患者需要快速诊断性影像学检查，并且必要时可进行 DSA 造影检查。这种方法特别适用于Ⅰ区和Ⅲ区损伤的患者，在这些患者中，开放手术难以解剖和控制此区域血管。多普勒超声可快速、准确、无创地评估颈、胸廓Ⅱ区血管情况；然而，在急诊科通常无法进行 CTA 检查，而 CTA 已成为首选的诊断评估方法[41-43]。CTA 检查结果准确，可作为手术方案策略选择的依据[19, 44, 45]。最近发表的指南推荐，对于可能的钝性血管损伤，需要进行 16 排或更高排的 CTA 检查[7, 37]。然而，随后的研究表明，16 排扫描仪和 64 排扫描仪的灵敏度分别为 29%～64% 和 51%～54%[46, 48]。根据损伤的机制、位置和类型，在血管造影诊断时进

行血管腔内介入治疗可能是一种合适的治疗方法。

四、陷阱及危险点

1. CTA　对于病情稳定、无明确血管损伤征象的患者，建议在手术前进行 CTA 检查，以明确损伤的范围。该信息指导近端和远端血管控制所需的手术视野和显露。

2. 钝性脑血管损伤　大多数此类损伤应通过抗血栓治疗（肝素桥接华法林）或抗血小板治疗。双联抗血小板治疗安全性高且费用低[7]。未对这些损伤进行筛查和未进行抗血栓治疗会增加脑卒中和远期并发症的风险。

3. 出口和入口伤口　虽然穿透性伤口可能位于手术可解剖的区域，涉及颈部或胸廓出口的一段，但在准备手术时也应考虑穿透物的轨迹。外科医生必须根据穿透物的轨迹和过程预测进行更多的近端或远端显露。

4. 神经功能缺损　对怀疑或已知脑血管损伤的患者进行仔细的神经系统检查是必要的。术前神经系统功能的记录对于预测和识别术后新的神经系统功能变化至关重要。

5. 相关呼吸和消化系统损伤　颈部伤口的手术显露包括在进行正式的颈动脉修复之前仔细检查气管和（或）食管的损伤。如果存在，应通过在动脉修复和呼吸消化道损伤之间插入肌肉来保护脉修复，并在损伤附近放置至少一个引流管，然后关闭伤口。在污染区域进行血管重建的最佳方法是使用自体血管，以避免人工血管感染。

6. 臂丛神经损伤　臂丛神经常在胸廓出口损伤时发生损伤。因此，术前对患肢进行神经系统检查对于确定神经损害的程度很重要。以鉴别由于手术创伤或上肢筋膜间隔综合征的发展而在术后出现的神经功能缺损。

7. 近端血管控制　在损伤显露前控制近端动脉是成功修复和减少失血的关键。这对于近端锁骨下动脉损伤和 I 区颈动脉损伤尤其重要，在这些情况下可能需要胸骨正中切开、近端血管内球囊阻断或左胸第三和（或）第四间隙（在左锁骨下动脉损伤的情况下）入路。左锁骨下动脉近端很难通过胸骨正中切开显露控制。

8. 静脉损伤　静脉损伤常合并颈部动脉损伤。静脉结扎极少发生严重并发症。然而，损伤越近端，静脉损伤需要手术修复的可能性越大。在双侧颈内静脉损伤的情况下，修复一侧颈内静脉是预防颅内静脉高压的必要措施。

9. 脑神经和膈神经　这些神经在解剖上靠近颈部和胸廓出口的血管，在显露和修复这一区域的血管损伤时，易损伤它们。对神经结构的识别和保护对于减少近期和远期的并发症非常重要。

10. 颈内动脉修补术　由钝性或穿透伤引起的颈内动脉血栓形成可延伸至颅内。可能需要从颈动脉缓慢通过血栓抽吸导管来清除远端血栓。然而，重要的是要通过远端颈内动脉反流压冲出血栓，并且不要让取栓导管沿颈动脉过远（如进入颈动脉海绵窦段）。在无反流血的情况下，不应进行远端颈内动脉的修复和再灌注，动脉可以结扎。对于恢复了反流血的患者，在修复和再灌注之前，应使用术中血管造影评估远端血栓是否完全清除。

11. 避免低血压和缺氧　对于脑皮质损伤继发神经功能障碍的患者，维持正常血压和避免低氧血症对于预防继发性脑损伤至关重要。

五、操作策略与技巧

（一）颈动脉

1969 年，Monson 描述了颈部的三个区域，用于指导颈动脉损伤的诊断和治疗[49]（图 20-1）。

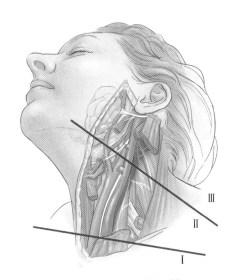

▲ 图 20-1　颈动脉区域

I 区从胸骨切迹延伸到环状软骨；Ⅱ区从环状软骨延伸到下颌角；Ⅲ区从下颌骨角延伸到颅底

Ⅰ区从锁骨延伸到环状软骨，Ⅱ区从环状软骨延伸到下颌角，Ⅲ区从下颌角到颅底Ⅱ区颈动脉在颈动脉鞘内走行，颈动脉鞘内也包含迷走神经和颈内静脉。颈总动脉在Ⅱ区分为颈内和颈外，在大多数情况下在下颌角下 1～2 指。了解颈动脉分叉的解剖结构在术前规划中很重要，尤其是对于Ⅱ区和Ⅲ区交界处的损伤。

修复颈动脉损伤的手术区域需要准备颈部和胸部，以及大腿，以便获取可能的大隐静脉作为旁路自体血管。对于Ⅰ区颈动脉或无名动脉损伤的患者，需要胸骨正中切开术进行近端控制（图 20-2）。或者，血管内球囊阻断可用于建立近端控制。经正中胸骨切开术近端控制后，沿同侧胸锁乳突肌的前缘延长切口可提供良好的颈动脉显露（图 20-3）。打开颈动脉鞘和分离颈内静脉使面静脉向侧面显露，面静脉通常位于颈动脉分叉附近。面静脉应结扎并分开，以使颈内静脉向外侧牵拉并显露颈动脉。应注意识别和保护颈动脉鞘内的迷走神经。沿颈内静脉内侧缘的头侧分离显露颈内动脉近端。沿着颈内动脉外侧缘的解剖显露穿过颈内动脉和颈外动脉表面的舌下神经。沿颈襻至舌下神经与舌下神经干的交界处，有助于辨认舌下神经。

在Ⅱ区和Ⅲ区交界处显露更多的颈内动脉可能需要分离枕动脉，并通过松解二腹肌后筋膜来松解二腹肌后腹。应注意识别和保护舌咽神经和副神经，它们通常位于二腹肌后腹的后方和上方，在Ⅲ区显露时有损伤风险。通过口腔内钢丝固定

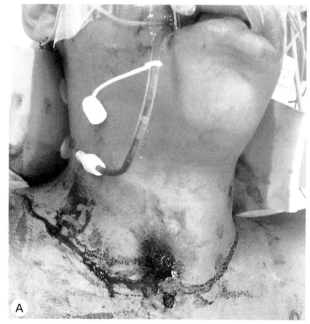

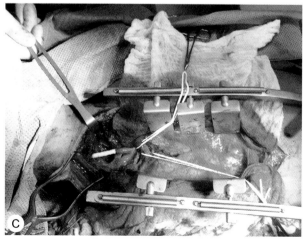

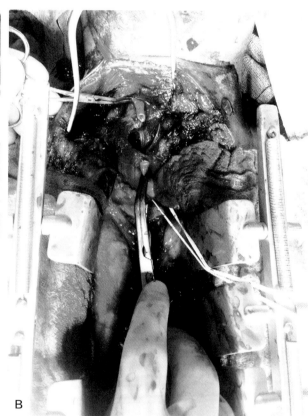

▲ 图 20-2　A. Ⅰ区枪伤的照片；B. 无名动脉枪伤段切除后的手术照片；C. 采用膨体聚四氟乙烯间置桥血管修复无名动脉的手术照片（彩图见书末）

图片由 Gregory A.Magee, University of Southern California 提供

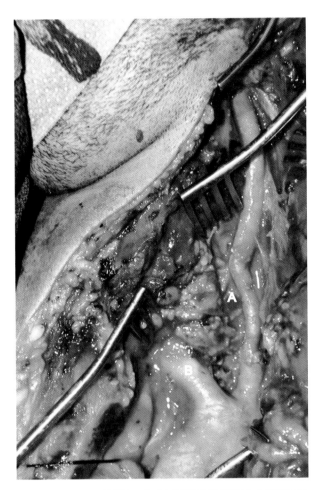

▲ 图 20-3　手术照片，左 I 区颈总动脉修复术中使用反向大隐静脉间置桥血管（A）。注意左颈总动脉起始处位于主动脉弓上无名动脉后方（B）。该入路是通过胸骨正中切开术与左侧颈部纵行切口连续向近端延伸，左锁骨下动脉起源不可见

图片由 Todd E.Rasmussen, the Uniformed Services University 提供

下颌骨前移可能会提供额外的显露，但这种操作需要术前规划，建立经鼻气道。在实际应用中，这种方法作用有限[51]。分开茎突舌骨肌和韧带及茎突，使颈内动脉向远端显露在它进入颅底的地方。替代技术，如下颌骨半脱位和截骨术，几乎没有额外的优势，但会导致更高的并发症发生风险。

最好在损伤显露前对近端进行控制，以防止大量失血。显露损伤节段后，应在近端和远端缓慢通过 2F 或 3F Fogarty 球囊取栓导管，以清除血栓。重要的是使用合适的取栓导管，并且不要使颈内动脉内的球囊过度膨胀，以避免可能导致血栓形成和穿支动脉痉挛、夹层或内膜损伤。近端和远端动脉管腔均应使用肝素化生理盐水冲洗

（例如，2000U 肝素 /1L 生理盐水）；如无禁忌证，推荐全身肝素化，以降低血栓形成和血栓蔓延的风险。腔内临时血管转流术（如 Sundt 或 Argyl）可向颈内动脉建立顺行动脉血流，在某些情况下，当其他危及生命的损伤需要立即处理且外科医生有使用经验时，可能是有益的。然而，在大多数情况下，颈总动脉近端损伤可以在不使用转流管的情况下修复。

修复的类型取决于损伤的程度。如果损伤是单纯小撕裂伤（如刀刺伤），则可以进行一期修复或补片血管成形术(图 20-4)。对于更广泛的损伤，重要的是判断如何重建动脉。更严重广泛的损伤需要端 – 端吻合、间置移植，或者当邻近的软组织损伤广泛时，需要旁路移植（从广泛的软组织损伤处走行）。

必要时，建议使用自体静脉移植进行修复，特别是在有呼吸消化道损伤的情况下。然而，在无污染的情况下，人工血管与颈总动脉的尺寸匹配更好，并且具有良好的通畅性（图 20-5）。对于颈内动脉近端损伤，当无法使用自体静脉时，另一种选择是颈外动脉转位至颈内动脉（图 20-6）。Ⅲ区颈内动脉损伤可延伸至颅底，从而妨碍了直接手术修复。在这种情况下，根据损伤的类型，非手术治疗或血管腔内治疗可能是更好的选择。在特殊情况下，可能有必要结扎颈动脉，但这可能导致脑卒中[52]。血管应无张力修复，并用存活的软组织覆盖。术中完成动脉造影或双功能扫描有助于记录远端动脉段修复的技术完善和通畅情况[53]。图 20-7 描绘了由颈部Ⅱ区和Ⅲ区枪弹伤引起的颈内动脉假性动脉瘤的成功血管腔内治疗。

血管内治疗可以修复难以或无法手术显露的损伤（如远端Ⅲ区损伤）。血管腔内治疗对于限流性的夹层和较大的假性动脉瘤效果较好。可以选择股动脉入路，然后将 70～80cm 的鞘管置入颈总动脉近端。覆膜支架可快速覆盖假性动脉瘤，但较非覆膜支架更易引起血栓形成，应谨慎使用，术后给予双联抗血小板治疗 3 个月。随着复合手术室的广泛应用和外科医生对腔内治疗技术的熟练，腔内治疗必将更多应用于此类损伤救治。对于通过结扎前使用临时球囊阻断颈动脉而仍无神经功能障碍的患者，颈内动脉结扎或栓塞治疗高

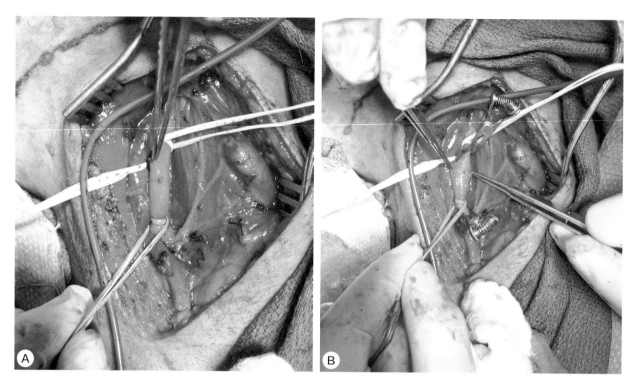

▲ 图 20-4　由冰锥对颈总动脉造成的穿透伤
图片由 Damon Clark, University of Southern California 提供

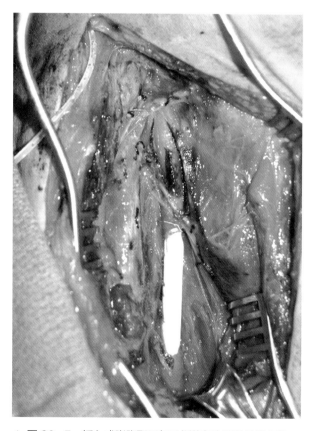

▲ 图 20-5　插入式膨胀聚四氟乙烯修复右颈总动脉损伤
图片由 Todd E.Rasmussen, the Uniformed Services University 提供

Ⅲ区损伤的最终结局是可接受的。

（二）椎动脉

　　椎动脉是锁骨下动脉的第一个分支，通常在 $C_6 \sim C_7$ 水平。在多达 6% 的患者中，左椎动脉直接起源于主动脉弓，位于左颈总动脉和左锁骨下动脉的起点之间[54]。椎动脉被分为四个解剖段（图 20-8）。V_1 从起点延伸至 C_6 横突孔。V_2 段从进入 C_6 横突孔一直延伸到 C_2 横突。V_3 为 C_2 横突与颅底之间的颅外段。V_4 描述了颅内段，开始于枕骨大孔的入口，终止于其与对侧椎动脉的交界处，形成基底动脉。后循环的完整性降低了在需要结扎较小的非优势椎动脉时发生不良神经系统后果的可能性[55, 56]。约 10% 的患者出现单侧椎动脉发育不全，可以在术前 CTA 或 DSA 血管造影中发现[40]。

　　椎动脉损伤的处理取决于损伤的解剖节段和对侧椎动脉的情况。与颈动脉相比，椎动脉的手术入路更困难，手术修复具有挑战性。因此，对于大多数穿透性或钝性伤，无论损伤节段如何，多选择结扎、栓塞或非手术治疗。应尽可能去确

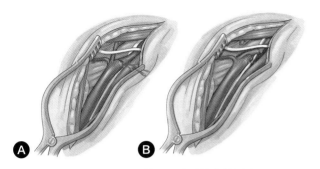

▲ 图 20-6　颈外 – 颈内动脉转位示意

A. 描述颈内动脉近端损伤；B. 转位是通过近端游离 ECA、转位和近端 ECA 与损伤远端 ICA 的端 – 端吻合来完成的。ECA. 颈外动脉；ICA. 颈内动脉

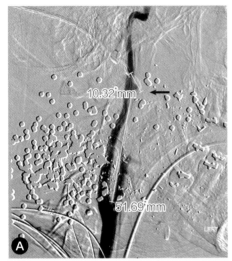

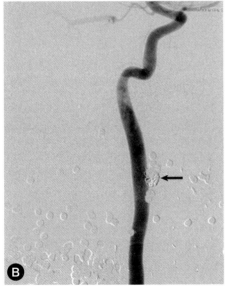

▲ 图 20-7　A. 右侧颈内动脉假性动脉瘤的血管造影，由霰弹枪击中 II 区和 III 区造成。箭指向假性动脉瘤；B. 使用裸金属支架和弹簧圈（箭）栓塞假性动脉瘤的血管内治疗后的血管造影

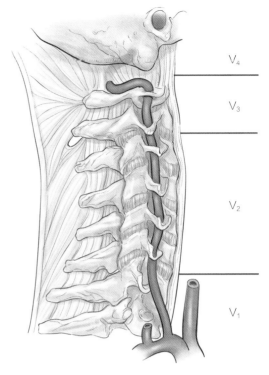

▲ 图 20-8　椎动脉的解剖段

V_1 是从锁骨下起点到 C_6 横突孔的入口；V_2 是从 C_6 横突孔到 C_2 横突处的骨管出口；V_3 为 C_2 横突与颅底之间的颅外段；V_4 是颅内段，终止于与对侧椎动脉的交界处

定哪条椎动脉是优势血管，这非常重要。如果确定受损椎动脉为优势动脉或唯一椎动脉，则应努力维持顺行血流。当椎动脉有明显出血时，应手术探查并结扎或栓塞，接受可能发生后循环脑卒中的风险。

对于需要开放修复的罕见损伤，可通过胸锁乳突肌两个头上方的内侧锁骨上横切口显露椎动脉 V_1 段。分开头部或纵向分开胸锁乳突肌两个头部显露颈动脉鞘。打开鞘管，向内侧牵拉颈动脉，向外侧牵拉迷走神经和颈内静脉，分离椎静脉，可直接进入椎动脉和近端锁骨下动脉。

当 V_2 节段穿过骨性横突孔时，显露 $V_2 \sim V_4$ 节段很少是必要的，而且具有挑战性。通过对 V_1 节段相同的显露，颈前外侧入路显露椎动脉 V_2 段层次为皮肤、皮下脂肪、颈阔肌、胸锁乳突肌、椎前筋膜、颈长肌、横突、椎动脉。一旦颈长肌从下面的骨性结构上剥离，横突的前结节和椎体就可见了。可使用咬骨钳去除椎间孔的前缘，以显露椎动脉。在这部分解剖过程中，由于骨管静脉丛的存在，可发生中至重度出血。注意不要损伤位于动脉正后方的颈神经根。需要经耳后入路显露 V₃ 段动脉，V₄ 段只能通过开颅手术显露。V₃ 和 V₄ 节段的显露最好在神经外科医生的协助下完成。

（三）锁骨下动脉

左锁骨下动脉是第三条也是最后一条来自主动脉弓的大血管。右锁骨下动脉起源于无名动脉。锁骨下动脉从其起点延伸至第一肋骨外侧缘，并根据前斜角肌的关系分为三段（图 20-9）。第一段，前斜角肌内侧，包含最重要的分支，即椎动脉、乳内动脉和甲状腺颈干。锁骨下动脉的第二段在前斜角肌后，短的第三段从前斜角肌的外侧缘延伸到第一肋骨的外侧缘，在那里它成为腋动脉。膈神经直接位于前斜角肌上或位于前斜角肌内侧，在显露第一段和第二段动脉时可能会损伤。在解剖学上，动脉位于锁骨下静脉、椎静脉、前斜角肌和左侧胸导管的后方[55]。

锁骨下穿通伤常伴有血流动力学不稳定，需要立即手术探查。对于正在出血的损伤，临时措施包括在急诊科进行复苏性开胸手术可能是必要的。在伤口内插入 Foley 导管并充气球囊也可实现快速控制[9]。血流动力学正常的患者需要 CTA 来确定穿透性伤口和血管损伤的程度。

锁骨下动脉损伤的解剖位置决定了哪种手术显露最有利于血管控制和修复。对于所有锁骨下

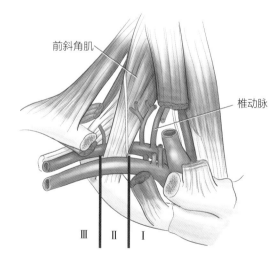

▲ 图 20-9 锁骨下动脉的解剖段

第一段从锁骨下起点延伸到前斜角肌的内侧边界。第二段在前斜角肌的后方。第三段从前斜角肌的外侧延伸到第一肋骨的外侧

动脉损伤的手术修复，颈部和胸部应包括在手术范围内。对于右锁骨下动脉第一段损伤，需要胸骨正中切开术达到近端控制。胸骨切开术可以结合锁骨上延伸，以充分显露右锁骨下动脉。在左侧，近端控制需要第三或第四间隙前外侧开胸，因为左锁骨下骨起源于更后方的主动脉弓。在近端控制后，可以在锁骨上做一个显露切口。如果有这种能力，在诊断性血管造影或手术时，也可以通过血管内球囊阻断实现对任一锁骨下动脉的近端控制。

如果血管损伤位于锁骨下动脉的左或右第二或第三段，锁骨上切口可能可进行修复损伤。与颈部或锁骨上肿胀、纵隔增宽或胸腔内出血相关的损伤仍需要胸内近端控制。通过锁骨下切口显露腋动脉可获得双侧远端控制[9]。

对于简单的刺伤，一期修复是可能的，但在大多数情况下，需要置入移植物进行重建。

推荐使用直径为 8mm 的人工血管。对于因大隐静脉与锁骨下动脉大小匹配不良而造成严重污染的病例，应保留大隐静脉。当需要进行大范围修复或患者的生理功能受损时，结扎术可作为损伤控制措施。在必须结扎锁骨下动脉的情况下，肩部和锁骨上窝强健的侧支网络通常提供足够的灌注，以维持存活的臂和手（如果不是相对缺血的话）。合并静脉损伤常见，如果可能，纵向缝合修复比结扎更可取。由于锁骨下静脉结扎术通常耐受性良好，因此不需要进行更复杂的修复，但可能会出现手臂肿胀。多累及头臂静脉或上腔静脉的近端静脉损伤应尽可能修复。

在病情稳定的患者中进行了锁骨下动脉损伤的腔内修复，成功率超过 93%[57-60]。血管腔内治疗可以作为确定性治疗，也可以作为稳定患者并为确定性治疗提供过渡的手段。据估计，大约 50% 的锁骨下动脉穿透伤可接受血管腔内治疗[58, 61, 62]。该手术结合诊断性动脉造影进行，采用股动脉入路和长鞘，或者采用同侧肱动脉逆行入路。一旦导丝穿过损伤节段，就可以释放覆膜支架。如果需要覆盖椎动脉，应通过 DSA 或 CTA 证实对侧正常或优势椎动脉通畅[63]。

六、术后护理、并发症和预后

接受手术或血管腔内修复术的患者术后应在

重症监护病房监测血管或神经变化。脑水肿及在罕见情况下梗死的出血性转化之前，可能会出现头痛和神经功能状态恶化[64]。脑损伤导致的颅内高压与血流动力学不稳定相关，特别是心动过缓和高血压。持续静脉输注钙离子通道阻滞剂可用于高血压患者的降压治疗。颅外血管损伤伴或不伴临床神经系统改变的颅脑对低血压敏感，易发生继发性脑损伤。因此，严格维持正常平均动脉压（70～90mmHg）和避免低氧血症对于限制缺血半暗带内任何神经损害的进展至关重要[65]。

对于颈部血管损伤，术后血肿和软组织肿胀可能导致气道压迫。为保护气道，气管插管应维持至颈部血肿和水肿消退。对于Ⅰ区颈动脉和近端锁骨下动脉损伤，需要监测胸管和伤口引流量，以及每天的胸部 X 线检查，以及时发现意外出血。胸部 CT 也可能有助于识别隐匿性术后出血。顽固性低血压和血红蛋白下降应返回手术室进行伤口探查和出血控制。

接受腋动脉或锁骨下动脉修复的患者有发生上肢再灌注损伤和随后筋膜间隔综合征的风险。虽然这种现象在上肢较下肢少见，但术后应密切监测患者的前臂或手疼痛加重，以及前臂或手神经功能缺损的进展。对于出现此类症状的患者，应评估筋膜室压力和（或）进行前臂筋膜切开减压术。

几乎所有胸廓出口或颈部血管损伤的开放手术修复病例都应使用闭合负压引流（如平坦 Jackson-Pratt 或类似的闭合负压引流）（图 20-10）。这种做法可以控制和处理食管的漏诊或无意损伤，或者如果手术显露在左胸廓出口，应注意胸导管的损伤。一般来说，术后闭合引流，引流量也较小。然而，如果有持续引流，则可检查液体是否有甘油三酯升高和乳糜微粒，这两项均可确认胸导管损伤[66]。

在无禁忌证的情况下，如果使用静脉或人工血管重建动脉，术后应采用阿司匹林进行抗血小板治疗。通常，抗血小板治疗至少持续 30 天。接受支架置入术的患者应在介入术后接受至少 30 天至 6 个月的双联抗血小板治疗。这已被推荐用于因动脉粥样硬化性颈动脉疾病接受支架置入术的患者[67]，并且在创伤文献中也已证实有益[68-70]。建议在随访期间使用 CTA 或彩超对支架进行复查

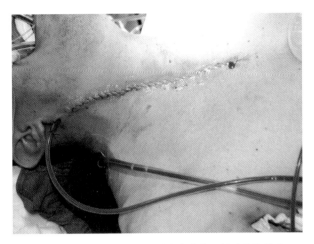

▲ 图 20-10　通过闭合负压引流完成右颈总动脉修补术

（图片由 Todd E.Rasmussen, the Uniformed Services University 提供）

随访，以评估再狭窄[67]。

颈动脉重建术后发生对侧神经功能障碍提示存在神经系统损伤。在大多数患者中，这是由于进行性脑水肿或动脉急性闭塞。应通过监测颅内压、降低颅高压的措施及去骨瓣减压术来治疗脑水肿。如果发现损伤修复的动脉急性闭塞，则颈动脉探查和修复的决策取决于神经功能障碍的程度、头部 CT 扫描结果和患者的血流动力学稳定性。对于脑 CT 显示脑损伤证据极少或无脑损伤证据的稳定患者，应迅速返回手术室行取栓术和修复。与初次修复的情况一样，在进行正式修复和再灌注之前，需要将取栓导管缓慢通过远端，并重建反流血。术中血管造影有助于评估血栓完全清除，并评估狭窄或导致早期移植物失效的其他原因。对于头部 CT 显示大面积脑损伤的患者，非手术治疗可能是最好的治疗方案，因为无论是否可以通过损伤的颈动脉段建立血流，预后都很差。

颈动脉穿通伤的全因死亡率为 60%，颈动脉损伤导致的死亡率为 20%～42%[71, 72]。预后差与到达急诊时的低血压或昏迷相关。颈内动脉损伤的脑卒中发生率高于颈总动脉损伤，因为颈内动脉的顺行血流可通过颈外动脉的逆行血流维持[73]。对有神经功能障碍的患者进行手术治疗可使 92% 的患者的神经功能障碍稳定或改善[28]。与刀刺伤相比，枪弹伤的手术预后差，并且手术修复较复杂。血管腔内治疗主要用于手术无法显露的颈动脉和椎动脉假性动脉瘤的治疗。多项使用支架治

疗脑血管损伤的研究显示，技术成功率高，脑卒中和死亡率低 [53, 68, 69, 74]。

对临床隐匿性钝性颈动脉和椎动脉损伤进行强化筛查和治疗的价值再怎么强调也不为过。如果能够检测出 BCVI，并使用抗血小板和（或）抗凝治疗，则可降低神经系统不良事件的发生率。在一项对 147 例 BCVI 患者的回顾性研究中，未接受治疗患者的脑卒中发生率为 25.8%，而接受任何抗血小板或抗凝治疗的患者的脑卒中发生率为 3.9%[75]。钝性颈动脉损伤的脑卒中发生率与损伤级别或严重程度的增加相关。然而，对于所有级别的损伤，钝性椎动脉损伤的脑卒中发生率更为一致，约为 20%[6]。

2005 年对美国国家创伤数据库的一篇综述报道，钝性颈动脉损伤比颈动脉穿通伤在出院时导致更严重的功能残疾 [76]。出院时，78% 的穿通型颈动脉损伤患者完全自主活动，而钝性颈动脉损伤患者为 37%。残疾的主要原因是合并脑卒中和其他相关的非血管损伤（如创伤性脑损伤）。

对于存活到医院的患者，锁骨下动脉损伤的死亡率约为 34%；对于存活到手术室的患者，死亡率约为 15%[14]。开放修复术的早期失败率约为 5%[58]。锁骨下动脉损伤的血管腔内治疗避免了广泛开放显露的并发症，但长期通畅性仍有待观察。据报道，锁骨下动脉腔内修复术后并发症的总发生率为 12%，包括手臂劳力疲劳、支架内血栓形成和支架断裂 [77]。然而，这些并发症通常可以通过再次的血管腔内手术得到有效处理。一项对 27 例锁骨下动脉和腋动脉损伤患者进行选择性开放或血管腔内修复的研究表明，血管腔内修复术的手术时间和出血量显著较短，1 年通畅率相似 [61]。这些结果表明，血管腔内治疗对于病情稳定的患者可能是有利的，尤其是那些支架移植物不会覆盖优势椎动脉的锁骨下假性动脉瘤患者。

第21章 上肢和交界区损伤
Upper Extremity and Junctional Zone Injuries

MATTHEW VUONCINO　JOSEPH M.WHITE　WILLIAM DARRIN CLOUSE　著

韩建民　译

一、上肢血管损伤的流行病学研究

民间和军事机构关于主要的血管损伤部位和预后的研究报道,最早可追溯到南北战争时期（表21-1）[1-24]。尽管一些出版物就上肢血管损伤发表了评论并提供了与之相关的细节,但往往难以辨别其具体的流行病学和预后,但伊拉克和阿富汗战争的当代流行病学特征是其中一个例外[1, 23, 24]。在实施现代创伤系统登记后,我们可以对血管损伤进行详细分析。通过现有研究可以观察上肢血管损伤的模式,并且可以对上肢血管损伤的特征和预后提出一些总体性评述。

无论是在民用还是军事环境中,上肢血管损伤都较下肢少见。历史上,上肢血管损伤约占所有血管损伤的30%[4, 9, 16]。最近几项民间研究,以及在巴拉德血管登记处（Balad Vascular Registry,BVR）和国防部创伤登记处的记录显示,上肢动脉损伤占四肢动脉损伤的30%～40%,其中穿透伤比钝性伤更为常见,这在军事环境下尤为显著,然而,在民用环境中钝性伤的发病率和死亡率更高,这主要归因于伴随性损伤的影响。最近的流行病学研究显示,上肢血管损伤最常见的部位发生了转变。先前的研究报道显示肱动脉是最常见的损伤血管。然而,肢端或前臂的血管成为现今最常见的损伤部位,其次才是肱动脉,而交界区的腋动脉和锁骨下动脉是最不易损伤的部位。就修复类型而言,一期修复、补片血管成形术和自体静脉移植术是最常用的修复技术。

上肢动脉损伤相关的截肢率在1%～28%,最近的研究显示约为10%。有学者认为,在现代军事环境中上肢血管损伤的早期截肢率可能要高于下肢[1, 2]。爆炸伤、穿透伤和烧伤是常见的多因素病因。此外由于上肢的表面积和软组织结构较小,因此血运重建和软组织覆盖相对困难。与上肢血管损伤相关的死亡率罕见但不可忽略,范围为0%～34%,主要归因于合并的头部和躯干损伤。

二、复杂上肢血管损伤的处理
（一）概述

上肢血管损伤模式具有不可预测性,因此要求外科医生同时掌握不同的治疗技术。高效的治疗需要在诊断和评估阶段预见术中和术后的潜在问题。

如果术前准备不当,不但会延长手术时间并且可能导致不良预后。通常在健侧肢体建立静脉通路、中心静脉通路可能有所助益。正如本书前面几章所详述,我们必须勤于关注术后复苏。

上肢血管损伤常伴发骨骼和软组织的损伤。这在军事环境中更为常见,因为现代战争频繁应用高能武器和简易爆炸装置。处理该类损伤应注意以下几点,长骨的损伤应在血管修复前通过临时固定术恢复其原有长度。在大多数情况下,当血管和骨科损伤同时发生时,在其他损伤方面得到优化的情况下,骨折外固定和永久内固定是一种选择。

在放置外部固定装置之前,可以考虑将临时血管分流术作为一种快速恢复肢体灌注的方

表 21-1 有关上肢动脉损伤的民间和军事研究

研究	环境	年份（年）	穿透伤：钝性伤	损伤动脉数量（UE：LE）	损伤部位					修复方式				合并损伤			预后	
					锁骨下动脉	腋动脉	肱动脉	桡动脉	尺动脉	一期修复	AVAG/P	人工血管	结扎	神经	骨骼	静脉	截肢	死亡率
Graham 等	民间	1955—1978	93%：8%	93	93	NR	NR	NR		33	8	17	0	18（19%）	17（18%）	38（40%）	NR	12（13%）
Mattox 等	民间	1958—1988	NR	859：4901[c]	168	143	446	261		NR	NR	NR	NR	NR	NR	NR	NR	NR
Hardin 等	民间	1967—1979	84%：16%	100	NR	21	43	36		69	19	0	19	46（46%）	6（6%）	14（14%）	2（2%）	NR
Fitridge 等	民间	1969—1991	55%：45%	114	16	12	62	24		39	45	1	14	47（41%）	35（30%）	NR	9（7%）	3（2%）
Graham 等	民间	1970—1980	95%：5%	85[b]	9	51	13	NR		20	13	18	0	23（35%）	NR	20（30%）	1（1%）	2（3%）[b]
Humphrey 等	民间	1970—1990	59%：41%[c]	115：56	3	9	30	36	37	126[c]	40[c]	15[c]	47[c]	63（29%）[c]	70（32%）[c]	NR	26（11.4%）[c]	10（4.8%）[c]
Pasch 等	民间	1979—1984	100%：0%[a]	48：91	NR	15	33	NR		14	34	0	0	38%[d]	NR	62（45%）[a]	1（0.7%）[a]	0[a]
Costa 等	民间	1981—1987	0%：100%	15	15					NR	NR	NR	NR	8（53%）	12（80%）	NR	2（13%）	1（7%）
Shaw 等	民间	1983—1992	78%：12%	43	15		28			NR	NR	NR	NR	13（30%）	3（6%）	23（44%）	3（10%）	NR
Lin 等	民间	1991—2001	100%：0%	54	54	NR	NR	NR		38	10	3	3	17（31%）	NR	20（25%）	NR	39%
Demetriades 等	民间	1993—1997	100%：0%	79[b]	59		NR	NR		19	18	22	0	26（32%）	NR	20（31%）	4（5%）	27（34%）[b]
Brown 等	民间	1992—1998	70%：30%	64	6	13	26	5	6	27	32	6	6	12（19%）	8（13%）	13（9%）[a]		2（3%）
Menakuru 等	民间	1996—2002	16%：84%[a]	67：63	6	4	38	11	8	103[a]	32[a]	4[a]	NR	16（10%）[a]	90（60%）[a]	12（10%）	9（6%）	12（8%）
Zellweger 等	民间	1996—2002	97%：3%	124	NR	NR	124	NR		47	73	2	2	77（62%）	17（14%）	10（37%）	NR	NR
Shanmugam 等	民间	2000—2002	55%：44%	27	0	2	13	7	5	5	12	2	6	6（22%）	10（37%）	NR	1（3%）	0
Dragas 等	民间/军事	1992—2006	77%：23%	189	3	41	104	40		57	99	2	6	91（55%）	45（27%）	62（37%）	10（6%）	4（2.4%）
Peck 等	民间	2004—2006	88%：3%[a]	40：150	NR	4	25	11	69	4	25	2	9	NR	NR	15（38%）	4（3%）[a]	2（1.5%）[a]
DeBakey 等	军事	WWII	NR	864：1607	21	74	601	99		81[a]	40[a]	14[a]	1639[a]	NR	NR	192（63%）	214（24%）[d]	NR
Hughes 等	军事	KW	NR	112：192	3	20	89	NR		77	20	0	15	NR	NR	NR	13%[a]	NR
Rich 等	军事	1965—1968	95%：1.1%	350：650	8	59	283	NR		464[a]	462[a]	4[a]	15[a]	424（42%）[a]	285（29%）[a]	377（38%）[a]	19（2%）[d]	17（1.7%）[a]
Clouse 等	军事	2004—2005	85%：15%	43	10		25	23		7	26	2	1	38（88%）	10（23%）	5（11%）	4（9.3%）	NR
Clouse 等	军事	2004—2006	94%：6%[a]	76：225	11		42	23		15[a]	47[a]	1[a]	13[a]	NR	NR	NR	7（8.5%）[a]	14（4.3%）[a]

a. 包括上肢和下肢动脉损伤数据
b. 包括上肢动脉和静脉损伤数据
c. 综合了所有心血管损伤数据
d. 仅包括上肢动脉损伤数据

AVAG/P. 自体静脉动脉移植或补片血管成形术；WWII. 第二次世界大战；KW. 朝鲜战争；NR. 未报道

法。这种救治策略或顺序可以迅速恢复肢体灌注，允许我们更周到和更完善地进行骨折固定，并且后续能为我们提供更便于动静脉吻合的支撑平台。

首先应清除坏死组织及异物，在某些情况下需要考虑早期截肢。根据我们的经验，在大多数情况下血管移植物可以通过深层解剖平面进行血运重建。但如果存在软组织缺损空腔时，可能需要采用解剖外旁路，这里可以经由深层肌间或皮下平面，而路径的选取主要取决于哪条路径能更好地保护血管移植物。待创伤稳定后，必须一期修复损伤的神经组织，而不能只标记神经末端后期进行二期修复。静脉损伤的修复可以改善肢体的预后，尤其是在腋、锁骨下静脉损伤及未合并有危及生命的损伤时。当肱静脉、头静脉和贵要静脉损伤时，我们需要认真考虑重建其中至少一条静脉（图 21-1）。其中首选重建肱静脉或贵要静脉，因为它们位于处理动脉损伤时所需显露的范围之内，并且更容易用软组织覆盖。

（二）止血带在上肢血管损伤中的应用

止血带在现代民用创伤环境中还没有得到系统性的认可，但其有效性已经在军事环境中得到证实。在伊拉克战争（OIF）/阿富汗战争（OEF）中，止血带的早期应用效果得到了证实并且能挽救患者生命。2009 年 Kragh 等报道了在院前环境中没有休克时使用止血带比在急诊科休克后再使用具有生存优势（90% vs. 10%，P＜0.001）[25, 26]。其

中一小部分患者（1.7%）在止血带的使用部位出现了神经麻痹症状，但没有因止血带而导致的截肢发生。

该研究共使用止血带 110 支，其中 34 支用于治疗上肢创伤。在该研究中，94% 的上肢损伤可通过止血带控制，而在下肢损伤中，这一比例仅为 74%[27]。7 条肢体出现神经系统并发症，其中包括 4 条涉及上肢神经麻痹。腋动脉远端的损伤最适合应用止血带控制。带有绞棒设计的止血带，如战斗应用止血带（combat application tourniquet, CAT）和特种作战部队战术止血带（special operations forces tactical tourniquet, SOFTT），这两种止血带通常发放给作战部队。紧急和军用止血带（emergency and military tourniquet, EMT）则采用气动压缩设计。一项研究通过多普勒超声评估志愿者自行应用 CAT、SOFTT 或 EMT 止血带的效果，发现每种设计都能持续阻断远端灌注。

历史上，在院前环境中使用止血带一直存在顾虑。然而伊拉克和阿富汗的现代战争经验研究表明，止血带是防止肢体出血死亡的重要手段[29, 30]。但是很难将这些经验应用于民用环境，因为只有具备严格的军事训练和快速的医疗转运的条件，止血带才能成功应用于军事环境[31]。尽管在民用环境中普及应用止血带可能为时过早，但对于一些上肢血管损伤，只要能够及时使用止血带便肯定会从中受益。

上肢血管损伤处理的注意事项

- 止血带用于控制出血，临时血管分流术用于早期恢复灌注，当面对复杂的上肢损伤或需延迟修复时，筋膜切开术的阈值应更低。
- 术前准备和铺单应便于控制损伤部位近、远端血管，同时做好采集自体血管（如大隐静脉）的准备。
- 上肢交界区的显露是相对困难的，要做好胸骨切开和开胸手术的准备。
- 合并长骨骨折应在血管修复术前恢复长骨长度（考虑先放置血管分流器，然后再放置骨折固定装置）。
- 应用间置移植术和补片血管成形术来避免一期修复造成的动脉狭窄。
- 在上肢交界区损伤中可以选择应用人工血

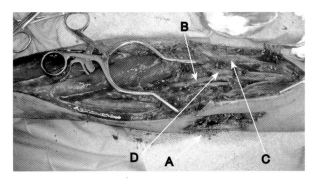

▲ 图 21-1 患者头部视角。左臂内侧的高能量枪伤导致子弹出口处出现"爆裂伤"。由肱动脉至桡动脉使用大隐静脉作旁路手术修复肱动脉损伤，并使用 GSV 移植修复贵要静脉损伤，并进行了筋膜切开术（彩图见书末）

A. 空洞化损伤；B. 肱 – 桡 GSV 旁路；C. 贵要静脉；D. 正中神经

管，因为该区域血管移植物尺寸匹配很重要，并且感染性并发症比腹股沟区域更为少见。

- 静脉损伤的修复可能会改善肢体预后，应当予以考虑，尤其是上肢近端或交界区的静脉损伤。
- 上肢血管损伤的腔内修复术早期效果相当好，尤其是近端或中心区域的血管损伤。
- 建议选用双功超声监测修复效果。
- 抬高肢体、早期康复和抗血栓治疗是上肢血管重建术后的重要护理内容。

（三）上肢血管损伤的临时血管分流

肢体血管损伤的传统手术策略以"生命高于肢体"为宗旨。阿富汗和伊拉克战争的损伤控制性复苏和损伤控制手术经验表明，我们可以在肢体损伤的情况下同时挽救生命和保留肢体。了解损伤控制辅助手段，如临时血管分流术和对复杂肢体损伤的系统性评估，有助于降低发病率和死亡率，同时能够最大限度地改善功能预后。临时血管分流术可以在无法即刻进行血管重建时迅速恢复上肢远端血供（图 21-2）。延迟血管修复可能是由于需要固定相关骨折、软组织清创，甚至是需要采集和准备静脉桥血管。当伴有更严重的、危及生命的损伤时，或在首次手术中时间不足或缺乏相关专业技术知识时，同样需要延迟修复。正如在本书的专门章节中所讨论，存在上述任

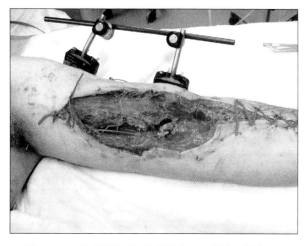

▲ 图 21-2 肱动脉临时血管分流术用于维持远端灌注，同时进行骨科外固定以恢复肱骨长度（彩图见书末）

何一种情况时临时血管分流术都可以作为恢复肢体灌注的方法，并可以为正式修复赢得时间。

（四）上肢血管损伤的严重程度评分

肢体损伤定义为涉及软组织、骨骼、神经和血管的损伤。在不同患者和不同损伤程度的上肢中确定哪些可以积极尝试保留肢体，哪些可能会从早期截肢中受益是具有挑战性的。在伤情严重的患者中，竭力保留肢体可能导致错误的治疗方向，而过早截肢则可能会影响最佳的功能预后。评分系统的开发考虑了合并性损伤，以及骨骼、软组织、神经和血管损伤程度和性质。设计评分系统的目的是在损伤处置的早期阶段协助决策，并提供一种用于肢体损伤回顾性研究分析的方法 [41, 42]。理论上讲，这些评分系统可以区分哪些患者可以成功保肢，哪些需要早期截肢。相关研究对不同评分系统进行了评估，如肢体损伤严重程度评分（mangled extremity severity score, MESS）（表 21-2）、肢体损伤综合征指数（mangled extremity syndrome index, MESI）（表 21-3）、预测保肢指数（predictive salvage index, PSI）和保肢指数（limb salvage index, LSI），评估了其预测保肢和功能预后的能力 [42-44]。最后只建议将 MESI 用于评估上肢损伤严重程度，但 MESS 也曾用于上肢损伤的回顾性研究 [41, 45-47]。

针对 MESS 最可靠的验证研究集中在下肢，同时建议在上肢应用时需谨慎 [42, 47]。然而因其简易性（只需评估四个临床项目：骨骼 / 软组织损伤、肢体缺血、休克和年龄），它被用于评估上肢的生存能力。Slauterbeck 等报道了 43 例上肢损伤，发现 9 例 MESS 评分≥7 分的患者均截肢，而 MESS 评分＜7 分的则均成功保留肢体 [46]。Durham 等评估了不同评分系统在上肢和下肢损伤评估中的应用，认为 MESS 和 MESI 都能很好地预测上肢损伤程度（MESI 灵敏度为 100%，特异度为 67%，阳性预测值为 90%，阴性预测值为 100%；MESS 灵敏度为 78%，特异度为 100%，阳性预测值为 100%，阴性预测值为 60%）[45]。有趣的是，作者得出的结论是这些评分并不能准确预测功能结局，这强调了肢体活力和肢体功能是相关的，但不是完全相同的。

MESS 在伊拉克和阿富汗战争期间应用于战

表 21-2 肢体损伤严重程度评分		
项 目	损伤评估	分 值
骨骼损伤	低能量（刺伤，枪伤，单纯性骨折）	1
	中等能量（开放性 / 多发性骨折，脱臼）	2
	高等能量（近距离枪伤或军用火器伤，挤压伤）	3
	极高能量（上述损伤加严重污染，软组织撕脱）	4
肢体缺血	脉冲减弱或缺失但血流灌注正常	1[a]
	无脉；感觉异常；毛细血管再充盈减慢	2[a]
	冰冷；麻痹；感觉缺失；麻木	3[a]
休克	收缩压 > 90mmHg 连贯性	0
	暂时性低血压	1
	持续性低血压	2
年龄（岁）	< 30	0
	30—50	1
	> 50	2

a. 缺血时间大于 6h 分值加倍

引自 Johansen, et al.Objective criteria accurately predict amputation following lower extremity trauma.J Trauma.1990;30:568-572, discussion 72-73.

表 21-3 肢体损伤综合征指数		
项 目	损伤评估	分 值
损伤严重程度评分	0～25	1
	25～50	2
	> 50	3
皮肤	切割伤	1
	挤压伤 / 烧伤	2
	撕脱伤 / 脱套伤	3
神经	挫伤	1
	断裂	2
	撕脱	3
血管	动脉横断	1
	动脉栓塞	2
	动脉撕脱	3
	静脉损伤	1
骨骼	单纯性骨折	1
	多段骨折	2
	多段粉碎骨折	3
	多段粉碎骨折，骨缺损 < 6cm	4
	关节内、外多段骨折	5
	关节内、外多段骨折，骨缺损 > 6cm	6
	骨缺损 > 6cm	+1
延误时间	> 6h，每小时加 1 分	
年龄	40—50 岁	1
	50—60 岁	2
	60—70 岁	3
原有疾病		1
休克	收缩压 < 90mmHg	2

争相关的上肢损伤数据已发表。Rush 等通过研究 17 例上肢和 43 例下肢损伤患者，发现 MESS 大于等于 7 预示着需要截肢[48]。Gifford 等通过一项多因素调整分析证实了 MESS 的准确性[49]。该病例对照研究对 64 例行临时血管分流和匹配的 61 例未行血管分流的肢体损伤患者进行了为期近 2 年的随访，其中包括 35 例上肢损伤和 90 例下肢损伤。MESS 评分 < 4 分的患者中，无截肢生存率差异没有统计学意义。然而，在 MESS 为 5～7 分（RR=3.5，95%CI 0.97～12.4，P=0.06）和 MESS 为 8～12 分（RR=16.4,95%CI 3.79～70.98,P<0.001）的患者中，无截肢生存率逐渐降低。

总体而言，我们认为 MESS 可以作为主观临床经验以外的客观提示。通过它们可以发现严重肢体损伤患者不同结局之间的细微差异，并可以提供一般的治疗原则。然而在上肢损伤救治中，根据评分系统决定是否截肢的准确性仍然有待考证，因此有经验的外科团队的专业知识和处理意见仍是最重要的。

三、上肢血管损伤的外科治疗

虽然出血和缺血是需要干预和修复的决定性

因素，但更深入地了解不同上肢动脉损伤的表现和诊断的细微差异同样是有必要的，这能使医生优化决策，同样适用于非手术治疗。病情不稳定的患者应立即送往手术室。而那些生命体征平稳且无出血征象的患者可以进行进一步的影像检查诊断，以便制订更好的治疗策略。胸部 X 线检查可以发现肋骨骨折或锁骨骨折和血气胸，并可以观察纵隔情况。连续多普勒测量双上肢血压（即测量伤肢指数）可以作为诊断动脉损伤的方法。对于血流动力学稳定的患者，CTA 可以明确上肢血管损伤的部位和性质，并发现伴随的非血管性损伤，进而优化手术计划。双功超声有助于锁骨下动脉以外血管损伤的诊断。动脉造影是有用的，特别是当考虑行血管腔内修复术（如支架修复）时。

（一）锁骨下动脉

1. 锁骨下动脉损伤　锁骨下动脉相对较短，周围毗邻骨骼和肌肉，这使得上肢近心端血管损伤较少见。锁骨下动脉损伤常见于穿透伤，军事和民间研究中心的报道显示其发生率在 1%～10%。当胸廓出口处的骨骼，如第 1 肋骨或锁骨骨折时，应考虑是否合并锁骨下动脉损伤。由于肩周侧支循环丰富，较少出现严重的上肢缺血。上肢远端动脉搏动消失，伤肢指数降低（＜ 0.9），或存在

明显的血流动力学障碍时应高度怀疑隐匿性锁骨下动脉损伤。事实上，多数锁骨下动脉损伤的患者伴有休克，血气胸也较常见。其他症状包括锁骨上部和低位颈部血肿或由血肿引起的气管压迫。也可能合并颈椎、胸椎、臂丛神经及静脉的损伤。只要患者状况允许，就应该对这些损伤进行细致的评估。

2. 交界区及锁骨下动脉的解剖　上肢的交界区由胸廓上口和肩部构成。胸廓上口由胸骨柄、第 1 肋和第 1 胸椎体围成。锁骨在第一根肋骨的前方与胸骨柄相连，这些骨性结构使得包括锁骨下动脉及其分支血管的显露相对困难。胸廓上口及周围的肌肉组织共同构成一个倒锥形，前、后斜角肌分别附着在第 1 和第 2 肋骨上，胸骨甲状肌、胸锁舌骨肌附着在胸骨柄上，胸锁乳突肌附着在胸骨柄和锁骨的胸骨端。尽管该区域复杂的解剖结构为内部的血管和神经提供了一个保护罩，但在紧急救治的情况下，控制损伤血管近心端时很容易伤及这些结构。

胸廓出口的主要动脉是锁骨下动脉（图 21-3）。右锁骨下动脉起源于胸锁关节后的无名动脉，左锁骨下动脉起源于主动脉弓。锁骨下动脉根据与前斜角肌的关系分为三段，其分支供应肩部周围的侧支血管（图 21-4）。第一段在前斜角肌内侧，

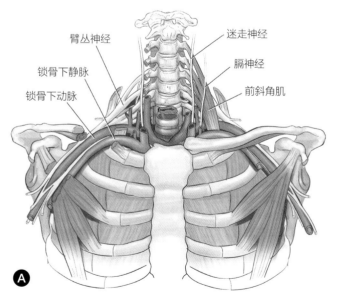
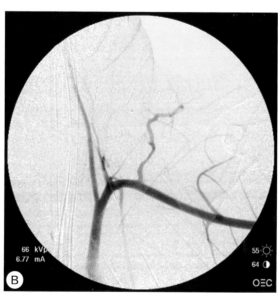

▲ 图 21-3　A. 胸廓出口前视图；B. 左侧锁骨下动脉及其分支的血管造影
引自 Gregory RT, et al The mangled extremity syndrome（M.E.S.）:a severity grading system for multisystem injury of the extremity.*J Trauma*.1985;25（12）:1147-1150.

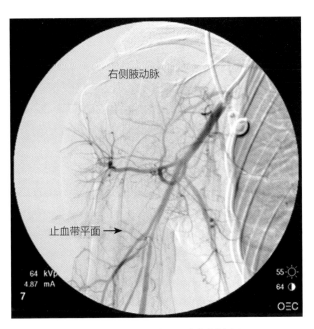

▲ 图21-4 血管造影示肩部侧支循环

重要的侧支血管包括胸肩峰动脉、胸外侧动脉、肩胛下动脉和旋肱前、旋肱后动脉

其分支包括椎动脉、甲状颈干和胸廓内动脉。膈神经和迷走神经在其前方穿过，颈内静脉和锁骨下静脉在神经前方汇合。在左侧，胸导管穿过锁骨下动脉近端汇入左颈内静脉和左锁骨下静脉的交汇处。锁骨下动脉中段位于前斜角肌后方，臂丛神经干位于其后上方，并发出肩胛背动脉。第三段位于前斜角肌外侧，臂丛神经干形成神经束后紧密包绕在该段血管周围，第三段没有侧支血管。

3. 交界区及锁骨下动脉的手术治疗 右锁骨下动脉第一段可以通过正中胸骨切开术显露。进一步显露可能需要在锁骨上扩大切口，选择切除或不切除锁骨头。左侧锁骨下动脉的起源于主动脉弓相对靠后位置，必须通过高位左前外侧开胸术显露（图21-5）。左锁骨下动脉第二、第三段可以通过正中胸骨切开术联合锁骨上或颈部延长切口或Trapdoor开胸术。当需要显露第二段时，可以做锁骨上和锁骨下双切口的联合技术，但根据作者的经验，单切口方法联合锁骨切除（伴或不伴同期重建锁骨）似乎是最快捷和最灵活的。左锁骨下动脉远端和腋动脉近端损伤可通过单独的锁骨上切口显露，或者可以直接切除锁骨显露锁骨下血管。锁骨下动脉远端和腋动脉近端损伤可以通过双切口显露，但可能需要行外侧锁骨切

除术，并可以选择同期重建锁骨。

锁骨下动静脉周围富含神经组织，应当细致解剖（图21-6）。臂丛神经和迷走神经及前斜角肌上的膈神经应予以识别和保留。颈肩部周围有丰富的侧支循环，在上肢轻度缺血的紧急情况下可以选择结扎锁骨下动脉。但在作者看来，临时血管分流术是一种比直接结扎更好的选择。着重强调锁骨下动脉的无张力修复，因为该段血管相对薄弱、非肌性且易损伤。因此，一期修复和补片血管成形术都极具挑战，建议修复时使用血管吻合垫片。对于直径更大、更靠近心端和上肢血运重建时可以用人工材料作为间置移植物。根据尺寸和长度也可以考虑使用自体血管，如隐静脉、拼接隐静脉、颈内静脉，甚至股静脉。自体血管的选择取决于患者自身状况和相关部位的软组织损伤情况。在更大范围损伤中，可以选择结扎和使用基于近端流入的旁路术进行血运重建，如从升主动脉、无名动脉或颈动脉系统等近心段部位行血运重建。

4. 手术技巧 左锁骨下动脉第一段的控制需做前外侧开胸切口。患者取仰卧位，外旋肩关节。沿第5肋从胸骨外侧缘到腋前线（女性患者在乳房下方，男性患者沿着胸大肌下轮廓线）做一弧形切口。于第4肋间分离胸肌筋膜、肌纤维及肋间肌。后在第5肋的头侧进入第4肋间隙，切开壁层胸膜，放置一个肋骨牵开器（即Fianchetto肋骨牵开器）。牵拉肺组织后显露主动脉弓，切开覆盖在主动脉弓和降主动脉上的纵隔胸膜。确定左锁骨下动脉的起始位置，注意避免在这个位置损伤左迷走神经和喉返神经，然后控制左锁骨下动脉的近端血流。

锁骨上入路可显露左锁骨下动脉的第二、第三段，但这种方法更耗时，并可能会损伤重要的神经组织。患者取仰卧位，外旋肩关节。于锁骨上方约一横指处做一横向切口，内侧缘起于胸锁乳突肌锁骨头的内侧。分离胸锁乳突肌的锁骨头，显露前斜角肌脂肪垫，注意识别保护其前方的膈神经。后向头侧移动脂肪垫，行膈神经松解术以增加其活动度，同时便于分离前斜角肌。分离（必要的话可切除）前斜角肌后探查确定锁骨下动脉位置。游离锁骨下动脉后控制损伤部位近、远端血流。必要的话可以结扎甲状颈干。

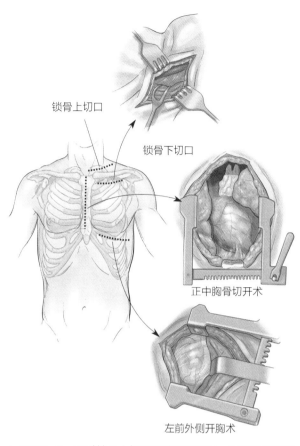

▲ 图 21-5　通过锁骨上切口和锁骨下切口、左前外侧开胸术和正中胸骨切开术可以显露交界区血管

Trapdoor 开胸术可以很好地显露左锁骨下动脉，因此外科医生应该熟悉这一术式。如前所述，作前外侧开胸切口，然后控制锁骨下动脉近端血流。结扎乳内 / 胸廓内动脉，作锁骨上切口，然后在胸骨前方做垂直切口，以连接前外侧切口和锁骨上切口的内侧缘，最后切开分离显露的胸骨。

（二）腋动脉

1. 腋动脉损伤　腋动脉损伤比锁骨下动脉损伤更常见，因为腋动脉较长且位于胸廓出口的保护结构之外。与锁骨下血管相似，穿透伤是最常见的腋动脉损伤形式。与单纯性锁骨下动脉损伤（患者通常出现休克）不同，单纯性腋动脉损伤较少出现血流动力学障碍。更常见的症状包括远端动脉搏动消失或伤肢指数降低（＜ 0.9）、搏动性出血和（或）扩大性血肿。大量的侧支循环通常阻止了严重缺血的发生，此时如果没有连续波多普勒检查和伤肢指数的测定，很可能忽视腋动脉损伤。与其他形式的血管损伤一样，动脉造影在许多情况下是一种有用的诊断工具，包括考虑血管内治疗的情况[7]。然而，大多数腋动脉损伤通过细致的体检、连续波多普勒和其他无创成像检

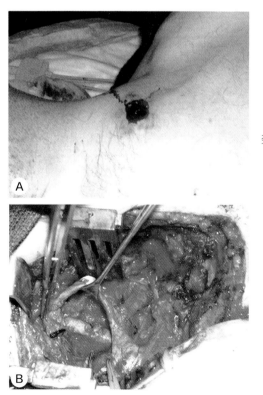

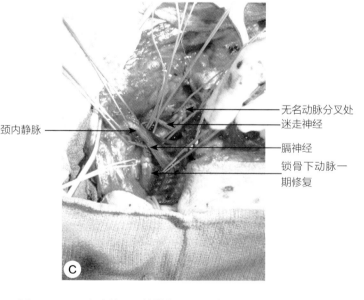

颈内静脉

无名动脉分叉处
迷走神经

膈神经
锁骨下动脉一期修复

▲ 图 21-6　A. 左胸锁骨区域枪伤。B. 患者头部视角。做锁骨上切口，发现锁骨下动脉和静脉损伤。锁骨下动脉使用大隐静脉间置移植修复，同时锁骨下静脉至颈内静脉使用 GSV 作旁路分流术。C. 锁骨下动脉和静脉区域的解剖结构复杂，在手术显露时必须进行细致的解剖（彩图见书末）

查方法就可以得到诊断，并不需要动脉造影。肱骨头前脱位或肱骨骨折可导致腋动脉损伤，以及附近臂丛神经和腋静脉的损伤。

2. 腋动脉解剖　腋动脉是锁骨下动脉的延续，起自第 1 肋骨外侧缘，至大圆肌外侧缘延续为肱动脉。以胸小肌为界分为三段。第一段只有一条分支，即胸上动脉。第二段包括胸肩峰动脉和胸外侧动脉两条分支。第三段包括肩胛下动脉、旋肱前动脉和旋肱后动脉三条分支。其内侧为腋静脉，后方与臂丛神经束毗邻。向远端移动，臂丛神经束环绕着腋动脉，最终在腋动脉远端和肱动脉近端形成了臂神经。

3. 腋动脉损伤的手术治疗　同侧颈部、胸部和锁骨上窝的皮肤应做好术野准备并铺单，以便控制近端血流。一般来说，手臂、手和手指也应作为术野的一部分进行准备，以便在术中评估肢

体远端的血流灌注，在某些情况下还可以直接行筋膜切开术。作者主张任何部位血肿都应实现近端血流控制，这取决于腋动脉损伤的部位和血肿的大小，有时可能需要作锁骨上切口控制锁骨下动脉血流。

为了显露腋动脉，需在锁骨下方两横指作一与其平行的切口（图 21-7A）。在近心端损伤的情况下，为更充分地控制锁骨下动脉和腋动脉可以选择锁骨上和锁骨下双切口。考虑到腋动脉与腋静脉和臂丛的距离，在这些位置使用血管钳应谨慎和精准（图 21-7B）。一期端 - 端吻合可以分离和结扎侧支，这样可以增大动脉活动度以达到无张力吻合。然而，大多数腋动脉损伤的修复需要进行更大范围的修复，即间置移植物重建。与锁骨下动脉的修复相同，使用自体静脉作为间置或拼接移植物是一种合理的选择，特别是在严

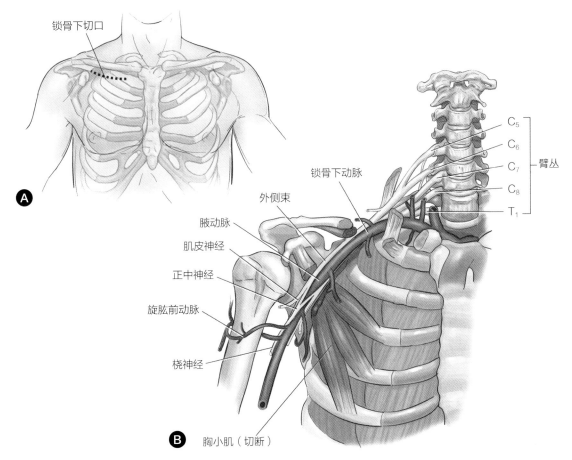

▲ 图 21-7　在锁骨下两横指处做平行于锁骨的切口，可以显露腋动脉近心端。腋动脉解剖，六条分支，以及根据与其前方胸小肌的位置关系所界定的三段血管。在腋动脉近端臂丛神经束位于其后方，但在其远端包绕着腋动脉。这种密切关系解释了为何腋动脉损伤时神经损伤高发

重软组织损伤的情况下。涤纶或聚四氟乙烯等造血管通常受到青睐，因为它们容易获得（即现成的），而且它们有统一的尺寸，与动脉的直径更匹配。尽管因侧支循环的存在单纯性腋动脉损伤结扎术后几乎没有不良后果，但大多数血管损伤都伴有软组织损伤，软组织损伤会破坏侧支循环，因此必须修复主干损伤血管。临时血管分流术是一种很好的替代动脉结扎的方法，可以保证肢体灌流、稳定患者病情并为延迟修复赢得时间。

4. **手术技巧** 患者应取仰卧位，肩下横向放置体位垫，以利于颈部充分伸展。在锁骨中部下方 1～2cm 处做一切口，由内向外延伸切口。分离锁胸筋膜，将胸大肌锁骨头纤维完全分离或切除。锁骨下静脉通常被一团柔软的脂肪组织覆盖，将其拉向尾侧，该操作常需要结扎和离断腋静脉的分支。静脉被移开后就可以显露腋动脉。胸小肌常被移向外侧或内侧，或将其分离以便于腋动脉完全显露。可根据需求将切口延伸至上臂内侧。

（三）肱动脉

1. **肱动脉损伤** 肱动脉损伤的患者，尤其是穿透伤，通常会出现明显的血管损伤表现。然而在一些情况下，由于肘部周围有健全的侧支循环，可能不会发生严重缺血。肢体缺血程度取决于损伤部位，是位于肱深动脉起始处的近心端还是远心端，以及相关的肌肉和软组织的损伤程度。其次与肱深动脉（侧支）循环网的中断有关，大范围软组织损伤会使严重肢体缺血的可能性增大。

大多数肱动脉损伤可以通过体格检查、连续波多普勒和测量伤肢指数（正常＞ 0.90）发现。其他的损伤，如肱骨髁上骨折或肘关节脱位，会增加肱动脉损伤的可能性[50]。将肱动脉作为血管入路，无论是用于血流动力学监测还是腔内手术，都可能导致医源性肱动脉损伤（血栓形成或假性动脉瘤）。与其他肢体血管损伤一样，手术前应进行全面的感觉运动检查并记录。

2. **肱动脉解剖** 肱动脉是腋动脉的延续，从大圆肌外侧缘延伸至肘窝分叉处（图 21-8），走行于肱骨内侧，与正中神经、尺神经和桡神经相毗邻。桡神经穿过三角孔后与肱深动脉伴行。尺神经走行于肱动脉后方，后在肱骨内上髁后方入

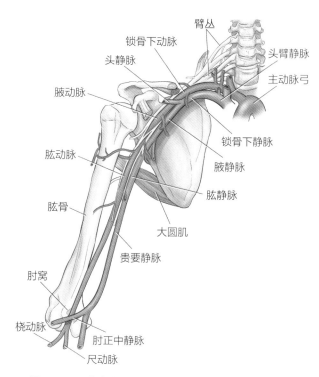

▲ 图 21-8 肱动脉是腋动脉的延续，从大圆肌外侧缘延伸至肘窝分叉处。重要的解剖关系包括三条主要分支动脉、相毗邻的三条静脉、三条神经和三块肌肉

尺神经沟。正中神经在肘关节附近由肱动脉外侧跨至其内侧。肱动脉在穿出腋窝后位置表浅，是上肢最易损伤的血管。由近心端至远心端发出三个分支，依次是肱深动脉、尺侧上副动脉和尺侧下副动脉。肱深动脉与桡神经一同向后下方走行，穿行于肱三头肌内侧头和外侧头之间。肱深动脉分支在近、远心端分别于与腋动脉、前臂血管交汇形成重要的侧支循环，远心端分支与桡动脉近心端分支共同构成桡骨上端侧支循环。尺侧上副动脉和尺侧下副动脉与尺神经伴行，并在肘关节附近形成侧支循环。

3. **肱动脉损伤的手术治疗** 当伴有持续性出血时，可将损伤部位近心端的肱动脉向后压迫至肱骨，由于血管收缩和局部血栓形成出血可能会停止。与其他上肢血管损伤一样，同侧的颈部和胸部应该全面做术野准备并铺单，以备需要控制近端血流。手腕、手和手指也应做术野准备，以便可以随时进行检查，包括多普勒检查。为显露近端肱动脉，需要在上臂内侧肱二头肌和肱三头肌之间的凹槽上方做一个纵向切口。移开胸大肌后可以显露腋动脉远心端。贵要静脉、正中神经

和尺神经与肱动脉的距离很近，需要仔细解剖而不要过度牵拉。贵要静脉尽可能保留，结扎分支后可以使其更容易牵拉和移动。可以通过牵拉或分离肱二头肌腱膜显露肱动脉远心端（图 21-9）。正中神经与肱动脉的位置关系随着神经向外周延伸而改变，由肱动脉近心端的外侧移动至远心端的内侧。

如果肱动脉未失活，由低能量刺伤造成的损伤可以进行一期修复，这种修复方式很少用于高能钝性伤或穿透伤。严重动脉损伤或断裂损伤需要使用静脉补片或更常见的自体静脉间置移植物（图 21-1）。斜形吻合是避免吻合口狭窄的好办法，在某些情况下考虑到肱动脉直径相对较小和收缩倾向，可以采用间断缝合技术。肱深动脉起始处以远的肱动脉损伤与不同程度的肢体缺血相关，这主要取决于侧支循环的损害程度。当患者的自身状况不允许重建肱动脉，或者在外科医生不熟悉或不适应（或没有时间）正式重建肱动脉的情况下，推荐使用临时血管分流术。

4. 手术技巧　沿肱二头肌内侧沟切口能够很好地显露肱动脉。根据损伤的位置可以近端阻断血流或应用止血带。外科医生应在进入鞘管后识别和显露肱动脉，同时注意识别和保护正中神经。上肢通常可以直接显露受损血管。如果侧支循环完整且应用多普勒仪确认远端血流灌注情况允许

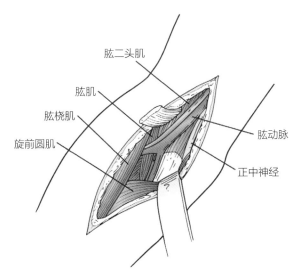

▲ 图 21-9　沿肱动脉走行做纵向切口并呈 S 形延伸可以快速显露肱动脉，或近端延伸至腋窝或远端穿过肘前窝。正中神经和贵要静脉与动脉距离很近

时，可将肱深动脉以远的肱动脉结扎。需要注意的是肱动脉富有弹性和伸缩性，在放置间置移植物的同时应弯曲和伸展手臂以确定最适长度，以此避免移植物的扭曲。肱动脉在上臂的上 1/3 处提前分叉是常见的解剖变异。

（四）尺动脉和桡动脉

1. 尺动脉和桡动脉损伤　在肢体血管损伤的研究报道中，前臂动脉损伤很常见。与上肢较近端血管一样，最常见的损伤机制是穿透伤。小鱼际锤综合征是尺动脉远端反复钝性伤导致动脉瘤样扩张、血栓形成和（或）远端栓塞的一种罕见表现。前臂血肿扩大可以导致骨筋膜室综合征，最终导致前臂缺血性肌挛缩（Volkmann 挛缩）。如果前臂出现张力性血肿同时伴感觉或运动功能下降，此时无论是否伴有明显的灌注异常，均应考虑行筋膜切开术。

2. 尺动脉和桡动脉解剖　肱动脉于肘窝处分为桡动脉和尺动脉（图 21-10）。桡动脉是肱动脉的更直接的延续，而尺动脉通常是两者中较大的一支。尺动脉发出前、后尺侧返动脉，共同组成肘部侧支循环的远端部分。尺动脉的另一条分支（骨间总动脉）由骨间膜的后外侧穿出后分为骨间前动脉和骨间后动脉，分别走行于骨间膜的两侧。掌浅弓是尺动脉最常见的终末段。在前臂尺动脉与尺神经相毗邻。桡动脉近心端只有一个分支，即桡侧返动脉，组成肘部的侧支循环。桡动脉在前臂与桡神经并行并最终形成掌深弓。

3. 尺动脉和桡动脉的手术治疗　通常情况下前臂的出血可以直接通过按压止血，必要的话也可以使用止血带。在手术室中手臂的近端部分、手和手指均应做术野准备并铺单，以便术中充分显露、评估和控制桡动脉和尺动脉。肘窝上方做 S 形切口可以使尺、桡动脉向近端延伸并显露。识别肱动脉后并向远心端追溯可以发现尺、桡动脉。桡动脉沿肱桡肌内侧走行，在前臂中部该肌肉内侧沟做切口可以显露桡动脉（图 21-11）。在手腕的远端，可通过在动脉稍外侧做纵向切口显露桡动脉。

尺动脉走行于旋前圆肌深面，继而行于前臂近端屈肌深面，后于前臂中点处穿出至表浅位置，

图中标注：肱二头肌　肱肌　肱桡肌　旋前圆肌　肱动脉　正中神经

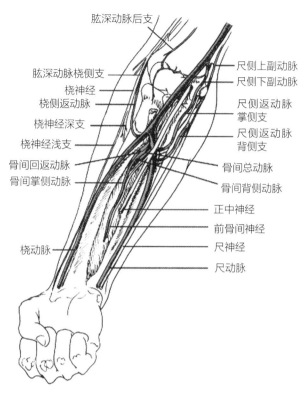

▲ 图 21-10　前臂的桡动脉、尺动脉与桡神经、尺神经的关系

因此尺动脉近端显露相对困难。为了显露尺动脉，可以在肱骨内上髁远端约四横指处做一纵向切口，该动脉就位于尺侧腕屈肌和指浅屈肌之间（图 21-11）。在腕部可在尺侧腕屈肌的桡侧纵行切口显露出尺动脉，以免损伤尺动脉外侧的尺神经。

通常，前臂动脉损伤的处理方式取决于腕部和手部的连续波多普勒信号。由于手部是多重血供，因此如果在损伤血管闭塞的情况下掌弓处仍有动脉血流信号，可以选择结扎损伤血管。如果手部完全缺血（即前臂损伤血管远心端没有动脉血流信号），则至少应修复两条动脉中的一条（桡动脉或尺动脉）。如果损伤没有导致动脉长度缺失，可以使用细的单股缝线对单纯的裂口进行一期缝合修复。如果进行端 - 端吻合，血管的两端应该斜形修剪以增加吻合口的面积（即防止狭窄）。当存在血管长度缺失或尺动脉和桡动脉弹性回缩时，需要间置静脉移植来重建远端肢体血运。手术过程中，手外科医生或熟悉显微血管缝合的医生在场有利于手腕处血运重建。前臂动脉损伤

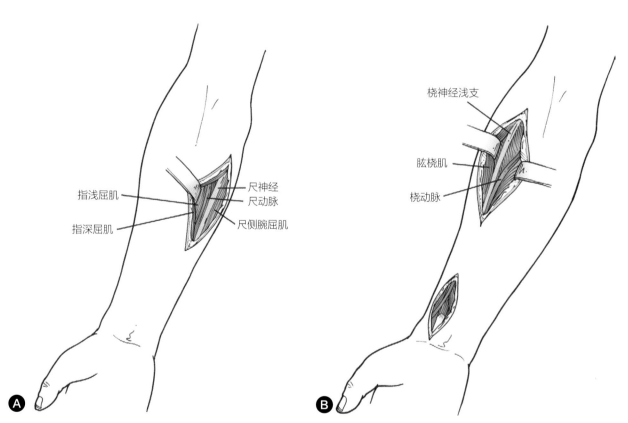

▲ 图 21-11　A. 在前臂内侧距肱骨内上髁约四横指处做纵向切口，在尺侧腕屈肌和指浅屈肌之间可显露尺动脉；B. 内侧沟可以作为显露桡动脉的标志，桡动脉沿肱桡肌内侧缘走行

的间置修复通常需要较小部分的大隐静脉或其他类型的动脉管道[51]。

4. 手术技巧 前臂血管的近端控制可能需要显露肱动脉远端分叉部位。患者取仰卧位，手臂外展 60°～90°，放置于在托手臂板上。经肘窝横纹做 S 形切口来显露肱动脉分叉，同时应注意识别并保护贵要静脉和前臂内侧皮神经。可以分离肱二头肌腱膜以显露肱动脉，向远端延伸可以显露其分叉部位和尺、桡动脉的近心端部分。

前臂轴线上的纵形切口可以用于显露桡动脉和尺动脉的中远段。桡动脉切口从肘窝的中点延伸至桡骨茎突，对应于肱桡肌内侧缘的沟槽。切开范围取决于具体的损伤模式和需要显露的动脉位置。首先在前臂的近中段分离前臂筋膜，在肱桡肌内侧束与旋前圆肌之间的沟槽中即可显露桡动脉。在前臂远端，桡动脉位于筋膜深面，走行于肱桡肌肌腱和桡侧腕屈肌肌腱之间。在前臂中 1/3 处应注意识别和保护紧贴桡动脉的桡神经浅支。在腕部桡骨茎突近端的桡动脉上直接做一条纵形切口，桡动脉就位于前臂筋膜的正下方。

近心端尺动脉位置相对较深，显露难度较大。此时可以在肱骨内上髁远端四横指处做一纵行切口后延伸至豆状骨，然后分离肘前筋膜，显露尺侧腕屈肌和指浅屈肌之间的尺动脉。在前臂中部尺动脉位于尺侧腕屈肌的深面。在前臂中上 1/3 交界处附近尺神经伴随动脉走行，应注意识别和保护。在腕部，通过尺侧腕屈肌的桡侧纵行切口显露尺动脉可以避开尺神经，因为尺神经在该平面位于尺动脉的外侧。在尺侧腕屈肌外侧尺动脉上方做一个纵向切开可以显露位于前臂筋膜正下方的尺动脉。

四、上肢静脉损伤

大多数上肢静脉损伤可以结扎。结扎适用于前臂较细、较小的静脉及肘关节和腋窝之间的大多数静脉损伤。静脉结扎术尤其适用于外科医生在资源有限的情况，以及需要优先处理其他危及生命的损伤时。如果患者自身状况允许，修复上臂和腋下更大的近心端静脉可以减少静脉高压及其后遗症。穿透伤时尽力修复手臂的静脉流出道是最妥当的，因为穿透伤会破坏原本丰富的静脉侧支循环[52, 53]。肢体静脉修复术在越南战争期间

变得普及，Rich 等报道 377 例损伤中的 124 例（33%）得到成功修复。修复方式以侧壁缝合最多见（106 例），其次为端 - 端吻合（10 例）、静脉间置（5 例）和补片修复（3 例）[54]。Rich 及其同事发现血栓并发症的发生概率很低，他们认为静脉修复可能在挽救肢体中发挥作用，并且认为修复失败的静脉通常会再通并有良好的预后[54]。

在最新的军事研究中，Quan 等回顾了在伊拉克战争中 82 名静脉损伤患者情况，共有 103 处静脉损伤[55]。其中大多数患者（63%）接受了结扎治疗，结扎组和修补组的术后血栓栓塞发生率差异没有统计学意义。2009 年，Gifford 和同事评估了 135 例肢体损伤（其中 35 例是上肢损伤），认为静脉修复对截肢具有保护作用（RR=0.2，95%CI 0.04～0.99，P=0.05）。结合这些研究和个人经验，作者建议对肢体静脉损伤进行选择性结扎（即部分结扎而不是全部）。

关于上肢静脉修复术的临床经验报道较少。Meyers 等研究了 34 例静脉损伤患者（26 例下肢和 8 例上肢），发现所有修复的早期通畅率为 61%，而行间置静脉移植修复术的这部分血管早期通畅率为 40%，这项研究没有详细说明上下肢之间的结局差异[56]。Nypaver 和同事对 32 名接受静脉修复的患者进行了长期随访（6～108 个月，平均 49 个月），通过双功超声监测发现长期通畅率为 90%[57]，然而这项研究只包括 6 例上肢静脉重建（1 例腋静脉，5 例肱静脉），其中 60% 的肱静脉修复术后最终闭塞。

五、上肢血管损伤的腔内治疗

随着血管腔内技术在心血管领域的进展，其在创伤诊断和治疗方面的应用也更加普遍[58]。我们可以找到几篇关于伊拉克和阿富汗战争中腔内治疗的文献报道，其中包括了 Rasmussen 和同事所做的关于在伊拉克的一个Ⅲ级机构开展实施腔内治疗能力的初步报道[59]。在此期间，该机构完成了 150 例血管腔内手术，包括 12 例上肢血管造影评估，这其中 2 名患者因腋锁骨下动脉损伤接受了覆膜支架置入术。

腔内治疗在上肢近端和交界区损伤的紧急救治，以及血管损伤造成的动静脉瘘和假性动脉瘤等次紧急后遗症的治疗方面具有一定优势（图

21–12）。腋窝区的腔内治疗有助于避免急诊开放手术所造成的周围血肿及臂丛神经损伤等并发症。对于锁骨下动脉和腋动脉的钝性伤和穿透伤，覆膜支架逐渐成为更受青睐的治疗方法（图 21–13）[60, 61]。甚至可以在存在血管损伤硬性体征时，

对交界区和上肢损伤进行血管腔内阻断和修复治疗。随着杂交手术室（开放和腔内治疗）的普及，许多外科医生和创伤团队都倾向于先行腔内治疗，并根据需要中转开放手术。

当患者病情稳定且存在血管损伤软体征时，

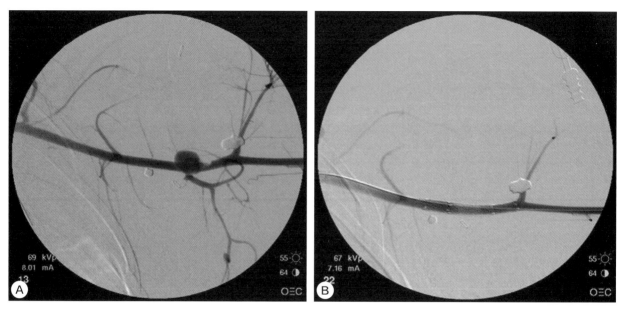

▲ 图 21–12　A.21 岁的患者（因简易爆炸装置造成多发损伤，包括双下肢长骨骨折），因双侧肺门损伤接受了 Clamshell 切口开胸手术，随后又因多处肠损伤接受了剖腹手术。术后 CTA 发现腋动脉、肱动脉交界处有一个 6cm 大的假性动脉瘤。B. 经左肱动脉入路腔内逆行放置覆膜支架

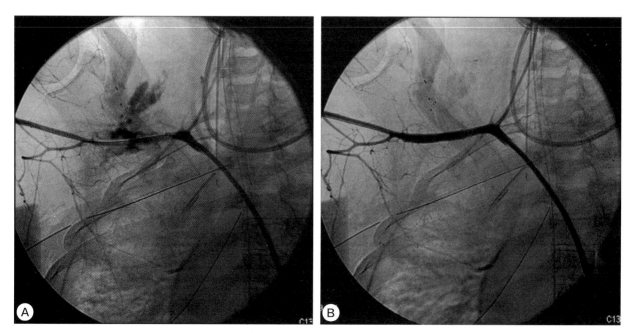

▲ 图 21–13　A.30 岁女性患者右肩受到高冲击力的钝性伤导致锁骨骨折，可以看到锁骨下动脉活动性出血；B. 经股动脉入路放置覆膜支架完成腔内修复术

可以根据 CTA 或多普勒超声检查结果更合理地规划腔内治疗方案。当存在损伤硬体征时，可以直接进行血管造影和腔内治疗，不需要先行影像学检查。可以通过球囊阻断快速控制肱动脉和锁骨下动脉近端血流，后续进而行支架置入术或开放手术修复。腋动脉和锁骨下动脉损伤的腔内修复术可能需要经股动脉入路顺行操作或肱动脉入路逆行操作，或者两者都需要。无论哪条入路，在透视引导下使导丝通过血管断裂处都是极具挑战性的。许多情况下肱动脉入路更可取，因为该入路穿刺点到损伤部位距离更近。可以应用指引导管、定位球囊和透视引导等技术使导丝通过损伤部位。

自膨式和球扩式覆膜支架是治疗无名动脉、腋动脉和锁骨下动脉损伤的有效方法，而金属裸支架则更常用于治疗内膜撕裂或夹层。一项关于使用自膨式覆膜支架（Boston Scientific；Natick, MA）治疗 62 例髂动脉、股动脉或锁骨下动脉损伤的多中心试验结果显示，94% 可以实现即时损伤修复，其中包括 90% 的锁骨下动脉损伤。该研究没有与手术相关的死亡患者，最常见的并发症是移植物的狭窄或闭塞[62]。锁骨下动脉损伤患者均免于搭桥手术。尽管该研究数据支持肢体动脉损伤应用腔内技术治疗，但本研究对象大多数为医源性损伤（78%），因此应谨慎看待这些结论。

Du Toit 及其同事报道了 10 年间 57 名接受覆膜支架治疗的锁骨下动脉穿透伤患者[63]。最常见的损伤类型是假性动脉瘤（74%），其次是动静脉瘘（21%）和闭塞（5%）。所有患者中无一例需要中转开放手术修复，经造影证实所有腔内治疗都取得了成功。本研究中的 1 名患者死于其他合并损伤，3 名（5%）患者出现了早期非肢体威胁性的支架闭塞。对 16 名患者进行了平均 61 个月的随访数据显示，5 名患者出现上肢跛行，大约一半的患者因支架内狭窄接受了球囊血管成形术治疗，3 名患者出现了不需要干预的无症状支架闭塞。

也有许多在血管腔内移植物治疗上肢动脉损伤的病例报道[64-71]。Hershberger 等回顾了 1995—2007 年间发表的 195 项研究，发现血管腔内治疗膈以上动脉损伤的成功率为 96%[72]。无名动脉（n=7）、锁骨下动脉（n=91）和腋动脉（n=12）的技术成功率分别为 86%、97% 和 100%。围术期并发症发生率在 0%~12% 之间，这主要取决于损伤部位。腔内修复上肢血管损伤的罕见并发症包括穿刺点假性动脉瘤、手臂"跛行"、支架断裂和血栓形成。

尽管腔内修复的短期效果与开放手术修复相当，但这两种方法的耐久性都没有明确的结论[60, 61, 63, 73-75]。尽管对腔内修复术的耐久性有所担忧，但结果令人鼓舞，移植物通畅率似乎是可以接受的因为很少有因上肢支架置入后失败而转行开放手术以重建血管的报道。感染是另一个需要注意的问题，但没有迹象表明在创伤患者中应用覆膜支架会带来不必要的风险。在伊拉克和阿富汗战争中支架置入较少，因此作者不清楚支架相关感染并发症的具体情况。病例的选择可能能够限制支架相关感染并发症的发生，因为上肢/交界区损伤与身体其他部位的损伤相比往往不容易发生感染。

创伤患者的年龄普遍较小因此很难对这些术后患者进行有意义的随访，关于其腔内治疗的通畅性和抗血小板疗效的数据是有限的。支架作为第一治疗选择并不妨碍后续再次通过腔内技术开通血管或在必要时开放修复。随着腔内修复技术的提高，腔内治疗上肢远端血管似乎成为可能。有研究报道应用腔内技术修复离断的肱动脉，但其长期疗效尚不明确[76]。

六、上肢损伤的非手术治疗

包括假性动脉瘤、内膜瓣和非限流性狭窄在内的非闭塞性动脉损伤可以通过非手术治疗[77, 78]。在治疗内膜损伤或夹层时，应考虑使用抗凝或抗血小板药物治疗。在非手术治疗的早期阶段必须密切监测病情变化，一旦出现缺血症状应及时行腔内或开放手术。建议对这些损伤定期随访，并应用多普勒超声等无创技术进行随访监测。

七、术后护理

（一）监护

术后需要密切监测患肢及其血运情况。是否将患者送入重症监护室或中级护理病房因机构而异，并且取决于失血量，以及是否需要复苏、复温和纠正生理功能。连续波多普勒可以可触及的脉搏恢复之前协助评估手术效果，不过单凭动脉信号并不意味着重建成功。其他评估指标包括温度、感觉运动功能和毛细血管充盈时间。双功超声可以用来评估修复术后的血管通畅性，在某些情况下可以识别出需要早期再干预的手术缺陷。对于一些损伤还需要监测筋膜室综合征的进展。

（二）伤口护理

负压敷料（如真空辅助闭合敷料）对于有利于控制不能闭合的伤口。负压创面治疗可以促进创面肉芽生长，但应该用有活力的软组织或肌肉覆盖修复的血管以避免真空敷料海绵与血管直接接触，以防止血管或吻合口的脱水和破坏 [79, 80]。尽管血管修复术后可以延迟缝合创口，但必须尽快完成损伤血管的软组织覆盖，无论是通过延迟的一期缝合、皮肤移植或肌瓣修复（图 21-14）。

（三）康复

物理和职业治疗应在上肢损伤后尽快开始以防止肌肉挛缩。评估感觉运动功能障碍是康复治疗的一个必要条件，其目的是恢复或弥补丧失的功能。康复的时机（如活动度、负重）应该由参与治疗的不同专家商议。手和手臂的功能复杂性使得上肢的康复比下肢更具挑战性。

八、上肢血管损伤的并发症

上肢动脉损伤修复术后的并发症包括再灌注损伤、血栓形成、吻合口出血、感染和假性动脉瘤。并发症的风险取决于损伤的类型和严重程度，但在文献中没有明确的定义。根据作者对 45 例战创伤患者的治疗经验来看，修复后早期并发症包括感染（5%）、血栓（9%）、吻合口出血（2%）和早期截肢（9%）[2]。需要保持高度警惕并反复进行临床评估和应用双功超声或 CTA 早期发现术后并发症，尽量降低其不良影响。

骨筋膜室综合征

尽管与下肢相比上肢骨筋膜室综合征较少见，但可能会影响到前臂，而上臂（肱三头肌/三角肌）则较少发生。所有肢体钝性或穿透伤的患者都应注意这一并发症，尤其是长时间缺血或转运时间长的患者，以及需要大量液体复苏的患者。最早的表现是疼痛，呈进行性加剧。随着病情进展症状将更加明显，出现筋膜室压力增高、被动牵拉疼痛、进行性感觉障碍和无力。远端无脉是一个较晚的表现。

直接测量筋膜室的压力可以协助诊断，正常的筋膜室内压范围为 0～9mmHg，尽管该数值有争议，但压力超过 30mmHg 时需要立即行筋膜切

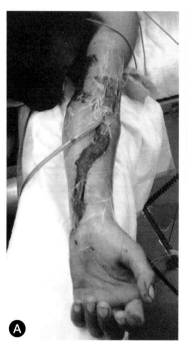

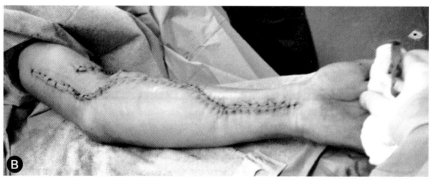

▲ 图 21-14　A. 前臂筋膜切开术后伤口放置封闭负压引流（VAC）装置；B. 辅料覆盖区域伤口可以延迟一期闭合。伤后第 6 天实现完全闭合

开术。有人将舒张压和筋膜室之间的压差作为诊断标准，当压差≤30mmHg 时诊断为筋膜室综合征。然而，压力正常并不能排除室间隔综合征或病情继续进展，必要时可以考虑预防性筋膜切开术。这一点适用于预期转运时间较长的情况。在军事战争等恶劣环境下进行筋膜压力测量相对困难，因此进行预防性筋膜切开术的门槛要比城市民用环境下低得多。筋膜切开术的适应证如框 21-1 所示。此外，在一项来自伊拉克和阿富汗空中转运肢体损伤患者的研究中，需要进行筋膜切开术预示着死亡和组织坏死，而延迟的筋膜切开术预示着死亡、组织坏死和截肢[81]。

Kim 等回顾了 139 名肱动脉损伤的患者，发现其中 29 名患者（21%）被诊断为上肢骨筋膜室综合征。该研究发现多处动脉损伤、术中总失血量和开放性骨折为显著的独立危险因素（OR 分别为 1.12、5.79 和 2.68）[82]。在后续研究中，Kim 等根据上述三个变量（术中出血量每 100ml 为 1 分，多动脉损伤为 6 分，开放性骨折为 3 分），制订了上肢血管损伤后骨筋膜室综合征的预测评分[83]。评分小于 2.5 分时发生骨筋膜室综合征的灵敏度为 97%，特异度为 37%，而 20 分时特异度为 97%，灵敏度为 38%。尽管这一评分系统协助判定是否进行筋膜切开术，但需谨慎该评分尚未得到前瞻性验证。

上肢筋膜切开术的皮肤和筋膜切口应从上臂内侧向下延伸，自肘窝处由内向外做正弦状切口至肱二头肌腱膜（图 21-15）。将切口充分向外延伸，以打开腕伸肌群筋膜，后做弧形切口延伸至手掌，并根据损伤程度决定是否切开腕管。

九、上肢血管损伤的预后

上肢动脉损伤预后见表 21-1。一般来说，损伤部位越远，死亡率或截肢率越低。随着院前和早期救治水平的提升，上肢动脉损伤很少导致患者死亡，因此评价其预后不单单只衡量死亡率。此外保肢成功并不意味着救治成功，因为即使许多患肢经血运重建后存活下来，但仍可能会出现疼痛或功能障碍[84, 85]。这些症状可能导致延迟截肢和康复。因此功能预后可能是判断上肢损伤和血运重建治疗成功与否更相关的、更现代化的衡量标准。

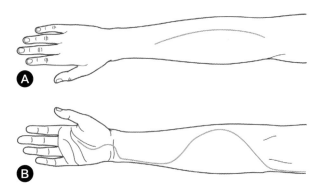

▲ 图 21-15　A. 上肢筋膜切开术切口应从上臂内侧向下延伸，自肘窝处由内向外作正弦状切口至肱二头肌腱膜。必须充分向外延伸切口以打开腕伸肌群筋膜。稍微向掌腱膜延伸切口有助于释放该区域内压。B. 很少需要对口切开腕伸肌群

在一项回顾性研究中，Hardin 等分析了 99 个上肢动脉损伤，包括 21 例腋动脉损伤、43 例肱动脉损伤、12 例桡动脉损伤、13 例尺动脉损伤，以及 10 例尺、桡动脉合并损伤[8]，最终只有 5 名患者需要截肢。其中一半患者的肢体功能恢复，而另一半则形成永久性的功能障碍。腋动脉损伤后神经损伤概率最高，因为它与臂丛神经毗邻，并且损伤后远端肢体缺血程度较重。猎枪和枪伤更容易导致永久性残疾，而撕裂伤、刺伤和钝性伤则易恢复。

Brown 等对接受手术治疗的上肢动脉损伤患者进行了回顾分析[19]。平均随访 6.3 个月，保肢率 94%。钝性伤患者比穿透伤患者更易残疾。那些伴有骨损伤的患者相较于没有损伤的患者同样可能实现功能恢复。该研究强调了神经损伤的重要性。同时合并神经损伤的患者，无论是否合并有骨损伤，都不容易实现功能恢复。延迟修复神经的患者更容易出现严重肢体残疾或延期截肢。作者发现，病情严重至需行筋膜切开术的患者通常不能恢复肢体功能，并且会留下最严重的肢体残疾。显然，即便恢复动脉灌注和修复骨折通常是可行的，但神经和软组织损伤的治疗能力决定了许多患者的预后。

DuBose 等对 32 篇有关腋、锁骨下血管损伤腔内治疗的研究进行了综述[86]。发现最常见的损伤机制是穿透伤（56.3%），其次是医源性导管损伤（22%）、钝性伤（21%）和开放性手术损伤（1%）。最常见的病变类型是假性动脉瘤（48%）、动静脉瘘（17%）、穿孔（14%）和闭塞（10%）。在 160

框 21-1 战争环境下筋膜切开术的适应证

- 转运至血运重建时间大于 4~6h
- 动静脉合并损伤
- 挤压伤
- 高能量损伤
- 血管修复
- 动脉或静脉结扎
- 昏迷、闭合性颅脑损伤或硬膜外镇痛
- 筋膜室张力高
- 预防性切开

引自 Starnes BW, et al.Extremity vascular injuries on the battlefield:tips for surgeons deploying to war.*J Trauma*.2006;60:432-442.

例腔内治疗的损伤中，有 5 例（3%）出现了急性支架失败，其中 4 例需要转为开放修复；然而，97% 的患者均成功实施了腔内支架修复术。手术相关的并发症包括入路部位并发症（2%）、血栓（1%）和死亡（1%）。其中 10 名患者（6%）因支架断裂、狭窄或闭塞而需要再次腔内治疗。7 名患者伴有无症状的支架内狭窄，1 名患者因症状性支架闭塞而需要行延期搭桥手术，没有因腔内治疗而死亡的患者。

Waller 等发表了一项关于锁骨下动脉或腋动脉损伤的多中心回顾性研究，纳入了 223 名患者[87]。在 120 例锁骨下动脉和 119 例腋动脉损伤中，开放修复（83%）比腔内修复（17%）或杂交修复（6%）更常见。相较于开放和杂交修复，腔内修复更常用于左锁骨下动脉和右锁骨下动脉损伤。腔内修复的数量在 10 年间保持稳定。7 名患者截肢，其中 4 例与大面积软组织损伤和神经损伤有关，其余 3 例与移植物或支架血栓形成相关。在 223 名患者中，219 名患者早期成功保肢（97%），长期

保肢率为 95%。

Branco 等两个学术中心开展了一项回顾性研究，比较了 2003—2013 年间腋锁骨下动脉损伤的开放修复和腔内修复的结果[88]。在 153 名患者中，开放修复（88%）多于腔内修复（12%）。虽然每年的肢体损伤发生率基本保持不变，但腔内修复的应用率从 2003 年的 5% 增加到 2013 年的 22%。两组匹配后对比发现接受开放修复的患者死亡率高于腔内修复的患者（分别为 28% 和 6%）。平均而言，接受开放修复的患者平均需要更久的呼吸机支持治疗，但在本研究中，这一趋势的差异没有统计学意义。

Matsagkas 在希腊进行了一项针对腔内技术治疗钝性腋动脉或锁骨下动脉损伤的单中心回顾性分析[89]。7 例患者都伴有合并性损伤，均成功进行了腔内修复，并且没有出现手术有关的并发症，均不需要中转开放手术及术中输血。1 名患者因巨大血肿出现压迫症状转而进行开放治疗。在后续 27 个月的随访中，一名患者超声发现了无症状的支架内血栓形成，没有患者需要二次手术干预。

十、结论

上肢血管损伤是一种极具挑战性的损伤类型。幸运的是，现在有一系列开放和腔内方式用于诊断和治疗该类损伤。只要注意细节和主要的诊断工具就可以准确地评估和诊断损伤模式。军事经验还表明院前出血控制和应用损伤控制性手术技术可以降低上肢损伤相关死亡率。将来腔内技术可能会在上肢损伤的治疗中发挥更大的作用，并将更加强调将留存肢体的功能改善作为真正意义上的恢复标准。

第22章 下肢血管损伤
Lower Extremity Vascular Trauma

DAVID S.KAUVAR　BRANDON W.PROPPER　著

韩建民　伍尚志　译

一、概述

在这一章中，我们介绍了从腹股沟的股总血管到脚踝的胫部血管的下肢血管损伤的诊断检查和手术治疗。本章"血管损伤"一词主要用来表示下肢动脉的损伤。静脉损伤应与动脉损伤分开考虑，同时在合并动脉损伤的情况下，也应作为孤立损伤来考虑。止血、血管损伤控制、腔内治疗和多发损伤（肢体毁损）的等主题虽然与下肢血管损伤相关，但在本书的其他章节有详细讨论，故在此不做赘述。我们希望这一章能为创伤外科的民间或军事医生在规划和实施开放式下肢血管重建手术的决策过程中提供参考。

二、损伤特征
（一）损伤程度

下肢动脉是军民创伤中最常见的动脉损伤部位[1-5]。股动脉，特别是浅股动脉（superficial femoral artery, SFA）的损伤率最高，其他的损伤则主要分布在腘动脉和胫动脉。虽然文献中对胫动脉损伤分布的报道不甚一致，胫前、胫后和腓动脉的损伤有时被合并报道，有时则是分开的，这使得研究间的伤害数据比较变得困难。但是总的来说，胫动脉体系损伤率与股动脉的相近。同一下肢上出现多处动脉损伤可能是由于强烈的创伤能量传递，如穿透伤或由于高冲击钝伤造成的近乎完全截肢。这种损伤模式最常见于胫骨平面，发生率为6%～20%[6,7]。据报道，平民创伤伤员中有10%～20%的病例同时有多条动脉损伤[6,8]，这在复杂的损伤模式（如钝伤和挤压伤）中更为常见。同一动脉或部位上的多重损伤（如多重胫动脉损伤或者是膝上膝下腘动脉同时损伤）在文献中并不特定报道，但可能比多层次的损伤更为常见。

（二）损伤机制

在大多数关于下肢血管损伤的报道中，钝性伤和穿透伤的比例大致相同。在平民创伤中，位于或低于膝部的腘和胫动脉段的钝性伤比股动脉段的更为常见。而常见的浅股和深股动脉损伤更可能由穿透机制引起[6,9]。平民创伤中的钝伤引起的骨折率、重要的软组织和神经损伤率都比穿透伤更高[10]。而相应而言，这些损伤往往导致严重肢体损害，并且预后较差[6,8,11,12]。现代军事创伤中，关于下肢血管损伤的报道中约有3/4是由爆炸伤造成[13-15]。这种伤害特别具有破坏性，会导致大面积的组织破坏，并且肢体保留率远低于民用的下肢血管伤害[7,14-16]。据报道，与战争相关的骨折和动脉损伤的膝下爆炸性损伤中，经初期保肢后延期截肢率高达80%[17]。

表22-1列出了自2000年以来的民间和军事环境动脉损伤统计数据。

（三）动脉病理学

下肢动脉损伤的性质对诊断和治疗的影响将在本章后面讨论。据报道，动脉闭塞在伤例中占

分类	作者	时间范围（年）	来源	股总动脉	股浅动脉	股深动脉	腘动脉	胫动脉	钝性/爆炸伤	合并静脉损伤	说明
民间	Alarhayem 等	2012—2015	NTDB	11%	37%	NR	30%	24%	46%	25%	
	DuBose 等	2013—2014	PROOVIT	40%			26%	34%	47%	NR	14 个中心
	Liang 等	2004—2014	创伤中心（美国）	13%	17%	NR	33%	36%	46%	11%	
	Franz 等	2005—2010	创伤中心（美国）	5.30%	32%	5.30%	21%	36%	44%	31%	
	Topal 等	2002—2009	创伤中心（土耳其）	47%			19%	34%	12%	42%	
	Sisli 等	2011—2013	叙利亚战争（土耳其）	41%			33%	27%	47%	41%	
军事	Perkins 等	2003—2012	JTTR- 伊拉克 / 阿富汗（美国）	31%		5.40%	22%	42%	71%	43%	
	Stannard 等	2003—2008	JTTR- 伊拉克 / 阿富汗（英国）	42%			16%	42%	76%	NR	包括立即截肢
	Clouse 等	2004—2006	野战医院登记处	5.70%	34%	7.60%	25%	28%	55%	NR	

表 22-1 民间和军事动脉损伤数据

JTTR. 联合战区创伤登记处；NTDB. 国家创伤数据库；PROOVIT. 前瞻性观察性血管损伤治疗注册中心

到 1/3，而横断见于 25%～45% 的下肢。在民间文献中明确报道的其他动脉损伤类型包括撕裂伤（部分横断）、内膜损伤和假性动脉瘤[1, 8-10]。这些报道的病理学类型涵盖了大部分可能影响下肢动脉的创伤性损伤。这些病变有两种基本类别：闭塞性和破坏性病变。这些病理分类与本章后面将讨论的临床表现一致。

闭塞性损伤可以造成血流完全或部分中断，主要由血栓、内膜剥离、壁间血肿或夹层扭转所造成。内膜损伤可以促使血小板激活并启动凝血机制，导致血栓形成。局部夹层和壁间血肿可以直接导致血管管腔缩小，进而形成血栓。下肢动脉被骨折挤压或在骨折处扭转，也会造成闭塞性损伤。根据血管壁的损伤程度，可以通过手术松解扭转动脉或骨折复位来解决，而不需要重建血管。由此可以看出早期复位移位骨折和术前评估肢体血管状态的重要性。无论何种病理类型，完全或部分闭塞的下肢动脉都会导致远端肢体出现不同程度缺血。

破坏性损伤包括完全和部分的动脉横断、穿孔和假性动脉瘤[10]。这些损伤都导致不同程度的管壁破坏，致使血液外溢。动脉壁的破裂通常是由子弹、刀和骨折片等造成的直接损伤。医源性股动脉损伤，如因经皮穿刺入路造成的破坏性损伤，常表现为假性动脉瘤或动静脉瘘，但初始常呈隐匿性，因此医源性损伤的诊断和治疗极具挑战性。知名动脉破裂损伤可导致严重出血，甚至可危及生命。这种损伤常伴有出血的临床表现，需要及时识别并控制出血。如果大动脉和毗邻静脉受到破坏性损伤可导致创伤性动静脉瘘。虽然没有明确的报道，但可以推断下肢动脉闭塞性损伤常由钝性伤引起，而横断伤（部分或完全）则更可能由穿透伤引起。无论何种损伤机制，创伤性组织破坏程度及肢体缺血程度都可以预测截肢。由于闭塞性伤害的复杂性和可能伴随的不同程度的血栓，重建这些血管是具有一定挑战性的。

军事创伤通常是由高能爆炸所引起的，因其性质独特故需要特别关注。爆炸会造成一型（高压冲击伤）、二型（弹片伤）和三型（钝性伤）爆炸伤，可导致多处肢体组织损伤。军事爆炸性损伤具有高能量和复杂的性质，可以导致先前所述的任何一种单一或复合的动脉损伤类型。复杂的节段性动脉损伤，有时存在于在多个层面，是一种常见的损伤形式（图 22-1）。

三、伤员和肢体预后

下肢血管损伤的主要结局是死亡和延期截肢。总体而言，保肢是下肢血管损伤的首要治疗

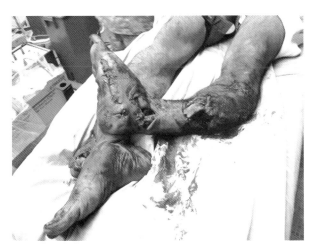

▲ 图 22-1　简易爆炸装置造成双下肢军事损伤

明显存在多处动脉损伤，肢体可能不能被挽救

目标。对于多发损伤伤员，保留肢体的血管重建手术不应优先于保命的手术。外科医生计划重建下肢损伤血管前，必须综合考量伤员整体的伤势和生理状态，以确保为伤员和其肢体提供最佳预后。对此，整个医疗团队术前和术中的沟通讨论是至关重要的。在考虑到伤员的整体状况和保肢的可能性的情况下，创伤、骨科医生和麻醉医师可以提供重要的见解，这对于计划血管重建至关重要。

（一）死亡率

约 1/3 的伤员死于出血[18-20]。然而，仅由孤立性下肢血管损伤出血导致的死亡十分罕见，即使有明确的动脉或静脉的损伤[12, 21]。正因如此，在下肢血管损伤的临床研究中死亡率很少作为一项结局报道，而且具体的危险因素也未确定。最近在军队的启发下，将止血带用作民用院前主要的止血措施可能有助于进一步降低腿部血管损伤的相关死亡率[22-25]。孤立的腿部血管损伤中，死亡率随着血管损伤部位向近心端靠近而增加，从胫动脉的约 1% 增至股总动脉的近 8%。出血死亡伤员大部分源于破坏性损伤（主要由穿透伤引起）[12, 21]。

（二）截肢

只要不危及伤员生命，应将保肢作为下肢血管损伤治疗的首要目标。军事环境下，早期截肢（定义为没有尝试挽救肢体的截肢）主要在大面积组织损伤的情况下作为损伤控制手段进行[13]（图 22-2）。在民用创伤中，延期截肢（定义为试图挽救肢体后的截肢）是下肢血管损伤临床研究中最常报道的结果。腘动脉损伤的截肢率最高，而股总动脉损伤的截肢率最低[26]。总体而言，腘动脉钝性伤后截肢率高达 35%；但在尝试重建后，延期截肢率降为 10%[12, 27-30]。胫动脉损伤后延期截肢率一般较低，除非伴有多处胫动脉损伤，这种情况下截肢率可超过 10%[6, 8, 12, 31]。在任何动脉层面上，钝性伤所致的延期截肢的风险均高于穿透伤，这可能与钝性伤会造成更严重的软组织损伤相关[6, 8, 12, 26, 28, 31-33]。MESS 是作为预测民用肢体创伤后截肢的临床工具而研发的评分系统[34, 35]，在单中心报道中，较高的 MESS 评分与截肢相关[6, 8]。然而一直以来，MESS 的预测分值都很难确定，而且其自身的有效性也备受质疑[36]。已发布的登记数据也表明，在民用创伤中从受伤到血管重建间隔时间超过 60min 与截肢相关[32]，但是对此不同单中心报道的结果并不一致[6, 8]。不过在军事和平民血管损伤中，肢体缺血时间超过 6h 是延期截肢的一致预测因素[7, 13, 26]。

军事环境下下肢损伤延期截肢率与损伤机制密切相关。现代军事中绝大多数血管损伤都是由高能量爆炸造成的，截肢率远高于枪弹伤，而枪弹伤是剩余损伤的主要来源[7, 15, 17, 37]。腘动脉损伤的截肢率尤其高[37, 38]。军事创伤后的二次截肢

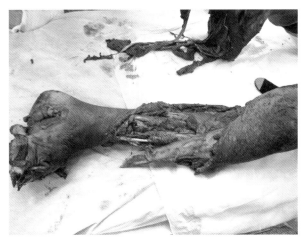

▲ 图 22-2　严重的、高能量的下肢军事损伤。由简易爆炸装置造成，后进行了一期截肢

与伴随的肢体组织损伤的严重程度相关，特别是在有明显组织破坏的情况下 [13, 17]。在已发表的民间和军事系列研究中，针对所有层次的动脉损伤，已将伤员不同的生理状况及肢体损伤特点作为延期截肢的潜在危险因素进行研究。

表 22-2 介绍了民用下肢血管损伤和延期截肢相关危险因素的研究综述。

（三）肢体并发症

民用和军事血管损伤文献中很少报道截肢以外的并发症。主要是肢体并发症可能不会在伤员首次住院期间发生，并且可能被低估，尤其是在民用中心的数据中，因为那里的随访丢失率众所周知地很高。血管重建自身的并发症包括血栓形成、狭窄、吻合口或移植物破裂，后者可表现为假性动脉瘤、破裂和动静脉瘘。大隐静脉是修复下肢血管损伤的首选移植物，但据报道即使使用大隐静脉作为移植物仍有 10% 甚至更多的移植物

早期（30 日内）形成血栓。血栓形成的风险与移植体的远端目标位置（以及流出的稳健性）有关；例如，胫动脉作为靶血管的移植效果就要比近心端靶血管差得多 [39, 40]。重建术后早期血栓形成一般是重建自身或流出道有问题的表现，应再次修复治疗（通常是重新探查、血栓切除和血管造影）。必要的话，可能需要修整或替换原有重建血管以求最大限度地增加保肢概率。尽管采取了这些措施，但早期移植物的失败仍与高截肢率密切相关 [37, 39]。移植物或吻合口狭窄是一种晚期并发症，在民间文献中几乎没有报道。我们认为，由于创伤伤员通常年轻且不太可能有动脉粥样硬化，血管损伤后的重建狭窄率低于慢性闭塞性疾病的重建。但没有高质量的证据支持这一观点，也没有任何证据表明超声监测静脉移植物有助于早期发现移植物狭窄。要防止手术后狭窄或血栓形成，关键是采用精湛的手术技术。使用最佳移植物（如单段大隐静脉），构建无张力、无扭转的"匙状吻合"，

分类	作者	时间范围（年）	来源	钝性/爆炸伤	低血压	脉搏短绌	神经损伤	骨折	腘动脉损伤	多发动脉损伤	软组织损伤	MESS	损伤严重度评分
民间	Alarhayem 等	2012—2015	NTDB	×	○		×	×	×				×
	Liang 等	2004—2014	创伤中心（美国）	×	○	×	○	×	×	×		×	
	Topal 等	2002—2009	创伤中心（土耳其）	○	×	×		×	○	×	×	×	
	Perkins 等	1984—2008	Meta 分析	×		○	○		○	×	×	×	○
	Kauvar 等	2002—2006	NTDB	×	○	○	○	×	○	○	○	○	○
军事	Sisli 等	2011—2013	叙利亚战争（土耳其）	×		○	×		○			×	
	Perkins 等	2003—2012	JTTR-伊拉克/阿富汗（美国）	×	×		×	×	×	×		×	×
	Thomas 等	2004—2012	JTTR-伊拉克/阿富汗（美国）	×		×	×	×	×	○		×	×

表 22-2　民间下肢血管损伤及二次截肢相关危险因素的研究

空白 . 没有研究；×. 是危险因素；○ . 不是危险因素；JTTR. 联合战区创伤登记处；MESS. 肢体损伤严重程度评分；NTDB. 国家创伤数据库

并确保移植物不纽结或扭曲，都是降低移植物狭窄或血栓形成的手术技巧。

吻合口或移植物断裂（通常在大隐静脉侧枝部位）发生率约为血栓形成的一半，并可能会导致灾难性出血[40]。类似于移植物狭窄，断裂的发生同样会有时间间隔，因此民间中心的数据会低估其发生率。在具有较长随访期的军事研究报道中，移植物断裂率约为6%，约为民间的2倍[40-43]。非创伤性重建中吻合口的破裂与血管移植的急、慢性感染之间有一定的关联，这在创伤环境中同样适用。因此，任何因非技术问题导致的吻合口或移植物断裂都应被高度怀疑为伴随感染。

高能军事爆炸伤血管重建后的肢体伤口感染是另一种缓慢进展的并发症，据报道其发生率可达30%。而民用血管损伤后伤口感染率约为10%，这可能与组织损伤和污染的程度相关，而与血管损伤或其治疗无关。除了感染，重建血管的干燥也可能引发破裂和出血。为了预防干燥并降低感染的风险，除了使用最严格的无菌手术技术外，还应确保覆盖所有显露的血管移植组织，特别是要用健康的肌肉皮肤组织完整地覆盖各个吻合口。

（四）功能预后和生活质量

下肢血管损伤后的肢体功能和生活质量等伤员层面的预后结果很少有报道，部分原因是很难实现中长期临床随访。虽然本章并未深入探讨截肢后的功能影响，但即便对于严重受伤的肢体进行了治疗挽救，伤员可能仍然面临残疾和生活质量问题[44-46]。多数伤员的残疾和不适是由于肌肉骨骼和神经损伤导致的疼痛和功能减退，而非由血管功能不全引起。在几项对下肢血管损伤伤员进行长期随访的研究中，发现钝伤和肢体伤害的严重性往往是导致功能和生活质量下降的关键因素[13, 33, 47]。

下肢血管损伤的功能预后很少被研究。如果将慢性血管功能不全的预后规律套用至创伤伤员，预计股腘动脉重建失败将导致运动性缺血和间歇性跛行，而更远端的重建失败则导致缺血性静息痛或组织坏死。然而，动脉粥样硬化性血管功能不全和血管损伤的病理生理及伤员特征差异很大。鉴于缺乏创伤伤员的长期随访数据支持上述认知，我们只能猜测这两种疾病进程之间存在

关联。随着我们逐步研究慢性下肢血管功能不全的真正功能影响的深入研究，我们也应该关注创伤伤员这方面的结局[48, 49]。

四、合并性和孤立性静脉损伤

据报道，在军事和民间肢体损伤中，25%～50%伤员同时合并有动静脉损伤。伴随性静脉损伤最常见于股浅动脉损伤中（占40%～60%），而股总、腘动脉（10%～25%）和胫动脉（10%）则较少见[12, 50]。孤立性下肢大静脉损伤很少被提及，可能由于绝大部分注意力都集中在动脉损伤的治疗和预后上，从而忽略了静脉损伤。现有的下肢静脉损伤的报道中，有15%～40%的伤员合并动脉损伤[51-54]。下肢动脉损伤合并静脉损伤是严重肢体复合伤的标志，也预示着患肢不良预后。

下肢静脉损伤主要包括血管横断和撕裂，并可能导致大出血。无论是孤立性静脉损伤还是合并动脉损伤，选择直接结扎或是重建修复仍然存在争议。单一胫静脉的断裂直接结扎是安全的，然而在肢体损伤的情况下结扎下肢大静脉（股腘静脉）理论上具有静脉高压的风险，并可能导致远端组织水肿和潜在的筋膜室综合征。但是静脉修复术技术要求高、耗时长，并且静脉系统流速较低，所以通畅性较差[50]。侧壁缝合和间置移植物都是不理想的，因为会破坏内皮连续性并缩窄管腔，有血栓形成的风险。据报道，下肢静脉重建的早期（7～30天）通畅率在60%～70%，但因为无症状性静脉闭塞的存在，可能导致高估了早期静脉通畅率[52, 54]。在远心端流入道不受影响（极少远端软组织被破坏）且保留近心端静脉流出道的情况下修复成功概率最大。以下情况下可以选择直接结扎大静脉：因患者的生理状况不允许长时间手术重建静脉或者整体复合伤较重不允许优先修复静脉。

虽然有几十年的临床回顾性研究数据，但有关下肢静脉损伤的手术治疗仍未达成共识。大静脉损伤理论上存在生理风险，也曾报道过有症状的下肢水肿，但过去十年发表的研究很少探讨静脉结扎和截肢的相关性。最近的研究表明，合并动脉损伤的股腘静脉损伤结扎后的延期截肢率为5%～10%，而孤立性静脉损伤结扎后延期截肢率则要低得多[50, 52, 53, 55]。结扎也容易引起静脉血栓

栓塞。研究结果显示，下肢静脉损伤后 VTE 发生率为 30%～50%[50, 51, 56]。然而，VTE 的发生似乎与手术治疗无关，在一些研究中，结扎后 VTE 发生率反而比修复术后要低[50, 54]。

表 22-3 简要回顾了已发表的下肢静脉损伤的研究结果。

鉴于文献中缺乏共识，我们通常不倾向于为下肢创伤伤员进行复杂的静脉重建手术。对于血流动力学稳定的孤立性静脉损伤伤员，手术治疗并不常见，而对于大的静脉出血，即使在不特别控制流入和流出的情况下，也可以通过直接缝合或结扎来控制。通常在以下情况时需要重建静脉：早期动脉或分流管血栓、重建后的动脉血流信号差（筋膜切开后或血管造影确认后）、由于早期大量静脉出血或组织水肿导致的明显静脉流出受阻。最常见的需要重建的部位是腘静脉（尤其是膝上段）和股静脉汇合处。因为这些位置静脉回流的缺失通常会形成严重的远端静脉瘀血。

静脉重建前通常需要行远心端血栓切除术，但是取栓导管难以通过损伤部位到达远心端，因此我们倾向于从足部到手术部位应用 Esmarch 进行血栓切除术以确保流入道的通畅。重建方式包括单纯缝合、侧壁缝合或短段移植。在急性创伤的情境下，我们并不推荐进行长段的静脉旁路手术，因为这种手术即使在非急性状况下完成，其

通畅性也通常不佳。首选自体血管重建静脉，但据报道大直径的膨胀聚四氟乙烯（ePTFE）移植物也具有同样的短期通畅性[52]。

五、临床表现、诊断和检查

早期的临床表现特征决定了后续临床治疗的急迫程度，以及采取何种必要的初步干预措施。传统的治疗是基于是否存在血管损伤的软硬体征。硬体征包括远端脉搏缺失、活动性搏动性出血、震颤或杂音、扩大的血肿，是动脉损伤的明确表现。软体征提示可能存在动脉损伤，包括远端脉搏减弱、明显出血史、神经功能损伤、邻近大血管的损伤。这些体征最早用于穿透性肢体损伤伤员的病情评估，旨在决定是否直接将患者送入手术室进行手术探查（存在硬体征）或进行特异性血管影像学检查（存在软体征）。软硬体征在血管损伤中的应用已超 30 余年，要早于 CTA 的普及应用。考虑到这一点及绝大多数创伤是由钝性机制造成，肢体软硬体征的传统区分应用在现代创伤治疗中应用价值并不大。

现在对肢体血管损伤的出血性和缺血性症状进行了更有价值的现代化区分。这种划分更适合用于指导疑似血管损伤伤员的初步治疗和管理计划，并扩大初始判定范围以防遗漏（表 22-4）。它们不仅可以提示存在血管损伤，而且可以指导

表 22-3　下肢静脉损伤的研究			
作　者	年	病　例	主要发现
Parry 等	2003	86 例股腘静脉损伤	• 结扎与修复的截肢率无差异 • 静脉缝合、自体静脉及聚四氟乙烯人工血管间置移植的通畅性无差异
Kurtoglu 等	2007	63 例髂股静脉和腘静脉损伤结扎治疗	• 89% 术后水肿 • 59% DVT＜5 天 • 25 例伤员随访中有 15 例 CEAP 分级为 C_2 或 C_3
Quan 等	2008	82 例战时静脉损伤	• 结扎与修复的 VTE、股青肿或筋膜切开发生率无差异 • 22% 修复术后发生血栓
Manley 等	2017	94 例孤立性静脉损伤	• 结扎与修复的截肢率无差异 • VTE 多见于修复术后
Matsumoto 等	2019	NTDB2120 例静脉损伤（包括胫部）	结扎是截肢和筋膜切开术的弱独立预测因素

CEAP. 临床症状（C）、病因学（E）、解剖学（A）和病理生理学（P）（分级）；DVT. 深静脉血栓；NTDB. 国家创伤数据库；VTE. 静脉血栓栓塞症

表 22-4　四肢动脉损伤的出血和缺血症状	
出血性症状	缺血性症状
伤口的活动性出血（尤其是搏动性出血）	远端脉搏减弱或缺失
肢体大量出血史	踝肱指数＜1.0
其他损伤不能解释的全身性低血压	疑似损伤部位以远肢体发凉
疑似损伤区域附近有搏动性包块	疑似损伤部位以远皮肤苍白
疑似损伤区域附近有明显的震颤	损伤部位远端运动或感觉功能受损
血肿（尤其是扩张性）或肢体周径不一致	

患肢的初始处理。出血往往是由穿透伤引起的，通常代表着局部血管损伤。这可能证明存在潜在的危及生命的大动脉损伤并需要紧急处理。这种伤害可能需要紧急的临时止血措施，如直接手工压迫、止血带的放置或者在伴有全身性低血压和（或）休克的情况下放置腹腔以下的闭塞球囊。在这些情况下，实施紧急临时床边止血后，应迅速评估损伤的解剖结构，包括评估控制流入道和流出道的最佳可行位置。许多紧急止血措施会改变或阻断血液流经损伤部位，这使得血管特异性成像在识别损伤部位的解剖结构时遇到困难。当无法获得高质量的血管成像时，需要紧急手术探查并迅速控制损伤血管。然而，如果伤员病情稳定，并且可以在不阻断患肢动脉血流的情况下控制出血，我们建议在术前完成血管成像评估，至少要确定病变的范围和流入、流出血管，以便对有出血征象的肢体进行手术规划。在大多数创伤科都可以随时快速获得高质量的 CTA，这可以提供丰富的血管及其周围组织信息，使其成为疑似下肢血管损伤伤员的首选检查方法 [57, 58]。

缺血性症状往往伴有持续性钝性伤，其血管病变范围预计比出血性损伤更为广泛。在出现缺血体征的情况下，人们可以预料到有更严重的相关骨和软组织损伤。骨折通常有助于确定钝伤四肢中血管损伤的位置。不稳定性膝关节脱位提示膝关节后方的腘窝段血管受伤，而胫骨平台骨折可能与腘动脉远端或胫腓干损伤相关。因此这些损伤的重建比出血性损伤更为复杂，但由于没有危及生命的出血，临床医生可以有更多的时间来研究其解剖结构和重建计划。正如前文提及的原因，缺血性肢体损伤治疗计划的制订可以很大受益于 CTA。缺血性血管损伤往往需要更长时间和更复杂的重建，当伴随严重的非血管组织损伤时可能需要同期、优先或延期修复。此时，高质量的 CTA 所提供的额外信息对于多学科手术规划是非常有价值的。在缺血性肢体血管损伤中，合理估算肢体缺血时间是至关重要的，因为这可能会影响手术的顺序和损伤控制性技术（如分流术）的应用（见第 23 章），以及确定再灌注损伤的潜在风险和筋膜切开术的必要性。

任何伴有出血或缺血性血管损伤表现的伤员，无论是否有术前影像学的指导，术前都应制订基本的血运重建计划，并与整个多学科的创伤治疗团队讨论该计划，其中至少应该包括表 22-5 中所包含的项目。

六、血管重建的技术

（一）概述

下肢血管损伤手术治疗的首要步骤是控制近

表 22-5　四肢血管损伤的手术计划制订的考虑事项	
顺　序	1. 临时血管分流术
	2. 暂时性骨折复位
	3. 血管重建
	4. 筋膜切开术
技　术	设备的可用性和局限性（复合手术床）
流入、流出道显露	1. 切口位置
	2. 钳具要求
移植物选择	1. 术前准备和铺巾
	2. 伤口类别
组织覆盖	1. 局部皮瓣
	2. 负压辅料

端血管。在没有活动性出血的肢体中（缺血性症状），实现近端控制时，应选取一个没有组织损伤的区域来显露血管，以确保可以通过标准的血管通路充分评估流入部位，并避免损伤处可能存在的血流堵塞。对于伴有活动性出血的伤员（出血症状），应迅速在近心端放置止血带或进行手动压迫实现临时止血，然后远离损伤部位来显露和控制近端血管。只要近端血管显露并得到控制，关注点应转向远端血管的显露。如果可行的话，我们倾向于在组织损伤区域以外显露远端血管，这在出血伤员中具有特殊的意义，因为可以远程控制活动性出血，并且可以更全面地评估损伤情况。近远端血管得到控制后，就可以直接显露损伤区域。

损伤血管的周边组织均应解剖并充分探查。损伤机制是一个重要的考虑因素，因为在局部显露时可能难以全面认识到由于高速伤害导致的弹道效应，因此在高能量损伤中，可能需要更广的剖解范围以全面评估损伤的真实情况评估时应注意观察血管的整体外观和外膜的破损程度。应打开损伤血管（通常是纵向）以评估内膜损伤的类型和程度，对于穿透伤应注意检查是否存在深部血管壁面的破损。对于非医源性伤害，直接修复伤口通常并非最佳策略。尽管"定位"一个看似小的内膜损伤可能非常诱人，但这样做可能导致短期或长期的治疗失败。

通过直接探查可以选择适当的流入道和流出道，这将有助于完全排除损伤部位。一般而言首选短距离重建，因为它们具有较好的通畅性。流入血管应该是直行的，并且没有近端阻塞，流出血管应该是直行的知名血管。一旦这些都确定下来，应该评估近端压力和远端回流的质量。如果任何一项质量不佳或缺失，应尝试用球囊导管取栓。如果取出血栓但流入或流出道质量仍不佳，此时可能需要进一步直接显露和探查，尤其是在流入道质量不佳的情况下。可以考虑台上血管造影评估更近端的血管病变。在取栓后流出道仍没有返血并不一定意味着其不通畅，特别是伴有长时间缺血或大量出血的严重损伤伤员，此时可以通过按压远端肢体评估流出道的通畅性，如按压后引起不同程度的返血，可以证实其通畅性。

当面对严重的肢体创伤（通常是钝性伤）伴有大面积的组织破损时，我们通常建议在解剖条件允许的情况下放置临时血管分流器，即使计划缺血时间相对较短也可放置。临时血管分流有两个优点：一是它有助于评估重建后的预期效果（如果远端重建血管存在合理的多普勒血流信号，则证实有足够的流入和流出道）；二是它能够在采集静脉及修复重建时维持灌注。放置分流器后就应开始检查远端肢体。如果同时存在静脉损伤，应考虑在采集静脉后继续留置 15～20min 血管分流器。如果分流管形成血栓或出现水锤脉，应考虑流出道梗阻或静脉回流不良，此时需要重建静脉。动脉分流术会加速损伤区域的静脉回流，有助于发现需要结扎或重建的静脉，进而可以维护肢体的流出道。在下肢创伤中不同分流装置都各具优势，具体内容将在第 23 章详述。细分流管（Argyle）易于放置和固定，可以完全放置于动脉内，它们通常很短，近端和远端都需要延伸至正常血管内，但有可能会误入分支血管导致血栓形成。较长的带有球囊头端的柔性分流器（Sundt）需要固定于损伤部位附近，没有很长的固定长度；但是它们可以跨越很长的距离，并且通常不会进入分支血管，可以允许医生进行更大范围的肢体修复。

在放置分流器后，如果存在骨骼损伤，建议进行跨学科讨论。理想的情况是由骨科团队先将患肢恢复到其原始长度，从而可以准确确定血管桥的长度。如果固定后损伤部位近、远端动脉段都更容易显露，那么可以在放置分流器的情况下进行临时性或永久性骨科修复手术。根据我们的经验，先行跨越膝关节的固定往往会影响到腘窝段血管显露，因此这里手术次序有所不同。应该先使膝关节屈曲，在大腿远端隆起处显露近端血管并行吻合，后拉直下肢并测量近端吻合口至远端血管的距离。我们建议移植物长度比实际测量距离预留 1cm 以确保屈曲状态下吻合口无张力。最后在远端血管吻合后再进行临时或永久的骨折固定。无论骨骼和肢体血管修复的先后次序如何，评估肢体伸长和固定后重建血管的物理状态和通畅性都至关重要。

（二）移植物、隧道、扭曲和测量

自体大隐静脉（greater saphenous vein, GSV）是下肢动脉损伤中最典型、最常用的移植物。传统意义上首选对侧肢体大隐静脉；但在同侧肢体没有静脉损伤的情况下，采用同侧静脉也是可以接受的，其并发症发生率似乎并不高于使用对侧静脉[39, 59]。选用对侧静脉的优势之一是，如果手术团队中有多名外科医生，可以在准备损伤动脉的同时同步采集对侧静脉。若需要更大直径的管道，颈内静脉是一个备选，但其长度相对较短。在下肢严重损伤时，我们通常避免使用股静脉作为移植物。总而言之，首选大隐静脉，它几乎适用于所有下肢血管重建。

下肢创伤中，最常见的血管隧道是由膝上至膝下。对于股动脉损伤通常可以在显露部位直接修补，而胫动脉之间的短距离搭桥也较为少见。有各式各样的隧道掘进器可供选用，但我们更喜欢用一种圆柱形管，应用该管创建隧道后，将移植物从管内穿过，后移除该装置而移植物则留置于隧道内，这样可以避免移植物扭曲和损伤。如果没有隧道器可以使用长血管钳将移植物拉入隧道，但这样可能会损伤移植物。在从股骨至胫骨创建隧道时，关键是要确保移植物不会发生扭结。在隧道的开始和结束部位，使用手指进行钝性分离可以确保进入正确的层面创建隧道。移植物的扭曲会导致早期移植失败。为此，我们推荐两种方法来避免这种情况发生。第一种方法是在静脉移植物上绘制一个连续的纵向标记，这也是常见的做法。但这种方法存在争议，因为含有酒精的标记墨水可能会导致静脉损伤，但是我们相信标记的获益要大于小概率的损伤风险。应在静脉移植物加压的情况下标记，并且应纵行标记以便近端和远端吻合时都能看到。需要注意的是，移植物远端旋转可能导致标记物方位不同于近端。第二种方法是在近端吻合后开放动脉加压充盈移植物，这通常可以协助松解扭曲。在加压时，应避免牢牢握住移植物，因为这可能会妨碍它的扭曲松解。此时，应能清楚地看到动脉脉动流经移植物，否则可能说明移植物或其流入道存在问题。采集足够长度的静脉是测量移植物长度的关键。静脉移植物在体外会弹性回缩，因此应在原位测量长度。可以根据外部切口长度确定所需移植物长度（该测量长度会长于吻合口间的距离），通常可确保采集出足够长度的静脉。在测量时，还要考虑到可能需要剪去移植物的两端和斜切吻合时可能损失的长度。一般来说，GSV 可以经过斜切或扩张，以满足下肢搭桥手术所需的口径。

（三）吻合技术

如果伤员不能应用肝素进行全身性抗凝，建议直接向吻合口处血管管腔内注射肝素（10～100U/ml），以防止阻断期间血栓形成。当需要间置或旁路移植时，我们推荐在移植物的近端和远端均进行斜形吻合。对于大多数血管而言，2cm 的吻合口径足以满足所需血流量。吻合口处应该是健康段血管，同时我们建议避免完全离断动脉，尽可能保留动脉后壁作为桥接组织。这样做可以预防血管的弹性收缩，特别是在间置移植时尤为重要。有了这段完整的动脉后壁，我们可以方便地测量并完成吻合。移植完成后可根据需求去除后壁（这种方法常用于腘动脉重建，同时也有助于 SFA 重建）。一般来说，采用单纤维聚丙烯缝线进行标准连续缝合是最佳选择，需要注意在吻合的开始和结束部位避免狭窄。腘动脉因其位置较深通常需要应用"降落伞"技术，该技术有助于在充分观察下进行尖端和尾端的缝合。该缝合技术是指最初几针缝合先不收紧缝线，这样可以很清楚地看到动脉切口和移植物的相对位置。等缝至吻合口中间位置就可以收紧缝线，使移植物吻合收至动脉切口处。远端吻合完成之前，应对移植物进行前向放血及反向返血，以排出其内的空气和组织碎片。如果伤员未患有动脉粥样硬化，一旦血流恢复，就应该能够在远端的出流血管上触及脉搏。但在某些情况下，可能需要完成筋膜切开手术后才能触及脉搏。若感觉不到脉搏，建议进行实时血管造影检查，确认远端血流，因为即使是健康的血管也可能因为痉挛导致血流暂时受阻。

（四）知名血管

1. 股总动脉　股总动脉（common femoral artery, CFA）的损伤最常由腹股沟穿透伤引起，但也有钝性伤的报道。血管的近端显露及控制可能需要腹膜后入路（图 22-3），这在直接压迫股动脉或大腿近端使用止血带的出血伤员中非常有利。于腹股沟做纵行切口，后游离腹股沟管上方的腹股沟韧带。血管就位于韧带下方，如果需要向近端延伸，可以分离腹股沟韧带并回拉近端组

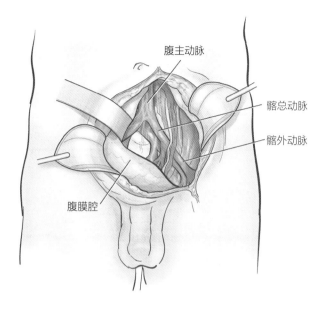

腹主动脉
髂总动脉
髂外动脉
腹膜腔

▲ 图 22-3　经腹膜外入路显露髂血管以控制腹股沟交界区出血

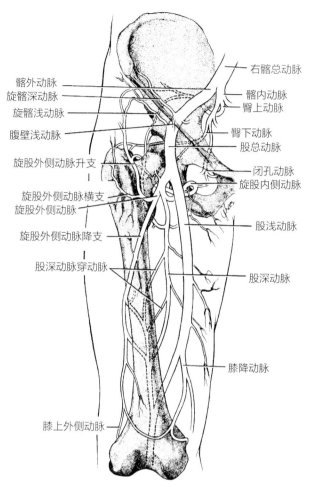

髂外动脉
旋髂深动脉
旋髂浅动脉
腹壁浅动脉
旋股外侧动脉升支
旋股外侧动脉横支
旋股外侧动脉
旋股外侧动脉降支
股深动脉穿动脉
膝上外侧动脉

右髂总动脉
髂内动脉
臀上动脉
臀下动脉
股总动脉
闭孔动脉
旋股内侧动脉
股浅动脉
股深动脉
膝降动脉

▲ 图 22-4　股动脉的外科解剖

织，近而显露髂外动脉的远心端。这里应小心避免损伤髂动脉远端上的旋髂静脉，必要的话可以分离结扎该静脉。骨盆、腹股沟和大腿的动脉解剖示意图见图 22-4。

只要实现 CFA 控制并对其进行周向解剖分离，就可以纵向切开动脉并探查管腔。小的缺损可以用自体静脉补片或生物补片来修复（图 22-5），这最适合用于修复经皮入路穿刺所造成的医源性损伤。由于 CFA 长度较短，高能机制所致的 CFA 损伤通常不能单由补片完成修复。对于污染性伤口，首选自体血管重建 CFA。其中首选 GSV，但如果其管径太小，可以选择管径更大的颈内或颈外静脉。然而，极少需要用到颈内或颈外静脉，因为随着时间进展，移植于 CFA 位置的 GSV 会自身扩张以适应 CFA 的管径。

因为 CFA 自身较短，因此腹股沟区域血管损伤常常涉及股浅动脉和股深动脉损伤。即使 SFA 或 PFA 没有直接受损，也可能需要探查这些血管以确保它们没有受损，并实现远端血管的控制。自近端（腹股沟韧带处）至远端股动脉分叉处的游离通常是最简单的。我们可以很容易观察到由 CFA 到 SFA 的管径变化，这也是深部 PFA 起源位置的定位标志。Potts 血管阻断带有助于控制 PFA 主干，当收紧阻断带时，可以稳定股动脉分叉，并且有助于血管重建。如果因其主干太短无法应

用阻断带，可以用深部血管钳夹闭 PFA 主干及其第一、第二分支。在治疗股动脉分叉处损伤时，通常没必要单独控制 PFA。在股动脉分叉重建中，我们倾向于先从 CFA（或远端髂外动脉）到 PFA 做端 - 端吻合。这样在重建深部的 PFA 时可以获得最好的视野。在这之后，可以从 PFA 旁路（端 - 侧）到 SFA（端 - 端）做单独的旁路。如果没有适合的自体血管用于重建，可以选择 8mm 的人工血管用于 PFA 旁路，6mm 或 8mm 用于 SFA 旁路。

2. 股浅动脉　孤立性 SFA 损伤的治疗相对简单。在其穿过大腿的大部分区域，可以通过做纵向切口并游离其上方覆盖的缝匠肌后显露血管。一个常见的错误是将切口做得太靠后，使其位于长收肌或大收肌上方。为避免此错误，应沿着股骨的水平进行切口。一般来说，尝试远距离牵拉血管并做端 - 端吻合是不合理的。对于大多数的 SFA 损伤，应用 GSV 作短距离的端 - 端间置移

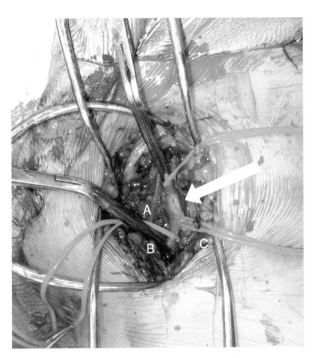

▲ 图 22-5　股总动脉的刺伤（A）。股浅动脉（B）和股深动脉（C）也被游离和控制。股总动脉前壁的刺伤（箭）同时伴随着一个较小的、后壁的全层损伤

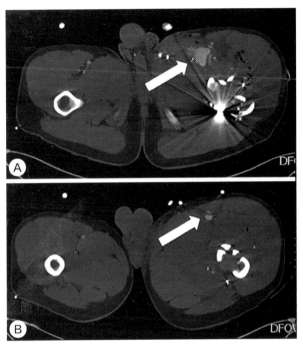

▲ 图 22-6　CTA 显示急性左股深动脉假性动脉瘤（A，箭）。同时存在动静脉瘘，因为在动脉期内股静脉（B，箭）强化显影

植是理想的选择。然而，对于更广泛的 SFA 损伤，可能需要进行正式的旁路手术。在其他部位血管未受损伤情况下，我们建议选择健康动脉的最远端部分作为流入道，选择与足部血流相通的健康动脉的最近端作为流出道。

3. 孤立性股深动脉损伤　相较于 CFA 和 SFA，PFA 是一支薄壁、分支血管变异甚多的血管。孤立的 PFA 损伤通常由穿透伤引起，可表现为明显的外部出血或大腿血肿，或表现为 CT 发现的隐匿性动静脉瘘或假性动脉瘤（图 22-6）。PFA 远端隐匿性损伤可能会有延迟性表现，可以用双功超声诊断。而近端孤立性 PFA 损伤可以通过标准技术进行重建，最常见的是间置移植（图 22-7）。由于 PFA 及其分支位于大腿深部时，因此开放手术的显露和重建极具挑战性（图 22-4）。对于远端的损伤，我们倾向于经由对侧 CFA 入路顺行进行腔内栓塞治疗。我们推荐使用机械性的弹簧圈进行栓塞，而不用化学性的泡沫硬化剂或凝胶，因为弹簧圈可以保留其远端侧支的灌注，并且可以有效地帮助损伤区域减压。

4. 腘动脉　腘动脉实际上分为三个节段：膝盖上方、后方和下方。穿透伤可以影响任何节

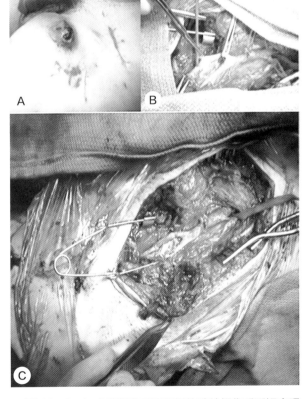

▲ 图 22-7　A. 右腹股沟区军用爆炸碎片损伤后延迟出现股深动脉假性动脉瘤；B. 假性动脉瘤口（镊子）被切除；C. 用大隐静脉间置移植修复

段，而钝性伤则通常导致膝盖后方或下方节段损伤。图 22-8 展示了腘动脉的解剖示意图。根据影像学很难判定具体的损伤节段，因为腘动脉近端或中段的损伤往往会导致内膜撕裂并向远端延展。对于腘血管损伤，术前的 CTA 扫描为我们提供了大量有关远端侧支血流、骨折的程度和位置，以及在手术难以进入的膝后区域存在的假性动脉瘤、动静脉瘘或出血等情况的信息（图 22-9）。从影像学上看髌骨顶部（近端）到底部（远端）节段的腘动脉损伤，如果不完全松解膝关节内侧副韧带（基本上需要离断），就无法经由内侧入路进行手术。然而这种操作是非常危险的，除非在实现近端和远端血管控制后仍出现严重的腘窝持续出血的情况下可以采用，除此之外极少应用。大多数膝后段腘动脉损伤可以通过自膝上到膝下创建旁路血管以阻断原位腘动脉血流。

可以在 SFA 穿出内收肌管处显露腘动脉的近端，也可根据需要在稍高或稍低处显露。在该区域可以根据解剖标志获取血管位置，并且血管相对表浅。但远端腘动脉的显露就更具挑战性，需要在胫骨内侧边 1～2 指宽处做纵向切口，钝性向后牵拉腓肠肌的内侧头，并通过分离附着在胫骨上的比目鱼肌来打开深层腔隙。图 22-10 描述了膝上和膝下的显露方法。该处的胫神经相对粗大，是寻找腘动脉很好的可触及的标志点。该切口继续向下延伸可抵达胫前动脉的起源处（ATA，

向术野侧面延伸），进一步延伸可显露胫腓干（tibioperoneal trunk, TPT）和胫后动脉（posterior tibial artery, PTA）。这点很重要，因为钝性腘动脉损伤可以导致严重的内膜破坏并可能向远端血管延伸。结扎和离断胫前静脉有助于显露 TPT。我们建议初始保留该静脉，如果需要搭桥至 TPT 的话再进行离断即可。即使是瘦小的伤员，在标准的显露术中腘动脉仍位于切口较深的位置，深部小脑牵开器或 Henley 牵开器可以将一侧抵靠在股骨或胫骨上，有助于牵开覆盖的软组织。Potts 血管阻断带可用于控制动脉，将其收紧时有助于将动脉牵拉至更表浅的位置，方便进行吻合，并且可以避免较大的金属血管钳损害到较小的术野。

局限于膝上或膝下段腘动脉的损伤重建是较

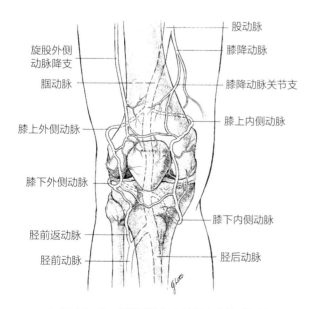

▲ 图 22-8　包括骨性标志的腘动脉外科解剖

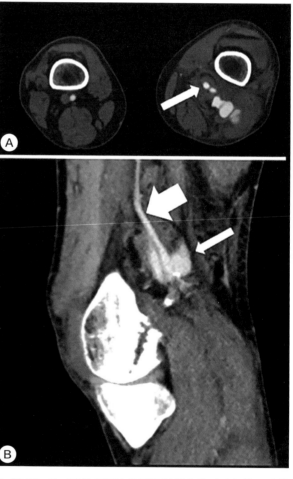

▲ 图 22-9　CTA 显示左腘窝区钝性伤伴动脉损伤及动静脉瘘

A. 腘动脉（箭）显影不均匀，相邻的腘静脉亦如此。腘窝内有一个大的假性动脉瘤伴血肿。B. 腘动脉（宽箭）在膝关节上方突然闭塞。腘静脉（前方）和假性动脉瘤（后方）内部也显示对比剂填充

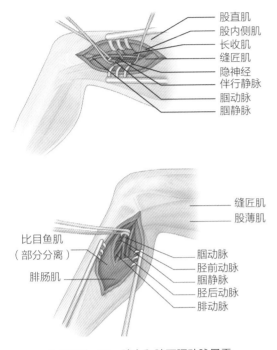

▲ 图 22-10　膝上和膝下腘动脉显露

少见的。最常见的术式是膝上至膝下的旁路手术。近端血管采用端 – 端和端 – 侧吻合均是合理的。如果在近端发现较大的膝关节血管，我们倾向于近端作端 – 侧吻合，并结扎其远端的腘动脉以保留其侧支循环。在股骨与胫骨髁间创建跨膝隧道时，旁路血管的长度往往比预期短，因此在移植物中应预留一些余长，以适应膝关节的屈伸动作。远端吻合口也可以采用端 – 侧或端 – 端吻合。端 – 侧吻合时，我们建议在吻合口附近结扎腘动脉，以防旁路外的腘动脉段继续灌注。胫骨平台骨折是高能量的损伤，伴有任何程度后方移位的骨折都应留意腘动脉远端和 TPT 是否伴有损伤。如果担心 TPT 损伤，我们建议将 PTA 作为远端重建的靶血管。PTA 的解剖位置允许创建一个相对较直的隧道和重建血管。搭桥至 PTA 后可以通过 TPT 的逆向血流来灌注 ATA 和 PTA。

5. 胫动脉　在严重的下肢损伤会遇到胫动脉的损伤，特别是在复杂的开放性胫骨骨折（Gustillo Ⅲ B/C）[60]。这类伤员需要进行详细的体格检查，通过术前 CTA 可以很好地评估未受损伤的足部供血动脉。如果 CTA 不能提供所需的信息，那么常规的血管造影会有所帮助。传统观点认为，只要有一条通畅的血管供应足部（足部脉搏可打

及 / 或踝肱指数≥1.0）就足以挽救肢体。如果运动和感觉功能都完好且存在至少一条足部血管，此时手术重建可能无法为急性期挽救肢体带来获益，尤其是在面对严重且可能影响截肢决定的骨骼和软组织损伤时 [31, 40]。对于伴有出血症状的单一胫动脉损伤，通常结扎处理即可。但在正式结扎之前，我们建议暂时阻断相关血管并对远端灌注情况进行评估（可考虑使用血管造影）。

在复杂的下肢损伤情况下，保持通畅的血管数量与截肢风险似乎呈反比。但鉴于胫部血管广泛的解剖分布，这可能代表着血管损伤的严重程度就相当于肢体组织损伤的程度 [31, 60]（图 22-11）。这种情况下，手术的重点应该是通过单一血管恢复胫部至足部的血流灌注。这往往需要做旁路手术，通常选用膝下腘动脉作为流入道。在严重肢体损伤中计划重建胫动脉时，必须仔细考虑后期的灌注效果。这种损伤通常胫部的高能损伤，并且在流入和流出道之间有严重的骨骼和软组织损伤，此时单条胫动脉的血运重建恢复足部的血流灌注可能并不能够满足损伤组织的血流灌注，后期不能够挽救肢体。这些病例需要血管外科、骨科和整形外科团队仔细斟酌讨论，以确保早期的血管重建不白费。最后至关重要的是在血管重建完成后必须有足够的灌注组织将移植物完全覆盖。

（五）筋膜切开术

患肢行大动脉重建术后，应考虑常规行小腿

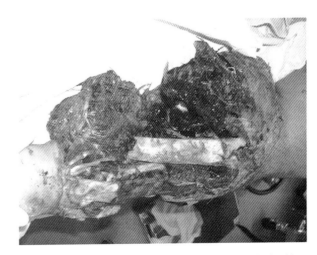

▲ 图 22-11　Gustillo Ⅲ C 级胫骨骨折，大量软组织破坏，所有胫动脉横断。由于软组织和骨组织严重损伤，该肢体被认为是无法挽救的

四室筋膜切开术，以防止肢体再灌注时出现筋膜室综合征。极少数的例外情况包括缺血时间（包括手术时间）极短的病例（2h 或更短），或者在患有慢性动脉闭塞性基础疾病的伤员身上所进行的急性期血管重建，该情况下缺血期间有侧支循环代偿。然而，我们通常不会考虑这些情况并在创伤伤员中常规行筋膜切开术，除非能做到在血管重建后密切监测肢体的临床状况，但实际在创伤环境中很难做到这一点。

小腿筋膜切开术可以选择在手术早期或者血管重建后进行。早期的筋膜切开术可以在分流术或重建术的再灌注过程中和之后立即对血流进行更准确的评估，但这往往会导致再灌注时额外的出血。膝下动脉的显露为前室（ATA）和后侧深室（TPT 和 PTA）的减压提供了一个"开端"，但更为关键的是将四个小腿筋膜室全长切开减

压。最常遗漏的是外侧筋膜室，因此应注意正确识别外侧肌间隙，并将前侧和外侧筋膜室的包裹筋膜完全分离开（图 22-12）。

筋膜切开术后，如果外科医生认为伤员在围术期发生筋膜综合征的风险较低，可以在保持筋膜开放的前提下，移动皮瓣并用缝合钉关闭皮肤切口。这种技术既保留了必要时通过床边拆除钉子快速减压的选择，又避免了术后开放性伤口潜在并发症的发生。对于大多数肢体而言，需完全松解筋膜室，并保持浅层和筋膜层的开放。我们支持在皮肤和皮下组织应用负压治疗敷料来临时覆盖伤口。可以交错使用血管吊带以"软梯"的结构形式将皮肤边缘拉在一起，这种方法最大限度地减少了开放性伤口的范围，同时可以容纳深层组织的水肿，并且防止皮肤回缩，有利于早期缝合。

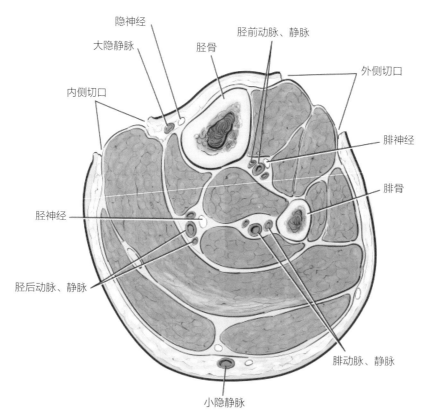

▲ 图 22-12　下肢双切口四室筋膜间减压术的手术显露

第23章 外科损伤控制和临时血管分流
Surgical Damage Control and Temporary Vascular Shunts

DANIEL J. SCOTT　SHAUN M.GIFFORD　著

乔　健　译

一、概述

自 21 世纪初以来，危重伤员的治疗策略发生了重大的变化。其中最值得注意的是引入了损伤控制和分期手术的方法。1983 年，Stone 及其同事对分期手术做了具有历史意义的描述[1]。出于减轻危重患者生理负担的目的，他们统计了 17 名接受分期手术治疗患者的生存率，结果表明分期手术能够为患者带来生存优势。后来 Rotondo 等将这种限制循环状态恶化（体温过低、酸中毒和凝血功能障碍）的方法称为"损伤控制手术"，现在几乎所有的大型创伤中心都采用了该方法，并都取得了可重复的结果[2-4]。Stone 及其同事所描述的分期剖腹手术的原则之一是注意控制和修复损伤的血管。出血（以及紧随其后的失血性休克）也许是导致凝血障碍性出血三联征的最主要的因素。严重外伤患者的血管损伤修复往往极为困难，对技术要求较高，耗时很长，这些都有可能迫使医生们选择结扎血管的方法。本章主要回顾了临时性血管转流术这种技术方法，作为血管结扎的可行替代方法，该法贯彻了损伤控制的理念。

临时性血管转流术不仅有助于多发伤患者的再灌注和（或）损伤血管周围静脉的压迫，更重要的是能为患者向上级诊疗单位转运及危及生命并发症的处理争取时间。这种情况下，"额外时间"意味着在实施复苏、固定骨折、降低颅压或其他救生治疗的同时，通过临时分流恢复受损动脉和（或）静脉内的血流。除此以外，临时分流还可限制血管结扎致缺血性损伤带来的不良生理影响。

二、血管内分流的历史应用

可置入人工导管的概念由来已久，第一次世界大战时，Tuffier 和 Makins 首先对其进行了相关记录[5,6]。这一类石蜡衬里银管具有突出的免缝合优势，最初被用作永久性置入物；因为银管逐渐闭塞的同时能够促进侧支循环形成，所以其使用目标并非维持长期畅通性，而是发挥其临时灌流装置的作用。1932 年，Blakemore 和 Lord 介绍了一种名为 Vitallium 的（由钴、铬和钼组成）新型合金管。最初 Vitallium 管内衬有作为移植物的静脉，随后很快出现了同样是免缝合技术的双管法，该法主要是用一对 Vitallium 管嵌入拟移植静脉的两端，再将该静脉的两端与破损动脉衔接（图 23-1）。尽管该方法具有理论优势且传播范围广，第二次世界大战期间囿于后勤水平和伤员后送缓慢的情况，Vitallium 管的使用十分有限[7-9]。

作为一种恢复血流的临时性方法，实验性应用腔内分流源于法阿战争（1954—1962 年）和阿富汗战争（1981—1985 年）[10,11]。两场战争期间都有为了创造后送机会、抗休克应用临时分流维持血流的记录。现代最早描述临时分流的是 Eger 等，1971 年的一例救治过程当中，他们在进行骨科固定之前完成了临时血管分流。这一实践最终显示在复杂性腘动脉损伤后应用临时血管分流，截肢率有所降低[10,12]。

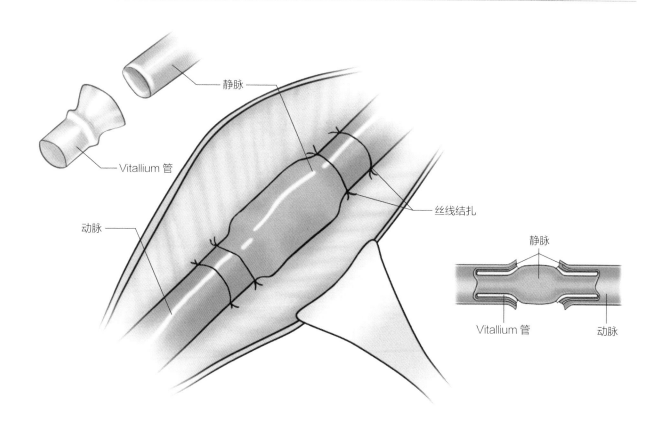

▲ 图 23-1　Blakemore 和 Lord 使用的 Vitallium 管技术的实验和临床应用说明

三、腔内分流现代应用

（一）军队和战争经验

尽管在非战时损伤控制方面取得了进展，但 9·11 事件之前临时性血管转流术仅应用于较少的病例救治中 [13-20]。战争的残酷反而促进了外科经验、技术和技巧的复兴。在 OIF 的一份报道中，Rasmussen 等描述了 1 年内 126 例四肢血管损伤的救治经验，其中 30 例治疗过程中应用了临时血管分流。在该报道中，分流被用作损伤控制辅助工具来降低不良伤亡率或维持处理危及生命的损伤时的局部灌注能力。在这 30 例患者的救治过程中，57% 的患者在到达更高级别救治中心（通常在初次手术后 2h 内）时仍然维持了分流通畅性。作者注意到，当分流器用于管径更粗、更靠近心脏的血管损伤时，数小时后的通畅率更高（86%）[21]。在最初的报道中使用血管分流器的良好经验被后续的战场外科小组提供的记录所证实 [22-24]。图 23-2 展示了一例应用腔内分流器修复锁骨下动脉中部损伤的细节，该例手术在前置手术所进行，后期患者在更高级别救护条件下接受了腔内移植物置入手术。

唯一一项描述血管转流术后四肢长期预后情况的研究来自于 Gifford 及其同事。该研究采用病例对照的方法，结果表明在应用临时分流器修复血管后的数年内无不良事件发生，临时腔内分流器的使用可能延长保肢的窗口时间，特别是对于那些最为严重的肢体损伤 [25]。

（二）民间创伤修复经验

随着战时创伤修复中血管分流技术的普及，民用创伤中心也推广了该技术，并同样积累了支持该技术的经验。2008 年，一项大型研究证实了分流技术对于特定模式血管损伤修复的实用性，该研究回顾了 Feliciano 医生团队在 Grady Memorial、Subramanian 等医疗机构 10 年的分流技术应用情况，结果表明，大血管损伤后的通畅率为 95%，患者总生存率为 88%；在 101 例接受血管转流术的患者中，作者统计到了 18% 的二次截肢率。随后一项跨时 9 年，涉及 213 名患者的多中心回顾结果中分流技术安全性和全身实施相关数据都有所提升。

Inaba 医生等的研究结果显示了 94% 的通畅率，以及 3.5% 的二次截肢率，不同的是，该项研究中分流技术不仅用于四肢血管损伤，也成功地用于主动脉、髂动脉和内脏血管修复[26]。表

23-1 详细介绍了军队和民间应用外周血管分流技术修复血管损伤的经验[21-25, 27]。

四、适应证

损伤控制是应用临时分流术的主要适应证，它是指生理不稳定状态或患者需要接受一些优先

回　顾	使用年代	分流部位	分流器型号及数量		通畅率 a			平均分流时长	早期（<30 天）继发截肢 b	分流相关并发症 c
Rasmussen 等（军用）	2004—2005	30 动脉4 静脉	Javid	16	动脉	近端	86%	<2h	2	0
			Argyle	12		远端	12%			
			Sundt	2	静脉	近端	100%			
Taller 等（军用）	2006—2007	14 动脉9 静脉	Javid	NL	动脉	近端	100%	约 5h	0	0
			Argyle	NL	静脉		89%			
			未知	NL						
Chambers 等（军用）	2004—2005	18 动脉	Javid	NL	动脉	近端远端	86%50%	约 1.5h	3（1）	0
		11 动脉	Sundt	NL	动脉		82%			
Borut 等（军用）	2003—2007	42 静脉	Argyle	NL	NL			NL	4（0）	NL
			Sundt	NL						
		8 静脉	Javid	NL						
			12F feeding tube	NL						
Subramanian 等（民用）	1997—2007	72 动脉	Argyle	61	动脉		91%	23.5h	10（1）	0
			Chest tube	16						
			Pruitt-Inahara	20						
		29 静脉	5F feeding tube	1	静脉		100%			
			16G Angiocath	1						
Inaba 等（民用）	2005—2013	202 动脉	Argyle	173	动脉	末端	95%	<24h	7（0）	0
			Chest tube	16						
			Pruitt-Inahara	20	主干		99%			
		11 静脉	Nasogastric/feeding tube	4	静脉		100%			

表 23-1 军用临时血管分流与民用血管分流装置对比[21-24, 26, 27]

a. 近端：肱动脉和上肢近端或腘动脉近端和下肢近端

b. 括号：分流血栓形成引起的二次截肢

c. 分流相关并发症：分流移位、出血或血栓栓塞

NL. 未列出

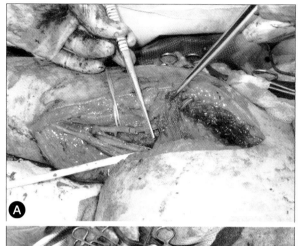

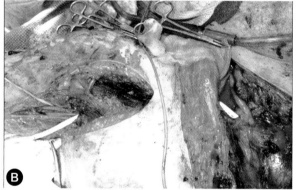

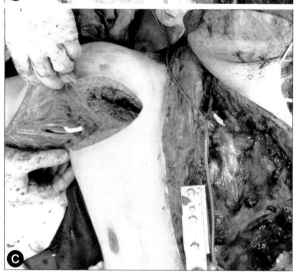

▲ 图 23-2　A. 可见 Javid 分流管的远端插入右腋动脉，近端置于右锁骨下动脉的近端，其下方为锁骨、上方为胸大肌，内部为损伤区（右锁骨下动脉中段）。B. 与 A 图为同一病例，视野更大，可见通过正中胸骨切开术显露分流管近端。Javid 分流管的近端已被移除，并用止血钳固定（照片上部可见）。6mm 膨胀聚四氟乙烯移植物的近端已与右锁骨下动脉的起点吻合，移植物通过解剖穿越组织，为与右腋动脉吻合做准备。C. 使用 6mm ePTFE 从右锁骨下动脉到右腋动脉成功重建后的手术完成图像。本例锁骨下动脉损伤是在锁骨附近过度缝合造成的（彩图见书末）

图片由 Rasmussen, TE 提供

于损伤血管重建手术的外科治疗。当需要其他更优先级的治疗时，快速应用分流管有助于减少受损血管恢复再灌注（即氧输送）的时间。分流管成功放置后，即可在四肢或其他远端器官得到灌注的条件下进行骨折固定、开腹、开颅或开胸手术，而不是使伤员处于持续的复合性缺血性损伤状态。最后如果外科医生由于缺乏相关训练或不熟悉血管重建而希望减少干预，那么快速放置分流管可能是有用的。在长时间缺血的情况下，安置分流管可使肢体远端器官得到灌注，并且可以输注旨在抑制血栓形成或缺血 - 再灌注损伤的药物（如肝素或甘露醇）。在严重受损四肢的轴向血管中使用临时分流器能使肢体得到固定、清创，甚至是在二次探查手术对损伤进行再评估。这一策略允许更有组织地动员必要的相关外科人员参与伤员救治，以便在初始手术完成后的预定时间内评估受损肢体。临时分流手术的适应证见表 23-1[12, 28]。基于成功实施血管转流术的早期报道，国防部联合创伤系统制订了旨在为血管转流术的实施提供指导的四肢血管损伤的临床实践指南；该指南建议，所有四肢血管损伤（包括近端静脉损伤）都应考虑应用分流手术[29]。

　　大多数血管损伤时都可以选择应用分流术，它们的使用少有禁忌。控制出血首先需要显露拟行血管结扎或安置分流管的部位。要通过探查血管损伤状况来预测实施分流手术期间患者的失血量，必须使其保持固定的体位并处于足够稳定的环境当中。通过充分显露损伤血管，完成分流器的放置和固定所需的时间可缩短至与结扎受损血管两端一致。需要获得足够的分流材料才能成功地拖延患者耐受损伤的时间。对于伴有多处损伤和多段血管破裂可能的肢体，外科医生必须确保重建血流不会导致更严重的出血。血管外科损伤控制的重点是控制出血，其次是限制缺血性损伤。一味追求恢复血运而行分流手术却导致肢体持续性出血，这显然是不明智的。此外，研究表明进行分流手术几乎没有不良影响[30]。理论上，分流术可导致健康段血管损伤、分流管栓塞、闭塞和（或）移位均可发生。以上这些不良事件出现的可能性有限，有人可能会说结扎会导致更糟糕的结果，分流术后是否进行结扎一直是需要考虑的问题，然而，由于远端血栓形成和流出道阻塞，以

上的不良事件均不太可能发生。

五、分流管材料

许多中空管可用做血管分流管，包括大口径血管导管、无菌静脉导管气管导管、饲管和小口径胸管在内的许多中空管。尽管这些临时分流管或许能够提供临时的血流灌注，但是其设计初衷并非是作为分流管，而且由于管材的一些物理特性更容易导致血管损伤或者血栓形成。目前还没有 FDA 批准的创伤专用分流管，外科医生不得不借用用于颈动脉内膜切除术和其他心血管手术的相关设备，如 Javid（Bard PV, Tempe, AZ）、Argyle（Cardinal Health, Dublin, OH）、Sundt（Integra, Plainsboro, NJ）和 Pruitt-Inahara（LeMaitre Vascular, Burlington, MA）等分流装置。目前并无比较这些分流装置用于创伤处置时的有效性的研究，因此同一机构都可能会使用任何一种或多种分流装置来应对血管损伤 [27]。然而，常用分流装置的血流动力学和流体力学研究似乎更推荐使用直径较大的直型（较短）分流管，因为它们往往会产生更高的流速和远端灌注压 [31]。Aufiero 等还建议在需要小直径分流管（<12F）时选用锥形管 [32]。

在选择分流器类型时应当权衡其物理特性，表 23-2 展示了常用不同类型装置的特性。直型分流管较短，适用于手术空间有限、血管损伤长度短的情况。直型分流管一旦与损伤血管相固定，就不会与伤口敷料、手术牵引器、骨科固定器或围绕着患肢的监测线缠绕（图 23-3 和图 23-4）。环型分流管较长，有很大一部分在血管外，因此更容易发生缠绕。然而，环状分流管在桥接较长的血管损伤时更有效；当血管损伤跨越关节或易发生明显活动的不稳定骨折时，这种设计可能更可取。在这些情况下，更长的环状分流管不易脱失；此外，环形分流术可显示动脉或静脉血流，并可通过连续波多普勒进行评估（图 23-5）。

一些诸如 Bard Brener 和 Pruitt F3 的分流器拥有专门设计的侧口，外科医生可以借此丰富管理血管损伤的手段。例如，正在对患者实施复苏时，外科医生可以通过连接到侧口的管腔实现血压腔内测量。当医生需要动脉血却无法获得时，可通过侧口获得损伤部位的血样。此外，还可通过侧口输注药物或进行诊断性远端血管造影。Pruitt F3 分流器独特的侧臂设计，被证明可能是有用的。Pruitt F3 分流器两端的球囊可易化分流器的安置过程，借此外科医生无须对损伤血管近远端组织进行彻底的解剖（图 23-6）。

框 23-1　临时分流的适应证

- 极端情况下患者的损伤控制手术
- 需要固定的复杂骨骼损伤（如 Gustilo Ⅲ c）
- 静脉采集期间临时恢复血流
- 其他损伤的管理
- 多发性血管损伤
- 长时间缺血（>6h）
- 撕脱肢体再植
- 需要血流的延迟性肢体损伤再评估或肢体再植前的评估
- 需要灌注的复杂血管重建
- 躯干血管控制
- Ⅲ区颈部损伤的复杂性修复

改编自 Eger M, Golcman L, Goldstein A.The use of a temporary shunt in the management of arterial vascular injuries.Surg Gynecol Obstet.1971;132（1）:67-70;Abou Ali AN, Salem KM, Alarcon LH, et al Vascular shunts in civilian trauma.*Front Surg.*2017;4（July）:2-7.

六、安置技术

尽管放置分流器难度不高，但若没有保护组

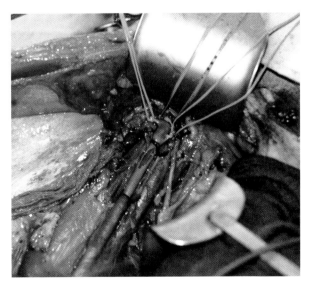

▲ 图 23-3　腹股沟韧带上方，填补左髂外动脉损伤的 12F Argyle 分流管

该分流管为直型结构，安置于短段动脉缺损处，远离牵引器、敷料或其他手术器械。这种用丝带固定的分流装置在放置约 6h 后仍能保持通畅（图片由 Rasmussen, TE 提供）

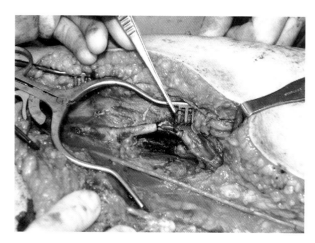

▲ 图 23-4 损伤的血管段为左股浅动脉近端，它位于左股深动脉起源的远端，损伤部位可见 12F Argyle 分流管

本图中并未显示在股浅动脉分流管深处还有股浅静脉近端的分流管。本图中还可以观察到左侧大隐静脉，它被显露出来并用作重建这种损伤模式的介入导管。尽管本例中的动脉分流管在安置 5h 后仍然保持通畅，但静脉分流管内已形成血栓。在本例中，分流管移除后，损伤的动脉和静脉均成功重建（图片由 Rasmussen, TE 提供）

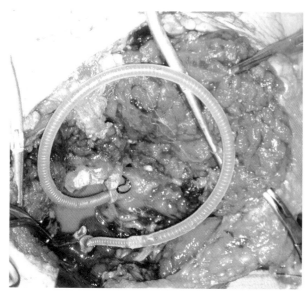

▲ 图 23-5 可见用于桥接右侧股浅动脉缺损的 Sundt 环型（30cm）分流管

虽然损伤部位的解剖结构难以辨认，但可通过受损的膝上腘动脉基本明确病情。如果动脉损伤过长或动脉损伤部位靠近易于位移的不稳定骨折，该种分流管就较为适用，因其长度足以抵消位移引起的张力（图片由 Rasmussen, TE 提供）

织的意识，安置分流器时仍有较大的造成损伤的风险。建议的操作步骤见图 23-7，应当细致地解剖损伤血管，以便应用血管夹。如果完成损伤血管近端控制耗时较长或技术上具有一定挑战性（如近端锁骨下损伤），则可以通过血管内球囊阻断来取代解剖阻断。一旦完成断端控制并开放血管，建议行球囊导管取栓术。可以多次取栓，直到取尽血栓，并实现良好的损伤部位前后涌血。应考虑向受伤血管的近远端滴注肝素盐水溶液（局部肝素化），然后重新夹闭血管。应检查血管断端，将其仔细修剪至健康或外观正常的部分（将分流管固定到有问题的血管壁可能会导致意外破

表 23-2 分流管类型				
制造商	类型	特征	材质	尺寸
Bard	直型	± 斜面型尖端；± 侧孔；± 气囊型尖端	聚氯乙烯（± 乳胶气球）	直径：9F（气球）、10F、12F、14F、16F
	Javid	锥型 ± 环型		长度：13cm
	Brener	锥型 w/ 侧臂		
Cardinal	Argyle	± 环型；能与所有 4 种尺寸配套	聚氯乙烯	直径：8F、10F、12F、14F 长度：11 英尺（环型），6 英尺（直型）（1 英尺≈30.48cm）
Integra	Sundt	± 环型；钢制加强 ± 非加强组件；圆锥型末端	有机硅弹性体	直径：3mm×4mm、3mm×5mm、4mm×5mm 长度：30cm（环型），10cm（直型）
Lemaitre	Pruitt F3	±T- 港；颜色编码；深度标记；气囊及其保护鞘；能与所有 4 种尺寸配套	聚氨酯（乳胶气球）	长度：31cm（外置），15cm（内置），13cm（内置）

引自 www.bard.pv.com/_vascular/product.php?=37. ; www.kendall-ltp.com/Kendall-LTP/pageBuilder.aspx?topicID=67419&breadcrumbs=81035:0,67418:0; integalive.com/Neurosurgeon/Neurosurgeon-Product-Detail.asp ; www.lemaitre.com/medical_shunts.asp.

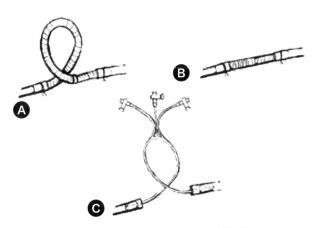

▲ 图 23-6 现代（颈动脉）分流管类型

A. 环型（Sundt）分流管；B. 直型（Sundt）分流管；C. 环型（Pruitt-Inahara）分流管

裂和出血）。血管痉挛并不罕见，为便于插入并降低受伤风险，可能需要轻柔地扩张血管。

选择尺寸匹配的分流器后，将分流管远端 / 较小端（如果为锥形）轻轻插入远端血管，通过反流血清除干净聚集的血小板体和气泡，并用粗（0 号）丝带固定血管。应当注意的是，要避免过度收紧缝线，因为这可能会导致分流管狭窄甚至闭塞。将分流管插入损伤血管近端，并用丝带或类似材料固定，然后可利用手持式多普勒超声仪评估远端动脉的通畅性并尽可能标记远端动脉血流信号，这有利于后续的超声检查。如果分流管横跨未受伤的关节，应当对关节进行夹板固定以避免移位。理想情况下，应缝合伤口并将软组织

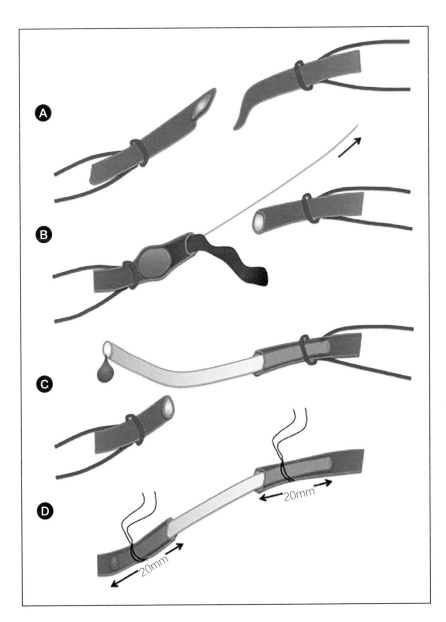

◀ 图 23-7 放置临时血管分流管的顺序步骤

A. 动脉的近端和远端控制；B. 在未受损区域游离整洁动脉断端，使用 Fogarty 导管取栓；C. 放置直径接近动脉直径的 TVS，插入深度为 15～20mm；D. 水密固定分流管，使用两条粗线分别结扎分流管两端（引自 Hornez E, Boddaert G, Ngabou UD, et al Temporary vascular shunt for damage control of extremity vascular injury:a toolbox for trauma surgeons.*J Vasc Surg*.2015;152:363-368.）

覆盖于分流管上方。如果伤口保持开放状态，真空伤口敷料不应直接应用于血管。应考虑筋膜切开术的需要，并在患者和图表上标明分流器放置时间。

七、分流管去除技术

在完成患者转运和（或）其他损伤控制程序后，外科团队应移除分流器并进一步重建损伤血管。显露分流管的方法类似于将其安置时的方法。为了有充足的空间去放置血管夹，以及在未受损血管段内放置移植物，需要充分地显露分流管近远端血管。在分流管的中间部位将其夹闭，将其两端从损伤血管两端移除，确保血管近远端断端都有涌血后再在合适的部位将其夹闭。反复地使用球囊导管清除血管断端内的血栓，并用肝素盐水溶液局部滴灌，分流管移除后大多数情况下都需要此操作来使得损伤部位血液流入流出情况得到优化。根据患者的全身状态和副损伤情况，进行全身肝素化往往不太可能，那么就应当在受伤血管的近端和远端滴入肝素盐水溶液（局部肝素化），然后重新夹紧血管两侧断端。

确保血管近远端断端的管壁健康十分很重要，为此应当对其进行仔细的检查。同分流管固定在一起的血管可能会因此发生损伤或变性，应对其进行修剪或清除。大多数情况下，大隐静脉是替换分流管的最佳选择。获取足够长的大隐静脉很重要，外科医生应当特别注意到，旁路手术所需的移植物长度比分流管更长。去除分流管并完成所有的准备工作后，即可仔细地开始重建受损血管（例如，在恢复血流之前细致的末端修整、单丝缝合、近远端涌血）。

八、留置时长

临时血管分流器应当留置多长时间目前还没有确切的答案。考虑到其多样的适用情况，最合适的留置时间应当由损害控制小组"量体裁衣"。血栓形成、远端血管栓塞或闭塞等分流器相关的并发症会随着时间推移增加，因此只要条件允许，即可移除分流管，进行损伤血管重建。临床报告记录了分流管最长的留置时间为 52h，但这是极端情况，更常见的留置时间为 2～5h。在最终的

血管重建之前往往需要先稳定肢体骨折、实施优先级更高的手术或者改善患者的生理状况，血管分流器可以在此期间延缓血管损伤并维持远端供血。最近的军事报告中记录的分流器留置时间也大多为 2～5h，这也是将伤员后送至更高级别的救治中心通常需要的时间。一些非战时报道中记录的分流器留置时间通常反映了"复苏时间"或在损害控制背景下改善患者生理状态所需的时间（平均 24h）[16]。

九、特殊考虑

（一）解剖位置（血管口径）

如何来判断患者当下的情况是否适合放置分流器呢？一个重要考虑因素是损伤血管的解剖位置。分流器适合更为粗大的血管，在粗大血管中的使用效果也更好。近心端血管较为粗壮，其内血流因损伤而中断对四肢及终末器官造成的影响也更大，因为这样的血管通常是血液流入或流出依赖的主干道。因此，持续使用止血带或结扎受损的近端大血管会产生更严重的后果，而使用分流器恢复血流则能将其缓解。从技术的角度来看，临时分流器也更容易放置在流速高、通畅性好的大血管中。

反之，位于肢体远端的血管或躯干微血管通常是循环系统中冗余的一部分，其流量较少，也更容易形成血栓，在其内放置分流器因此也更具挑战性[21]。例如，尺动脉和桡动脉都为手供血，胫骨循环则负责脚的灌注，这些小动脉受损通常不会使肢体的存活受到威胁，将其结扎或许应该是首选的操作。虽然不推荐在微小血管损伤中应用分流器，但是对于有多个远端动脉损伤的患者，或者侧支循环不全的患者，应用该技术暂时恢复损伤血管的血流也可以获益。

不管处理哪种血管损伤，外科医生都需要在做出再灌注决定之前对远端灌注进行实时评估。Lavenson、Rich 和 Strandness 是最早进行相关报道的外科医生之一，他们的报道显示，血管受损情况下，连续波多普勒在确定远端灌注和肢体活力方面有用[33]。损伤远端是否存在可听多普勒信号能够帮助外科医生决定治疗方式。连续波多普勒也可以在管理方案的过程中重复应用，并用于

确认分流管或重建血管的流量。

（二）抗凝

通常不需要全量抗凝来维持临时血管分流器的通畅，在严重损伤的情况下应谨慎应用抗凝药物。尽管从维持分流器通畅的角度来看，全身抗凝治疗很有吸引力，但必须考虑到其他损伤部位（如大脑、骨盆或实体器官）出血的风险。全量抗凝时，即便是软组织伤口、骨折或筋膜切开术切口的缓慢出血也会成为问题。

关于该主题的转化研究和临床报道表明，在早期损伤控制阶段，无须通过全量抗凝来保持分流器通畅。Dawson 及其同事在猪模型中证明，在没有全量抗凝的情况下，Argyle 分流器保持通畅24h，这一发现得到了使用 Sundt 装置的 Gifford 等的证实[34, 35]。军用和民用临床应用结果也表明，分流器在没有全量肝素抗凝的情况下依然十分有效。这些报道承认，当损伤孤立或伴有并发症（如分流初期血栓即形成或流出循环中的血栓负荷过重）时，尽管这类情况很少见，可以选择性使用全量肝素。

作者的建议是，全身抗凝治疗不是临时血管转流术应用中的常规部分。相反，我们建议在分流器留置期间将肝素化盐水注入目标血管中（即局部使用肝素）。全量抗凝血药应限制性地应用于没有伴随损伤的特定病例和（或）分流器留置时间较长的病例。

（三）静脉分流

动脉分流术的成功带来一个问题：分流技术对于孤立性或伴随性静脉损伤是否也有应用价值？大部分分流技术用于静脉损伤的经验来自战时报告，其中大多为动静脉联合性损伤的处理。实际上，通过分流器保留静脉流出道内的血流确实有益，这些好处包括缓解静脉高压、减少远端伤口（包括筋膜切开术切口）内失血、维持动脉通畅并借此改善肢体或终末器官灌注。

在损伤的静脉中安置分流器不难，尽管流速低于动脉，但那些安置在较大的近端静脉中的静脉分流器的通畅率并不低于动脉内分流器[21-23]。部队和民间都有相关的报道，来自亚特兰大的

Parry 及其同事也进行了相关的工作，他们的报道中，18 例辅助骨折固定和损伤控制手术的静脉内分流器在长达22h的平均留置时间内均保持通畅[36]。血管分流器的战时经验主要和动脉损伤的管理相关，但其中也包括了静脉分流术在治疗损伤方面有用且有效的证据。

（四）分流技术和保肢

面对经历重创的肢体，是尝试保肢还是截肢？这个问题的答案常常很难决定。对肢体保留来说，最直接、影响最大的因素是其灌注状态。及时恢复血供是保留肢体活力和功能的关键。Alarhayem 等对国家创伤数据库数据的当代分析表明，原先设定的肢体 6h 缺血阈值可能并不够短；他们对 4400 多名下肢动脉损伤患者进行了分析，结果表明，在损伤后60min 内实施修复的截肢率（6%）显著低于损伤后 1～3h（11.7%）或 3～6h 的截肢率（13.4%）[37]。

为了评估分流技术对保肢的影响，Glass 等对101 例下肢损伤进行了回顾分析，结果表明保肢受缺血时间的影响很大[38]，当缺血时间超过6h后，保肢成功率从87% 降低至61%；血管分流技术的应用与否与截肢率高低呈正相关（13% vs. 27%）。图 23-8 显示了由该报道改进的治疗流程[38]。在该流程中，早期使用血管转流术来恢复灌注是确定是否继续尝试保肢的第一步。

临时分流可以减少热缺血时间对周围神经、神经肌肉接头和骨骼肌产生不良影响。保护这些结构可以提高挽救肢体的质量（即更好的保留了肢体的功能）。研究证实了缺血时间与神经和肌肉损伤之间的关系，近年来，保肢研究的重点是保质而非单纯的保量[39, 40]。作为这种实现功能性肢体挽救方法的一部分，作者建议应用血管分流技术作为损伤控制手术和血管损伤重建期间限制组织灌注不良的一种方法。

虽然在近端肢体损伤中使用分流器直观且常见，但该技术同样也可用于恢复某些远端损伤血管的血流，特别是有些损伤涉及超过一条为肢端或终末器官供血的重要血管（侧支血管）。如前所述，连续波多普勒在这些情况下可用于确定动脉血流状态，以及血管分流是否有益[21, 33]。导致没

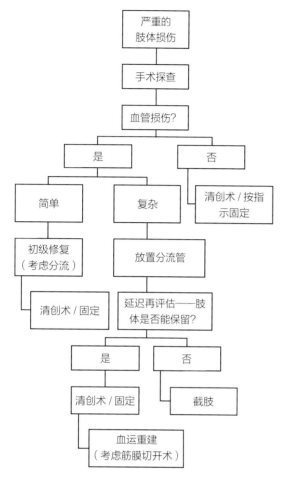

▲ 图 23-8　实施临时血管分流的流程

（改编自 Glass GE, Pearse MF, Nanchahal J. Improving lower limb salvage following fractures with vascular injury:a systematic review and new management algorithm.*J Plast Reconstr Aesthet Surg*.2009;62:571-579.）

有任何超声动脉信号的远端血管损伤，无论其直径大小，都应考虑进行分流[41]。根据我们的经验，应用于远端小血管中的分流器内血栓形成不妨碍血栓清除后继续保肢。通常可以移除形成血栓的分流器，进行血栓去除术，并根据需要进行血管重建。

（五）预防性筋膜切开

四肢筋膜室综合征对保肢有不良影响。当肢端筋膜室综合征的诊断明确时，需要立即行筋膜切开术以缓解升高的压力并恢复受影响组织床的正常灌注。然而，识别筋膜室综合征具有挑战性，尤其是对于经历多级救护转运（通常在不同的医疗机构之间）的患者。因此，预防性筋膜切开术

被认为是使用血管分流器时的常规伴随处理。这种预防性的手段是否确实能使患者获益呢？这是一个很难进行前瞻性研究的问题。美军一份相关回顾性报道显示，与延迟或漏诊筋膜室综合征相关的死亡率增加了 4 倍[42]。

通常，当一名患者需要应用临时血管分流器来救治时，其伤情很有可能已经具备了缺血、肌肉和骨性挫伤、大容量复苏等众多常见的可诱发肢体筋膜室综合征的危险因素；这些因素能够解释军方和民间相关报告中极高的预防性筋膜切开率（范围为 60%～100%）[21, 25, 27]。分流器使用与否同筋膜室综合征之间如此强的关联，使外科医生在应对血管和骨骼的复合损伤时，已将缺少临时血管分流与增高的筋膜室综合征的发生率联系在一起[43]。

基于上述原因，来自部队的经验是，建议对四肢血管损伤的患者实施预防性筋膜切开术，无论是否使用分流器，尤其是那些需要在不同等级医疗机构救护的患者[42]。对于需要判断是否进行预防性筋膜切开术的病例，可以将以下几点作为更客观的支持该治疗手段的评判标准：严重的肢体损伤（简化损伤评分 3 分或更高，或肢体损伤严重性评分 5 分或更高），动静脉联合伤，长时间缺血或止血带使用时间（超过 1～2h），穿透伤或挤压伤、多处膝下或前臂动脉损伤、开放性骨折或神经损伤，以及术中大量失血[44-48]。

（六）血管分叉

应用分流器处理靠近或涉及血管分叉部位（如远端股总动脉或肱动脉）的损伤需要格外注意。在这种情况下，最常用的方法是暂时闭塞分支血管，使逆向出血停止，并将分流器安置于主干道中。Choudry 等描述了一种创造性的能够恢复两个分支血流的方法：在一例股总动脉损伤的伤情处置中，用到了一种由 14.5F 的双腔 Mahurkar（Covidien, Mansfield, MA）导管制成的临时分流器来恢复股浅动脉和深股动脉的血流[48]。这一类损伤非常罕见，几乎没有相关的临床经验来指导如何同时对两个血管分叉部位应用分流器。如果近端动脉分叉部位损伤（如股动脉分叉），作者建议闭塞大侧支（如股深动脉）的血管弓，使逆向

出血停止，然后将分流器安置到主轴血管（如股浅动脉）。大血管夹、Rummel 止血带，甚至是结扎线，都可以用来封闭分支血管，然后可以在探查伤口并移除分流器时重建分支血管。关于如何应对这一类伤情还有很大的创造空间，但外科医生必须注意损伤控制原则并尽可能快地执行已做的治疗决定。

（七）躯干血管伤

临时血管转流术也是一种替代结扎的治疗内脏血管损伤的有效方法。躯干血管损伤常常与泌尿生殖系统及消化系统感染、大量失血（血流动力学不稳定和凝血障碍）、高难度手术显露有关。虽然这些情况往往会迫使外科医生孤注一掷地结扎出血，但通过血管分流器恢复血流，减轻终末器官损害，改善不利的生理状况可能是一个更好的选择[49]。

肠系膜动脉损伤较为罕见，但常伴随着高死亡率。与其他部位的血管损伤一样，处理肠系膜动脉损伤要考虑的问题仍然是结扎、安置分流器和血管重建三种方法中做出选择。肠系膜血管（如肠系膜上动脉）腔内分流相关的报道不多，已有的资料主要和转化研究及临床经验相关[50]。Subramanian 及其同事的报道涉及 2 名 SMA 损伤的患者，其中 1 名患者在撤除监护后死亡，2 名患者的 SMA 分流器都有血栓形成[27]。Reilly 等报道了腹部穿透伤的损伤控制手术中 SMA 分流器的成功应用：SMA 分流器留置长达 36h，二次探查时分流器仍保持通畅，SMA 供血的肠管活力均良好[51]。在损伤控制过程中，建议将分流技术应用作为重建受损 SMA 的替代方法，尤其是对于 Fullen 解剖区域 I 区和 II 区内的损伤（SMA 根部至中结肠动脉分支）来说。

包括肠系膜上静脉和门静脉在内的主要内脏静脉结构损伤同样极其致命。在一项对 51 例肠系膜上静脉损伤患者的回顾性研究中，Asensio 等报道了 55% 的损伤后存活率，他们指出，每增加一处血管损伤，患者死亡的可能性就会增大。作者发现，一期修复肠系膜上静脉损伤有助于提高患者存活率，尽管他们也主张当患者状况不稳定且合并多处危及生命的创伤时，应当快速地结扎受损静脉。结扎的方法必然会导致肠管水肿、回流受阻及内脏高压综合征，甚至是肠管坏死[52]。其他与门静脉损伤相关的报道也建议在可能的情况下进行血管修复，因为人们发现结扎不利于患者生存，很可能是由侧支循环继续出血导致的[53-55]。

十、结论

伊拉克战争和阿富汗战争中分血管分流器的临床应用及相关的研究报道改变了过去几十年肢体血管损伤的治疗观念，人们认识到在某些情况下临时血管分流器具有巨大的治疗效用。对血管分流技术的重新评估不光引发了对四肢和其他终末器官的缺血阈值更为严格的考量，同时也使得人们进一步探索分流技术如何对生存和肢体功能恢复产生积极的影响。血管转流术的重新使用也迫使人们重新思考多发伤患者的术中"修复顺序"决策。目前，分流术将"生命高于肢体"的古老争论变成了"生命和肢体"的新命题。在损伤控制过程中，快速血管结扎与精细的血管修复这两种救治策略竞争不断，现在可以将血管分流技术作为一种新选择位列中间过渡位置。总而言之，随着临时血管分流相关经验积累和技术提高，外科医生处理复杂和致命损伤的能力将随之增加，患者的预后也将得到改善。

第24章　血管损伤移植物重建的注意事项

Considerations for Conduit Repair of Vascular Injury

NITEN SINGH REBECCA JOY UR　著

乔　健　译

一、概述

首例下肢隐静脉旁路手术由 Jean Kunlin 于 1949 年完成，手术对象为一名下肢缺血的患者[1]。新术式的成功应用并非偶然，而是得益于血管外科前辈们为了完善动脉外科技术付出的辛勤汗水。Alexis Carrel 等发展了精细吻合技术，并进行了静脉移植物和同种异体移植物相关的试验；Jay McClean 发现了肝素，并在前面提到的 Kunlin 的手术中得到应用[2]。同样，我们目前治疗血管损伤的方法就来自于社会医疗机构和军队医疗单位的经验。例如，第二次世界大战中大多数血管损伤的处理措施均为结扎，结扎后患者截肢率为 49%。第二次世界大战期间，极少数血管损伤患者（40 人）的治疗中使用了静脉移植物，所致截肢率为 58%[3, 4]。当时，由于运输时间长，结扎血管被认为是应对战场创伤人员血管损伤的必要手段。目前，伤员转送时间的缩短，相关经验不但积累，Rich 及其同事成功地对越南战争中的大多数血管损伤的患者实施了动脉修复术，后期报道了这些患者约 13% 的截肢率，几乎所有移植物均为倒置的大隐静脉，46% 的病例使用了这种重建损伤血管的方法[5]。在 20 世纪 60 年代和 70 年代的非战时情况下，遭遇血管损伤却未接受结扎治疗患者的截肢率为 2%～10%[6]。由于军民医疗领域内相关技术的进步，目前修复血管损伤的标准也发生了变化，目前建议，对于可以耐受血管损伤修复的患者来说，可以通过介入方法或旁路手术进行治疗。

二、确定最佳血管移植物

对于血管损伤，无论是择期治疗还是紧急手术，最佳的血管移植物的选择一直是外科医生们争论的热点，许多研究也聚焦于此。理想的血管移植物应具备耐用，无免疫排斥反应，抗感染和易于获得的特点。许多关于选择性周围血管搭桥手术的研究表明，假体移植物通常更适合于较大口径的中央动脉损伤修复，在下肢静脉损伤修复中，自体静脉移植物优于假体移植物。与择期治疗的对象不同，需要紧急性救治的创伤患者通常较为年轻，其血管较为健康，没有会使血管修复难度增加的动脉粥样硬化闭塞性疾病。血管损伤不会单独出现，骨、软组织及腹部损伤往往与其伴发，并增加了损伤控制的难度。此外，血管修复本身并不特别困难，限制血管成功修复的难点在于如何将移植物穿过受污染的伤口或软组织缺损。具体来说，需要足够的软组织覆盖移植物来使其避免被污染和破坏，这通常是血管修复能否成功的决定性因素。

血管损伤的修复方法通常不难。处理受损血管的方法包括一期修复、通过旁路移植物或介入方法恢复血流灌注。补片血管成形术对于部分不太严重的血管损伤时也是一种有用的方法。最后，血管结扎在某些情况下也是损害控制方法。在决定是否重建或结扎受损动脉时，应考虑患者的生理状况和其他合并损伤。此外，还必须考虑结扎血管可能导致的远端缺血的程度。如果动脉受破坏到较低，它可能能够被清创、疏通和一期修复。

当无法进行一期修复或安全结扎时，需要介入或长段搭桥。如第 23 章所述，当无法进行血管结扎时，临时血管分流可用作介入或旁路移植物的桥梁。当考虑介入或旁路手术时，必须考虑到在选择性血管重建中同样重要的技术因素：①流入血管；②流出血管；③桥接管道。问题不在于血管损伤本身，在于遭受多发伤的患者本人，其损伤的严重程度和血流动力学的不稳定性将影响移植物的选择和手术的结果（图 24-1）。进行血管重建时，管道的易用性和最小长度也是要考虑的因素。外科医生希望存在一种同时能够满足战时和民用需求的伤情处置策略，但现实中各种创伤的情况通常存在差异。本章将详述修复损伤血管的血管管道的选择。

三、管材类型

原则上，血管损伤修复中使用的移植物类型与动脉粥样硬化性闭塞疾病或动脉瘤的治疗中使用的移植物类型一样。血管移植物可分为以下几类：①自体动静脉（即自体移植物）；②假体；③生物材料。血管损伤的伤口污染率与致伤机制和软组织损伤程度成正比；污染的程度可以很小，若伤型只是刺伤或玻璃划伤；污染程度也可以很严重，若伤型为伴有软组织损伤的开放性股骨骨折。十余年的阿富汗战争和伊拉克的战争中，简易爆炸装置造成的血管损伤往往都伴有严重的伤口污染，其伤情大都极为复杂[7]。传统经验强调，当伴有伤口污染时，应使用自体静脉来修复损伤血管。然而不同伤情有不同的处置方法，如当患者双侧下肢损伤时，使用自体静脉管道（如大隐静脉）修复损伤血管可能既不可行，也不合适。当无法获得可用的自体静脉，外科医生可以通过结扎、使用临时血管分流器、使用商品化人工血管或生物移植物进行血管重建，控制出血[8]。

（一）自体移植物

自体组织是血管选材的金标准，其中最常用的是静脉，也有极少数利用动脉的情况。

静脉系统中流出道多有冗余，因此有多种静脉可供选择；下肢静脉很长，是最常用的静脉，包括大隐静脉、小隐静脉、股静脉和足背静脉；上肢的头静脉和贵要静脉可单独使用或作为较长的单段移植物使用；由于位置邻近，颈部静脉常用于颈动脉修复，可选用颈前静脉、颈外静脉和颈内静脉。

使用自体静脉应当遵循安全有效的解剖和静脉获取原则。通常，可用单一的连续切口、跳跃式切口或微创的新技术获取浅表静脉。单切口是获取大隐静脉最方便、最常被提及的方法。然而，有 17%～44% 以单切口方式获取大隐静脉的患者出现了伤口感染和裂开[9, 10]。为了减少伤口并发症，外科医生们经尝试通过多个短切口及切口之间的"皮肤桥"来获取大隐静脉。虽然该方法耗时较长，并需要时间熟悉，但至少一个大型研究的结果表明该方法能够减少伤口并发症（9.6%）[11]。较新的内镜法是获取隐静脉侵袭性最小的方法，仅通过几个经皮穿刺入路即可使用电灼法获取隐静脉。内镜技术降低伤口感染风险的同时也使得静脉更容易受到热损伤，此外该法也会增加手术时间，并要求外科医生掌握一定的内镜手术专业知识。因此对大多数血管损伤中心来说，通过微创方法获取隐静脉并不现实。

虽然使用的很少，动脉类移植物可能在尺寸上与损伤血管更为匹配，并且无须像静脉移植物那样在使用前先去除静脉瓣膜。动脉移植物还具有更好的可控性、顺应性和通畅性。使用自体动脉移植物进行损伤血管修复可行且有效，但由于动脉获取部位少、不易解剖和无用动脉段缺乏等因素，创伤处置中该类移植物的应用仍然受到限制。胸廓内动脉是最常用的动脉类移植物的来

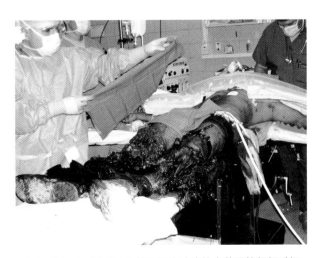

▲ 图 24-1　简易爆炸装置爆炸造成的大范围软组织破坏

源。然而，由于其所处的解剖空间较为局限，只能通过胸骨正中切开术才能到达解剖位置。当胸廓内动脉和隐静脉不可用时，胃网膜动脉便成为冠脉搭桥手术的选择，并被证实具有良好的通畅性[12]。最常用作自体移植的动脉是桡动脉，其直径在 2~4mm 之间。也可以使用髂内动脉，但这种情况很少见，除非在特定的儿科损伤病例中。KLonaris 等报道了使用髂内动脉修复感染的股动脉假性动脉瘤为患者带来的益处，所述假性动脉瘤是由非法药物使用期间反复进入造成的创伤引起的。该报道涉及 12 名患者的伤情处置，其中 9 名患者使用了髂内动脉进行动脉重建（5 例应用补片，4 例置入移植物）；在修复后平均 19 个月的随访期内，Klonaris 等并未观察到并发症出现或肢体缺失的情况[13]。最后，颈外动脉可以作为修复近端颈内动脉损伤的自体移植物。在这些情况下，在近端部分受伤的情况下，可以将颈外动脉移植到颈内动脉中部或远端上。诸如腹壁下动脉的小动脉可用作微血管移植物来替代受损的动脉段，但在创伤处置中一般不会考虑使用这些较小的动脉[14]。

（二）人工血管

自从由编织尼龙制成的第一个假体移植物问世以来，已经有多种移植物被开发出来，包括胶原浸染的编织尼龙（Hemashield Dacron, Maquet Germany）、肝素结合涤纶、膨胀聚四氟乙烯、肝素结合 ePTFE（PROPATEN, Gore Medical, FlagStaff, AZ）、带帽 PTFE（Distaflo, Bard PV, Tempe, AZ）、增强环 ePTFE、机织尼龙和 ePTFE 组成的多层混合移植物（Triplex, Vascutek Terumo, Scotland, UK 和 Fusion Maquet Cardiovascular, Wayne, NJ）。生物合成血管（OmniflowⅡ, Lamaitre Vascular, Burlington, MA）的材料是覆盖在聚酯上的编织羊胶原蛋白，已在感染创伤领域得到一些成功的应用，但该产品无法在美国销售[15]。

对于主动脉和髂动脉这样的大血管，应用人工血管修复已经取得了巨大的成功。然而，无论何种材料的移植物，应用于较小血管修复后高血栓形成率的缺点仍然存在。在 Bergen 和 Veith 经典的将静脉和 ePTFE 用于重建年龄相关血管疾病的比较中，两种移植物的短期（2 年）通畅率是

相当的，而大隐静脉长期通畅率更好[16, 17]。如今人工移植物已经应用于选择性搭桥手术，但主要用于股骨和膝关节以上部位。应用管腔表面载有肝素的 ePTFE 移植物主要是为了改善重建后血管的通畅性，其效果并不能达到令人满意的程度。一些支持人工血管应用于创伤修复的外科医生声称，短段的人工移植物既持久，在受污染创伤领域的表现也优于静脉。如图 24-2 所示，短段 PTFE 内置人工移植物重建贯通型损伤的颈动脉。其中一些研究还指出，使用人工管道作为损伤血管修复的第一步具有为后期血管重建保留自体静脉的优势。

（三）生物移植物

最新的血管移植物是生物移植物，它们可能是同种异体移植物、异种移植物或使用现代再生医学技术创造（培育）的移植物。同种异体移植

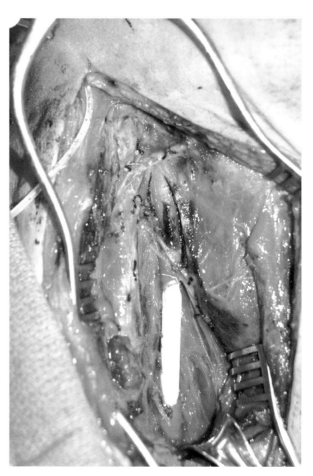

▲ 图 24-2　使用 PTFE 内置移植物进行右颈总动脉修复

（图片由 Todd Rasmussen, Mayo Clinic 提供）

物包括冷冻保存的静脉、动脉和特殊处理保存的人脐静脉（human umbilical vein, HUV）。Dardik 从 20 世纪 70 年代开始了 HUV 作为移植物的研究[18]。妊娠 37～40 周时，HUV 直径（2～3mm）与小动脉相似，含有适量的胶原和能够提供弹性的弹力蛋白。在对 HUV 微观结构的定性分析中，Li 等发现 HUV 管壁胶原与弹性蛋白的比率与相同管径的动脉相似，HUV 的形态和微观结构指标也与相同管径的动脉相似，因此 HUV 可能能够用作冠状动脉、肱动脉、桡动脉及胫动脉等小口径动脉损伤后的替代品[19]。在一篇涉及 211 例股 - 腘的搭桥手术（使用第二代戊二醛固定的 HUV 移植物）的综述中，Neufang 等报道了术后 5 年后的初次、初级辅助、二次通畅和肢体保留率分别为 54%、63%、76% 和 92%（膝上移植物和膝下移植物之间没有差异）[20]。

冷冻保存的同种异体大隐静脉，即尸源性大隐静脉，也已被用作一种替代性移植物。应用该移植物的早期随访结果显示较差的术后通畅性。Walker 等研究了 35 名因症状性缺血而接受下肢搭桥术的患者，这些患者术后 1 个月、12 个月和 18 个月的通畅率分别为 67%、28% 和 14%[21]。为了改善该类移植物的术后通畅性，Buckley 等纳入了接受股到膝以下腘动脉搭桥术的患者，并对其前瞻性的应用抗凝治疗；24 名患者利用冷冻保存的静脉进行缺血下肢搭桥手术的同时接受阿司匹林、小剂量肝素、低分子右旋糖酐 40、双嘧达莫及华法林的联合抗凝治疗。该项研究的结果表明，患者术后 6 个月和术后 24 个月的肢体保留率分别为 88% 和 80%[22]。尽管这篇报道中显示术后移植物通畅性得到了改善，但研究纳入人数少，患者需要高水平的抗凝才能获得上述结果，这一选择往往并不适用于多发伤患者。

冷冻保存的同种异体动脉逐渐成为冷冻保存静脉的替代物。冷冻保存的动脉来源于人类身体的胸主动脉、肾内动脉，髂动脉和股动脉。人们可以找到能够替代体内任何血管的、大小合适的冷冻保存同种异体血管移植物。真菌性动脉瘤或主动脉肠瘘造成的污染性创伤和假体移植物感染的治疗过程中需要进行动脉重建，通常用于直型（短段血管缺失）动脉重建的冷冻同种异体移植物即可满足这类伤情的需要。尽管有一些和冷冻保存的同种异体动脉移植修复污染创面的血管损伤相关的非正式报道，但目前还没有大样本的研究。关于在感染的腹部和四肢血管床上使用这种移植物的报道表明，在耐药或反复感染的情况下应用该类移植物进行血管修复是安全且合适的[23]。

动物来源的移植物（异种移植物）包括牛颈动脉（Artegraft, North Brunswick, NJ）、牛心包、牛颈静脉（Contegra, Contegra, Medtronic, Santa Rosa, CA）及猪肺血管。应用牛颈动脉作为血液透析移植物最初由 Chinitz 报道[24]。Kennaley 将牛颈动脉的通畅性与血液透析移动物中的 ePTFE 的应用进行比较，结果显示，二次通畅率无差异，初级和初级辅助通畅率方面牛颈动脉高于 ePTFE（1 年时分别为 60%、10% 和 60%、21%）[25]。尽管牛颈动脉用于血管损伤尚未被研究，但下肢搭桥的经验表明，在跨越膝关节的搭桥术后移植物通畅率良好，在胫动脉修复术后 1 年移植物的通畅率为 87%[26]。同样，牛颈静脉在先天性心脏手术中右室流出道的重建中发挥了作用[27]。尽管在创伤中的使用仍待商榷，这种移植物的直径为 12～22mm 不等，与躯干血管结构的大小基本匹配[28]。

人类脱细胞血管（human acellular vessel, HAV）（Humacyte, Inc., Durham, North Carolina）是一种新的生物工程血管或移植物，该移植物由来自动脉平滑肌细胞的脱细胞（非抗原）细胞外基质组成[29]（图 24-3 和图 24-4）。该产品通过再生医学技术制造，是一种统一口径的"现成"移植物，

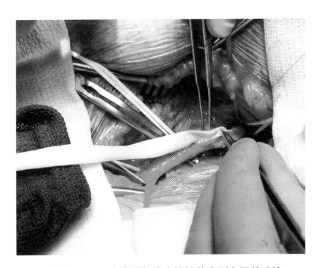

▲ 图 24-3　人类脱细胞血管被缝合到左股总动脉
（图片由 Todd Rasmussen, Mayo Clinic 提供）

人类脱细胞血管的制造

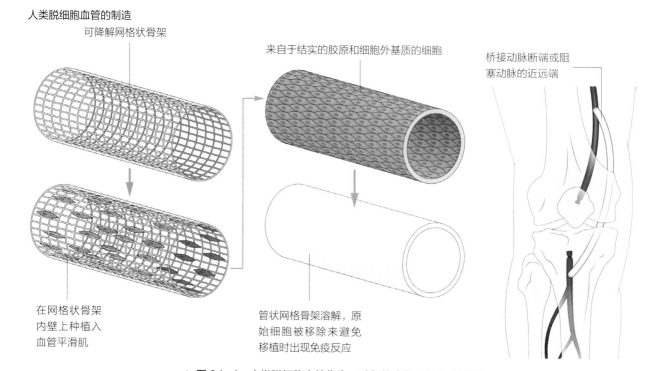

▲ 图 24-4　人类脱细胞血管作为一种新的生物工程自体管道
（图片由 Todd E.Rasmussen, Mayo Clinic 提供，引自 Sofia Echelmeyer, Uniformed Services University, Bethesda, Maryland）

可以作为补片置入，也可以作为间置移植物或搭桥移植物。有证据表明，由于该移植物是一种无抗原生物制品，随着时间推移该移植物会被患者的内皮细胞覆盖[30]。HAV 尚未被美国 FDA 批准，但美国和欧洲正在进行的关键临床试验旨在评估该移植物用于透析通路、外周动脉疾病和血管损伤的安全性、有效性和耐用性[31]。美国军事卫生系统研究计划支持 HAV 的开发和临床研究，并希望这种移植物能够具有现成可用、无排斥反应、抗感染及可用于战时血管损伤的特性[32]。

四、移植物选择中的决策

（一）损伤的位置和性质

血管损伤的部位对移植物管材的选择有着重要的作用。如果拟使用血管移植物部位经历的创伤打击较弱，如低速穿透伤，则适合解剖后或在原位利用内置移植物进行血管重建。相反，如果损伤范围大，创面污染严重，或是伴有软组织损伤，则可能没有活性软组织来覆盖原位移植物；这类情况更为严重，会妨碍解剖或原位血管重建，

外科医生们可能需要在损伤区域以外另起炉灶，为患者实施旁路手术。了解损伤血管的大小、污染和软组织损伤的程度有助于外科医生选择最适合患者伤情的移植物类型。表 24-1 提供了可能受到严重损伤血管大致的尺寸。

1. 胸腹主动脉损伤　胸主动脉及其分支受胸部的骨骼和肌肉结构保护，足够强的钝性伤的力量能够将其破坏并导致患者死亡。在非战时环境中，钝性主动脉损伤（blunt aortic injury, BAI）通常表现为近端降主动脉在动脉韧带处或靠近动脉韧带远端处横断。在这种情况下，患者的生命的维持多归功于完整的纵隔外膜组织；但是这种状态并不稳定，仍需将患者转移至创伤中心接受开放性血管修复手术或腔内修复术治疗。由于损伤的组织均十分重要，穿透性胸主动脉损伤往往是致命的，即便是低速穿透伤（刺伤）[33, 34]。闭合性腹主动脉损伤并不常见，占主动脉损伤的 5%[35]。腹主动脉及其分支的穿透伤往往合并实性或空腔脏器损伤，造成脏器出血及肠道污染[36]。

2. 四肢动脉损伤　钝性四肢动脉损伤通常会导致动脉内膜破坏和四肢血供缺乏。处置钝性动脉损伤的难点在于明确诊断和明确血管损伤部

表 24-1　受创伤影响的不同大小的动脉	
动　脉	正常尺寸（mm）
颈总动脉	10
无名动脉	12～14
锁骨下动脉	10
腋动脉	8～10
桡动脉	4～6
胸主动脉	20～25
腹主动脉	15～20
髂总动脉	10～14
髂外动脉	8～10
髂内动脉	8～10
股总动脉	8～10
股浅动脉	6～8
股深动脉	6～8
腘动脉	6～8

位。这类伤情一般需要通过超声、增强 CT 或动脉造影成像来描述。由于直接或间接挫伤（震荡效应），穿透伤可能会导致血管横断或动脉内膜损伤。血管的部分横断可能会阻碍血管断端回缩和血管收缩，造成更多的失血。反之，上肢弹性动脉的完全横断通常会导致血管断端回缩、血管收缩及一定程度的止血。上肢的腋动脉和肱动脉常常发生穿透伤，股浅动脉和腘动脉是最常受伤的下肢动脉[37, 38]（图 24-5）。较细小的膝下血管也可能会受伤。然而，如果是单发的四肢动脉损伤，

其死亡率和发病率远低于较为粗大的近端血管。如果同一肢体有多条胫部血管损伤，则其缺血程度会更重，丧失肢体的可能性也更大[39]。

（二）理想的血管损伤移植物

理想的移植物的特性包括易于获得、耐用、抗感染、与周围组织相容性、直径与拟重建血管相匹配。在 HAV 等生物移植物变得更加普遍之前，人们普遍认为自体静脉是首选的移植物类型。然而，考虑到纷杂的致伤机制和受损血管尺寸的差异，外科医生需要熟悉的自体移植物应当不仅仅是隐静脉。表 24-2 列出了一些常用的移植物类型，每种移植物都有其历经实际应用后体现出来的优缺点。

移植物的选择取决于患者受伤的部位。自越南战争以来，特别是在阿富汗战争和伊拉克战争期间，四肢血管和颈部血管损伤的比例都有所增加[40]。直径较大的躯干血管损伤通常需要使用 ePTFE 管或涤纶管进行重建；这类人工移植物由于其随时可用、直径大且统一的特点，非常适合用于躯干血管损伤。对于直径较小的躯干血管损伤或在肠道污染的情况下，可以考虑选用自体静脉；根据受伤的程度，可以使用股深静脉或大隐静脉。

鉴于上述原因，最常见的修复主动脉损伤的方法为一期修复或使用人工移植物重建。主动脉或许也可以使用分叉移植物重建；该分叉移植物的创造方法为，将股深静脉管壁侧 - 侧缝合 5cm，即可创建一个直径近似于主动脉的共用通道。这种新型移植物几乎完全用于感染人工主动脉移植物取出术后的择期或半择期手术，很少用作主动

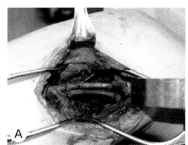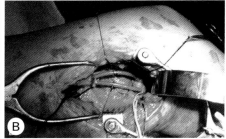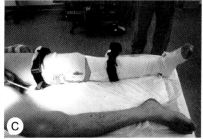

▲ 图 24-5　左下肢动脉和静脉联合损伤修复

A. 左腿股动脉和股静脉联合损伤的术前图像；B. 左股动脉和股静脉损伤的显露与分流器置入；C. 利用隐静脉完成股动脉和股静脉联合损伤修复（图片由 Todd Rasmussen, Mayo Clinic 提供）

表 24-2　移植物类别：创伤中的常用移植物类别					
移植物类型	获得难易程度	持久性	抗感染能力	损伤血管尺寸匹配情况	其　他
自体静脉（如 GSV）	如果没有多发性创伤（IED 导致的双下肢损伤），则很容易获得	极佳	如果有足够的组织覆盖则很好	非常适合上肢和下肢	如果覆盖不当，可能导致假性动脉瘤或破裂
人工假体	现成商品	不如 GSV，但足够	很好；可用抗生素浸染	非常适合各种尺寸	如果放置在受污染的区域，可能会导致假性动脉瘤或血栓形成
冷冻保存的同种异体移植物	如果有冷藏设备则可获得	非常好	许多相关研究报道了很好的结果	非常适合各种尺寸	需要冷冻；使用前需要解冻时间；在艰苦环境或军事环境中不可用

GSV. 大隐静脉；IED. 简易爆炸装置

脉损伤修复的主要选材[41]。根据不同的伤情，髂动脉的重建可以使用人工移植物，也可以使用隐静脉或股静脉。此外，还有一种名为"面板移植物"的大口径移植物；制造该移植物的原材料为大隐静脉，制作方法为，将一段很长的大隐静脉纵向切开，并将其分成两个大小大致相同的"面板"，然后将面板并排缝合并封闭在小型或中型胸腔移植物上；通过该方法获得新自体静脉移植物的直径是原来大隐静脉的 2 倍[42]。2018 年一项有关该技术的回顾性研究表明，"面板移植物"修复多发创伤血管 1 年后的血管通畅率为 85%[43]。

由于躯干血管损伤自体修复的局限性，特别是对于大血管来说，传统上修复所用假体的材料包括胶原蛋白浸染、编织尼龙及 ePTFE。编织尼龙移植物的缺点是，在修复血管期间会拉伸高达 40% 的长度。因此，编织尼龙移植物的直径小于被修复的动脉。由于 ePTFE 移植物多孔的特点，血浆易于通过这些微孔渗出。这种"出汗"现象会使移植物管道上形成血清肿。为了克服以上缺点，由编织尼龙和 ePTFE 层层混编的新型移植物 Triplex 移植物（Vascutek Terumo, Renfreswshire, Scotland）面世，它包括三层不同的材料：内层是标准的无涂层涤纶层（DuPont, Wilmington, DE），外层是标准的 ePTFE 层；内外两层通过中间的自密封弹性膜层融合在一起[44]。

一些辅助的精细方法有助于降低移植物感染的风险，例如，以利福平（60mg/ml）预浸渍的编织尼龙移植物作为将抗生素输送到损伤区域的载体。ePTFE 移植物也可以通过类似的方法处理来减少将其用于污染区域时感染的发生。Fischer 等报道了通过特殊的丙烯酸甲酯技术将米诺环素和利福平结合到 ePTFE 移植物上的方法[45]。体外实验结果表明，这种结合了抗生素的 ePTFE 移植物能够通过持续缓慢地释放抗生素来提供对金黄色葡萄球菌和表皮葡萄球菌长达 2 周的抵抗力。另一项对浸银涤纶的体外研究结果显示，应用浸银涤纶后，实验动物（狗）对耐甲氧西林金黄色葡萄球菌和大肠杆菌的抵抗力增强，并不伴有局部炎症反应生物标志物指标升高[46]。

大隐静脉是修复四肢动脉损伤最为有效、最合适的移植物类型。为了降低创伤造成的静脉充血的风险，通常建议从损伤部位对侧下肢获取这种自体管道；如果受伤的下肢伴有动脉和静脉同时损伤，这一点尤为重要（图 24-5）。McCready 关于肢体创伤患者的研究表明，在 49 名股腘动脉损伤患者中有 43 名接受了大隐静脉修复，并且其修复术后第 33 个月的随访结果均很好[47]。其他相关研究也报道了类似的结果，尽管没有对这部分人群随访意味着长期结果的特征不明确[48, 49]。后期隐静脉移植物内血栓形成并不一定意味着灾难性的结果。Rich 在越南战争中曾应用静脉移植物对 34 名动脉损伤的患者进行动脉修复，其中 24 名患者得益于此法，建立了足够的侧支循环而无须接受进一步手术干预。其他相关的肢体损伤（如骨骼、神经）可能会限制肢体的使用，并且移植物内血栓形成导致的轻至中度缺血的程度会引发跛行等症状[50]。

当隐静脉不可用时，可以选用头静脉和贵要静脉等上肢静脉。贵要静脉已经用于血管旁路手术和腘动脉瘤隔绝术。由手臂获取贵要静脉和受损下肢动脉获取可以由不同的手术团队同时进行。Tal 等相关的报道提示，5 名接受贵要静脉移植物作为旁路隔绝腘动脉瘤的患者手术后 3 年的随访结果均良好[51]。另一个 Parmar 等的小样本研究中，贵要静脉作为尺寸相匹配的移植物选择，替代了髂动脉和股动脉区域感染的假体移植物，起到了原位置换的作用[52]。与合成移植物相比，尽管手臂静脉在通畅和肢体挽救方面表现更出色，但也确实需要对其进行更频繁的二次干预来维持其通畅性。Varcoe 等的涉及 37 例手臂静脉旁路术的研究显示，术后 30 天初级和二级移植物通畅率分别为 89% 和 95%，肢体挽救率为 95%[53]。

Rockwell 等报道了在外伤性截肢后使用腹壁动脉和手背静脉移植进行拇指再植的经验[54]。手背或足背静脉的尺寸合适，但获取过程会留下明显的瘢痕，并且有可能损伤手指伸肌腱。瘢痕会导致手功能受损。在小鱼际锤击综合征的情况下，小鱼际突出部位的创伤会造成尺动脉损伤，并且通常最终会导致症状性动脉瘤形成。使用逆向隐静脉对已有血栓形成的尺动脉进行修复是一种传统的做法，并且多有报道[55]。然而，Temming 等提出，此类伤情中自体动脉是比静脉更好的移植物（更合适的尺寸，更耐用），并随后报道了 3 例成功利用旋股外侧动脉降支重建尺动脉的手术。这份颇有新意的报道里提到，术后 28 个月内使用多普勒超声作为随访检查手段，检查结果均提示重建后的血管保持了通畅[56]。

五、艰苦环境及战时移植物管材选择

（一）自体移植物

无论是战时背景与否，大隐静脉以外的移植物类型常常是无法获得或不宜使用的。这种情况下，在决定是否利用自体血管进行损伤血管重建时，应当根据患者全身状态及损伤严重程度（如多发伤）制订计划。自体移植物的优点包括外科医生对其熟悉，以及其在慢性肢体缺血选择性

血管重建术中已被证实的有效性。此外，相关回顾性研究表明，静脉作为四肢创伤中血管修复的移植物是有效的。即便如此，大隐静脉作为移植物选择也有明显的缺点，即获取和使用前准备需要时间和一定程度的专业技术知识。Keen 回顾总结了在复杂创伤背景下利用自体静脉修复四肢血管损伤（n=134）的经验，结果提示，采集和准备自体静脉需要 10min 的时间。包括本文作者在内的许多人表示 10min 的预估时间是不足的。在大多数实例中，如患者存在两个及以上的生命系统功能障碍，或者是伤口已初步关闭的状态，则采集和准备大隐静脉至少需要 30min 的时间。Keen 及其同事的报道中没有发现静脉移植物感染，他们将这一成功归功于灵活的使用旋转肌瓣，以及污染区域以外解剖区域置入移植物[57]。

应当总结移植物成功置入损伤或污染原位以外解剖区域的经验。多项研究表明，当没有足够良好的软组织覆盖时静脉移植物时，容易出现透壁性坏死，以及血管移植物吻合口破裂。这种情况下，吻合部位细菌污染伴或不伴移植物主体不干燥会导致移植物降解或破裂。一般来说，使用长段的静脉进行创伤血管重建并不常见（图 24-6）。将近 40% 的战时四肢血管伤都伴随着肢端血管损伤。这种情况下，首先需要显露血管损伤部位，并使用分流器或其他方法控制出血。在处理稳定骨折的同时获取患肢对侧的大隐静脉。骨折固定，损伤血管显露，以及分流器移除全部成功

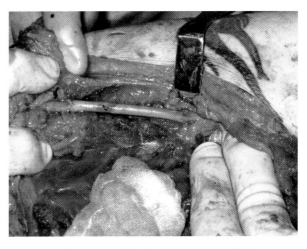

▲ 图 24-6　肱动脉上的短段隐静脉移植物

完成后，即可使用刚采集的静脉重建损伤血管（即移植物，补片血管成形术）。如果无法获取大隐静脉，则可考虑使用小隐静脉、头静脉或者贵要静脉。最常见的情况是，患者体位、其他部位损伤或者静脉置管等情况并不允许显露和获取这些大隐静脉的替代物。

（二）人工移植物

涤纶和 ePTFE 这两种材料的人工移植物已用于非战时创伤多年，其特点是可供选择尺寸多且全。然而，大多数关于创伤中使用假体移植物的研究资料都来自于软组织损伤和污染程度远低于战时环境的非战时环境。Rich 在越南战争的救治经验提示，大多数人工移植物用于血管损伤重建时都伴有并发症，如感染或血栓形成。这些观察结果在阿富汗战争和伊拉克战争期间都得到了证实；因此，战时条件下通常不鼓励使用假体移植材料来重建损伤血管。Clouse 等回顾了 301 例伊拉克战争期间出现的动脉损伤，结果显示，只有 3% 的人使用了人工移植物修复损伤血管，而 57% 的人使用的是自体静脉[58]。

阿富汗和伊拉克战争期间出现的四肢严重损伤（包括徒步复杂冲击伤处置小队报道的案例），都对应用自体静脉进行血管修复提出了特殊的挑战。具体地说，在双下肢都严重受伤或者面临截肢的情况下，通常没有可以用来进行血管修复的大隐静脉。这种复杂情况下，外科军医需要采用新对策，即在较长的时段内使用临时血管分流器（所谓的"极端分流"）或将 ePTFE 移植物作为内置移植物的第一选择（可能是临时的）。一个系列的伤情处置的做法是，即使在污染严重和组织覆盖情况较差的情况下，也将 ePTFE 移植物作为损害控制治疗的首选项，并为了后续的长期处置在首次手术后的数日内取出假体移植物[59]（图 24-7）；为了避免移植物破坏，患者和 ePTFE 移植物应当被密切地监测；在移除 ePTFE 移植物后 5～10 天进行彻底地

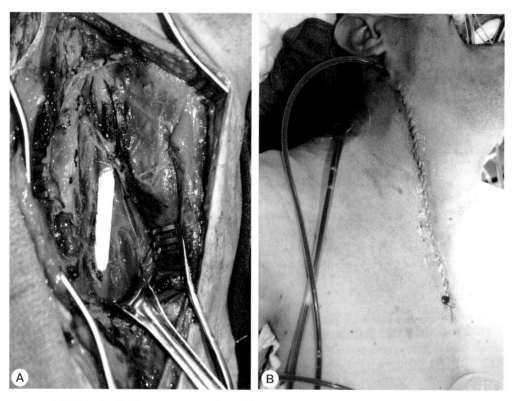

▲ 图 24-7　使用 8mm ePTFE 内置移植物修复穿透性右侧颈总动脉损伤的手术照片

A. 患者的头部转向左侧，颈静脉位于间置移植物的右侧。在照片上方，可以观察到完整的右侧面静脉穿过颈总动脉远端和颈动脉分叉处。小型手持式 Bookwalter 牵开器位于颈根部的胸锁连接处。B. 闭合伤口一端可见引流管。照片顶部可见另外一个负压引流管，该引流管置于伤口清创处。该例伤情处置选用 ePTFE 移植物，因为它具有"现成"可用性和出色的尺寸匹配性。应当注意，该例伤情软组织损伤小且没有消化道（肠道）创伤（图片由 Todd Rasmussen, Mayo Clinic 提供）

血管重建（图 24-8），军医应当利用此时间间隔获取重建用静脉移植物，制订重建计划[58]。

ePTFE 移植物等工移植物在非战时环境的应用明显取得了更令人满意的结果[59]。一些研究报道了 ePTFE 移植物用于慢性四肢缺血后与隐静脉类似的通畅率；Feliciano 等报道了 ePTFE 移植物用于动脉损伤修复 5 年后接近 70% 的通畅率[60, 61]。但是该团队关于 ePTFE 移植物用于四肢静脉修复的研究结果却大不相同，几乎所有此类移植物在血管重建后的随访内均出现了血栓。军队的经验是，假体移植物常常无法与覆盖其周围的软组织相容；这种不相容情况有些是因为主要的覆盖软组织损伤或者细菌真菌感染，有些则可归因于 ePTFE 移植物周围的无菌性血肿；即便最初的原因并不是感染，多发伤患者的不相容移植物及其周围的血清肿也有发展为感染甚至导致结构破坏的倾向性。因此，除非是缺乏自体移植物的情况，目前不推荐在战时使用 ePTFE 移植物；若使用了 ePTFE 移植物，则需有严密的监测。如前所述，损伤发生数周或数月后，如有需要，则可在可行的环境下调整或移除 ePTFE 管（分阶段移除）[62, 63]。

六、展望

（一）生物工程血管

自体移植物应用推动了诸多人造血管相关的研究。Teebken 概述了理想人造血管如下几个特性：①顺应性；②不易行成血栓；③抗感染[64]。的确，除以上特性外，具有易于从不同地点获得相

同的型号、现成可得等特点的移植物对于择期和急诊患者来说就是理想的选择。Kakisis 及其同事回顾了关于人造血管制造的文献后提出了创造人工血管的三个基本要素：①结构支架；②细胞；③培养环境[65]。大部分支架都是由胶原蛋白基质制成的，1986 年，Weinberg 创造了第一段在这种基质中培育出来的体外血管[66]。这种血管的内表面种植有牛内皮细胞，血管壁内嵌有涤纶网；此外，无内嵌涤纶网的人造血管抗张能力明显下降。

自由细胞构成薄层，再将多层自由细胞卷曲成圆柱形的血管管道，这便是无支架技术。3D 打印技术同样在开发组织工程血管移植物方面显示出广阔的前景，通过该技术可制造预定义的，由计算生成的包括不同类型细胞层的血管。这些细胞各不相同，涵盖了从具有完全分化潜力的胚胎干细胞到分化能力有限的祖细胞的不同细胞种类[67, 68]。

一个影响生物工程血管强度的因素是网架上平滑肌细胞的方向。包括脉动流和磁场在内的许多技术都已经被用于重新定位平滑肌细胞，使其处于有利的环形轴向。Edelman 发现，尽管人造血管不太可能像原生血管那样完美，但如果置入的血管包括活体组织成分，则它们应该能够很好地生长，与周围人体组织共存[69]。Kakisis 指出，人造血管的使用和发展的限制因素是生产所需的长期准备，培养持续时间延长而造成的感染，以及研究新聚合物使用的需求（与使用现成网架相反）[65]。展开更全面的组织工程动脉讨论超出了本章的范畴，但随着技术的进步，该领域的进步

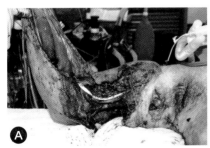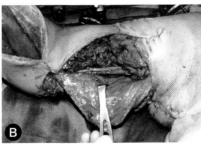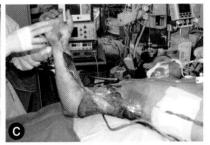

▲ 图 24-8　爆炸装置导致右上肢和腋窝受损的手术照片。尽管存在肱动脉损伤和大量软组织损伤，但仍进行了保肢手术，因为患者正中神经和桡神经完好无损，腕部及手也没有受伤。右前臂伤口是筋膜切开术切口
A. 损伤控制策略为使用 6mm ePTFE 移植物重建肱动脉。该移植物放置于首次损伤后手术，预计如果继续尝试保肢，该移植物的使用即为暂时性的，会在后期手术中被自体静脉移植物取代。B. 此照片拍摄于 2 周后，通过四个手术软组织伤口情况已经稳定。ePTFE 移植物已被反向自体大隐静脉内置移植物取代。在此图中，软组织缺损已由右侧背阔肌旋转皮瓣填充，自体血管重建已被其覆盖。C. 此图显示了术后利用大片负压吸引装置修复创面（图片由 Todd Rasmussen, Mayo Clinic 提供）

将会促进人造血管的发展。

　　一个包括科学家、工程师和临床医生的团队与 Humacyte（Durham, North Carolina）公司进行的合作是该领域目前最具创新性、最具有临床前景的工作之一，他们设计了一种创造生物工程血管的新方法：使用培养在可生物降解网架上的人类血管平滑肌细胞在体外生成人类血管。通过去细胞化处理对这些新生血管脱细胞，该过程轻柔地去除了抗原，同时保留了细胞外基质蛋白和管道的机械完整性，从而形成了 HAV[70]。HAV 是一种现成的统一口径移植物，可用作补片、内置移植物或旁路管道。由于 HAV 是无抗原生物制品，证据表明，随着时间的推移，它将被患者的内皮细胞所填充[29]。HAV 尚未获得 FDA 认证，但已经在 I / II 期临床研究中成功应用于动脉 - 静脉通道[71]。2020 年，Gutowski 等报道了在外周动脉疾病所致的慢性肢体缺血患者治疗过程中 HAV 作为旁路管道（膝上、股骨 - 腓动脉）的首次人类 II 期临床试验结果。Gutowski 的研究结果表明 HAV 是安全的，具有可接受的通畅性和低感染率。对 HAV 活检的组织学检查显示，宿主细胞对人造血管进行了血管重塑和再增殖[31]。美国军方支持 HAV 的开发和临床研究，要求创造出一种现成的人造血管，希望其在战时血管损伤时能够与组织相容并能够抗感染[32]。

（二）血管保存和获取技术的发展

　　新型高效的人同种异体血管移植物储藏技术的发展对血管损伤同样有用。同种异体血管移植物有很多优点，但目前仍然需要采集，-135℃低温储藏、-135℃转运及使用前 30～40min 的解冻时间，这些特点都严重限制了这种移植物在创伤救治中的应用（无论是军队还是民用）[72-75]。Cullen 的研究发现，低温储藏血管用于缺血疾病的效果与该血管自人体获取时经历的热缺血时间相关。这一发现提示将来关于这种血管材料进一步的探索可能能够提高其保持通畅的能力[76]。

七、结论

　　目前有多种可以用来处理血管损伤的移植物。对于四肢血管损伤来说，健康的大隐静脉是更好的选择。涤纶和 ePTFE 材质的人工材料假体移植物以其现成可用和齐全的尺寸型号成为了颈部和躯干部位大血管损伤处置更好的选择。选用哪种类型的移植物应当由外科医生视具体情况而定，当然存在着大隐静脉和人工材料移植物适用的损伤血管正好与前述经验相反的情况。当污染范围大，软组织覆盖不足时将移植物埋藏部位规划至损伤部位以外区域是很重要的。战时经验显示，合成材料移植物可以用于最早的损伤控制治疗来恢复严重污染区域的血流灌注。在严密的观察下临时性应用假体移植物一段时间，当外界条件允许时，即可进行分阶段再干预治疗。使用再生医学这种新技术培育现成的自体血管已经在转化医学和临床研究中显示出广阔的应用前景。

第 25 章　小儿血管损伤的处理
Management of Pediatric Vascular Injury

MATTHEW A.GOLDSHORE　JEREMY W.CANNON　著

乔　健　译

一、概述

美国每年约有 10 000 名儿童死于外伤 [1]。约 1/4 的儿科急诊来自于意外致伤，每年造成的直接损失估计超过 500 亿美元 [2, 3]。

血管伤只占小儿外伤的一小部分（0.6%～1%），得益于以机动车辆安全为核心的公共卫生倡议，非医源性儿童血管损伤的发生率正在下降。然而，枪支危险操作和持有仍然是导致小儿穿透性血管损伤的重要风险因素之一 [4, 5]，战争行动是造成小儿钝性和穿透性血管损伤的主要原因，这一观点正愈发被认可。医源性损伤是另一个造成小儿血管损伤的重要原因，随着介入手术技术的广泛应用，此类损伤也同时增加，特别是在三级儿童医院。

尽管儿童血管损伤的总体发生率相对较低，但与没有血管损伤的儿童相比，有血管损伤的儿童需要更多的手术和治疗程序，住院时间更长，死亡率也更高 [4, 6-8]。此外，尽管创伤救治技术取得了进步，但在过去 10 年中，遭受血管损伤的儿童的死亡率并没有改善，大致为 3%～23% [7, 9-11]。

由于多种原因，儿童血管损伤在初始伤情评估、诊断、治疗方法和随访方面都在显著差异（框 25-1）。为了在将来尽量减少这种差异，本章首先简要概述了医源性和非医源性血管损伤的流行病学，以及儿童特有的解剖学和生理学特点。我们研究了儿童血管外科团队的诊断方式和治疗方法，并概述了头 / 颈、躯干、上肢和下肢的具体损伤模式。最后，我们对儿童血管外科领域的损伤后监测和未来发展方向进行了讨论。表 25-1 总结了儿童血管损伤诊断和治疗的要点。

> **框 25-1　小儿血管损伤治疗不同建议的来源**
>
> **小儿血管损伤低发生率**
> - 证据主要是单中心病例系列
> - 没有前瞻性研究
>
> **损伤处理涉及多个专业**
> - 外科专业
>   - 小儿外科
>   - 血管外科
>   - 整形外科
>   - 骨科
> - 放射介入学
> - 心脏介入学
>
> **有限的长期结果数据**
> - 手术与非手术治疗的结果尚不清楚
> - 腔内治疗是否合适不确定
>
> **成人经验不可完全复制**
> - 更小的血管直径
> - 更大的血管舒缩张力
> - 更少的循环血量

二、流行病学

大约一半的小儿血管损伤是医源性的，其中大多数发生于新生儿和学龄儿童 [12]。致伤操作包括诊断性导管插入术、体外膜氧合或体外循环插管、脐动脉置管、动脉置管、血气分析动脉穿刺及常规静脉穿刺并发症。这些操作的血管并发症发生率为 2%～45%，具体情况与患者年龄、手术类型、导管型号和手术医生经验均有关。由于报

表 25-1 相较于成人，小儿血管损伤的关键处理原则	
病　因	最常见于医源性损伤
解剖学 / 生理学	小口径血管更容易发生血管痉挛
诊断	• 如果脉搏减弱，但没有明显的血管损伤迹象，则进行复苏、复温，然后重新评估 • 2 岁及以下儿童的正常 IEI/ABI 为 0.88 • 2 岁以上儿童的正常 IEI/ABI 为 1 • CTA 是可靠的大血管损伤诊断工具
手术管理	• 使用不可吸收的单股缝线间断缝合 • 扩张吻合口

经许可转载，引自 Cannon JW, Villamaria CY, Peck MA.Pediatric vascular injury.In:Rasmussen TE, Tai NRM, eds.*Rich's Vascular Trauma*.3rd ed.Philadelphia, PA:Elsevier;2016.

ABI. 踝肱指数；CTA.CT 血管造影；IEI. 损伤肢体指数

道少，缺乏多中心观察研究，医源性血管损伤的真实统计数据仍然未知。

在 7 岁及以上的儿童中，非医源性血管损伤比医源性血管损伤更常见，其中约 75% 是穿透伤。自 2010 年以来，枪支造成了美国 0—19 岁人群中近 16 000 人受伤，2711 人死亡 [5]。枪支是小儿创伤致死的第二大原因，幸存者中有 50% 长期残疾。国家创伤数据库的分析表明，枪弹造成的血管损伤最为致命，尽管与机动车事故有关的损伤有所减少，但与 2002—2006 年相比，2007—2012 年的枪弹伤发生率并没有明显变化 [4]。

现代战争常常发生在靠近平民群众的地方，容易造成当地儿童受伤。与非战时血管伤不同，战时损伤往往由高速武器或爆炸造成，周围组织严重破坏，相应的修复过程也变得更加复杂。在某医院的连续的 155 名儿科入院患者中，血管损伤占 3.5%，而受伤类型中 96% 的血管损伤为穿透伤，受伤部位中 66% 是四肢血管伤 [13]（图 25-1）。

三、解剖学和生理学方面的考虑

医源性小儿血管损伤的致伤因素有很多，如用大尺寸的导管在管径相对较小的小儿静脉建立通路。超声研究提示，12% 的 0—9 岁儿童股动脉与股静脉是重叠的 [14]。因此，通过解剖标志在腹股沟建立静脉通路可能会误穿动脉。选用尺寸不合适的动脉导管同样会使儿童动脉易于发生痉

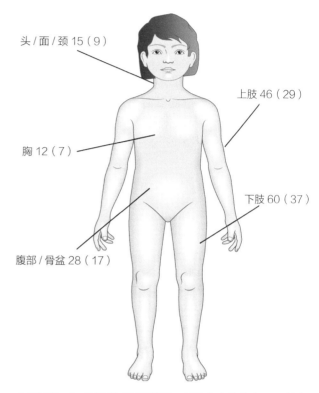

头 / 面 / 颈 15（9）

上肢 46（29）

胸 12（7）

下肢 60（37）

腹部 / 骨盆 28（17）

▲ 图 25-1 OIF 和 OEF 期间，155 名患儿全身 185 处血管损伤分布情况。数字是 *n*（%）

（引自 Cannon JW, Villamaria CY, Peck MA.Pediatric vascular injury. In:Rasmussen TE, Tai NRM, eds.*Rich's Vascular Trauma*.3rd ed.Philadelphia, PA:Elsevier;2016.）

挛，增加肢体缺血的风险 [15]。

血管侵入性操作带来的生理因素变化往往会促使动脉闭塞。心输出量减少、红细胞增多症和继发于出血的血容量减少都有可能导致血栓形成。严重的持续数小时的血管痉挛和自发性动脉血栓形成都表明与成人血管系统相比，小儿血管更容易在接受刺激后过度反应。

包括内膜片、动脉夹层和撕脱性损伤在内的多种致伤因素均可导致血管完全性闭塞。刺激性创伤可能导致管腔阻塞和（或）局部血管痉挛，进而导致血栓形成。外伤性动静脉瘘（arteriovenous, AV）、假性动脉瘤及动静脉穿刺后完全性血管横断均可导致肢体灌注不足。外伤性 AV 瘘管也可导致小儿高排量性心力衰竭发生。

四、诊断和评估

相较于成人，小儿血管闭塞的临床表现更为隐蔽，因此诊断小儿血管损伤需要高度的警惕性，

以及细致的体格检查。对于有潜在血管损伤的患者应当进行彻底的体格检查，包括对可能损伤部位全面的评估，检查皮肤颜色、毛细血管再充盈程度，检查中央和外周动脉搏动情况等。在侵入性血管操作之前了解基础脉搏情况对于发现隐蔽的循环变异十分重要。在没有血管损伤的情况下，多发伤患儿单独失血性休克可引起四肢灌注不足。复苏、复温会缓解血管痉挛，而大血管损伤却并无改善。

穿透伤中血管损伤的硬体征包括搏动性出血、进展性血肿、明显的远端缺血或损伤部位听诊闻及血管杂音或震颤音。部分隐匿性损伤较难发现，利用连续波多普勒测量损伤肢体指数评估小儿动脉损伤无创且可靠。IEI 精准测量有赖于尺寸合适的血压测量袖囊。袖囊应当易于环绕上肢，覆盖长度达到上肢长度的 75%。连续波多普勒探头来测定动脉信号被膨胀的袖囊压停时的压力。一般选取未受伤上肢的肱动脉进行测压。若双上肢均未受伤，则分别测定其肱动脉压，将较高测值作为算式的分母。对于下肢损伤，应将尺寸合适的袖囊置于踝部上方，依前述方法测量足背动脉压和胫后动脉压，将较高的测值作为算式的分子。如果评估的是受伤上肢，则将袖带放在损伤部位远端，在腕部测量桡动脉压或尺动脉压的较高值。异常下降的 IEI（2 岁以上儿童 < 0.9，2 岁及以下儿童 < 0.88）表示可能存在需要进一步评估的血管损伤[16]。

对于血管损伤对复苏治疗反应不良的儿童，应进行损伤定位并予以验证。多普勒超声对于儿童来说非常安全，可以确认血管闭塞并定位损伤位置，诊断是否存在动静脉瘘或假性动脉瘤。超声还可以区分急性血管闭塞和血管痉挛。超声检查的局限性在于对小血管的观察能力有限，获取最佳图像需要严格的训练。此外，幼儿接受详细完整的超声检查前可能需要镇静。

CTA 在儿童血管损伤诊断中的应用更为频繁，已有研究证明，CTA 更适合用于躯干和大血管损伤[17]（图 25-2）。若单纯依靠非侵入性检查仍无法明确诊断，常规血管造影可有助于定位损伤部位，区分血管损伤和血管痉挛。在血流动力学不稳定或有创和无创检查均无法明确诊断，则需要进行手术探查。

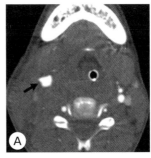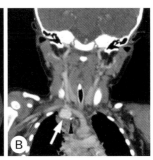

▲ 图 25-2 CT 血管成像可用于评估大血管损伤，包括颈动脉（A，黑箭）和锁骨下动脉（B，白箭）。应将对比剂注射在疑似损伤部位的对侧肢体。对于非常年幼的患儿，可能需要在手部建立血管通道。上述伤情由一个微小的金属碎片（B，黑箭头）造成。颈动脉假性动脉瘤（A）采用开放探查内置移植物修复，锁骨下动脉损伤采用静脉补片血管成形术修复

（A. 引自 Cannon JW, Peck MA. Vascular injuries in the young. Perspect Vasc Surg Endovasc Ther. 2011;23:100-110; B. 图片由 Jerry Pratt. Cannon JW, Villamaria CY, Peck MA. Pediatric vascular injury. In: Rasmussen TE, Tai NRM, eds. *Rich's Vascular Trauma*. 3rd ed. Philadelphia, PA: Elsevier；2016 提供）

五、治疗方法

从历史经验看，除大动脉破裂性失血外，通常儿童血管损伤都会使用全身抗凝治疗。然而，如今这种医疗管理方法的长期不良结果得到了更广泛的认识，包括早期组织丢失和远期肢体长度不同[6, 15]。随着成像检查技术进步，以及各年龄段人群手术探查经验增加，一些长期以来的疑难问题，如血管痉挛导致的 2 岁以下儿童[15]损伤后探查阴性率高和手术效果不佳等，得到了改善[11, 18-20]。此外，越来越多的证据表明，即使是相对较短的热缺血时间也会造成不良影响，因此外科医生必须对患者进行早期干预，从而使其长期功能获得裨益[10, 21, 22]。

（一）开放手术探查及四肢血管损伤修复

儿童血管损伤可以通过各种被普遍认可的血管修复重建技术来处理，包括一期修复、静脉补片血管成形术和使用倒置大隐静脉或其他自体血管的间置移植。齐整清洁的血管横断或简单撕裂伤属于较轻度损伤，可分别行一期重建或静脉补片重建。数个病例系列及多个病例报道都与这些技术应用相关。这些修复技术应用于低速穿透伤

及某些钝性伤都是可以接受的，因为它们能够将与修复部位的尺寸不匹配和管腔生长问题降至最低[11, 23, 24]。

对于更复杂的组织缺损需要用间置移植物进行修复（图 25-3）。处理方法为清创至健康动脉组织，然后用间置移植物进行重建。此类损伤伤情严重，往往合并有骨、软组织、邻近神经和静脉的损伤[25]。重建通常首选 GSV 作为动脉替代物，因其尺寸最适合，也最容易获得[19, 26-28]。成人四肢损伤应避免选用伤侧 GSV，以避免影响患肢的

静脉回流[27]。当尺寸合适时，也可以使用小隐静脉和上肢静脉。儿童血管损伤的治疗中，出于人工血管重建移植物的非延展性、抗感染能力、通畅性的问题，通常不使用合成材料导管作为损伤动脉替代物。

四肢及其他部位损伤动脉重建的长期随访向来极度缺乏[10, 15, 29]。有报道称，静脉搭桥重建肾动脉有很高的动脉瘤样变性，但周围血管则并无类似报道[27, 28]。

股静脉、腘静脉和腋静脉等四肢近端的深静

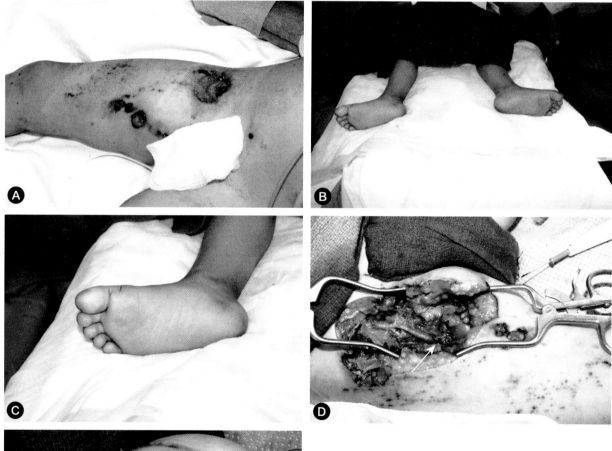

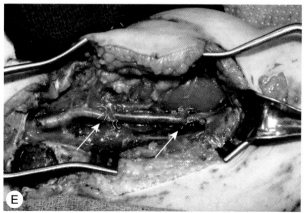

▲ 图 25-3　A. 5 岁女童右大腿穿透伤；B 和 C. 右脚脉搏细弱，有超声信号，损伤肢体指数下降至 0.35。与未受伤的左肢相比，右脚整体及右侧大脚趾明显苍白；D. 创面因血液凝固而显露解剖结构不清，因此急诊时使用肝素（75U/kg）。探查右腿，显露损伤的股浅动脉。损伤节段位于股深动脉远端，距股深动脉起始处 4cm；E.（箭）采用逆行大隐静脉间置移植物替代 SFA 损伤段。近端和远端吻合均采用中断式 6-0 单股膨胀聚四氟乙烯缝线缝合

引自 Cannon JW, Villamaria CY, Peck MA. Pediatric vascular injury. In: Rasmussen TE, Tai NRM, eds. *Rich's Vascular Trauma*. 3rd ed. Philadelphia, PA: Elsevier; 2016.

脉遭遇创伤时，应尽可能地予以修复或重建，借此可有效地缓解肢体水肿、提高同期修复后动脉的通畅性，并使患者愈后结果得到改善。一期修复、侧壁缝合、非倒置静脉移植和人工导管旁路搭桥都有相关的报道。以上各种静脉重建方法的术后早期通畅性都很好[26]。

（二）颈椎和躯干血管损伤

大血管穿透伤处置需要单独进行讨论。与其他部位血管损伤的处置相似，一期修复、补片血管成形术及自体血管移植都是可行的方法。当损伤部位过于靠近远端而无法进行开放手术修复时，或许需要在远端结扎颈内动脉。远端颅外（Ⅲ区）颈动脉假性动脉瘤可以通过经皮血管内支架移植隔绝，以治疗延伸至颅底的损伤。将胸骨正中切口纵向延伸至颈部损伤部位，即可借此显露所有的近端颈动脉（Ⅰ区）损伤。开放手术干预Ⅰ区损伤很适合，但腔内治疗也是可行的，尽管其用于小儿血管损伤的效果还不明确。有趣的是，因 ECMO 插管并结扎右侧颈总动脉的婴儿中，在术后 15min 内仍可检测到右侧大脑中动脉血流信号[30]。然而，长期的认知功能缺陷和明显的神经功能缺陷还是有可能发生[31, 32]。进一步研究单侧脑灌注减少的长期影响对于明确结扎能否成为穿透性颈动脉损伤的选择十分必要。

与穿透性脑血管损伤相比，钝性伤较少考虑手术干预，因为药物治疗，如全身抗凝或抗血小板治疗，能够有效地应对脑卒中和出血[33]。尽管目前并无关于儿童钝性脑血管损伤筛查的建议，经借鉴成人筛查方案后已经发现神经系统受损的儿童合并钝性脑血管损伤的情况。考虑到预防脑卒中对这些儿童的重要性，广泛实施 BCVI 筛查计划对于预防长期残疾至关重要[34]。

穿透伤的情况下为了实现近端控制，往往需要行胸骨正中切开术以建立进入无名动脉和近端右锁骨下动脉的入路。对于更远端的双侧锁骨下动脉损伤，需要做锁骨上切口。左锁骨下动脉可通过高位左前外侧开胸入路进入；为了更好地显露左侧复杂的损伤区域，可能需要联合"活页式"切口入路。

大多数儿童胸主动脉损伤都是使用内置移植物进行开放修复的，并且大部分修复都是延期进

行的。早期使用 β 受体拮抗药的延期修复已证实是对患者有益的[35]。可以通过利用合成材料的内置移植物的钳缝技术中断主动脉血流。尽管遭受完全性胸主动脉横断的患者很少能存活下来，但对于存活状态到达医院的儿童，估计生存率为80%，并且截肢率非常低。这些坚持到医院的患者大多数死于伴随的头部创伤或相关的颈部、腹部或四肢出血。

腹部血管损伤包括主动脉、肾动脉、内脏动脉和髂动脉损伤。这些血管损伤通常伴随着腹部脏器损伤和严重的腹部静脉损伤，死亡率极高[24, 36]。与脑血管损伤和胸部损伤一样，治疗方式选择取决于儿童血流动力学的稳定性和伴随损伤的严重程度。修复方法包括用人工合成移植物替换主动脉，利用大隐静脉或髂内动脉治疗其他动脉损伤，静脉侧壁缝合，以及用板状移植物重建下腔静脉或髂静脉。

（三）小儿血管吻合技术

诸多经典研究都支持对损伤生长血管行动脉吻合术时采用间断缝合技术的建议[38-40]。目前已有更多动物模型比较各种修复方法和修复用材料。在评估钛夹、连续可吸收缝合和间断不可吸收缝合以确定最佳吻合方法的研究中，使用不可吸收缝线的连续吻合法被证明会阻碍血管生长，并且伴有更频发的血管狭窄[26, 40, 41]。

然而，到目前为止，尚未在儿童人群中比较不同的吻合技术。虽然可以考虑可吸收缝线连续吻合，但可吸收缝线比不可吸收单股缝线更容易导致血栓形成。因此，使用不可吸收缝线（如 Prolene）的间断缝合将最大限度地降低血栓形成的风险，同时也允许后续的血管生长[26, 28, 42, 43]（图 25-3）。无论是各种材料的人工导管还是自体血管，任何内置移植物都应做匙状吻合扩大吻合口，以避免吻合后血管狭窄（图 25-4）。

（四）腔内治疗

腔内技术作为一种微创治疗儿童血管损伤的手术方法如今颇受关注。尽管支持腔内修复小儿急性血管损伤的数据主要局限于病例报道[29, 44, 45]，最近越来越多的观察性研究支持该方法的应用，

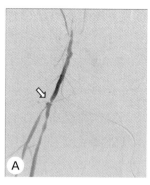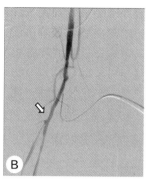

▲ 图 25-4 13 岁儿童从自行车上摔下致其右股浅动脉和右股浅静脉损伤，对其行床旁血管造影。SFV 可以行一期修复。SFA 横断并完全闭塞，需要利用对侧下肢反向隐静脉重建

A. 血管造影显示一期修复远端吻合处明显狭窄（箭）；B. 二次成像可见（箭），使用静脉移植物重新行匙状血管吻合，吻合口远端血管通畅性得到了明显的改善。患者足部血流灌注良好，得到痊愈（图片由 Venkat Kalapatapu, MD 提供）

特别是对于那些遭受严重钝性伤的患儿。基于有限的报道，在小儿创伤领域，腔内治疗有着不劣于开放手术的疗效；然而，这些接受了腔内治疗的儿童有明显的统计学特征，如年龄较大、多为胸部损伤、更高的损伤严重程度评分。支架和移植物的尺寸范围主要适用于成人而非儿童，置入物无法随着儿童身体生长而变化，这是腔内治疗应用于儿童创伤的局限性。需要通过腔内技术和器材革新来拓宽腔内治疗用于小儿血管损伤的适用范围。

（五）伤病员管理的辅助策略：抗凝、罂粟碱、溶栓及分流器

尽管由于疗效并非最佳，肝素作为大多数血管损伤的唯一治疗已经不再被推荐，但系统或局部应用肝素仍然有其必要性，特别是那些需要重建血管的下肢损伤[46]。手术过程中，一旦损伤血管游离并成功取栓后，应立即在该段血管的近段和远端输注肝素盐水[47]。术中大剂量治疗性应用肝素有助于提升血管重建术后的通畅性。小动脉修复术后，或出现血管痉挛时，继续肝素治疗可能有一定作用。动脉重建术后也应该考虑小剂量应用阿司匹林以遏制吻合部位血小板聚集。

溶栓治疗在动脉损伤中的作用非常有限，因为并发损伤通常是溶栓治疗的禁忌。溶栓治疗可

能在下肢远端胫动脉遭受钝性或医源性损伤，而相应的诊断延迟时发挥较好的疗效，但是血栓取出术已经足以应付这种情况。在动脉闭塞近段经导管定向动脉内给药是首选的治疗方法。组织型纤溶酶原激活物是目前唯一可用的药物，剂量为 $0.25 \sim 1.5mg/h$。在间断输注溶栓药物时，一般通过纤维蛋白原水平来反映血栓溶解情况：纤维蛋白原水平一旦下降即说明血栓开始溶解；溶栓后输注肝素以防止血栓扩散；然后通过留置的腔内导管造影，以明确是否还有其他需要血管成形和手术重建的损伤血管。

鉴于儿童血管损伤中血管痉挛的发生率，通常采用药物来防止血管闭塞[48]。多项研究支持使用含有罂粟碱的药液延长动脉导管留置儿童的血管通畅时间[49-51]。局部应用 2% 利多卡因和罂粟碱也被描述为缓解血管痉挛的术中辅助治疗，该治疗用于儿童还没有得到系统性的研究[52]。

临时血管分流术已被证明能够缩短整体缺血时间并桥接最终的血管修复[53]，其作为损伤控制手术重要的辅助手段已经得到越来越多的关注。肢体缺血时间缩短，骨筋膜室综合征、神经损伤和肌肉损失的发生率会随之降低，这会使保肢治疗的整体质量得以提高，并反过来使肢体功能不佳造成的后期截肢得以避免[53-56]。军队和民间的经验都表明，近端动脉分流器在 $85\% \sim 95\%$ 的患者中都保持了畅通。然而，更远端分流器通畅性较差，并且可能并无法提高保肢率。鉴于这些经验，对于需要复杂重建的严重失血性休克及经历破坏性损伤的儿科患者，应考虑采用类似的治疗方法。在部署分流器前和取出分流器后均应利用球囊导管取栓。应该在局部大量注入肝素化盐水。最后，应选择尺寸合适的支架，该支架应当既能使重建血管维持通畅性，又可预防意外性动脉夹层（图 25-5）。

六、特殊情况

（一）ECMO

ECMO 插管与儿童血管损伤有关；然而，即使没有直接血管损伤，颈动脉相对闭塞也与认知和运动神经缺陷有关[31, 32]。这些证据与先前描述的长期肢体长度差异相当，这使得一些中心在拔

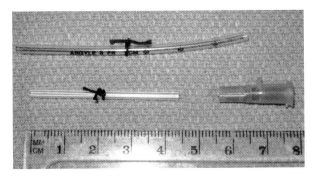

▲ 图 25-5　儿童创伤时临时血管分流器的选择

上方为 8F Argyle 直分流管。下方为改装的 14G 血管造影管（约 6F）

管后进行颈动脉重建。与对照组相比，这种方法提高了颈动脉的通畅性，并获得了良好的神经系统相关愈后 [57]。

（二）肱骨髁上骨折与肱动脉损伤

肱骨髁上骨折合并血管损伤的患者中，20% 为明显移位的骨折 [58]。骨折近端成角和移位使肱动脉、正中神经和桡神经同样处于危险之中。血管损伤通常由导致内膜破裂的拉伸或血管冲击伤造成。由于小儿肘部周围有丰富的侧支血管网络，即使未触及肢端脉搏，其伤侧手也可能呈粉红色。如果紧急的骨折闭合复位或开放复位不能改善远端灌注（有多普勒信号或可触及的脉搏），则需要手术探查 [59]。在血管冲击伤的情况下，松解止血带或不再钳闭血管也许能够恢复正常的远端血流。如若不然，则应当在发现损伤后首先行动脉切开和取栓。如果血管严重受损并伴有内膜破裂，则应利用反向 GSV 重建血管。

类似于肱骨髁上骨折，肘关节后脱位也可能导致血管损伤。处理策略包括脱位复位和远端灌注评估。骨折复位后，如果仍有持续灌注不良的表现，则需要进行手术探查。

（三）骨筋膜室综合征和筋膜切开术

预防性切开下肢四个筋膜室适应证包括：长期动脉缺血、动静脉联合损伤、血管损伤伴失血性休克。同样，应在诊断筋膜室综合征后立即行治疗性四室筋膜切开术。以上的治疗原则来自于成人血管损伤相关的文献，但同样适用于小儿血管损伤 [28]。同样，也应根据所列指征行上肢筋膜切开术（图 25-6）。尽管对筋膜切开术愈后的研究很少，但这些干预措施能够提高缺血肢体挽救性治疗的效果。

七、伤后监测和愈后

人们对小儿血管损伤愈后知之甚少。如前所述，小儿血管损伤的死亡率大约为 10%[7, 10, 11]。

在一个医源性血管损伤病例系列中，关于肢体愈后的研究结果显示，14 名急性膝上下肢缺血患者中有 10 名（71%，6 月龄—9 岁）在手术干预后再次出现可触及的肢端脉搏 [15]。在另一项非医源性创伤的回顾性系列研究中，58 名远端血管损伤的患儿中有 11 名（19%）失去了受伤的肢体，长期随访发现 2 名患儿肢体长度不等 [11]。2019 年一项来自于 1 级创伤中心的大型小儿创伤病例系列研究表明，与未接受血管介入治疗的 3 名患儿相比，23 名经治恢复血流的患儿肢体愈后良好，随访至第 30 天时没有患儿死亡，在 43 个月的总随访时长内没有二次截肢 [29]。

八、未来方向

本文所载的绝大多数建议都来自于案例系列提供的证据和专家意见。尽管如今儿童血管损伤受到越来越多的关注，但由于样本量小，仅有短期随访，并且缺乏统一的处理方法，现有证据仍然十分有限。

由于任何一家医疗机构的儿童血管损伤病例数量都很少，要得到更高水平的证据，多机构合

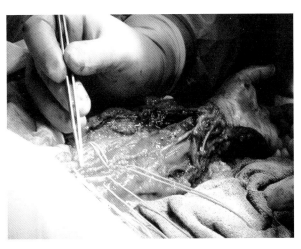

▲ 图 25-6　2 岁女孩左臂挤压伤后接受上肢筋膜切开术

作势在必行。由于小儿创伤极易致残，系统评估小儿血管损伤的短期和长期愈后需要各医疗机构在未来高度重视合作。专门的成人血管损伤登记机构的工作，如美国创伤外科协会前瞻性观察血管损伤治疗（PROspective Observational Vascular Injury Treatment, PROOVIT）登记，证明了多中心合作在更好地了解血管损伤人口统计学特征及确定最佳治疗方法领域的重要价值[60]。儿童血管损伤同样也需要建立类似的长期结果登记机制。

对血管损伤儿童救治提供者的调查揭示了大多数血管外科医生在儿童血管疾病救治方面的相对不足[61]。由于小儿血管复杂性损伤并不多见，在控制危及生命的出血之后，进一步的治疗应集中在三级转诊中心，由普通/血管外科、整形/重建外科、矫形外科和介入放射学的儿科专家实施[62]。

九、结论

医源性损伤、穿透伤和闭合性损伤是小儿血管损伤主要的致伤因素。历史上处理小儿血管损伤时强调非手术治疗，现代经验表明，开放手术修复和选择性腔内治疗都是可行且安全的。战时血管损伤处理的结果表明，包括选择性分流的损伤控制性复苏、使用间断缝合的间置移植物重建、围术期局部和全身抗凝、广泛使用筋膜切开术在内的综合性治疗能够使患儿获得良好的短期愈后。未来的研究方向应该侧重于多中心合作和长期随访，以优化研究样本量，并确定各种处理方案对这一脆弱和研究不足的群体的益处。

免责声明

本文内容仅代表作者观点，并不被美国空军、国防部或美国政府认可，也不代表其观点。

第 26 章　血管损伤情况下的软组织和骨骼创伤处理

Soft-Tissue and Skeletal Wound Management in the Setting of Vascular Injury

SHEHAN HETTIARATCHY　　JON CLASPER　著

王少凡　译

一、概述

在战场环境中，涉及骨骼、软组织和重要血管的四肢创伤较为常见。这种创伤也被认为是极其严重的四肢创伤。在治疗严重创伤的患者时，最大的问题是大多数医生没有处理这种复杂伤口的经验。为了解决这个问题，这类创伤最好由一个多学科团队处理，团队由血管外科、整形外科及骨科的专科医生共同组成[1]。本章的目的是讨论严重四肢创伤的血管外成分的性质、在重建中的优先级，以及处理的顺序，以便血管外科医生了解骨科和整形外科医生对骨骼及软组织创伤处理的关键要求。

二、流行病学因素

与骨折相关的四肢血管损伤的发生率取决于相关骨骼损伤的情况，预计总发生率低于 1%[2]。然而，某些骨骼损伤，如膝关节后脱位，则有更高的怀疑指数。Young 等发现在 661 例平民开放性胫骨干骨折患者中，血管受损的发生率为 9%，伴有血管损伤患者的截肢率为 38%，而没有血管损伤的开放性骨折的患者截肢率为 5%。血管损伤通常与战场中的高能弹道伤或爆炸伤相关。Brown 等发现在 679 位战场四肢创伤患者中有 34 位患者及 37 个肢体受到了血管损伤[4]。在其中仅有 9 位患者只有血管损伤，而没有骨折。研究者指出，对于骨骼和血管同时受创的患者预后会更

差，这是由于能量转移大到足以引起骨折的软组织后遗症。这个结果与民事领域中报道的高能四肢伤是一致的[5]。Romanoff 在以色列的一份报道中指出，在军民领域共 35 位合并骨骼和血管损伤的伤亡人员中，有 14 位股血管受损，占比 40%；9 位腘血管受损，占比 26%；8 位肱动脉受损，占比 23%[6]。与下肢相比，上肢受到的严重创伤多与枪伤有关。在 Brown 的系列研究中（报道来自英国军方），在 11 例上肢受伤中（占伤亡总数的 30.5%），肱动脉受累 7 例，桡动脉或尺动脉受累 4 例。

与血管损伤相关程度最高的骨骼损伤是膝关节脱位，尤其是后脱位。骨骼损伤在对患者的初步治疗中优先级较低，这是由于膝关节一般复位简单，在一些案例中甚至在发现血管损伤前完成了复位。通常来说，这些损伤大多是闭合伤。文献报道，在共 245 位膝关节脱位损伤的患者中，血管损伤的发生率为 32%，血管重建的时间是对预后影响最大的因素。在 8h 内进行重建保肢率为 89%，而在 8h 后才进行重建的截肢率为 86%[7]。一项多中心研究中的回顾性研究描述了 18 位严重下肢创伤患者的结局，其中，有 4 位患者需要截肢，占比 22%（与文献报道相对一致）。尽管保肢成功，患者在伤后 2 年仍为中高度残疾。膝盖会更僵硬，更加不稳定，只有 2 位患者的膝关节在各个方向都能保持稳固[8]。

三、开放性骨折分级

开放性骨折是一种异质性损伤，但是在几十年前，组织损伤程度和保肢可能性，以及功能恢复的关系就已经得到了证实。Gustilo 和 Anderson 在 1976 年提出了开放性骨折严重程度的系统分型[9]（表 26-1）。这仍然是一个普遍接受的与开放性骨折相关的伤口分级，尤其是与评估感染风险相关性较好。Gustilo I 型骨折感染率为 1% 或者更低。Gustilo II 型骨折的感染率接近 3%[10]。通常 Gustilo III 型骨折包含众多亚型，为了更好地区分，将 Gustilo III 型骨折分为如下亚组。

- III A：创伤广泛，无论伤口大小，骨折处有合适的软组织覆盖。
- III B：广泛的软组织缺损，伴有骨膜撕脱及骨骼显露，通常伴随严重的伤口污染。
- III C：开放性骨折，伴有需要修复的血管损伤。

III A 型骨折的感染率在 17%，III B 型骨折的感染率在 26%。然而，降低感染率并不是不可能的。Wordsworth 等报道了 65 位 III B 型开放性胫骨骨折患者的感染率仅为 1.6%[11]。III C 型骨折的感染率并不确定，取决于软组织损伤程度，以及血管重建的时间。一部分 III C 型骨折患者由于缺少血管重建选择需要截肢，这部分患者的晚期感染率较低。一项包含 661 例开放性胫骨干骨折的研究表明，III C 型骨折的截肢率为 38%，而 III B 型骨折的截肢率为 5%[3]。由于这类损伤相对罕见，以及其异质性，很难对结果做出有意义的对比（不论是不同文章中还是同一文章中）。

四、保肢与截肢

本质上，外科治疗伴缺血的四肢创伤的方案只有三种：一期截肢、二期截肢及手术干预保肢。后者可能涉及一个漫长而复杂的血运重建、骨折固定、软组织覆盖到微血管组织移植过程。尝试保肢存在风险，并且由于患者储备、死亡风险、需要多次手术及康复时间长等原因，保肢手术可能非常昂贵。

"保肢成功"是一种主观的表达，其结局可以根据多种因素进行不同的定义，如疼痛、功能、能否返回工作岗位及患者的满意度。恢复的预期因人而异。年轻的患者在受伤前往往活动量较大，为了能够恢复到受伤前的状态，他们往往需要更久的康复训练。相反，对于年长的活动量低的患者则期望更低。在多学科团队进行保肢或截肢时必须考虑到患者的预期，与患者及其家属进行充分沟通，就恢复程度做出现实但积极的说明。

有研究对比了伴有严重软组织缺损的胫骨干开放性骨折患者接受保肢或截肢方案的长期结局和生活质量[12]。保肢患者花费了更长时间来实现全负重，工作意愿更低，工作能力更差，并且踝关节的活动显著受限。Fairhurst 等证实了一期截肢的患者功能评分更高，手术更少，并且能够在 6 个月以内开始工作和运动。因此他们认为对于处在保肢与截肢临界点的患者，一期截肢是一个更好的选择[13]。然而，一项纳入了 556 位患者的前瞻性多中心研究显示，在 2 年与 7 年的随访时间中，保肢患者与早期截肢患者的功能结局并没有显著差异[14]。截肢程度是进一步预测结局的因素。从长远看，如果算上假肢的维护及更换费用，保肢手术的价格会比一期截肢贵得多。

有几种评分体系来帮助指导决定下肢严重创伤患者是否需要截肢，这些评分体系通过具体的评价标准，用客观的标准来增加主观的临床印象。Bonanni 等进行了回顾性研究，该研究纳入 58 位严重下肢伤患者，最终发现肢体损伤严重程度评分、保肢指数及预测性保肢指数与疗效的相关性较低，分别位 22%、61%、33%[15]。LEAP 研究对 MESS、预测性保肢指数、保肢指数、NISSA[神经损伤（nerve injury），缺血 / 软组织污染（ischemia/soft tissue contamination），骨骼（skeletal），休克（shock），年龄（age）]及 Hannover 骨折评分（Hannover fracture scale, HFS）-97 进行了评估。最终认为，这些评分的特异度较高，但其敏感度远低于开发者的报道。一旦不选择立即截肢，这些评分的作用会进一步下降[14]。基于同样人群的

表 26-1 开放性胫骨骨折的 Gustilo-Anderson 分型	
I 型	伤口<1cm，比较清洁的开放性骨折
II 型	伤口>1cm，但没有软组织缺损、撕脱或形成皮瓣的开放性骨折
III 型	开放性节段性骨折，软组织损伤广泛，或需要截肢的开放性骨折

更深一步的研究指出，下肢肢体评分并不能预测短期或长期的功能结局。毕竟，这些评分在前瞻性的临床研究中并未被证实有效，并且缺少基于这个目的的广泛应用，保肢决定必须由患者意愿、患者伤势及他们的未来功能预期共同决定[16]。

五、严重肢体创伤的治疗策略

（一）干预顺序

在处理严重的肢体创伤时，手术步骤顺序被广泛讨论。在治疗伴随着大血管损伤的开放性骨折时，以下要点非常重要。

- 必须详细评估软组织的损伤、血管损伤及骨骼损伤。
- 对伤口进行清创，确保所有不能存活的组织都被清除。
- 进行血管修复或重建。
- 必须进行骨骼固定。
- 积极减轻并发症，如感染或骨筋膜室综合征。

决定再灌注与骨骼复位的顺序是困难的，因为必须考虑两个相互矛盾的需求：热缺血时间必须尽量短（受伤后不超过6h），必须在不损害血管修复的前提下尽快固定骨骼。从19世纪80年代以来，最佳的干涉顺序已经经历了广泛的讨论。Meta分析的数据表明，无论先进行血管重建是还是骨骼固定，都不影响截肢率[17]。作者承认这是回顾性队列研究，在他们的统计中并未考虑截肢以外的结局。

在2002年，McHenry进行了回顾性队列研究，纳入了27位患者，这些患者都因枪伤而受到了骨骼血管损伤。研究证实，血运重建（无论是最终重建或者临时分流）必须在骨骼复位前进行，这是因为在优先进行骨骼固定的五个案例中，进行筋膜切开的比例有更高的趋势，但不显著[18]。该研究包含了肱动脉、股动脉及腘动脉的创伤，但作者并没有将足部动脉损伤纳入在内。此外，14位内固定患者中有13个进行了一期血运重建，表示可能存在选择偏倚。在骨骼复位后进行一期血运重建与血管修复的破坏关系不大，这与一个经常被提起的论据相矛盾，即在刚修复的血管中进行骨科手术和骨折固定具有一定的破裂风险。

临时血管分流术可以确保血流早期恢复并延长骨科干预的时间窗，随着其发展，围绕手术顺序的讨论已逐渐减少。在阿富汗和伊拉克战争中，使用血管分流术的大量临床经验证明，即使在最严重的肢体创伤中，这种创伤控制技术也可以延长保肢的时间窗[19, 20]。转化大动物数据，也源自战争期间的调查，表明缩短缺血时间（少于3h）可以加快肢体神经肌肉功能的恢复[21]。无论选择哪种方式，需要强调的是，这类伤口非常罕见，需要制订个性化方案。有的患者需要优先复位，有的需要进行血管分流，也有的需要早期进行最终血管修复。

在英国，关于重建顺序的讨论很大程度由国家循证指南解决。该指南由英国骨科学会及大不列颠及爱尔兰血管协会共同制订[22]。这些构成了由英国国家卫生医疗质量标准署（National Institute for Clinical Excellence, NICE）所发布的英国卫生部指南的基础（框26-1）[1]。该指南认为最佳干涉顺序应该为优先进行血管分流，之后骨骼复位，最后进行血运重建。需要记住的是，骨骼的复位并不是最终复位，一旦要对骨骼进行进一步复位，一定要注意保护修复的血管。

（二）创伤致大截肢

血管外科医生面对的需要截肢的患者，一般是因周围血管疾病而无法重建血管的患者，这与因重大创伤导致无法挽肢，而不得不截肢的患者不同。特别是那些因爆炸而无法挽肢的患者，他们的需求非常特殊。在这种情况下，英国国防医疗部门制订的指导方针（框26-2）可能会有帮助（同样适用于非爆炸原因的肢体创伤患者）。

在评估远端软组织覆盖的生存能力时（这将确定截肢的范围），筋膜切开术切口应沿内侧和外侧纵向延长伤口，以便充分显露早已存在的伤口，这些伤口在切开前无法进行评估。在一期清创时，所有存活的软组织都应得到保留，即使看起来骨长度过多或软组织过多。这是为了避免影响最终的闭合，尤其是远端皮肤和软组织坏死时。不应在一期清创时建立最终皮瓣，这会清除部分存活组织，而这部分组织可能用于伤口的最终闭合，特别是当需要进一步清理或非标准皮瓣时。在伤口闭合时建立最终皮瓣，这通常在 2～5 天后。

本质上，创伤截肢是一种清创术的延伸，而不是其治疗过程的确定程序。通过采取这种观点，肢体作为不可存活组织的一部分被去除，因此应在尽可能远的地方切除，并避免后期制作皮瓣的结局。

框 26-1　血管损伤

1. 使用硬体征（缺乏可触及的脉搏、持续失血或血肿扩大）诊断血管损伤

2. 不依靠毛细血管回流或多普勒信号排除血管损伤

3. 在必要的肢体固定和关节复位后，如果血管损伤的硬体征持续存在，应立即进行手术探查

4. 对于四肢长骨骨折后发生缺血的患者，应首先进行血管分流术，然后进行骨骼复位和最终血运重建

5. 对于复杂骨折患者，不应为行血管造影而延迟血运重建

6. 儿童（16 岁以下）肱骨髁上骨折，桡动脉搏动不可及但手部灌注良好，应该首先观察，而不是立即进行介入治疗

框 26-2　英国国防医疗服务关于创伤截肢的指南

1. 查体结果及截肢指征应记录在案

2. 现有的保肢评分不应用于确认是否需要截肢

3. 只要有可能，截肢的决定应得到第二位外科医生的确认

4. 所有伤口都要拍照

5. 截肢前应拍摄 X 线片

6. 神经功能障碍（特别是足底麻木）不应作为决定截肢的标准之一

7. 截肢部位应尽可能在最低水平

8. 不应该进行斩断截肢术

9. 一期清创时不应该建立皮瓣

10. 应在最远端软组织水平截骨

11. 如果没有足够的皮肤 / 软组织，不应在任何骨折水平进行截肢

12. 一期手术时不应闭合伤口

13. 不要试图避免皮肤收缩

14. 在适当的情况下，可以接受全膝截肢

（三）受伤肢体的评估

肢体受创严重的患者应根据高级创伤生命支持指南或依据相应指南制订的创伤治疗方案治疗。无论肢体损伤多么严重，都不应推迟控制出血和气道保护的措施。控制肢体出血的方式包括通过无菌敷料直接施加压力，并将患肢抬高。如果效果不佳，可以使用止血带。理想情况下，应该使用气动止血带，不过也可以使用带有铰链的军事止血带。

不同的组织类型，皮肤、肌肉和神经都应单独评估。应该查明受创区域（即在损伤中受到能量传递的肢体部分）。该区域的大小取决于创伤的形式，但无论大小，创伤区域内的所有组织都会或多或少地受到影响。一些组织，如更加坚韧的皮肤，可以耐受一定程度的损伤，但其他组织（脂肪、肌肉）一旦受损则可能无法挽救。

对于四肢而言，明确是否存在脱套现象至关重要。因为皮肤与深层筋膜之间的撕裂可能导致形成血栓或者穿透性伤口，随后引发皮肤坏死。脱套伤常见于肢体被车辆碾压时，与牵引或剪切损伤有关。脱套伤也发生在爆炸伤中，爆炸机制会导致皮肤与深层组织撕脱。明确是否伴有脱套伤十分困难，但应始终考虑到可疑的损伤机制。应同时评估软组织与骨骼。包括通过常规的"视触动"等查体方法评估四肢的长度差异、异常的骨骼轮廓、关节的稳定性，以及轴向稳定性。

尽管患者可能由于意识水平低下而无法全面评估运动及感觉功能，但也应该全面检查血管神经，如四肢末梢神经（表 26-2）。在足部，这些神经包括隐神经（足背）、足底内外侧神经（足底）、腓肠神经（外缘）、腓浅神经（背）和腓深神经（第一趾间隙背侧）。在手部，这些是正中神经（示指）、尺神经（小指）和桡神经浅支（虎口）。

运动功能检查可能受限于伤口疼痛或肌肉的机械损伤。下肢应检查胫神经（踝关节足底屈曲）和腓神经深支（踝关节背屈）。上肢应检查正中神经（拇指外展）、尺神经（指外展）、桡神经（肘 / 腕 / 掌指关节伸展处）、肌皮神经（肘关节屈曲）。也可对个别肌群进行更细致地检查。

血管检查应在复位骨折或关节前后进行。在严重变形的四肢中，很难发现血管损伤的硬体征，但可以使用脉搏血氧仪，没有动脉波形或与健侧肢体的波形不同则提示血管受损[23]。积极排除骨筋膜室综合征。然后，通过仔细去除敷料来检查伤口。在这时，仅通过视觉检查可能不够准确，因此最好在手术室进行创口探查。注意记录伤口的位置和大小。虽然轮胎痕迹或皮肤上的擦伤看起来可能无害，但其实可能由剪切力造成，需要警惕脱套伤。所有骨折或关节的显露都应记录在案。

表 26-2　肢体的功能性运动和感觉评估			
神　经	运　动	感　觉	意　义
上肢			
肌皮神经	屈肘	前臂桡侧	腋窝 / 上臂损伤；腋窝 / 肱动脉损伤的风险
正中神经	屈腕，拇指外展（拇指可以与手掌呈 90°伸出）	拇指	可能合并曲肌骨筋膜室综合征
尺神经	手指外展	小指	可能合并尺动脉损伤
桡神经	肘关节、腕关节和手指的伸展	上臂、前臂背侧及手背，手指近端背侧桡侧半	可能合并伸肌骨筋膜室综合征
下肢			
隐神经（股神经终末分支）		足内侧	大腿损伤或大腿前骨筋膜室综合征 股动脉 / 静脉可能损伤
胫神经（足底内外侧感觉神经）	趾伸	足底	腿后筋膜室损伤或骨筋膜室综合征 胫后动脉也可能损伤
腓肠神经（腓总神经分支）		足外侧	腘窝损伤
腓总神经	踝关节外翻（外侧）		指示损伤前分为深、浅支（浅、深支感觉丧失）。外侧筋膜室损伤或骨筋膜室综合征
腓浅神经		足背	外侧筋膜室损伤或骨筋膜室综合征
腓深神经	足背屈	第一跖间隙	前筋膜室损伤或骨筋膜室综合征 胫前动脉也可能损伤

应去除大的、松动的微粒，但不要在急诊室内正式冲洗伤口，这最好在手术室进行。在急诊室冲洗伤口可能将污染物带到深处，同时使患者的体温更低，导致推迟手术。同样，与手术室相比，急诊室不具备探查伤口的条件，在手术室探查会更加全面，也更加可控。一旦开始评估软组织，就应该对伤口进行拍照，然后用盐水浸湿的纱布包扎，并在纱布上覆盖封闭敷料。将肢体尽可能按解剖位置用夹板固定。

如果患者自身免疫力有问题，那么应接种破伤风疫苗进行预防。同时静脉注射一定剂量的抗生素（如复合阿莫西林 – 克拉维酸 1.2g 或头孢呋辛 1.5g）（如果患者有青霉素过敏史，可静脉注射克林霉素 600mg 代替）。

如果怀疑血管的完整性（例如，早期尝试牵引和夹板固定后脉搏没有恢复），可能需要如第 8 章所述进一步检查。然而，应该认识到常规术前血管造影不适用于单一层次的创伤。这种情况下的血管损伤总是与同一水平的软组织和骨骼损伤同时存在。Glass 等发现，血管造影对保肢率没有影响，也与血运重建的时间无关（间隔时间＜6h：有无血管造影的保肢率分别为 85% 和 90%；间隔＞6h：有无血管造影和的保肢率分别为 61% 和 67%）[24]。我们提倡在面对血管损伤部位不明确的多层次软组织或骨骼损伤时，有选择地使用血管造影。这种理念也为各英国官方组织所倡导。

由于 CT 的普及，有关开放性骨折患者是否应进行常规血管造影的争论已变得没有意义。CTA 作为 CT 检查的一种，可用于评估肢体损伤的其他方面（如骨碎片的位置）或身体其他部位（头部、中轴骨骼、躯干）的其他损伤的一系列 CT 检查的一部分，可以用来避免进行正式的血管造影。然而，如果没有条件进行 CTA，但仍有血管造影的指征，临床研究可能是获取重要信息的最快方式。

（四）一期手术治疗

多处受创肢体的手术治疗的第一步如下。

1. 肢体预擦洗　当患者进入麻醉室后，应使用肥皂水和硬毛刷清洗伤肢。这被称为"社交清洁"，但不需要擦洗伤口本身。如果伤口条件允许，应在近端放置气压止血带，是否充气由出血的初步控制程度决定，一旦开始对伤口进行手术探查，则开始进一步评估出血情况。止血带所提供的无血区域会使重要结构更容易识别，但必须控制止血带的使用时间，以减少对脆弱组织造成的缺血损伤。伤肢应完成术前准备，并以标准的方式铺巾。

2. 通过建立分流血管重建血运并再次评估　首先要迅速确定损伤血管，采取局部控制措施，然后建立动静脉分流。在这种情况下，作为损伤控制措施，进行分流的临时血管将如何选择和使用在第 23 章中详细介绍。一旦分流成功并恢复灌注，应迅速检查受伤区域，并进一步评估是否进行保肢。这可能涉及使用"清创试验"，即将有限清创与通过手术显露伤口深层合边缘组织结合使用，以获得更多关于损伤程度和功能恢复可能性的信息。

3. 受创组织的手术清创　最终的清创应该系统、谨慎，但又不该过于彻底以至于去除了未受损或未污染的周边组织。功能恢复可能取决于组织体积的保留程度，因此不应采取过于激进的方式。

一般清创的顺序是由浅到深，由四周到中心。如果存在明显的解剖结构破坏，理应先仔细地辨认主要的神经血管结构，以避免在清创时造成无意损伤。应去除伤口的皮肤边缘。通常需要延长伤口，以便处理全部受损组织。在下肢，切口应该沿筋膜线延伸，以减少清创造成的额外损伤。所有明显坏死和污染的组织都应该被清除。应系统地处理各个层次和各类组织。评估不同组织的活性通常需要经验，这是一个具有挑战性的任务。对于皮肤来说，最好的评估方式是看切口流血情况。对于脂肪，如果缺乏血供，则会变色。肌肉一般通过"4C"来评估，即收缩力（contractility）（用镊子轻轻抓住肌肉时的抽搐）、连续性（consistency）（轻轻处理时不会撕裂）、颜色（color）（粉红色而非暗紫色）、流血能力（capacity to bleed）。然而，研究表明，即使使用

这些指标也不能准确判断其活性，并且可能会造成清创过度[25]。一般对骨骼进行评估非常困难，但完整的骨膜和骨骼断端的出血可以代表其依然存活。所有的神经都应该得到保护。注意，如果患者血压过低或体温过低，又或正在使用止血带，那么没有出血就不能作为判断坏死与否的指标。如果有迹象表明，组织可能存活，只是缺乏灌注，就应留待灌注优化后再次检查。

如前所述，脱套伤一般发生在组织，特别是皮肤，与其深层结构撕脱时。这会损伤穿支血管，并造成其供血组织的坏死，尽管这可能在 3～5 天后才会表现出来。很难评估脱套组织的生存能力，靠近脱套区域的切口可能使灌注进一步减少，从而让原本可能的存活组织加速坏死。脱套的皮肤比正常皮肤更加脆弱，必须小心处理，在缝合伤口时无法耐受张力，用作截肢皮瓣时应谨慎选择。

肌肉和神经血管结构在不同的组织平面上被撕脱被称为多层次脱套伤（图 26-1）。这意味着损伤更严重和保肢成功率更低。脱套伤的主要问题是，软组织缺损的程度不会立即显现出来，而是可能在长达 1 周后才能找出所有坏死的组织。这意味着可能需要推迟重建，直到弄清楚哪些组织存活。

一旦完成对软组织的清创，就要开始清理骨骼。清除骨骼断端后再次评估其生存能力和污染情况。所有的沙砾和碎片都应该通过擦洗、削骨或骨钻去除。任何没有软组织附着的疏松碎片骨都应该被移除。较大的碎片，特别是构成关节面

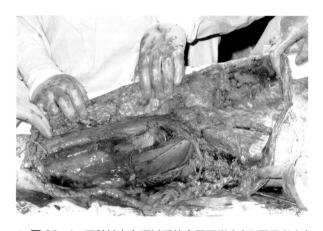

▲ 图 26-1　下肢被卡车碾过后的多平面脱套（彩图见书末）
向腘窝看可以看到小腿的后侧。血管完好，但骨骼和软组织损伤严重不能挽救

的碎片，则应该保留，尽管它们可能因为缺乏血供而成为坏死骨组织。处理完软组织及骨骼后，应该用 3～6L 的低渗盐水灌洗伤口，具体用量取决于伤口大小。目前没有证据支持使用其他的抗菌药物 [26]。不要使用过氧化氢，它不会带来任何益处，只会造成组织损伤。

在这个同步进行清创和评估的过程中，随时会发现肢体组织损伤极其严重，没有挽救的可能。根据损伤的性质和程度，以及操作者的经验，这可能会发生在手术显露和清创后的几分钟内，或者是进入伤口深层对深层组织评估后。在这时，是否截肢取决于多种因素，但患者的生理状态又一直在变化。在多发性创伤和危重患者中，延迟截肢没有任何好处。然而，除非是不得不截肢的紧急状态，不然只要生理条件允许，就应与患者商讨是否截肢，并获得患者的同意。明智的做法是推迟截肢手术，并在一期手术后的 24～48h 后进行复查，以便为患者提供更多信息，并据此设定期望。

4. 骨折的固定　手术固定可以避免骨折位移，保护血管修复处，并降低感染风险 [9]。在早期研究中，Rich 等回顾了越南战争期间需要血管修复的开放性骨折患者的相关数据，并发现髓内钉有 50% 的概率因与置入物直接相关的并发症需要被移除 [27]。最常见的并发症是感染。作者认为在军事环境下，对于伴随血管损伤的骨折，使用穿刺针进行外固定会更安全。1979 年，Romanoff进行了一系列研究，纳入的患者大多数使用螺钉或钢板进行内固定 [6]，并发现内固定的截肢率为30%，低于外固定的 45.3%，但作者承认这可能是由于损伤因素，而不是固定方式。但是，作者推断固定方式直接影响感染率，内固定的感染率为 45%，高于外固定的 27.2%。

20 世纪 80 年代，下肢开放性骨折的钢板固定已不流行。Bach 和 Hansen 在 1989 年进行了一项前瞻性试验，关于钢板与外固定治疗严重开放性胫骨骨折。在 26 例采用钢板固定治疗的骨折中，9 例出现伤口感染，占 35%，5 例出现慢性骨髓炎，占 19%。在采用外固定治疗的 30 例骨折中，4 例出现伤口感染，占 13%，只有 1 例出现了慢性骨髓炎，占 3%。在最后的随访中，所有的胫骨骨折都被治愈，但作者认为在严重的开放性胫骨骨

折中钢板固定作用很小 [28]。大多数现代理论认为，对于开放性胫骨骨折，使用钢板固定指征较少，髓内钉更常用。一篇发表于 2006 年的综述也得出类似结论，尽管作者承认有关开放性股骨骨折的前瞻性研究较少，但髓内钉仍是首选的治疗方案 [29]。髓内钉固定的深层感染率为 3.3%，而外固定的深层感染率为 13.3%；使用外固定导致愈合畸形的概率为 23.3%，二次手术概率为 17%（结果较牵引治疗的结局差）。

尽管对于内固定来说，髓内钉固定有显著优势，但应该注意，在这些研究中，很少有患者合并血管损伤。如果及时的肢体再灌注是成功治疗的前提，那么髓内钉的优势往往被外固定的便利性所抵消。因为后者便于同步进行多种治疗，如静脉采集，并且不需要过于专业的设备和技能。此外，外固定架可用于覆盖断裂的关节，并固定涉及的关节面骨折。实际上，在最终血管修复前，外固定可以有效地控制损伤，并可以在此基础上进行髓内固定和软组织覆盖。为了避免感染，必须严格护理固定物 - 皮肤界面，并尽量减少固定时间。

5. 通过自体血管移植进行最终的血管修复　通过最终血管修复为受伤肢体提供足够的灌注是治疗的关键原则。自体静脉（如大隐静脉）作为血管通路是几乎所有肢体损伤修复的首选。

6. 软组织覆盖修复处　如果伤口过大，导致软组织无法覆盖则意味着血管修复时不安全的。负压伤口治疗（negative pressure wound therapy,NPWT）敷料通常用于封闭与软组织缺损相关的开放性骨折，但如果直接接触显露的血管，则可能导致吻合口破裂。如果在这种情况下使用NPWT，应在血管上放置双层硅胶敷料以保护血管，并保持较低的压力（50mmHg），以防止灌注损伤。理想情况下，必须使用存活的软组织覆盖修复的血管，如果不能使用原位组织覆盖，则必须使用局部皮瓣（图 26-2）。如果条件允许，缝匠肌是一个很好的覆盖股总血管选择。其他类型的皮瓣覆盖范围将在本章的后面介绍。

7. 筋膜切开术　小腿筋膜切开术应该是双切口筋膜切开术（以便能够完全进入全部四个隔室）。小腿筋膜切开术最关键的是准确的切口位置。一般来说，内侧有三支穿支血管，分别起始

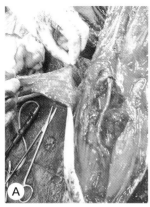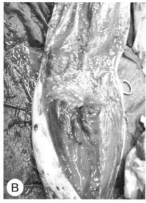

▲ 图 26-2　A. 逆向静脉移植治疗高能枪伤所致的肘窝臂动脉缺损，可用于原位覆盖的移植物选择很少；B. 从前臂提起近端脂肪筋膜瓣覆盖血管（彩图见书末）

于踝关节内侧关节线上方 5cm、10cm、15cm 处的胫骨后血管，并到达胫骨内侧皮下边界后方 1.5～2cm 处的皮肤。这些穿支在开放性骨折中非常重要，因为它们供血的筋膜皮瓣可用于原位覆盖骨折远端。在胫骨内侧皮下边界后 1.5cm 处切开内侧切口，可确保不损伤这些血管。这个距离应该在切开之前测量并标记出来。采用这种方法，可以保留所有潜在的重建选择。如果有广泛的血管破裂，这些穿支已经受到损伤，那么切口的位置就不那么重要了，但依然要注意不要显露胫骨的皮下边界。外侧切口位于胫骨外侧皮下缘外侧 2cm 处。打开前筋膜室，识别并松解前筋膜室和外侧 / 腓骨筋膜室之间的肌间隔。当延伸切口时，近端应注意保护腓总神经。

（五）重建

骨骼的复位应该与重建软组织的同步进行。当软组织不能覆盖缺损时，必须考虑合适的重建方案。应该记住，在重建之前必须进行充分且及时清创，一期清创的质量是成功的基础。

1. 重建时间　骨和软组织的重建时机一直是人们关注的重点。一般认为越早固定骨骼，越快闭合软组织的缺损，感染的风险就越低。

"骨骼固定和皮瓣移植"方案指同步进行的骨骼固定和软组织皮瓣覆盖。这项技术的依据是早期闭合伤口会使深部感染风险增高[30]。Godina 等 1986 年对 532 例因肢体创伤接受显微手术重建的患者进行了研究，结果显示，在受伤 72h 内接

受手术的患者术后感染率为 1.5%，而接受延迟手术的患者术后感染率为 17.5%[31]。Byrd 和 Spicer（1985 年）还发现 5 天内进行重建的骨髓炎的发病率（5%）低于 5 天后进行重建（40%）[32]。推迟手术会导致技术难度提高（组织更脆弱，发生纤维化），并有较高的移植皮瓣失败率和长期感染倾向[32, 33]。此外，游离皮瓣覆盖的四肢骨折（完全转位的带血管的组织块被移植到原位大血管上以保持活性）在 15 天内进行皮瓣移植会愈合更快[34]。如果患者因多发性创伤而状态较差，或者制度原因无法及时诊断检查，则很难实现早期固定和皮瓣移植。Naique 等报道平均覆盖时间为 6.8 天的患者的深部感染率为 8.5%，这表明 7 天是骨骼固定和皮瓣移植的临床时间窗[33]。

目前英国的标准是尽量在 72h 内完成伤口闭合。然而，需要注意，即使在骨感染率最低的相关文献中，也有 25% 的患者是在 7 天后才得以闭合伤口[11]。

2. 重建的选择与分类　重建技术的选择主要由组织缺损的性质决定。裸露的骨骼和关节组织不容易形成肉芽，因此皮肤移植并没有作用。如果复杂缺损体积较大或覆盖在骨上的组织较薄（如胫骨），那么通常需要皮瓣移植。如果可能，在能量转移低的伤口中，假设局部血供（由穿支血管供血）良好，那么可以使用原位皮瓣。在这种情况下，血管重建后进行动脉内血管造影，将会帮助医生做出选择。关于如何选择皮瓣有很多讨论，如是肌肉皮瓣还是筋膜皮瓣。但几乎没有临床证据表明何种皮瓣更具优势；因此，最终的选择取决于伤口、患者意愿和外科医生的倾向性。

3. 皮瓣重建　对于下肢创伤，伤口位置决定如何选择原位皮瓣，由伤口周围组织决定。

（1）胫骨上 1/3 与膝

位于胫骨的上 1/3 的缺损可以用腓肠肌覆盖。内侧和（或）外侧头被分离，并在它们的供应血管（腓肠动脉）上做蒂。可以完全分离肌肉，并可用于覆盖髌骨以上的缺损。皮瓣要求腓肠动脉完好，而膝关节周围广泛的血管损伤可能导致腓肠肌无法使用。另外，近端大隐动脉筋膜皮瓣可用于胫骨上 1/3 缺损。这根血管是膝降动脉的分支，只要大腿中部没有受伤，就不会累及该动脉。

（2）胫骨中 1/3

由胫骨后动脉内侧穿支供血的远端筋膜皮瓣最适合覆盖此处的缺损。该穿支一般位于踝关节内侧线上方 5cm、10cm 和 15cm 处。胫后血管受损或内侧筋膜切开术的切口过于靠后可能损伤这些血管，导致无法使用。

（3）胫骨远端 1/3 与踝

很少有原位筋膜皮瓣可用于该区域。由胫骨后穿支供血筋膜皮瓣可以提起，然后围绕穿支旋转 180°，使皮瓣达到缺损位置（"螺旋桨"皮瓣）。这种皮瓣静脉条件较差，并发症发生率较高。其他包括基于腓肠神经血管束的原位皮瓣，则要求翻转小腿后部的组织以覆盖脚踝周围的缺损。这种皮瓣往往由于部分缺失导致并发症发生率更高，但 Parrett 等认为伴随疾病会使证据发生偏倚，对于健康的患者，腓肠皮瓣是可靠的 [35]。

4. 游离皮瓣 由于缺乏原位皮瓣，远端缺损常需要游离皮瓣移植。当局部皮瓣缺损过大，或局部血管受损导致无法使用原位皮瓣时，可以使用游离皮瓣。将游离皮瓣提起，切断其自身的血供，将皮瓣移至下肢远端，并利用显微外科技术将皮瓣血管蒂与创伤处血管重新吻合。游离组织移植需要保证损伤区外的血管完好，以确保皮瓣灌注良好及静脉通畅。被选择的皮瓣供应血管不应受到损伤。首选损伤近端的血管，但如果血管完好，也可以使用损伤远端的血管。如果游离皮瓣血管蒂太短，不能达到局部血管，则可以使用静脉，但最好选择带长蒂的游离皮瓣。一个不太理想的解决方案是，在血管损伤后，对用于恢复灌注的移植静脉进行端 - 侧吻合，但这有损害肢体和皮瓣灌注的风险。选择血管重建表面覆盖的游离皮瓣时需要仔细评估最佳的流入 / 流出血管选择。

当考虑进行肢体游离皮瓣移植时，患者需要良好的生理状态，能够承受液体转移 / 循环变化。如果预计患者将无法耐受即时的游离组织移植过程，应考虑后期截肢。尽管晚期覆盖开放性骨折存在较高感染风险，但考虑到整体功能预后潜力，仍可作为多发创伤患者的合理选择。

5. 下肢伤口常用皮瓣

（1）筋膜皮肤皮瓣

股前外侧（anterolateral thigh, ALT）皮瓣（图 26-3）是一种常用的皮瓣，其用于下肢重建有

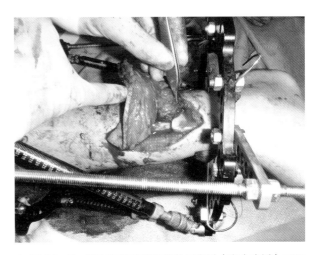

▲ 图 26-3 肌肉血管化的股前外侧皮瓣（嵌合皮瓣）用于覆盖下肢开放性骨折。有实验证据表明，肌肉可能有利于骨折更快的愈合

几个好处。它以 ALT 的皮肤和筋膜为基础，并由旋股外侧动脉降支的穿支供血。这提供了一个非常大的皮瓣（15cm×35cm）和一个长蒂（高达 12cm），为覆盖大部分下肢缺损提供了选择。ALT 皮瓣可以从对侧腿提起，而无须术中重新定位，并且可以作为一个薄皮瓣（或在提起后变薄），以提供一个解决低层面的足部和脚踝周围组织缺损的方案。其他常用的筋膜皮游离皮瓣包括前臂桡侧皮瓣（用于较小的缺损）、肩胛皮瓣和肩胛旁皮瓣（围绕靠近腋窝的血管提起）。后者通常用于踝关节周围，但是由于真皮层的厚度，皮瓣会变得累赘（图 26-4）。

（2）肌肉皮瓣

当需要大面积的覆盖（20cm×40cm）时，通常使用背阔肌（latissimus dorsi, LD）皮瓣，因为它是身体最大的肌肉，并且有一个长蒂（6～16cm；平均 9cm），可以便于提起。背阔肌皮瓣在患者处于侧位时才能够提起，这需要术中改变患者体位，并导致术后肩部功能障碍。这可能会影响康复，影响从轮椅转移到床上，影响使用拐杖。前锯肌瓣和股薄肌瓣（后者适用于长而窄的缺损）也可使用。

6. 上肢伤口常用皮瓣 前臂桡侧皮瓣可用于治疗较小的缺损，ALT 皮瓣可用于治疗较大的缺损。原位皮瓣包括前臂逆向桡侧皮瓣、骨间后动脉皮瓣和臂外侧皮瓣。所有这些都可以用它们的供应血管做蒂，以覆盖肘部以下的各类缺损。与

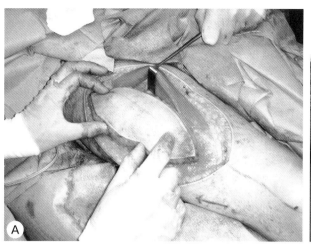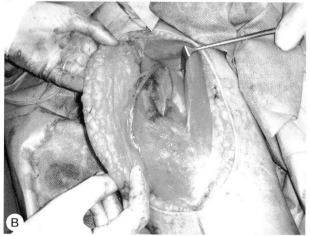

▲ 图 26-4　A. 右腿前外侧皮瓣提起；B. 提起皮瓣显示其供血血管，旋股外动脉降支穿支

下肢原位皮瓣一样，血管损伤和修复都会影响血管使用，一般需要通过血管造影来确定。

必要时，上肢可以移动到腹股沟或腹部的潜在皮瓣区域，这是下肢做不到的。这样的皮瓣可以提起并保持与原本的血管相连，然后从那里移植到肢体缺损上。3 周后，皮瓣的血供就会与上肢血管完全融合。通过手术将伤口与供体部位分开，留下一个覆盖上肢缺损的躯干组织区域。这不需要显微外科进行血管吻合，也不需要像游离皮瓣或局部筋膜皮肤技术一样评估或利用上肢大血管。

六、保肢结局

Saddawi-Konnefka 及其同事回顾了 28 项关于胫骨骨折治疗的观察性研究，发现保肢术后常见的并发症有以下几种：骨髓炎（17.9%），骨折不愈合（15.5%），继发性（晚期）截肢（7.9%）[36]。作者比较了无血管损伤患者（5.1%）与伴血管损伤者（28.7%）的晚期截肢率。把两组患者加在一起，发现保肢患者有 63.5% 重返了工作岗位，而截肢者有 73%。

1997 年，Lin 等报道了 34 位患者的 36 例下肢血管重建术。血运重建后，7 例ⅢC 骨折患者（19.4%）在 1 周内进行了二次截肢。在 2 年的随访中，总体继发性截肢率上升到 25%（36 例中有 9 例）。在 27 例患者的 29 条获救的肢体中，23 例（79.3%）需要二次手术，其中包括 12 例游离皮瓣移植（41.4%）。全部 27 例患者均需进一步手术以改善功能预后 [37]。

尽管分流术的保护性质可能使其对远端和更高级别的骨折（如 GustiloⅢC 骨折）的益处较少 [5]，但使用临时血管分流术似乎确实可以改善预后 [24]。

军事伤的典型特征是高能量转移、污染严重和治疗延误。在 Brown 等的 35 例战斗伤和肢体血供中断的病例中，29 例伴随相关骨折，6 例没有 [4]。在伴有相关骨折的患者中，15 例（52%）行一期截肢，其中 13 例为危重患者损伤控制手术。其余 2 例患者（从受伤到手术的时间间隔均超过 6h）受伤的肢体被认为无法挽救。14 条肢体进行了血管修复，伴有相关骨折的患者术后并发症的发生率要高得多。

七、结论

对具有明显骨和软组织损伤的缺血肢体的处理很有挑战性。由于这些情况的复杂性，其需要整个团队来处理，以确保选择可以实现最大功能恢复的最佳方案及方案的有效性。可以理解的是，重建的选择有许多，最终的选择取决于患者、其损伤的性质，以及手术医生技术倾向。最后，在某些情况下，截肢可能是患者最好的选择。

第 27 章　简陋条件下的血管外科手术

Vascular Surgery in the Austere Environment

DAVID M. NOTT　著

王少凡　译

一、概述

血管手术通常在技术条件完备的环境中进行，需要配备全套专业设备，包括超声、CT、X线、开放手术器械，以及配有专业的血管外科护士及住院医师的术后重症监护病房。而简陋环境下进行血管手术则与完全不同。面对严重的血管损伤，外科医生会发现很少有比这更伤脑筋的事情，特别是在决策方面。血管手术的主要原则是，控制危及生命的出血和避免终末器官缺血。然而，时间、资源和患者的生理状态却都需要不断考虑。动脉和静脉损伤的诊断和治疗主要通过仔细的临床检查，并通过超声检查做补充。在简陋的环境下，很难进行其他更详细的检查辅助诊断。在设备有限、重症监护人员缺乏经验、患者无法接受更高级别护理条件的情况下，正确的临床决策至关重要。

保持正确的心态并确保所有血管损伤都在可控状态下非常重要。失血本身会改变患者的生理状态，因此止血至关重要，可以使用血管分流术联合筋膜切开术进行血管重建或直接结扎，必要时也可以进行截肢。医生必须即时做出决定。这种环境不宜花大量时间进行大范围且高难度的血管重建。一般来说，在一期手术时不应考虑进行复杂的血管吻合。如果决定对受损血管进行分流，必须确保对所有伤口进行止血，并能在第二天带回患者并进一步手术。这一方案使患者有时间进行充分准备和复苏，同时可以在患者需要输血前找到献血者。

在救济或人道主义援助场景下的单人外科医生需要多种技能，除了血管解剖学和外科技术，如解剖外搭桥，还必须能够修复神经和肌腱，以及处理骨骼创伤（骨折复位、外固定），并能够进行整形外科的基本操作（这需要了解肌肉和皮肤的血液供应情况，以覆盖血管修复处）。本章的目的是从资源明显受限的角度回顾血管及相关创伤患者的治疗方案，并强调发达国家的创伤外科实践中的差异与共性。

二、基本原则

图 27-1 展示了进行大量伤口处理时可能使用的大部分基本工具：手持式多普勒超声仪、放大镜、电池供电的帽灯、脐静脉导管（4 号和 6 号）20 个左右、4 盒 5-0Prolene 线。大多数民间组织（nongovernmental organization, NGO）的手术室设

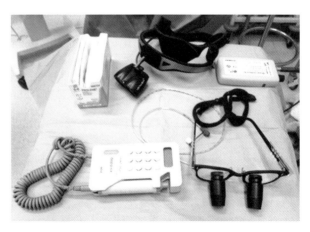

▲ 图 27-1　简陋条件下血管外科医生的重要工具

备齐全，但通常照明受限，同时设备大而笨重。

一般来说，动脉损伤的临床表现为以下四种形式之一：流血、末端器官或四肢缺血、搏动性血肿或内出血伴休克征象。患者出现迹象可能会很早、早、晚或很晚。那些症状出现晚的人是一个自我选择的群体，他们通常血液动力学正常，但四肢木乃伊化（如果在炎热干燥的环境下）。这种情况没有血运重建的必要，截肢是必然的选择（图 27-2）。

有时患者可能不明白动脉损伤的后果，因此，对截肢做出理性讨论是艰难的，尽管这是为了挽救患者的生命。图 27-3 中的患者没有意识到他的腿已经无法挽救了。4 天后，他同意截肢，但他只同意膝下截肢（尽管整个膝下肢体已经坏死）。又经过了 1 周的激烈讨论，患者才同意接受最终的方案，但那时患者已经得了败血症。在

这些情况下，尽管患者明白无法保肢，但有些文化和宗教规定，一个人死去时身体必须完整。在如此艰难的情况下，外科医生必须对患者个人和宗教信仰理解和共情。有一位南苏丹的患者（图 27-4），他除了受伤外非常健康，但他仍选择带着木夹板回到家乡，并在 2 周后去世。

决定是否通过手术处理血管损伤要基于创伤的软硬体征。血管损伤的硬体征包括远端脉搏消失、活动性出血、缺血征象、扩张或搏动性血肿、杂音或震颤（动静脉瘘）。血管损伤的软体征包括稳定的血肿、远端搏动减弱、靠近大血管的损伤或神经功能障碍。最常见导致硬体征的动脉损伤是部分或完全血管撕裂。一般来说，血管完全断裂会导致血管近端和远端回缩并形成血栓，随后造成缺血。相反，部分断裂则会造成持续性出血或形成假性动脉瘤。在简陋的条件下，只有出现硬体征的患者才能够得到治疗。诊断设备一般不能准确诊断仅表现为软体征的血管损伤。手持式多普勒超声探头进行重复检查或连续监护和血压测量（损伤肢体指数）通常会表现为一种趋势，即患者最初的软体征发展为硬体征[1]。

三、颈部损伤

（一）颈动脉损伤

在恶劣的环境下，颈部手术的唯一指征是有硬体征的穿透伤。钝性颈动脉损伤会导致内膜破裂并形成夹层，或受伤一段时间后可能会形成血

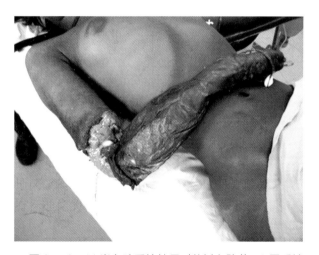

▲ 图 27-2　14 岁女孩采摘杧果时从树上坠落，2 周后被送往医院

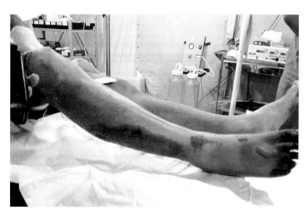

▲ 图 27-3　关于截肢程度的讨论

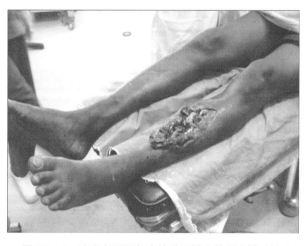

▲ 图 27-4　该患者因腿部中枪致远端血管超声搏动消失，因宗教原因拒绝治疗

栓并出现严重的神经系统症状。这样的患者通常无法出现在外科医生面前。在处理穿透伤时，颈部血管结构的显露和治疗很大程度上取决于对伤口的精确定位，以及血管和周围组织的解剖结构。颈部通常被分为三个区域（图 27-5）。Ⅰ区是从环状软骨向下到锁骨上缘，Ⅱ区为环状软骨和下颌角之间的区域，Ⅲ区从下颌角到颅底。硬体征包括外出血或内出血，扩张性（动脉）或稳定性（静脉）血肿，伤口处有喘鸣和气泡，以及明显的震颤或杂音。在没有硬体征的情况下，一般通过仔细查体对颈部进行评估，并且查体必须连续重复多次。如果没有血管或呼吸道及消化道的损伤的临床表现（如吞咽疼痛、皮下肺气肿或颈部侧位片的软组织气肿），则无须进行手术治疗 [2-4]。如果条件允许，应进行钡 / 泛影葡胺胃肠道造影检查。

不做手术不等于保守治疗，这些患者应定期复查。任何状态变化都可能意味着治疗方案的改变。关于颈部颈阔肌穿透伤是否有必要探查，文献中存在相当大的争议。本文作者的建议是在没有硬体征的情况下不进行颈部探查 [5-7]。

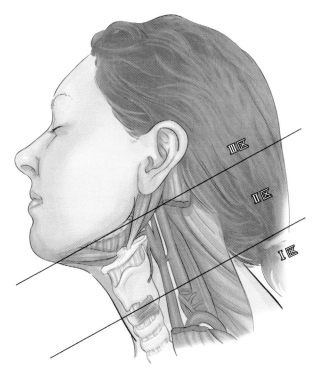

▲ 图 27-5　颈部区域

（改编自 Bagheri et al.Penetrating neck injuries.*Oral Maxillofacial Surg Clin N Am*.2008;20:393-414.）

如果是颈外动脉或其分支出血，结扎是首选措施。窦下颈总动脉损伤，如果无法重建，则直接结扎处理。在这些具有挑战性的病例中，我们发现损伤侧的脑灌注可以通过后循环和对侧代偿。颈动脉窦和颈内动脉的其他损伤可以用静脉补片修补，节段性缺损可以放入静脉支架修复。在所有病例中，应从腹股沟处游离大隐静脉，因为有报道称，踝关节处的静脉会导致颈动脉补片破裂 [8, 9]。颈内动脉切除联合颈内外动脉转位是治疗儿童颈内动脉近端损伤的极佳选择 [10]。结扎颈内动脉并不会造成严重并发症，在简陋条件下，结扎是比重建更好的选择 [11]。

使用颈托治疗穿透性颈部损伤一直存在争议。在作者看来，大多数穿透性颈部损伤的患者一旦合并颈椎伤，则不可能存活，因为他们的四肢已经瘫痪或伴有严重的相关颅脑损伤。而那些没有神经系统症状的人通常没有脊髓损伤，所以使用颈托可能会阻塞气道并掩盖其他损伤 [12]。

有硬体征或颈部血管损伤迹象的患者应紧急送往手术室，因为血肿可能迅速扩大，导致气管偏移和口底抬高。在这种情况下，如果麻醉师无法插管，必须准备进行紧急气管切开术或环甲膜切开术。如果需要近端控制，还必须做好颈部和胸部的术前准备，并准备好大腿近端以备需要静脉移植（图 27-6）。如果需要，可以通过用 50ml 注射器中建立负压，然后使用 20ml 注射器的活塞将 50ml 注射器固定（图 27-7），以便进行负压吸引。

术前，使用格拉斯哥昏迷评分评估患者的神经系统状态非常重要。GCS 小于 8 的患者预后不良的可能性更高，在这种情况下，如果发现是颈内动脉出血，则应结扎。同时，即使存在顺行血流，也不应尝试修复，因为这可能导致血栓扩散，并且在恢复灌注后，将缺血性梗死转变为出血性梗死 [13, 14]。对于没有昏迷或只有轻微神经功能缺陷的患者，应考虑使用静脉贴片或通过逆行静脉尝试颈动脉修复。由于只有 35% 的患者 Willis 环完整，因此结扎颈内动脉有风险导致神经严重受损 [15]。

颈动静脉瘘非常罕见。1994 年，在作者于萨拉热窝执行任务期间，一名脖子上有碎片伤的 13 岁女孩前来求医。她的穿透伤伤口已经开始肿胀，

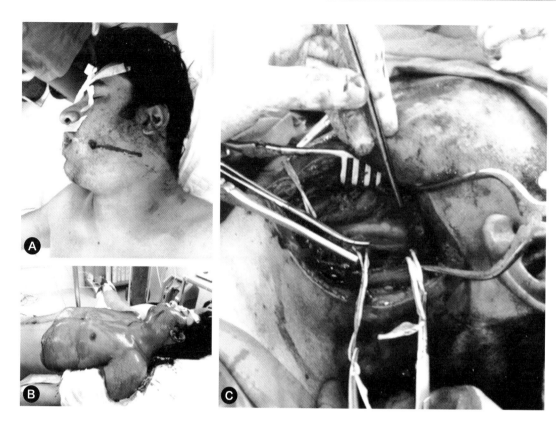

▲ 图 27-6 面部一侧低速枪伤的四肢瘫痪患者，颈外动脉和颈内静脉破裂。同时结扎颈内动脉及颈外动脉

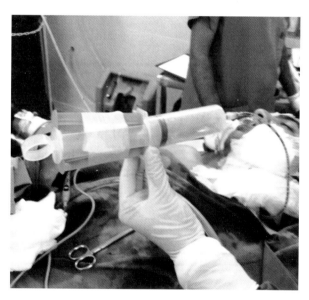

▲ 图 27-7 注射器吸引器

同时肿块上可触及明显的震颤。与四肢动静脉瘘不同，颈静脉瘘特别容易出现并发症，如难治性高输出量性心力衰竭、心房颤动和血栓[16]。在这位 13 岁女孩的案例中，夹闭颈总动脉后，颈内动脉的灌注依赖于颈外动脉的血流。切断瘘口后，

颈内静脉和颈总动脉均用 5-0Prolene 线进行修复。

众所周知，颈内动脉残端压力是不稳定的，但总的来说，如果颈外动脉保持连续，颈内动脉背压可能会增加 10～15mmHg。如果这种情况一直维持，它可能会使颈内动脉残端压力增加，也就不需要修复颈内动脉[17]。尽管一些外科医生提倡在单颈总动脉损伤中使用分流术，但本文作者并未在这种情况下使用过分流术，也没有研究证明其在这种情况下的使用效果[18]。

（二）相关颈部损伤

如果颈部穿透伤合并了血管损伤，则应探查食管和气道是否受累。如果无法进行术前放射性检查，可以要求麻醉师通过胃管明确是否有食管损伤。对食管局部损伤的修复可采用双层 3-0 可吸收缝合线，利用胸锁乳突肌固定缝合线，减少渗漏的风险。这块肌肉的血供来自于枕动脉和甲状颈干的甲状腺上动脉分支，因此可以通过分离胸骨和锁骨头，将其从锁骨游离。气道损伤可直接使用可吸收缝合线修复，并使用胸锁乳突肌固

定。如果气道损伤较大，则应行气管切开术[19]。

（三）Ⅲ区损伤的手术治疗

针对难以显露的颈内动脉远端的各种处理技术多有报道。然而，包括颞下颌关节半脱位和垂直分支截骨术在内的技术在简陋的环境下往往无法实施[20, 21]。一种有效的方法是分离二腹肌和部分下颌髁突。这通过用力张开嘴巴来完成的，需要小心地将一个自固定牵开器用棉签放在磨牙上，并将一个 Langenbeck 牵开器放在下颌的角度下将其向前抬起来保持张开[22]（图 27-8）。

患者可能会面临Ⅲ区颈内动脉损伤导致的大出血，这时上述技术可能并不可行。此时，唯一的选择是颈内动脉结扎或近端结扎并将该区域包扎几天，直到形成远端血栓，这有 40% 的脑卒中风险。还可以通过近端结扎并关闭伤口，通过 Foley 导管球囊的压力来进一步压迫止血，这避免了再次打开伤口。

（四）Ⅰ区损伤的手术治疗

碎片或枪伤导致的颈部Ⅰ区穿透伤通常难以处理。在简陋环境中的大多数病例要么处于极端状态，要么在抵达时死亡。复苏液体可能供应不足。然而，如果患者还有意识并维持收缩压，则在开始手术之前必须考虑有哪些可利用资源。

颈部Ⅰ区损伤的经典教训是，应通过胸骨正中切开术控制近端无名动脉、锁骨下动脉和颈动脉，然后将切口伸至颈部两侧（图 27-9）。在简陋的环境下，采用的方案必须与术前和术后可利用的资源相适应。在某些情况下，有合适的设备可用，这时，胸骨正中切开术是最好的选择。事实上，如果有完备的设施，这种显露并不困难，并且提供了良好的Ⅰ区血管结构操作视野。

然而，如果无法进行 X 线检查或 CT 扫描，就需要根据临床情况做出艰难的决定。如果决定在如此简陋的环境下探查Ⅰ区损伤，那么建议采用翻开式操作，以允许探查颈部根部的血管。游离头臂静脉可以显露静脉弓及其分支以便探查。同样，仅根据经验，结扎弓上包括无名动脉在内的血管比尝试进行复杂的血管重建更可取。结扎术有明显的缺点，如远端缺血，肩关节周围的侧支代偿通常十分让人惊喜。同时必须考虑前臂筋膜切开术的可行性。颈动脉结扎也有脑卒中的风险，当然，这必须通过术后有效的设施来降低风险，但在简陋的环境下，可能无法获取这些设施。

四、上肢血管损伤

（一）锁骨下及腋窝血管损伤

锁骨下动脉分为三部分。在简陋的条件下，控制从第三部分横跨第一肋的出血可能是最具挑战性的手术之一。由锁骨上切口将胸锁乳突肌的锁骨端切开，显露颈内静脉，这是第一个解剖标志。它的外侧是斜角肌脂肪垫，向外侧拉开可以显露出前斜角肌和膈神经，它由外向内走行。分开前斜角肌使锁骨下动脉的第一和第二部分显露

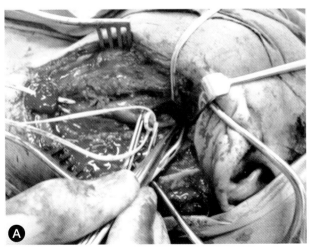
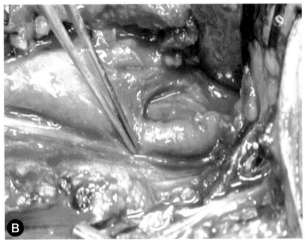

▲ 图 27-8　颈动脉Ⅲ区损伤（A），使用静脉补片修补缺损（B）（彩图见书末）

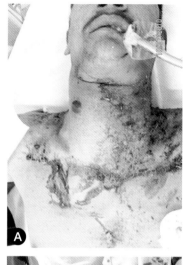

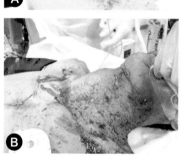

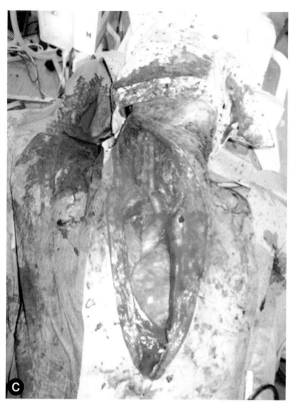

◀ 图 27-9　枪伤患者，为控制颈动脉近端血管而行胸骨正中切开术，颈部 I 区和 II 区搏动性肿块（彩图见书末）

出来。锁骨切除术（与以往观点相反）不会导致肩部的不稳定（前提是重建与锁骨相连的肌肉[23, 24]），却可以很好地显露锁骨下、颈动脉近端和腋动脉，但这种方法很少使用。相反，涉及锁骨下腋窝的损伤可以使用吉利锯在锁骨中点断开锁骨并使用锁骨钩拉回处理。

由于锁骨下动脉重建困难，作者通常会结扎血管。在大多数情况下，上肢循环是通过肩带四周丰富的侧支循环维持的[25]（图 27-10）。

由于神经血管结构的密切解剖关系，约 1/3 的锁骨下或腋窝血管损伤患者伴有臂丛神经损伤。这种情况下，有必要进行神经修复，主要是在第一次探查时仔细检查神经并用 5-0Prolene 线缝合神经外层[26]。通过从三角胸肌沟到锁骨外侧 2/3 处的锁骨下入路显露腋窝动脉。这种方式需要切开胸大肌，由于胸小肌附着于喙突，因此也需要分离胸小肌。这种方法操作简单、快捷，是几乎所有手臂穿透性伤口的首选方法，在分离受损血管之前需要控制近心端以减少出血（图 27-11）。通过剥离胸大肌和胸小肌的起点，可以非常迅速地使腋动脉进一步显露（图 27-12）。将胸大肌与肱骨从连接处分开约 2cm，并向内侧收缩。

将下面的胸小肌在喙突的插入处分开并回缩。这样可以显露直到大圆肌下边缘的整个腋窝动脉。

由于腋窝血管通常较软，外侧修复会使血管狭窄，采用静脉补片或自体大隐静脉移植修复效果较好。然而，如果无法修复，腋窝动脉周围广泛的侧支循环意味着还可以选择结扎（有 25%～30% 的缺血性后遗症风险）。上肢静脉的初次结扎通常耐受良好，这与直立姿势时上腔静脉静水压力较低，分体积血流量较小，侧支广泛有关[27]（图 27-13 和图 27-14）。筋膜切开术是在简陋环境下处理四肢血管损伤的常用方法。前臂包含以下三个隔室：掌侧隔室、背侧隔室和包含肱桡肌的活动隔室；桡侧腕短伸肌；桡侧腕长伸肌。在大多数情况下，上肢筋膜切开术应打开腕管或释放压力。

（二）肱动脉及前壁血管

与腋窝与锁骨下的动脉段不同，近一半的案例中，结扎肱动脉导致了截肢。因此，重建血运(特别是当损伤位于肱二头肌深支起源上方的近端血管时）是有必要的[28]。不应直接缝合修补肱动脉，因为这可能导致肱动脉狭窄。相反，可以采取短

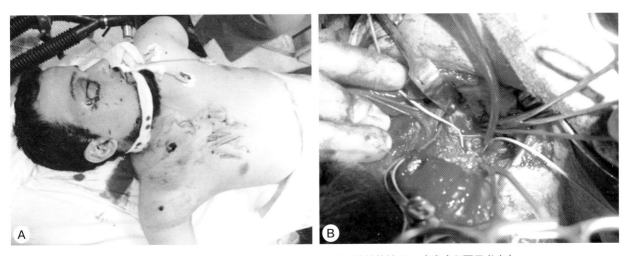

▲ 图 27-10　A. 颈部 I 区枪击伤；B. 切除锁骨并结扎锁骨下动脉（彩图见书末）

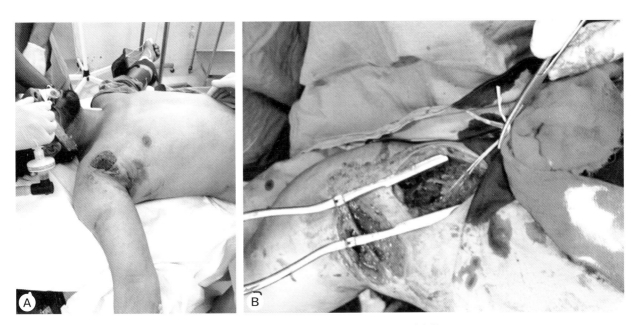

▲ 图 27-11　显露锁骨下腋窝动脉夹闭近端血管

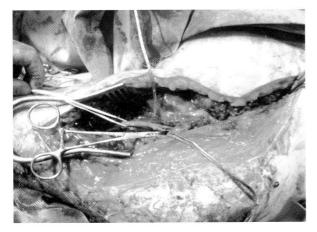

▲ 图 27-12　完全显露腋窝动脉（彩图见书末）

段切除和端 – 端吻合，静脉补片血管成形术或应用逆向大隐静脉移植方式进行血运重建。通常需要使用分流术。虽然可能导致血栓形成，但威胁肢体的后遗症通常并不明显。作者遇见过 2 个病例，都是从敌对势力深处的野战医院转来的，在那里，没有受过血管外科训练的外科医生选择将分流管置入肱动脉。这两位患者的转诊时间较长，为 4～5 天。当探查时，尽管手臂和桡动脉和尺动脉的多普勒信号灌注良好，但分流管仍被阻塞。两个患者的分流管都被移除，结扎肱动脉，并未发生严重后果。一种可能性是，一段时间内缓慢

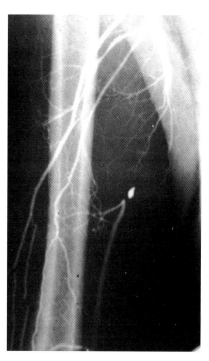

▲ 图 27-13　腋窝动脉枪伤后 2 周动脉造影发现血栓形成

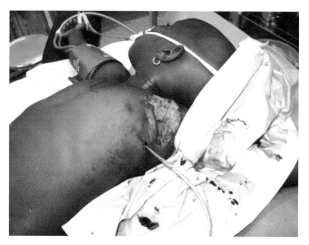

▲ 图 27-14　该患儿腋窝中有枪伤，需要在与大圆肌交界上方结扎腋动脉；无血管原因后遗症

的血管闭塞导致侧支建立而末端灌注没有减少。

　　作者喜欢在处理四肢与骨科和血管合并创伤时使用临时血管分流管。采用这种策略是为了减少外固定前的热缺血时间。可以使用任何种类的无菌塑料管、不同尺寸的鼻胃管或静脉输液管，足以确保与血管的直径相匹配。对于上肢损伤，可以使用吊带，或使用医用无菌手套临时制作（图27-15）。在制作分流器时，应确保它比动脉略小，并应小心切割，以免损害内膜。分流器应固定在

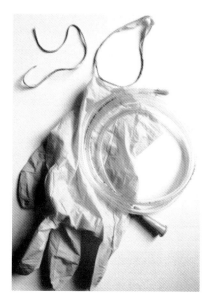

▲ 图 27-15　由外科手套制成的吊带与鼻饲管制成分流器

血管内，用双股丝缝线固定在血管外膜。在分流血管（并应用外固定）后，可以游离大隐静脉并准备逆向静脉移植。可以移除血管分流器，并移植静脉。

　　在简陋的环境下，脐静脉导管是一个重要的工具，有许多用途。通过在静脉移植物的管腔放置，然后进入远端动脉，当使用单根 5-0Prolene线缝合血管时，这种导管用于支撑吻合口。这种操作降低了吻合口狭窄的风险，也可以减少缝合的次数。吻合完成后，可通过导管注射肝素生理盐水（5000U/500ml），降低远端血栓形成的风险。然后可以撤离导管，注意近端吻合。可以保留静脉桥血管的一个长侧支，并通过该侧支将导管重新引入静脉腔，进入近端动脉进行肝素冲洗。

　　撤离导管前可在导管周围完成近端吻合，并结扎长侧支。在图 27-16 中，没有可用的吊带、动脉夹或脐静脉导管作为阻塞动脉流动的手段，可以使用一对血管钳进行固定。

　　前臂单血管损伤不需要修复，但可以结扎。然而，如果曾结扎过桡动脉或尺动脉，则必须进行修复，这在刀伤中很常见（图 27-17）。当桡动脉和尺动脉均受损时，应修复尺动脉，因为它通常是优势血管。

五、腹部血管损伤

　　在开腹进行腹腔血管伤口引流时，外科医生

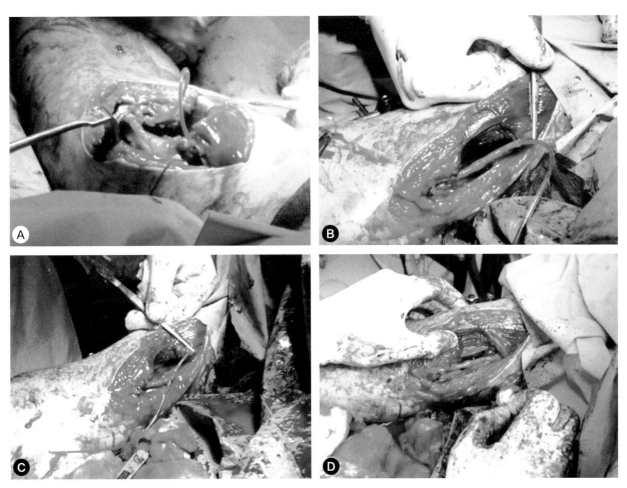

▲ 图 27-16　一系列照片展示了外固定架前置入分流器与作者保护吻合口的方法及最终成果

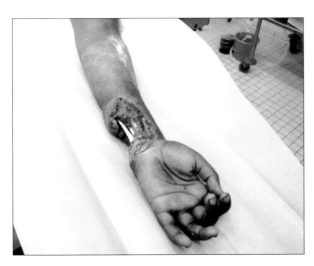

▲ 图 27-17　前臂的砍刀伤

必须完成以下三个任务：①确定出血位置；②控制近端和远端出血；③在恢复或不恢复重要血流的情况下进行止血。从创伤角度看，腹部分为三个

区域（图 27-18）。一般来说，Ⅱ 区和 Ⅲ 区钝性伤引起的血肿并不棘手。检查 Ⅰ 区的所有血肿，以及 Ⅱ 区和 Ⅲ 区进行性扩张的血肿。腹部以横切面肠系膜为界可分为结肠上区和结肠下区。可能很难进行近端控制，但如果患者想要有生存的机会，就必须掌握处理下腔静脉损伤的 Cattell-Braasch 手法[29] 和处理肠系膜上主动脉损伤的翻转左侧腹腔脏器（Mattox 手法）等技术。

成功实施手术技术并不是预后的唯一决定因素。大多数腹部出血患者需要大量输血并进行术后机械通气。即便如此，致死率也相当高[30, 31]。如果累计失血量达到或超过 6L，死亡率接近 100%[32]。这就是在资源有限的情况下，外科医生所面临的艰难决策。

要知道大量腹腔内出血可能是致命的，外科医生需要决定是否立即开始治疗，或者将患者分到"待诊"区。我们所做的救治可能是徒劳的，这就会造成资源的浪费，但一个外科医生可能会面对巨大的压力，这种压力既来自于患者家属，也来自于我们的同事。在进行艰难的抉择时，要尽力挽救生命，但也要有明确的底线，在意识到

无法挽救生命时，要及时止损。

在图 27-19 中，患者腹部遭受火箭弹碎片损伤。在本例中，在开腹前，为了夹闭主动脉，我们胸部左前外侧做了一个切口。通过左侧腹部脏器翻转（Mattox 手法）技术试图夹闭腹腔上主动脉控制出血。虽然主动脉的出血得到了控制，但同时也造成了肝脏严重缺血，最终患者死于出血和休克。

图 27-20 展示了 Cattell-Braasch 方式显露的下腔静脉，该下腔静脉因枪伤而出血。通常情况下，下腔静脉出血较少，这是由于腹膜后组织压迫，避免了大出血。在图示病例中，损伤血管包括胃前后壁、十二指肠第三段的前后壁和腔静脉，这导致 I 区的大血肿。在这种情况下，通过 Cattell-Braasch 操作对下腔静脉进行近端和远端止血以控制出血。在静脉损伤的近端和远端，用拭子（海绵）棒固定止血，最后在外侧用 3-0Prolene 线修复。在更复杂的情况下，结扎 IVC 会是一个合理的选择。

六、复苏开胸术

作者在前线的一些野战医院就工作过。在那里，有时患者在被子弹或碎片打伤几分钟后就被送到了急诊室，这反而意味着那些本来会死在战场上的患者现在幸存下来，并被送到创伤小组。通常，大出血会导致患者陷入绝境，需要外部心脏按压。在这种情况下，必须立即作出决定。有

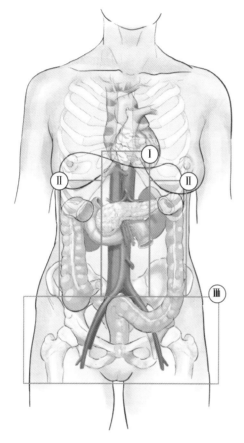

▲ 图 27-18 腹部区域划分

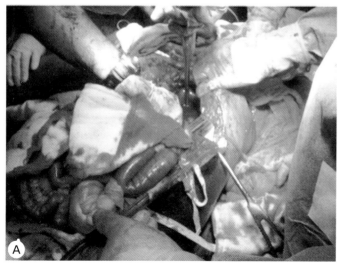

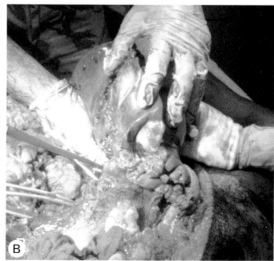

▲ 图 27-19 翻转左侧内脏以显露肠系膜上主动脉

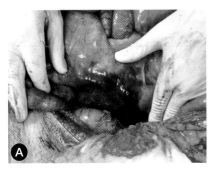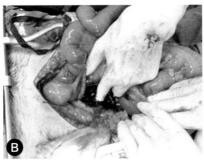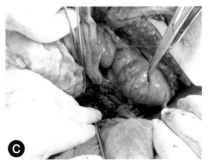

▲ 图 27-20　采用 Cattell-Braasch 手法处理下腔静脉穿透性枪伤（彩图见书末）

时做出这些决定非常艰难，激动的情绪、枪支规则凌驾于法律规则之上，有时一个人会被迫进行操作。然而，对手术结果的清晰认知是外科医生头脑中最重要东西。

对于心脏的单一穿透性伤口导致的心脏压塞，如果患者有机会进行心肺复苏，则仍有生存的可能，但必须在 10min 内进行复苏开胸手术。如果在心肺复苏术后 5min 内进行手术，四肢穿透伤造成大量失血的患者有抢救机会。但那些钝性伤的人即使做心肺复苏也无法救活。

复苏开胸术需要左前外侧开胸，打开心包囊以确认心脏灌注是否良好，夹闭胸主动脉远端，在锁骨下或颈内静脉形成一条大的中央线以恢复灌注。如果患者失血过多，需要进行心肺复苏，则意味着他们很可能失去了大约 4L 的血液。这意味着除了开始复苏，还需要 8U 血液。在作者看来，接下来的手术还需要 8U，接下来的几个小时还需要另外 8U。这相当于每名患者需要 24U 的血液，才能进行复苏开胸手术。除非血库储备充足，否则在简陋的条件下，对失血过多的患者进行复苏通常是徒劳的，因为大多数血库只有 2～4U 的血液。

七、下肢血管损伤

肢体血管损伤的诊断方式，包括连续波多普勒和其他成像方式的效用和有效性，在第 7 章和第 8 章中有过详细介绍。综上所述，有血管损伤硬体征的患者需要立即进行手术干预，而没有硬体征但有可疑损伤的患者应持高度怀疑进行监测。已知与血管损伤相关的下肢损伤类型包括胫骨内侧平台骨折移位、股骨干远端骨折和靠近下肢神经血管结构处的枪伤。在这些情况下，患者不应该检查一次，而是在一段时间内使用体格检查和手持式多普勒超声，结合无创血压测量进行连续监测。单独使用多普勒超声并结合测量血压比（即 IEI 或踝肱指数）的灵敏度和特异度＞95%[33, 34]。具体而言，IEI 或 ABPI≥0.9 为正常，提示无须进一步的诊断或干预。IEI 或 ABPI＜0.9，如果有条件，可考虑行动脉造影检查或进行手术探查[35]。

如果可行，对比动脉造影对于 IEI 降低的沿血管有多处可疑损伤的患者（即肢体多个层次的穿透性伤口）也很有用。这可以在手术室进行，使用局部麻醉并切断股总动脉。一旦动脉显露，可以通过局限动脉切开术并插入脐静脉导管。该操作也可使用现代微穿刺导管（4F 或 5F），这可避免进行开放式手术。将导管置入股总动脉后，用无菌纱布包裹 X 线探头，置于下肢可疑受伤区域下方，然后向导管注入 20ml 对比剂（通常为 50%Hypaque）。摄像时间应为医生注射最后 2ml 对比剂时[36]（图 27-21）。

一般来说，应避免在胫动脉分支以上结扎血管，以避免严重肢体缺血和截肢。结扎股总动脉使截肢风险增加 50%，腘动脉结扎导致肢体丧失的风险为 75%。因此，如果可能，应修复下肢近段和中段主要动脉[29]。到腿部和足部的胫动脉循环较多，这意味着只要三条血管之一的血供正常就可以满足肢体生存和抢救所需。换句话说，只要剩下的那条血管没有长度损失，就可以不对三条胫骨血管中的两条进行修复，或者直接结扎。

一旦确定下肢血管受创，应控制近端和远端血管。在大多数情况下，应首选在完好的区域手术并远离血肿。对于股总动脉损伤，需要分离腹

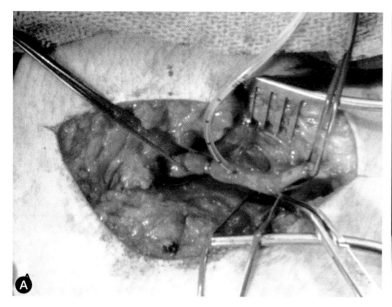
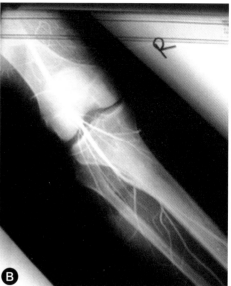

▲ 图 27-21　一次动脉造影

股沟韧带或由腹膜外入路至髂外动脉以控制近端血管（图 27-22）。在血肿下方，将血管游离并夹闭。在发达国家的常规实践中，通常使用 Fogarty 导管来确保良好的灌注和回流，并清除血栓。如果没有 Fogarty 导管，并且怀疑存在血栓（表现为灌注不良），则在搏动良好的区域的更近端夹闭血管，并在该水平以下行动脉切开术。然后插入脐导管，并通过将带栓的一端连接到注射器上并使用肝素化盐水冲洗以清除动脉血栓。这个操作也可以用在远端流出血管上。小心闭合动脉切口至关重要，以免造成血管内膜损伤。作者已经在几个场景使用了这种技术，以确保从远端血管获得最佳流入和回流。

一旦血管损伤部位得到处理，成功止血，评估情况非常重要。在简陋的条件下，可能出现的问题包括：失血量有多少？受伤了多久？有哪些资源（如手术工具、血存量）可以利用？患者的生理状态如何？在简陋的条件下，外科医生可能无法进行复杂的血化验，但可以假设，由于动脉损伤，失血 1L 或更多的患者出现生理感觉不适。在这些情况下，作者可以自由地使用各种技术处理血管损伤，包括建立临时血管分流以保持血液流动并减少肢体缺血时间。在动脉和静脉合并创伤的情况下，可以在动脉和静脉中同时使用分流术，因为维持静脉流出可能有助于动脉的通畅。一旦动脉血流恢复，优先分流静脉也可减少静脉出血。

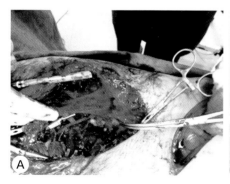
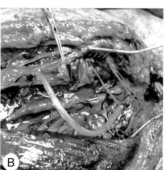
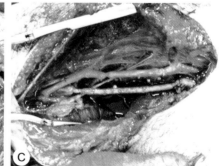

▲ 图 27-22　腹股沟枪伤（彩图见书末）

A. 初步经腹膜外显露髂外动脉以控制近端血管；B. 使用筋膜切开术进行动脉和静脉分流以维持灌注；C. 12h 后，采用另一条腿的大隐静脉修复股动脉和股静脉

在控制血管损伤并放置临时血管分流管或分流器后，应再次进行评估。在所有情况下，尤其是在简陋情况下，外科医生应考虑是否有必要完成最终手术或推迟重建，直到患者生理状态改善。放置分流管还可以评估是否有必要重建血运，因为分流管可以暂时关闭，用连续多普勒超声评估肢体远端灌注。在一些保留侧支循环的病例中，在人为夹闭分流管后，远端腿部或足部也可能有动脉信号。在这些情况下，动脉修复可以延迟一段时间进行甚至不进行。结扎大动脉，使腿部和足部相对缺血却不坏死，在一些简陋的条件下，可能是合适的损伤控制方法。在这些情况下，可以通过重复 IEI 测量和评估临床缺血表现来监测腿部和足部。如果缺血恶化，可隔一段时间进行血运重建，但如果侧支循环明显，则可推迟数周或更长时间。

作者经常将分流管放置 24h，并在第二天将患者带回手术室。多年来，血管分流术一直用于维持受伤肢体在转移期间的灌注，同时已知其能保持的开放时间可长达 54h[37-40]。临时分流术为更充分地观察和手术治疗留出了时间，也为最终的血运重建前对坏死的软组织进行清创留出了时间。分流术也允许思考最终的软组织覆盖选择，使用肌肉或筋膜皮瓣覆盖血管重建处。通过这种方式，可以避免出现重建血运后留下的软组织缺损没有合适的软组织进行覆盖。

将伤肢对侧大隐静脉移植到损伤处是进行最终血管修复的首选方式。虽然也可以使用受伤肢体的大隐静脉，但如果肢体有静脉损伤，则该静脉可能提供静脉回流，因此不建议使用。

下肢大静脉的修复应与修复动脉损伤时一样小心。在修复任何动脉损伤之前，通常首先修复腘静脉以保证静脉回流。下肢大静脉结扎术（髂外静脉、股总静脉、股浅静脉）导致 50% 的患者出现明显水肿，而修复后的这一比例为 7%[27]。也有人认为腘静脉重建对于避免截肢是必要的[41]。然而，这应该考虑到患者的生理条件和所需的手术时间。如果认为不合适，可能不得不结扎受损的下肢静脉以减少损伤。

筋膜切开术的绝对指征包括缺血时间延长、动静脉联合损伤、复杂损伤（骨和软组织受损）、挤压伤。然而，在简陋的环境下，应该常规进行

预防性筋膜切开术，因为无法预估手术时间，同时术前信息（如受伤时间、情况）通常也是模糊不清的。此外，在资源有限的环境下，外科医生不太可能对患者保持密切关注，也不太可能重新评估患者发展为筋膜间室综合征的可能性。理想情况下，筋膜切开术应在骨科和血管手术前进行。有一些人怀疑是否有必要常规进行筋膜切开术，因为这会加大感染的风险并导致远期的后果。然而，常规的筋膜切开术是本人的标准做法，特别是在简陋的环境中[42]。

综上所述，对于四肢残缺且有骨折和大血管损伤的情况，作者的处理顺序如下：①探查和控制损伤（近端和远端）；②进行筋膜切开术；③放置临时血管分流管；④对软组织清创；⑤骨折外固定；⑥患者生理好转后，游离大隐静脉进行最终血管修复。用肌肉覆盖血管重建处，伤口用蓬松的纱布包扎，用薄纱布固定。创面不应被外科医生以外的任何人接触，5 天后，患者应返回手术室，拆除敷料，通过延迟一期缝合或皮瓣移植缝合创面。

无效治疗

在简陋环境下处理肢体血管损伤时，很难理性地选择是否进行挽肢。残肢抢救失败会导致死亡和发病风险显著增高。至少有五种评分体系可用来帮助人们决定是截肢还是保肢。然而，报道显示这些评分体系并不可靠。此外，也没有适用于简陋环境的评分体系。

作者认为，只有满足以下五个条件，才能考虑在简陋环境下进行挽肢手术。

- 受伤不到 6h。
- 软组织损失不到 30%。
- 骨骼连续。如果骨折，用外固定架固定两端。
- 主要的神经损伤容易修复（缺损节段小于 2~3cm）。
- 存在有活力和可用的软组织用于覆盖血管重建处。

根据作者的经验，如果无法满足这些条件，并且资源严重受限，则应进行一期截肢手术（图 27-23）。

八、软组织损伤

如何处理软组织与血管联合损伤是值得思考

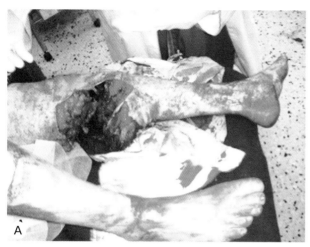
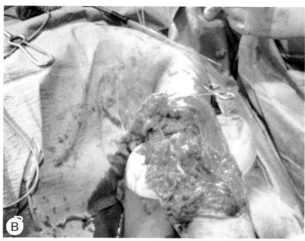

▲ 图 27-23　在资源有限的条件下，首选截肢手术

的问题。错误地试图保留原位组织以覆盖血管，可导致清创不充分、伤口感染并造成清创范围扩大，从而进一步显露坏死或被污染的伤口深部的重建的血管。在这种不幸的情况下，常见的后果是，血管吻合口显露与破坏，造成治疗时机延误及危及生命的出血，这需要紧急结扎。这是一场灾难，导致的结果不会比 60 多年前第二次世界大战期间的情况好。一期血管手术做得不好，仅仅是一个外科医生的问题，当这个医生出任务时，另一个外科医生会收拾这个烂摊子，去考虑这个患者是需要结扎还是截肢。

因此，打算在简陋条件中进行操作的外科医生有义务学习能够覆盖移植物的技术，包括在分离皮肤移植物之后建立皮瓣。在这些具有挑战性的情况下，筋膜皮肤移植技术对外科医生来说也很重要。通过参加各种皮瓣课程，观察和协助整形外科同事，以及阅读大量可用的文献，有很多机会学习这些技术 [45, 46]。框 27-1 总结了作者认为对血管外科医生来说最重要的肌肉皮瓣。

可用于覆盖血管重建处的带蒂肌肉皮瓣

1. **肱桡肌皮瓣**　图 27-24 描绘了一个臂远端动脉的枪伤，其中肱动脉远端、桡动脉和尺动脉都受到了严重损伤。大隐静脉移植于肱动脉和桡动脉，保留桡动脉远端供血后，由肱桡肌覆盖。随后患者接受了皮肤移植手术，最终效果良好。

2. **腹直肌皮瓣**　这是一个由腹壁下动脉供血的优秀皮瓣，当缝匠肌不足以覆盖显露的血管时，

框 27-1　肌肉和筋膜皮瓣

颈部、锁骨上窝、腋窝和上肢
- 胸锁乳突肌
- 胸大肌
- 背阔肌

肘窝到前臂
- 指曲肌
- 肱桡肌
- 前臂桡侧皮瓣
- 前臂筋膜皮瓣

胸部
- 胸大肌
- 大网膜
- 腹直肌
- 背阔肌

腹股沟到大腿上部
- 腹股沟皮瓣
- 股直肌
- 腹直肌
- 阔筋膜张肌
- 缝匠肌

腘窝到脚踝
- 内侧和外侧腓肠肌
- 交腿皮瓣
- 比目鱼肌
- 股外侧肌
- 外踝皮瓣
- 腓肠动脉皮瓣

可用于覆盖腹股沟上的大面积软组织缺损。在腹股沟韧带上方 3cm 处做一个切口，取直肌直至与肋软骨的交界处。在结扎腹壁上动脉后，将其从

后直肌鞘中取出，并向下转动以覆盖腹股沟缺损（图 27-25）。

3. 比目鱼肌与腓肠肌皮瓣　比目鱼肌提供了

一个可以覆盖远端腿部伤口的非常有用的皮瓣。比目鱼肌有两个蒂，分别来自胫骨后动脉和腓动脉，它们分别从近端和远端为肌肉供血。肌肉可

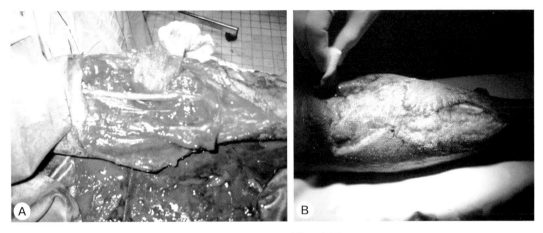

▲ 图 27-24　肱桡肌皮瓣

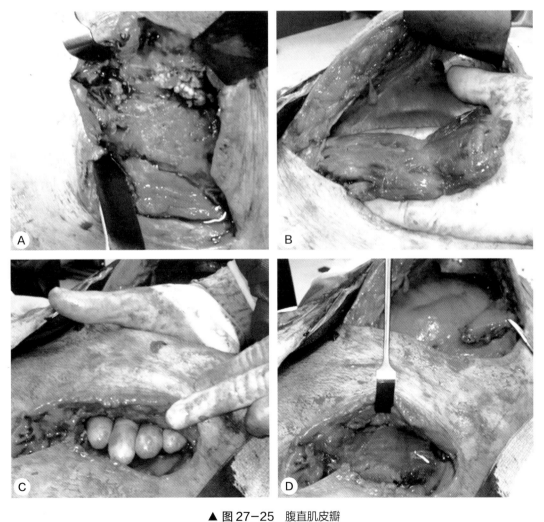

▲ 图 27-25　腹直肌皮瓣

A. 结扎股血管后腹股沟感染，缝匠肌受损；B. 腹直肌的移动；C. 通道建成；D. 肌肉覆盖伤口

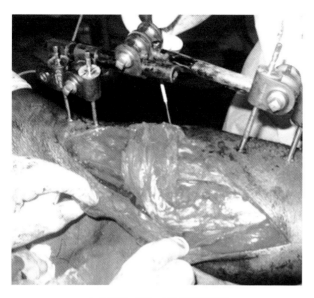

▲ 图 27-26　比目鱼肌皮瓣

以在依靠任意一个蒂存活，因此该肌肉可以向近端或远端移动。内侧或外侧腓肠肌更常被移动以覆盖腿近端伤口（图 27-26）。

4. 筋膜皮瓣　在图 27-27 中，外踝皮瓣用于覆盖前足的缺损。图 27-28 展示了用于覆盖胫骨的筋膜皮下隐动脉皮瓣。皮瓣的前缘包含大隐静脉以保护隐动脉。图 27-29 展示了旋髂浅动脉供血的腹股沟皮瓣用于覆盖组织明显缺损的远端尺动脉吻合处。用于覆盖脚后跟骨缺损的腓肠动脉皮瓣覆盖胫后动脉良好（图 27-30）。

5. 交腿皮瓣　这是一个用途非常广泛的筋膜皮瓣，主要由胫后动脉穿支供血。叙利亚一名 4 岁男孩在桶型炸弹袭击中受伤。他的脚已经失去了全部血供。当然，最简单的解决办法是进行一

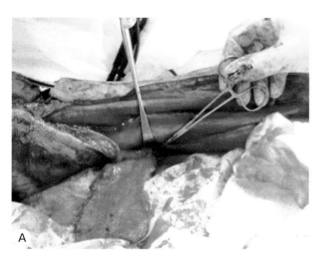

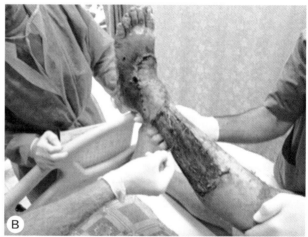

▲ 图 27-27　A. 外踝皮瓣；B. 5 天后的外踝皮瓣

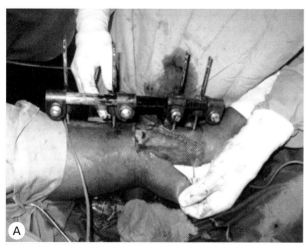

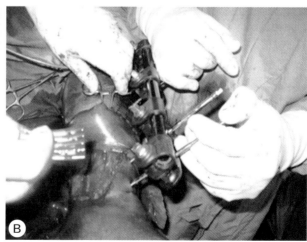

▲ 图 27-28　隐静脉筋膜皮瓣

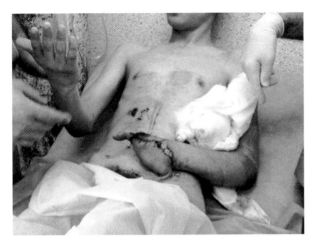

▲ 图 27-29　腹股沟皮瓣覆盖尺动脉吻合

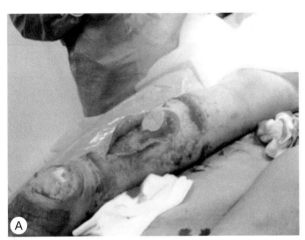

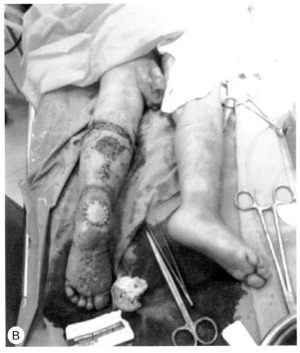

▲ 图 27-30　腓肠动脉皮瓣，患儿的跟骨皮肤缺损

期膝下截肢。然而，我们决定使用健侧下肢的大隐静脉，进行胫骨腓侧至胫骨后侧的旁路血管手术（图 27-31A）。这成功了。他的脚踝也有创伤，需要外固定（图 27-31B）。24h 后，他再次进入手术室，在未受伤的腿部取下带穿支血管的皮瓣，用于覆盖远端吻合口。皮瓣被缝合到伤腿的皮肤上，这样完成了对移植的静脉的覆盖（图 27-31C）。固定双下肢 3 周，使皮瓣从供体腿获得血供，而后将皮瓣切断，分开双腿，卸下外固定，6 周后男孩可以行走。

6. 前臂桡侧皮瓣　前臂桡侧皮瓣是一种游离的筋膜皮瓣，由桡动脉供血，头静脉引流。可以用来覆盖前臂后部缺损和上肢远端任何部位的缺损（图 27-32）。桡动脉的大小决定了它可能是唯一可以在简陋条件下作为游离皮瓣使用的皮瓣，因为将桡动脉可以与任何动脉通过线圈吻合，而不需要使用显微镜。

九、上肢截断术

有时需要进行高难度的截肢手术（图 27-33），随身携带一个记录这些繁重步骤的 U 盘总是值得的。一个外科医生不会想被发现错误，并被要求通过短信接收指令 [47]！

十、在简陋环境下工作

本章特别关注了血管外科，但是，正如可以看到的，这一专业领域与普通外科、整形外科和整形外科息息相关。对于外科医生来说，要想在简陋条件下为患者做最好的手术，就需要一定程度上精通这些领域。的确，在简陋条件下，血管外科医生必须成为专业化发展之前的普通外科医生。在这些具有挑战性的案例中，也可能涉及泌尿外科、神经外科、小儿外科、产科和妇科，以及其他医学学科。为了为这种挑战性十足又非常有益的事情接受训练或做准备，一个人必须致力于学习所需的各种技能与知识，包括观察力和与团队协作力，参加课程，并与有经验的团队一起参加艰难的任务。

作者指导的一门这样的课程，名为简陋条件下的外科训练。这是一个为期 5 天的课程，可以让外科医生在执行任务之前了解所有必要的专业

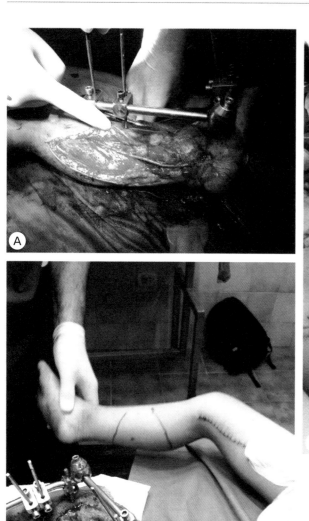

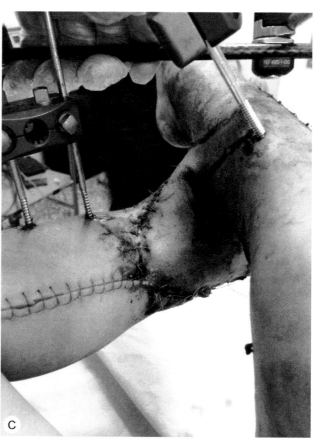

▲ 图 27-31　A. 4 岁儿童因爆炸伤所致的胫腓动脉至胫后动脉逆向大隐静脉移植；B. 外固定；C. 交腿皮瓣

知识。该课程每年在伦敦举办两次。由于经费问题，作者成立了 David Nott 基金会，向世界上任何参加这门课程的外科医生提供奖学金。奖学金用来支付旅费、食宿费及学费。在过去的 4 年中，每次课程都有 14 个奖学金。

　　成功地完成一项严峻的医疗或外科任务不仅仅需要专业的外科技能和技术，更需要坚韧的身体和心理。为了完成严峻的任务，无论是在战时还是在第三世界的医疗任务中，都需要应对远离家乡、身处一个有着不同文化和不同宗教信仰的

国家所带来的压力。在这种情况下，一个团队通常由熟悉的伙伴或朋友组成，但也常有来自世界各地、拥有自己文化的外国人。正因为如此，一个人必须准备好适应并成为一个既孤立又多样化的组织的一部分。

　　毫无疑问，在国外冲突地区工作正变得越来越危险，即使在为红十字国际委员会（International Committee of the Red Cross, ICRC）和无国界医生组织（Medecins sans Frontieres, MSF）等知名机构工作，安全也无法得到保证。最近在伦敦举行

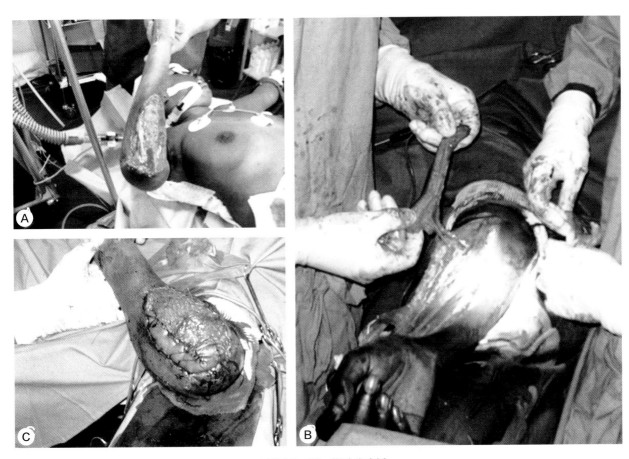

▲ 图 27-32 桡动脉皮瓣

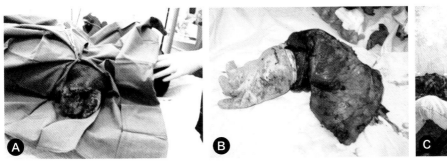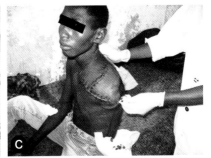

▲ 图 27-33 上肢截肢

的题为"危险中的医疗服务"的专题讨论会强调了健康工作者面临的问题[48]。遵守所署组织的所有安全规则至关重要。尽管在严峻的手术任务中，一个人的行动自由可能会受到极大限制，但这种预防措施非常必要，这不仅是为了个人安全，更是为了整个项目的安全与成功。

从部署或执行任务回国后，参加必要的汇报会议也很重要。这些会议提高了韧性，在一个人的周期下画一条线，并帮助一个人完成任务。如果一个人没有经过一段时间的减压，直接回到正常的工作和家庭生活中，其可能很难适应。对于执行医疗或手术任务的外科医生来说，对那些其救活或者放弃的当地人感到内疚非常常见。如果不经过适当且专业的疏导，这些回忆和情绪可以影响到甚至压倒其工作和家庭生活。如果一个人在一个特别危险的环境下度过了一段时间，其确实需要时间来克服这一点，重要的是要与其他完成任务的人保持联系，分享经验，提高韧性。一个人在完成一项艰巨的任务后感到兴奋也很正常，但随之而来的会是一种更深刻的反思情绪，甚至是悲伤。然而，有目的的汇报、减压和提高韧性的过程通常非常有效。

对一名内科医生和外科医生来说，一项艰巨任务的美妙之处在于，这一工作既具有挑战性，又极具成就感。在这些环境中，一个人的工作是进行手术，照顾病房里的患者，同时要注意许多完成任务的外科医生，以及当地的工作人员，已经在这种环境中工作了很长一段时间。很可能他们已经目睹过这些。一如既往，外科医生应该以谦逊的态度对待团队，理解其的角色只是在有限的一段时间内，而许多同事将不得不忍受更长时间的压力。像往常一样，一个人应该避免卷入政治，不应该贬低团队成员的价值，把自己的沮丧留在家里。在严峻环境中的医疗和外科任务确实艰难。一个人应该参与它，享受它，并尽最大的努力！

第五篇

血管损伤全球展望
Global Perspectives on Vascular Trauma

第28章 澳大利亚与新西兰
Australia and New Zealand

IAN D.CIVIL **著**

张荣杰 **译**

一、地区流行病学

澳大利亚与新西兰共有约 3000 万人口（大约相当于美国得克萨斯州的人口数量），分布在近 800 万平方公里的土地上（大约相当于美国国土面积）。在澳大利亚和新西兰，枪支的拥有和使用受到严格法律的限制，特别是手枪。这两个国家都有大面积的农业区，虽然都有枪支存在，但人均持枪率远低于美国（新西兰每 100 人拥有 26.3 支枪；澳大利亚每 100 人拥有 14.5 支枪；而在美国，每 100 人中拥有 120.5 支枪）[1]。此外，虽然澳大利亚和新西兰大规模枪击事件的发生率非常低，但确实偶有发生[2]。

与大多数国家一样，尽管在澳大利亚和新西兰携带刀具是非法的，但很难于监管。在澳大利亚和新西兰的大多数文化群体中，人际间暴力最常涉及的是钝性伤，而不是锐器刺伤或枪伤[3]。因此，澳大利亚和新西兰的绝大多数（超过 90%）创伤是钝性伤，穿刺伤不足 10%[4]。在澳大利亚和新西兰的社区中发生的大多数血管损伤是伴发骨折和脱位的下肢血管损伤（图 28-1），与减速损伤相关的胸主动脉损伤（图 28-2），以及钝性伤相关的颈部血管损伤（图 28-3）。穿透伤通常是由意外伤害造成，如手臂被窗户划破造成的裂伤，以及不太常见的由持枪的人际暴力造成的伤害。由于医疗救治机构及重症监护室进行血管内手术的比例不断增加，澳大利亚和新西兰很大一部分穿透性血管损伤是由医源性机制引起的（如股骨、锁骨下血管和颈动脉血管损伤）[5]。

在已建立较长时间的机构登记处，如 1994 年建立的奥克兰市医院创伤登记处，以及其他累积报道表明，血管损伤的发生率约占创伤入院人数的 1.5%[6-8]。在这一丰富的创伤经验中，大约 75% 的血管损伤是由钝性机制造成的，25% 是由穿透性机制造成的。自 20 世纪 90 年代以来，尽管血管损伤发生的绝对数量随着人口的增长而逐渐增加，但血管损伤的病因没有发生重大变化[9]。

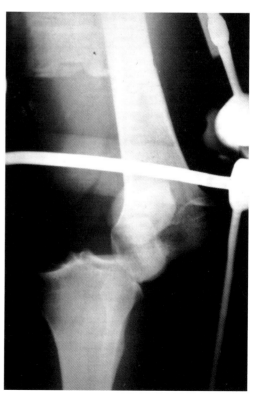

▲ 图 28-1 膝关节脱位伴远端缺血

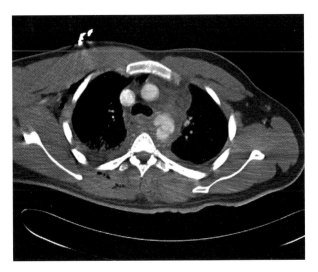

▲ 图 28-2 CT 显示钝性胸主动脉破裂

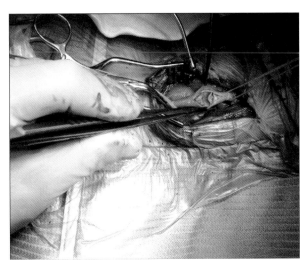

▲ 图 28-3 钝性伤继发的颈总动脉损伤性夹层

二、区域治疗体系

在澳大利亚和新西兰，提供创伤救治的医疗体系存在相当大的差异。总的来说，它并没有很好地系统化，尽管澳大利亚维多利亚州自 21 世纪初以来一直在全州范围内运行有效的创伤系统，并也已展现出伤者死亡率显著降低，以及幸存者的功能预后的改善 [10, 11]。

澳大利亚皇家外科医师学会（Royal Australasian College of Surgeons, RACS）采用了美国外科医师学会（American College of Surgeons, ACS）的验证系统，一些医院和地区已经在救治系统中采用了这一流程改进策略。然而，一般来说，创伤救治由一系列医院提供，这些医院的规模和能力千差万别。在澳大利亚和新西兰的大城市中心，有一些医院或多或少在一定程度上与 ACS 一级创伤中心的创伤救治能力相匹配。在地区和省级地区，基础医院通常具有 ACS 三级中心的能力。在更多的农村和偏远地区，创伤救治能力有限。在农村地区，大多数创伤患者被送到最近的地区医院，这是唯一正确的选择。在城市和城市地区，通常有某种形式的地理边界被用来定义接收医疗中心。只有在维多利亚州才制订了真正有效的目的地政策，该政策能够高效地确保重大创伤患者被送往仅有的两个成人或一个儿童（一级）中心之一。

三、外科资格认证

澳大利亚皇家外科医师学会是澳大利亚和新西兰唯一的外科医生培训监督机构，该学会对包括血管外科在内的九个外科学科进行培训。在 1997 年之前，血管外科是普通外科培训中不可或缺的组成部分，是在完成进修医生培训后进一步的专业知识培训，但最近有一个单独的培训项目，每年毕业的血管外科医生多达 10 人。在创伤外科方面没有单独的培训项目，除了一般的骨科、神经外科或血管外科培训之外，该领域的其他专业知识只能在澳大利亚和新西兰或海外的进修医生培训后项目中获得。因此，注册机构可能会将经过培训的医生视为注册普通外科医生或注册血管外科医生，但不会视为注册创伤外科医生，因为该专业不属于该机构认可的专业之一。总体而言，在新西兰和澳大利亚，每 6000 人大约有 1 名外科医生。然而，对于可能处理血管损伤的特定专业而言，每 16 000 人有 1 名普通外科医生，每 145 000 人有 1 名血管外科医生（RACS 外科劳动力预测，2025 年）[12]。

四、获得救治

澳大利亚和新西兰有私人医疗救治系统，但大多数创伤和急诊救治是在公共或国家医疗保健系统内管理的。该系统为澳大利亚和新西兰的所有公民提供了常规和紧急救治的基础。个人、私人或政府支持的保险允许患者访问私人系统以满足半急性和择期治疗需求，在新西兰，一项通用的无过错事故保险（事故赔偿公司）允许在受伤后的前 10 天内对受伤进行私人救治（除非患者仍然是公共医疗机构的住院患者，该机构有义务继续提供救治）。几乎所有严重到需要住院的创伤都由公共或国家医疗保健计划管理。

五、院前救治状况

新西兰的院前救治由每个地理区域的单一院前供应商提供。其中一家供应商（圣约翰医院）负责新西兰所有 90% 以上的院前救治。只有一个紧急电话号码，有三个镜像呼叫中心管理所有的紧急救护车呼叫。虽然救护直升机由这些呼叫中心负责，但它并不是道路供应商系统的一部分，但与之类似，救护直升机主要由政府非资助，用于非伤害工作。对于受伤的患者，资金主要由事故赔偿公司及赞助和慈善捐赠。在澳大利亚，每个州和地区都有自己的救护车系统和综合空中救护直升机。

高级创伤生命支持于 1988 年引入澳大利亚和新西兰（被称为严重创伤的早期管理），自 1994 年以来，它一直是所有外科学员的必修课。自 1997 年以来，澳大利亚开设了确定性外科创伤救治课程，自 2003 年以来，新西兰开设了该课程。目前澳大利亚每年开设四门课程，新西兰每年开设一门。普通外科医生协会强烈建议 2012 年开始培训的学员使用 DTSC。2017 年，美国外科医师学会创伤显露高级外科技能课程在悉尼举办，并计划每年开设一次血管解剖显露课程，由受过当地培训的教师和国际合格的教师施教。

六、特定区域的诊断注意事项

由于大多数血管损伤是一种钝性伤所致，因此有了基于证据的现代诊断策略。临床检查、踝肱指数、多普勒和 CTA 通常作为下肢血管损伤的诊断方法。胸片和胸部、腹部和骨盆增强 CTA，是诊断钝性主动脉损伤的常用方法。与世界许多地区一样，钝性颈部血管损伤率一直被低估，约占创伤入院率的 0.2%[13]。随着更多的筛查方案的更多的使用，以及 CTA 和头部、颈椎 CT 更自由地使用，颈部血管损伤的诊断发生率现在接近 1%。穿透性血管损伤常伴有血管损伤的严重体征，如出血或严重缺血。正如在本书中所述，在没有硬

性体征的情况下，使用 CTA 或超声多普勒进一步评估在澳大利亚和新西兰的大多数中心很常见。

七、特定地区的治疗策略

由于对钝性胸主动脉损伤的广泛关注，澳大利亚和新西兰的外科医生已经迅速采用了血管内技术来修复这些损伤。大约自 2005 年以来，两国绝大多数钝性主动脉损伤都是用血管内支架移植物修复的，几乎所有的支架都是由认证的血管外科医生放置的（图 28-4）。这种做法取得了良好的预后，并且与世界上一些地区的人群相比更容易随访，因此澳大利亚和新西兰的腔内修复的中长期问题较少[14]。

澳大利亚和新西兰已经认识到在肢体发生穿透伤或肢体严重损伤（包括创伤性截肢）的情况下，现代止血带的重要性和实用性。根据最近的军事经验和研究，止血带被认为在民用环境中十分重要，新西兰所有用于对急性创伤响应的救护车里都配备了两种战斗应用止血带。自从这项政策开始实施以来，已经有许多关于应用止血带控制肢体出血并使受伤患者迅速稳

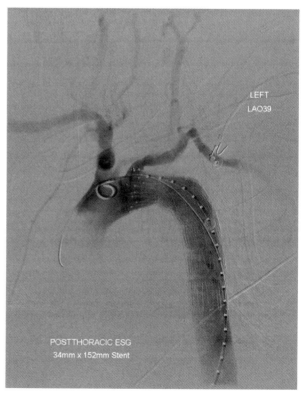

▲ 图 28-4　主动脉造影显示置入胸主动脉支架移植物

定的使用经验。在这些情况下，使用止血带在受伤现场或附近控制了出血，并在控制的情况下开始复苏及送往医院，甚至在止血带控制下进行手术修复（图 28-5）。

穿透性颈部损伤并不常见，传统上对发生在 Ⅱ 区（环甲软骨和下颌角之间），穿透颈阔肌的患者需要进行手术探查。最近，在敏感和特异的对比 CTA 的时代，人们已经认识到在没有硬性体征的情况下血管或内脏损伤的可能性很低。这种演变导致了在澳大利亚和新西兰的选择性探索的现代实践，其中许多穿透性颈部伤口现在用 CTA 和观察[15]。由于穿透伤的发生率较低，而且在澳大利亚和新西兰的大部分地区的运送时间通常较长，因此极少数需要复苏性开胸手术。然而，作为 DSTC 课程的一部分，这种潜在的救治策略仍然被教授给普通外科学员，偶尔也有关于复苏性

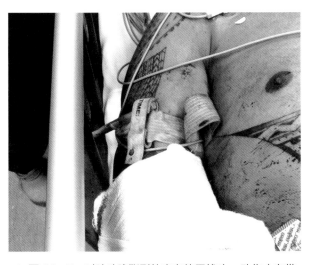

▲ 图 28-5　对肱动脉撕裂的患者使用战斗 - 动作止血带

开胸手术在大洋洲成功应用的报道。

八、维持和培训下一代创伤外科医生的策略

由于澳大利亚和新西兰的血管损伤的发生率如此之低，因此需要更加关注使用 DSTC 课程等结构化课程来培训和维持流传。普通外科培训目前是一个为期 5 年的项目，包括 6 个月的轮转，在一家较小的地区医院度过至少 1 年。尽管有定期的随叫随到的职责，但许多受训人员在住院期间接触到严重的血管损伤很少。强制进行 DSTC 课程并开发其他类似的课程，其中一些可能专门用于血管损伤的控制和修复，这是为了解决这一不足的尝试。然而，很少有受训者会觉得自己完全有能力应对和处理血管损伤，除非他们在血管损伤发生率较高的海外中心进行培训。

血管外科也有一个为期 5 年的培训计划，这一群体能接触到血管损伤的机会也是有限的。在地区医院，普通外科团队将负责对受伤患者的整体救治，包括任何血管损伤。相比之下，在大城市的医院，血管损伤通常会在最初的复苏后就转移到血管外科进行治疗。穿透性血管损伤（包括医源性创伤）通常将由血管外科医生进行治疗，他们也将负责钝性主动脉损伤的血管腔内治疗和其他适合这种微创方法的血管损伤的治疗。

由于血管损伤的低体量所带来的挑战，对创伤感兴趣的毕业生，无论是血管外科还是普通外科，都被鼓励至海外穿透伤高发的地区工作一段时间，并将这一经验回到澳大利亚和新西兰的个人和机构实践中，以帮助培训未来一代的创伤专家。

第 29 章　斯里兰卡

Sri Lanka

AMILA SANJIVA RATNAYAKE　SANJEEWA H.MUNASINGHE　SUJEEWA P.B.THALGASPITIYA　**著**

董译文　**译**

一、概述

2009 年，斯里兰卡结束了持续 26 年的内战，这场内战主要发生在该国北部和东部地区。在这场战争中，冲突地区的士兵（以及较少的平民）因高速射击、火炮、迫击炮、火箭推进榴弹和杀伤人员地雷（APM）而受伤。此外，居住在冲突地区、科伦坡（以及科伦坡郊区）和该国其他地区附近村庄的人们也遭受了自杀式炸弹袭击。

外科和血管医生面临着治疗这些患者的众多挑战。他们必须治疗血管穿透伤、肢体创伤性截肢的战斗人员和受爆炸伤害的平民。这是在道路交通事故、刺伤和低速枪伤造成的平民创伤的正常负担之外的。

战后十年，血管损伤的流行病学发生了变化，并产生了新的挑战。随着道路基础设施的改善，以及由此导致的国内人口流动的增加，道路交通事故有所增加[1]。武器和枪手［以前是泰米尔伊拉姆猛虎解放组织(猛虎组织)的干部］涌入南方，导致贩毒集团成员和黑社会犯罪分子中枪伤的人数增加。血管腔内手术的出现（246 例血管内激光消融；2018 年在阿努拉德普勒教学医院进行了 19 次血管造影和 66 次血管成形术），随着手术数量的增加和复杂性的增加，导致了穿刺点处假性动脉瘤的出现 ①。斯里兰卡干旱地区平民遭受的一

种独特伤害是陷阱枪伤。诱捕枪是一种当地制造的非法枪口上膛枪，带有受害者激活的触发机制，农民用它来保护庄稼不受野生动物的伤害，偷猎者用它来获取肉。最常见的目标野生动物是野猪，因此绊网被调整到离地面 70～90cm。由于枪无法区分人和动物，毫无防备的受害者激活触发机制后，主要在大腿和膝盖附近受伤，导致股浅动脉和腘动脉损伤（图 29-1）。2007 年在 THA 进行的一项研究中，有 58 名患者受到了陷阱枪的伤害。28 例患者存在血管损伤，最常见的损伤血管是股浅动脉（17 例），其次是腘动脉（6 例）。腘动脉损伤组 6 例肢体中有 4 例（66.6%）需要截肢，而股浅动脉组 17 例肢体中只有 2 例（11.7%）需要截肢[2]。

二、战时创伤流行病学

（一）与战争有关的地理、地形和天气

冲突地带的植被类型不均匀，有半干旱平坦的热带刺林、干燥的常绿丛林和灌木型植被[3]。偶尔在掩护最少的沿海地区爆发激烈的战斗，由于集中的炮火，双方都付出了沉重的代价。在发生近距离战斗的城市和郊区地区，损伤主要是由小型武器造成的。在战争的最后阶段，泰米尔猛虎组织干部采用了一种独特的策略，即建造 10m 高的土埂沟渠；河岸上布满了简易杀伤人员地雷，造成多人死亡和截肢（图 29-2）。

此外，有关地区在 12 月到次年 2 月期间受到季节性东北季风降雨的影响[4]。因此，地形被水

---

① 两个有记录的进入部位假性动脉瘤（personal communication with Arudchelvam JD, MD, and Marasinghe A, MD, via email on 19th of April 2019）。

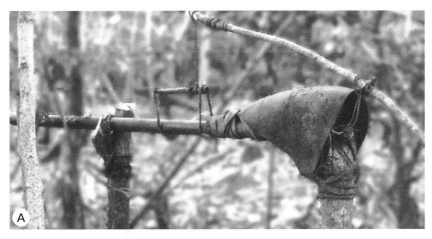
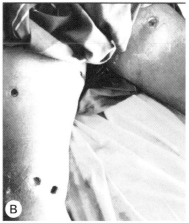

▲ 图 29-1　A. 诱捕枪，这是一种自制的简易装置；B. 受害人膝盖内部和周围有多处弹丸伤
（图片由 Dr.A.P.Nellihela 提供）

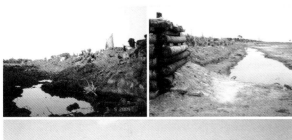
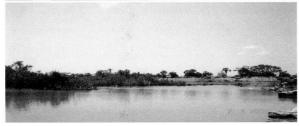

▲ 图 29-2　土捆加沟：斯里兰卡战争最后阶段使用的一种独特战术

淹没，从而使伤员撤离极具挑战性。这反过来又导致第三方军事基地医院（military base hospital, MBH）的入院延迟。在其他时候，灼热的太阳导致战斗人员中暑，特别是在第三次伊拉姆战争大规模撤军期间。

（二）战争战术与武器

在斯里兰卡长达 26 年的旷日持久的战争中，有四个主要阶段，过渡期间活动和强度较小，特别是在停火期间。在战争活跃阶段，各部队在常规战争中有明确的前线。他们使用高速步枪（AK-47 和 T-56）、火箭推进榴弹，60mm、81mm 和 120mm 迫击炮，以及包括 122mm、130mm 和 152mm 榴弹炮在内的重型火炮。"无人区"散布了 iAPM，目的是致残而不是杀死士兵。猛虎游击队的独特之处在于，他们将多个爆炸部件连接在一起，在特定时间内对许多受害者造成严重伤害。此外，还使用了克莱莫地雷，它们以 60°弧度发射钢球，对徒步部队造成严重伤害[5]。

杀伤地雷对步兵部队造成沉重打击，造成大量的截肢，并且斯里兰卡军队中大约有 6000 名战后截肢者。这些地雷大多是当地制造的，被称为"乔尼地雷"，受害者踩到后地雷就会被触发。爆炸产生的冲击波将灰尘、衣物、金属和塑料碎片带入软组织，其弹道效应导致血管在可见的损伤区域之外广泛形成血栓。这反过来又导致缺血和污染的肌肉筋膜层发生感染和败血症的高风险。这些受害者中的大多数最终都进行了膝下截肢，在资源贫乏的环境中，这些截肢者的战后康复是一项具有挑战性的任务。此外，这些地雷的滥杀滥伤性质在战争和战后时期会造成平民和动物受伤[6]。

在一个始自 1990 年 6 月 1 日的单外科中心 26 个月的经验中，有 191 名 APM 损伤的受害者。在这个队列中，153 人（80%）是下肢直接受伤的受害者（由于踩到 APM），24 人（12.6%）由于靠近爆炸而在身体的多个部位受到弹片伤害。10 名（5.2%）在处理 APM 时受伤，4 名受害者的数据不足以进行分析。191 例患者中，113 例（73%）行膝下截肢[7]。

1997 年 9 月，在联合国主持下，133 个签署国通过了《禁止杀伤人员地雷公约》（*Antipersonnel Mine Ban Convention*），其明确目标是结束杀伤人员地雷所造成的痛苦[8]。

（三）人口统计资料

据报道，在内战的最后阶段，在 2008 年 12 月—2009 年 6 月期间受伤的 5821 名安全人员中，血管损伤发生率为 2.2%。高速步枪子弹（65/128）和天然爆炸破片及预制爆炸破片（52/128）造成动静脉联合损伤 58 例，动脉损伤 53 例，孤立性大静脉损伤 11 例，非轴向血管损伤 4 例。损伤类型包括 73 例横断，24 例撕裂，13 例血栓形成，4 例穿透伤，1 例动脉痉挛。介入静脉移植重建是最常见的修复方式（80/128）[9]（图 29-3）。

三、护理体系

由于持久战的强度和性质，再加上人力和物质基础设施的限制，单靠斯里兰卡医疗队显然无法为伤员提供从受伤点到三级医疗中心康复的连续性护理。解决方案是创建一种独特的混合方法，将最高级别协调的军用和民用医疗系统整合起来，以实现共同的目标。复苏、稳定病情和转运出前线的工作由精通处理战争伤亡的野战外科医生完成，而最终治疗的重任则由多个三级医疗中

心的平民外科医生和医护人员承担。位于冲突地区边界的几家卫生部总医院已改为专门管理战斗创伤的中心，并向这些中心提供了必要的物质和人力资源。卫生部的顾问、医生和护士自愿到军队基地医院工作，以应对可能使军队医疗系统不堪重负的伤亡人数。这种军民结合的整合医疗系统在以色列被证明是有效的，它将战争期间获得的知识被迅速传播到平民创伤医疗中[10]。

（一）医疗

第一道医疗线设在前线附近，以便在受伤后立即为伤员提供基本的救治（图 29-4A）。初级救治包括止血、建立静脉通路、止痛和骨折固定。有多种类型的止血带可用于处理严重受伤的肢体，从一块缠绕的布到由皮带和带扣组成的简易军用止血带。

第二道医疗线由先遣医疗站（advance dressing stations, ADS）（图 29-4B）、主要医疗站（main dressing stations, MDS）和野战医院组成。先遣医疗站位于前线后方 400～5000m 处，前方三个团的援助点等距。典型的 ADS 人员配备包括一名军医、两名护士和三名护士助理，他们都受过紧急战斗复苏的装备和培训，包括气管插管、胸腔引流、止血和静脉输液。三个 ADS 后方配备一

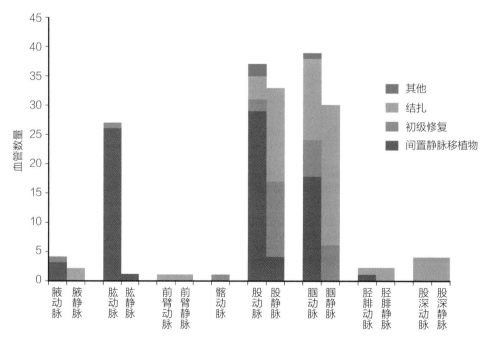

▲ 图 29-3　128 名战斗人员军事血管损伤的解剖分布和修复类型

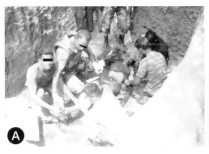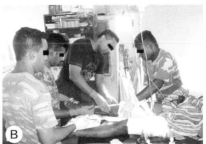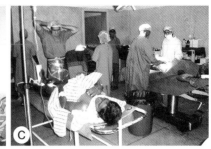

▲ 图 29-4　A. 恶劣条件下的现场护理；B. 在主要医疗站就地简易近端止血带行肢体筋膜切开术；C. 阿努拉德普勒军事基地医院手术室

B. 图片由 Col.Kalana Wijewardane, MD 提供

个 MDS, MDS 有能力稳定伤员病情并将其空运到最终救治机构。MDS 由一名高级军医、四名护士、六名护士助理和其他辅助护理人员负责。MDS 的工作人员有能力输注不交叉配型的 O 型血，并进行基本的救生外科手术，如气管切开术、紧急截肢和伤口探查以实现止血。

第三道医疗线是 MBH 和综合医院，能够通过包括血管、骨科、口腔颌面、神经外科和重症监护病房在内的专业医疗服务提供确定性外科治疗。2008—2009 年，位于冲突地区 180km 外的阿努拉德普勒医疗中心被改建为四肢血管确定性治疗中心，接受过血管外科培训的普通外科医生被派往这家医院，以尽量减少血运重建的延误。MBH 配备了两个手术室（图 29-4C），包括一个拥有三张病床的重症监护病房和一个拥有 80 张床的病房。

需要骨科和整形外科联合治疗的复杂血管损伤患者被转送到距离阿努拉德普勒 199km（相当于 5～6h 的路途时间）的科伦坡陆军医院（Colombo Army Hospital, CAH）和斯里兰卡国家医院（National Hospital of Sri Lanka, NHSL）。所有伤员最终都在科伦坡陆军医院和拉加马康复医院（Ragama Rehabilitation Hospital）接受了康复治疗。

（二）管理结构

当伤员从受伤地点转移到三甲医院时，他们会随身携带具体的战地医疗卡，详细说明受伤情况和处理办法。这些详细资料及战地医疗指挥官（他们每周都到前线视察）不断提供的反馈意见，都有助于找出不足之处和制订治疗准则。医务处

主任对前线的访问进一步促进了工作改进，他们与顾问医生们一道，在改善后勤服务和提升医疗系统方面发挥了重要作用。

四、诊断注意事项

像任何其他严峻的情况一样，诊断主要是基于在医学院学到的临床技能（血管损伤的软硬体征），并在正式和非正式会议上由资深同事和顾问医生的教学加强。搏动性动脉出血的处理是直截了当的，因为挑战是止血和挽救生命。更具挑战性的是如何处理出现缺血但没有明显出血迹象的患者，特别是当第一和第二军事基地医院在任何特定时间接收的伤员数量超出了医护人员的能力时，医护人员可能会错过这些没有脉搏的肢体，而这在护理的后期才发现的。虽然在基地医院对每条损伤肢体进行了临床和多普勒评估（以记录损伤肢体指数，从而确认和测量缺血的严重程度），但在 ADS 和 MDS 没有严格遵守这一做法。在战争期间，基地医院没有双功超声和 CTA 设备，但 CAH 有。可在 MBH 处进行 X 线检查以检测骨折和残留的异物。

如果发现肢体完全缺血，就必须截肢。其他有外伤性动静脉瘘和假性动脉瘤的伤员在加利福尼亚州立医院接受了开放式和血管内治疗。

五、治疗策略

（一）控制出血

Brian Eastridge 对 4596 例战斗死亡进行分析，发现出血是战斗环境中最常见的潜在可预防的死亡原因 [11]，OIF 和 OEF 的经验证明了早期使用战

斗应用止血带、进行培训和制订使用指南、缩短撤离时间以尽量减少缺血时间的有效性[12-15]。

在斯里兰卡战区，地形、速度和天气，撤离时间延长（5.5h；范围为 2.5～16.3h），因此不鼓励随意使用止血带，除非肢体受到严重创伤，可能需要截肢。采用直接加压和纱布包扎的方法来控制出血，有时还进行包扎缝合，尤其是子弹或小碎片造成的贯穿伤，这有助于保持侧支循环，从而保护生命和肢体[16]（图 29-5A）。此外，如

果这不能控制 ADS/MDS 内的出血，则在 ADS/MDS 处进行探查和血管结扎。由于缺乏关于在行动中死亡和尸检结果的可靠数据，这些做法的总体效果难以确定。虽然明确不鼓励盲目使用止血钳的做法，但 MBH 有一个病例记录显示，在出现灾难性出血时，匆忙且不加选择地使用了多个止血药（图 29-5B）。

因此，确定了肢体伤口出血的三种模式：可采用包扎和（或）覆盖缝合的贯通伤；软组织缺

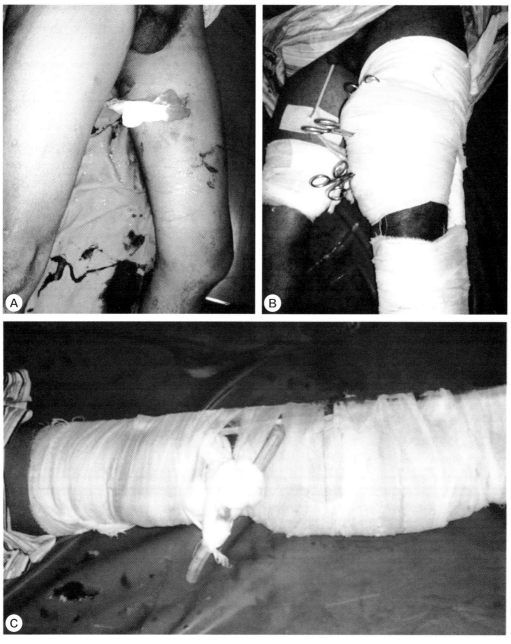

▲ 图 29-5　A. 在贯穿式伤口中填充纱布以成功控制出血；B. 止血钳的盲目应用；C. 应用简易止血带止血

损较大，无法采用简单纱布包扎的伤口，需要尽早探查并结扎血管；可能需要截肢的严重残肢[16]，在受伤处使用简易止血带进行处理（图 29-5C）。

（二）减轻缺血性损伤（预防性筋膜切开术和临时性腔内分流术）

血管损伤的第二个挑战是肢体缺血和不可恢复的肌肉坏死进而导致肢体丧失。通常情况下，这需要通过临床诊断，出现典型的"6P"特征［苍白、麻痹、感觉异常、疼痛、无脉、低体温（pallor, paralysis, paresthesia, pain, pulselessness, poikilothermia）］时，主治医生应尽快进行四象限筋膜切开术和临时腔内分流术。经典的 6h 再灌注截止时间的有效性已受到严格审查[17-20]，作者目前正在研究时间作为临床决策变量对血管重建与截肢的影响。在我们的血管损伤系列（89/128）中缺血是一个常见的表现，其中 21 例在现场（MDS 环境）接受了四象限筋膜切开术，43 例在 MBH 接受了筋膜切开术。我们发现，筋膜切开术有助于评估存活能力（通过肌肉电刺激、颜色和一致性），以帮助决定是否进行血管再通手术，而且如果是出于预防原因而进行，则是应对战时伤员治疗的一个重要部分，战时伤员治疗的特点是救治分散、环境艰苦和转运时间不可预测。同样，使用静脉输液给药管对 14 名患者进行了临时腔内分流以"争取时间"，这些患者有多人需要治疗，或需要处理其他损伤，因此需要采用这种损伤控制技术[9]（图 29-6）。

（三）复苏策略

在严重（Ⅲ类或Ⅳ类）休克患者中，输注 O 型阳性包装血（MDS 共 78U，MBH 共 160U）作为复苏液。在此期间，MDS 和 MBH 均未实施成分输血（损伤控制性复苏）[9]。

（四）最终血管重建

采用标准血管重建技术，首先用橡胶环控制损伤血管的近远端。在反向隐静脉移植（reverse saphenous vein graft, RSVG）之前，对血管末端进行充分的切除、Fogarty 栓塞切除术和局部肝素化盐水冲洗（图 29-7）。由于弹道损伤的程度和所需的清创程度，RSVG 是必要的，如果不应用导管移植修复，损伤所产生的间隙距离则无法吻合。RSVG 通常从对侧肢体采集，采用的技术是通过 24 号套管注入肝素化生理盐水，在原位准备静脉。在完成远端吻合之前，首先进行近端吻合并灌注移植物以测量正确的长度，以防止移植物扭结。除非因合并躯干或颅脑创伤等禁忌证，应在 48h 内全身性输注普通肝素（1000U/h）。

在软组织清创之前，首先进行血管修复，以尽量缩短缺血时间。肌肉存活率的评估采用久经考验的标准，即收缩力、毛细血管出血量、韧性和颜色，并偏向保守，任何有疑问的病例都要在 24～48h 后送回手术室重新评估。对软组织伤口进行连续的伤口灌洗和清创处理，直到伤口床健康，可以进行最终缝合。大部分血管修复术主要使用旋转皮瓣覆盖软组织，并用大块纱布、棉纱

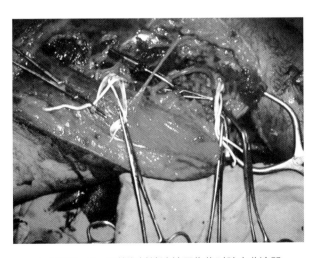

▲ 图 29-6 无菌塑料输液管用作临时腔内分流器

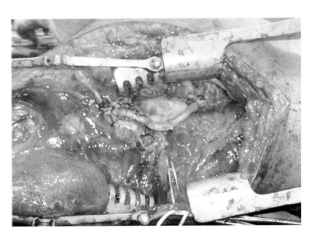

▲ 图 29-7 间置静脉移植，最常见的弹道血管损伤修复方式（彩图见书末）

和皱褶绷带包扎伤口。在 MBH 不考虑进行创面负压治疗[21]。大多数筋膜切开术伤口都采用连续伤口灌洗的方法进行处理，水肿消退后，再用分层厚皮移植术覆盖伤口。

（五）感染管理

彻底清洗、连续灌洗和抗生素是成功预防或减少感染的基础。最常见的并发症是软组织感染假单胞菌，其次是革兰阳性菌。抗生素覆盖（阿莫西林、克拉维酸或头孢菌素和庆大霉素）在大多数情况下使用。

（六）并发损伤

在时间紧迫和多发伤的情况下，并发静脉损伤的重伤患者（58/128）多采用结扎术（43/58）而非修复术（15/58）。在后一种情况下，成功使用了侧位缝合(13/15)或复杂静脉修复技术(2/15)[22]。与单纯动脉损伤的患者相比，合并动脉和静脉损伤的患者需要的输血量更高，如果同时伴有骨骼创伤，则截肢的概率更大[23]。对骨折的处理（128 例骨折中有 40 例，其中 31 例为最严重的粉碎性骨折）主要以血管损伤为优先处理事项，而骨骼的稳定则通常采用石膏固定，直到在 CAH 或其他有骨科设施的地区三级医疗中心进行外固定为止。并发骨折（软组织和侧支循环损伤的替代标志[23]）对肢体的预后不利，尤其是在腘窝血管损伤的情况下。在少数病例中观察到吻合口开裂，骨骼稳定不足导致血管断裂。神经损伤（19/128）被标记后稍后在可提供重建服务的三级医疗中心进行修复[9]。

（七）并发症

在该队列 128 例患者中，观察到术后血栓形成（10 例）、吻合口裂开（5 例）、继发截肢（5 例）和死亡（4 例）[9]。

六、培养和培训下一代
（一）挑战

在战后时期，由于军队医院因创伤入院的人数减少，招募外科医生的机会减少（在和平时期，爱国招募的动力不那么明显），以及远程部署的严酷和等级性质，往往与家人分离，对刚毕业的国有部门医疗专业人员没有吸引力，因此维持战争伤亡的外科手术准备工作具有挑战性。此外，和平时期需要将资金从军事部门转用于其他发展项目，斯里兰卡境内为维持这种能力而工作的血管和创伤外科医生数量有限，这也产生了影响。仍然需要培训更多的外科医生，并建立专门的血管和在战略位置的创伤中心维持管理血管损伤患者的能力。

（二）军事相关策略

战争结束后，军事医疗界建立了斯里兰卡军事医学学院（Sri Lanka College of Military Medicine, SLCOMM），该学院开始与美国贝塞斯达的卫生科学军警服务大学等国际机构开展合作。学院计划开设军事医学硕士学位，并推出 ASSET 和战术战斗伤亡课程（C4）等课程，这将激发初级医生对军事医学的兴趣，因为军事医学是一种可行的职业，有机会保持高专业水平[1]。

随着国内责任的减轻，斯里兰卡军队参加了多次联合国特派团，为医疗队成员提供了宝贵的野战医疗经验。例如，建立了 SRIMED 二级医院，为南苏丹的联合国部队、工作人员和平民提供医疗服务[2]。最近部署了军事医疗核心，以支持尼泊尔地震和国家洪水灾害管理，证明有必要在和平时期保持一支装备精良、准备充分的军事医疗核心；易于部署的紧密团队尤其适合支持国内紧急情况，如 2019 年复活节周日大屠杀。科特拉瓦拉国防大学（以斯里兰卡第三任总理的名字命名）从三个武装部队中招收学员，并对他们进行培训，目的是培养能够胜任军事和医疗职责的专业人员。在过去 5 年中，医学院培养了 159 名军事医务人员，其中 211 名军校军官准备在未来 5 年内加入他们[3]。

---

① 引自 Personal communication with Brig. DTN Munasinghe, MD, verbal communication on 23 March 2019 and CDR Tamara J Worlton, MD, email communication on 12 October 2018.

② 引自 Personal communication with Col. Saveen Semage, MD, email communication on 4 March 2019.

③ 引自 Personal communication with Dr RN Ellawala, MS, FRCS. email communication on 25 April 2019.

（三）一般策略

已经实施了几项提高创伤护理标准的战略。医学院在本科课程中引入了创伤和血管模块。医学研究生院有一个专门的项目来培训血管和移植手术的外科医生，并引进了一些项目来培训对创伤或血管手术特别感兴趣的普通外科医生[24]。斯里兰卡外科医生学院于 2009 年开设了国家创伤管理课程（National Trauma Management Course, NTMC），并于 2017 年为医学毕业生开设了高级创伤生命支持课程，为护士开设了专门课程，旨在提高该国创伤护理的质量[25]。

七、结论

斯里兰卡的内战产生了大量的战争伤员，这就需要建立一个整合军事和民事元素的系统，在艰苦的条件下，必须采用简易技术来维持前线地区的生命和肢体，然后在更复杂的环境中进行损伤控制手术。十年的和平时期及创伤流行病学的变化意味着必须利用新的战略来维持军事和民用外科技术基础。

第30章 芬兰

Vascular Trauma in Finland

PIRKKA VIKATMAA　**著**

孙　伟　**译**

一、概述

欧洲占地面积 1000 万平方公里，人口 7.5 亿，分布在 45 个独立的国家，这些国家在生活水平、文化、宗教、种族和政治方面存在显著差异。尽管有过战争的历史，但该大陆经历了长期的和平，财富和稳定也在逐步增加。2020 年英国脱欧后，欧盟（European Union, EU）共有 27 个成员国，在其存在期间，作为一个重要的组织，在社会的许多领域，包括医疗和教育领域，发挥了促进和平、增加平等和改善标准化的作用。北欧国家在政治和公共保健支出方面形成了一个相对统一的地区。他们人口稀少，地域辽阔（丹麦除外），拥有标准化的教育系统和良好的现代技术。

二、芬兰作为北欧创伤和创伤治疗的典范

芬兰是一个拥有 550 万居民的国家，其面积与德国相似（35.7 万平方公里和 8300 万居民），分为五个大学医院区，其医疗保健系统的集中化趋势日益明显。重大创伤只在公立医院治疗，所有公民都享有国家保险。最大的创伤中心（赫尔辛基大学医院创伤科）覆盖了芬兰南部的大部分地区，有接近 200 万居民，交通范围达 200km。虽然大多数医疗急救转运是由陆地交通完成的，但直升机急救医疗服务遍布全国各地，最重要的是覆盖难以到达的群岛和人口稀少的北部地区。

与许多人口老龄化的国家类似，创伤是芬兰第四大死亡原因，仅次于心血管疾病、肿瘤和痴呆。2017 年，所有死亡人数中有 4% 是由创伤造成的。致命的交通事故有所减少，但最近老年人跌倒死亡人数有所增加。自 1970 年以来，女性的创伤性死亡发生率一直稳定在 30/10 万居民左右，而男性的发生率从 1970 年的 85/10 万居民下降到 2017 年的 55/10 万居民（芬兰统计局）。在距离较远、社会经济问题较多、家庭和休闲时间受伤比例较高的农村地区，因创伤导致的院前死亡发生率较高[1, 2]。

酒精和毒品在交通事故和暴力造成的创伤性死亡中起着重要作用。直到 2007 年，酒精消费量稳步增长，此后下降了 20%，但 15 岁以上人群的酒精消费量仍然很高，超过每人 10L/ 年（以 100% 乙醇表示）。毒品统计数据不太可靠，但在 15—69 岁年龄组中，除了大麻（2018 年的一项全国调查显示，大麻的检测率为 24%）[3] 之外，所有毒品的“终生检测”频率都很低，不到 5%。芬兰的意外伤害死亡率在欧盟排名第四，几乎是欧洲平均水平的 2 倍，高于其他北欧国家（stat.fi）。

2016 年，有 186 人因枪支死亡，比 1990 年的 366 人减少了 50%。其中 90% 是自杀，7% 是他杀，3% 是意外。与欧洲其他国家相比，芬兰的枪支数量很高 [150 万支或 0.27 支 / 居民（美国为 1.2 支 / 居民）]，而且几乎所有的枪支都进行了登记，主要用于休闲狩猎。在国际比较中，较高的登记率高估了枪支的数量。人均枪支密度最高的是狩猎传统浓厚的农村地区，如奥兰群岛中的库姆灵厄岛，人均枪支密度为 1.6 支 / 居民，

那里的海鸟狩猎很常见，但首都赫尔辛基的人均枪支密度仅为 0.1 支 / 居民。自 1950 年以来，发生了 13 起大规模谋杀案（即 2 名以上受害者），造成 58 人死亡、200 人受伤。其中包括 3 起校园枪击事件（1989 年、2007 年和 2008 年），共造成 22 人死亡。

大多数凶杀案和严重的穿透性血管损伤通常是由刺伤引起的。自 1754 年以来，芬兰就开始登记死亡原因，2017 年的凶杀案发生率是自 1782 年以来最低的，每 10 万居民中有 1.11 名受害者。尽管社会发生了积极的变化，许多危险因素也有所减少，但刺伤事件仍时有发生，通常发生在私人公寓，发生在彼此认识的中年、失业、酗酒的男性之间。受害者和持刀者的血液中通常含有 1~3mg/ml 的酒精（findikaatori.fi/en）。袭击警察的事件很少见。赫尔辛基地区，大约有 100 万居民，自独立以来的 103 年里，有 22 名军官因各种原因被杀害。在 21 世纪，芬兰有 2 名军官遇害。2003—2013 年间，警方共开枪 122 次，造成 7 人死亡（poliisi.fi/en）[4, 5]。

芬兰血管损伤的确切发生率尚不清楚，因为受害者分布在不同的医院，并且缺乏包括所有血管损伤受害者的专门登记系统。经验证的创伤登记系统不包括所有这些患者，因为要求损伤严重度评分大于 15 分[6]。基于 ICD-10 编码的全国医院出院登记系统给出了粗略估计，但没有提供更详细的信息。尽管在其他血管疾病中经过验证[7]，但尚未评估其在检测血管损伤方面的可靠性。Finnvasc 成立于 1989 年，是全球首批覆盖全国的血管登记系统之一，但由于数据隐私问题被缩减为区域登记系统。目前，它正在重新获得全国覆盖。在血管损伤方面，国家血管登记系统仍然受到以下事实的困扰：血管损伤由许多不同的医院治疗，外科医生没有系统地向登记系统报告所有事件。在第二大医院坦佩雷大学医院，2006—2010 年间治疗了 143 例非医源性血管损伤患者，发病率为 5.8/10 万居民。其中 58%（n=85）的患者有上臂损伤。穿透机制在男性中较女性更多见（83% vs. 17%）。65% 的血管损伤通过开放手术治疗，11% 的血管损伤通过腔内治疗，24% 的血管损伤未行介入治疗。2 例（12%）下肢血管损伤导致截肢。30 天死亡率为 0，但不包括院前死亡[8]。

医源性血管损伤是目前最常见的血管损伤类型，主要是由心脏、神经血管和血管介入治疗的大量增加造成的。在瑞典，1/6000 例膝关节假体手术导致腘动脉损伤（24 年 32 例损伤），而同期共记录了 888 例医源性血管损伤，其中大多数来自血管腔内手术[9]。医源性血管损伤的比例在所有伤害中的占比从 1987—1993 年的 57% 逐渐上升到 2002—2005 年的 79%[10]。

三、血管与创伤外科

芬兰于 1917 年独立，由于地区和国际动荡，早期的创伤外科被描述为军事外科。芬兰红十字会的创始人 Richard Faltin（1867—1952 年）是一位杰出的军医，从日俄战争到第二次世界大战期间，曾参加过 7 次战役。为了纪念他，芬兰外科学会每年仍会通过颁发 Faltin 奖并举办讲座来表彰国内和国际杰出的外科医生（包括 2013 年的 Norman M.Rich）。从早期在芬兰接受外科培训开始，医生们就意识到国际合作的重要性，许多血管和创伤外科医生在国际舞台上获取了专业知识。

1997 年，血管外科正式从心胸外科中分离出来，在芬兰成为一个独立专科，并制订了全国培训计划，所有外科专业需进行 3 年的普通外科培训，再进行 3 年的血管外科培训。在瑞典，血管外科从普通外科发展而来，2006 年成为分支专科，2015 年成为单一专科。无论背景如何，当今北欧国家的血管外科都被认为是一个独立的专科，既可以进行开放手术，也可以进行血管腔内手术。2020 年芬兰为更好地适应高度专业化的现代外科手术的需要，缩短了强制性的普通外科培训周期，引入了为期 5 年的针对性专科培训计划。从一开始，血管腔内治疗就是血管外科医生培训的一部分。由于复合手术室主要由血管外科医师使用，因此其体量目前正在增加。尽管存在一些典型的问题（如患者分配和手术实施），但已经避免了重大的地盘之争，如今血管放射学家和血管外科医生之间的合作基本上没有问题。这是由于缺乏强有力的经济激励措施来引导患者流动，而且公立医院治疗各自地区的所有患者。此外，目前尚无与之竞争的血管学专业，神经和心脏介入医师均不进行外周介入治疗。

创伤手术传统上是由以外伤为导向的骨科医

生实施，非骨骼创伤由普通外科医生和内脏外科医生处理（适当的情况下，由整形外科、血管外科和心胸外科医生提供支持）。栓塞术是由血管放射科医师和越来越多的血管外科医师实施。急性救治医学是一个新兴的、不断发展的专业，其在创伤救治中的作用尚不明确。

四、血管和血管内创伤手术培训、可用性和挑战

由于在任何给定的卫生系统中，创伤患者的数量普遍较少，因此以创伤为导向的特定培训计划至关重要。成立于 2000 年的芬兰创伤协会（Traumasurgery.fi）自 2008 年以来一直发挥着积极的作用，并引入了多个正式培训机会。目前，对于希望专注于创伤的年轻外科医生和急症治疗专家来说，确定性外科创伤救治课程、欧洲创伤课程（European Trauma Course, ETC）和创伤显露高级外科技能几乎是强制性的。许多人曾在国外专门的创伤中心工作过，创伤团队的模拟培训在许多医院都是常规培训。

现代创伤治疗的局限性问题之一是 24/7 血管内技术的可用性。所有 5 所大学医院都可以通过其随叫随到系统提供这一服务，但不一定提供住院服务。大多数小型医院在手术室里都有血管学设备和 C 臂，但 24/7 的专业知识并不那么容易获得，而是取决于有责任心的个人。2001 年，赫尔辛基大学医院（Helsinki University Hospital, HUS）在芬兰建造了第一个复合手术室，也是欧洲第一个复合手术室。血管外科医生花了 10 年时间才学会正确使用这个工具。截至 2010 年，每年实施的复合手术不到 100 例，但在 2019 年，血管外科医师实施了 386 例复合手术（不包括诊断性或完成性血管造影，以及主要由血管放射科医师实施的手术）。这些是在摩擦最小的混合设备中完成，由血管放射科医师支持，显然符合现代 24/7 血管内创伤救治能力的标准（图 30-1）。创伤团队定期进行模拟活动培训，复合手术室团队进行破裂动脉瘤的血管腔内治疗培训[11]。

复苏性主动脉球囊阻断术是一个有争议的热点话题，随着经验的增加，在全球范围内迅速获得批准[12]，详细描述见第 11 章。在芬兰，REBOA 被广泛培训，偶尔也用于创伤，但常规

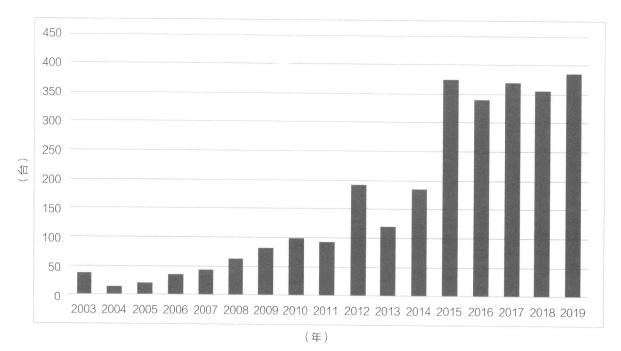

▲ 图 30-1 2003—2019 年赫尔辛基血管外科医师实施的复合手术

赫尔辛基大学医院的血管外科医师花了近 10 年时间才学会如何有效地使用复合手术室。使用 C 臂在常规手术室进行的手术不包括在内。此外，诊断性和完成性血管造影及主要由血管放射科医师或心脏科医师实施的操作（经导管瓣膜置换术等）也不包括在内。2013—2014 年，第二个复合手术室建成

用于动脉瘤破裂手术（图 30-2）。大型医院的创伤治疗方案包括系统的 REBOA 使用说明，模拟训练的广泛应用。院内创伤治疗方案正在发生转变，包括早期股鞘置入以促进 REBOA，在适当的情况下继续进行紧急血管腔内治疗。至少在获得更多的阳性数据之前，REBOA 并不用于院前急救 [13]。复合手术室使所有大学医院的组合治疗成为可能（图 30-3）。在赫尔辛基，结合 CT、血管造影和开放手术可能性的第一套 RAPTOR 套件（结合血管造影、经皮技术和手术修复）正在建设中 [14, 15]。严重创伤患者治疗的各种技术可能性带来了改变医师培训、院前和院内创伤规程、一般卫生保健系统的压力，因此更需要集中化 [16]。

随着腔内技术的提高，开放血管重建技术下降的风险不可避免。另一方面，现在的培训项目比 20 年前更加系统，并且在一项包括钝性伤剖腹术的研究中，只有 11/89 例手术需要更复杂的技能 [17]。开放血管手术仍然很容易进行，尤其是在下肢。尽管更多的患者接受血管腔内治疗，但由于老年人口的增加，旁路手术也在增加（图 30-4）。由

于大量的开腹手术，以创伤为导向的外科医生接受移植和心胸外科的培训。由于肿瘤血管手术的大幅增加，血管外科医生已经熟悉了大量显露操作。在肿瘤血管外科手术中，肿瘤手术与血管重

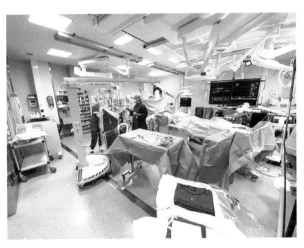

▲ 图 30-3　复合手术室

芬兰的 5 所大学医院有一个或多个配备 C 臂的复合手术室。全职配备这些人员，需要有足够的全天候活动的大型中心。包括辐射安全在内的大量培训是强制性的

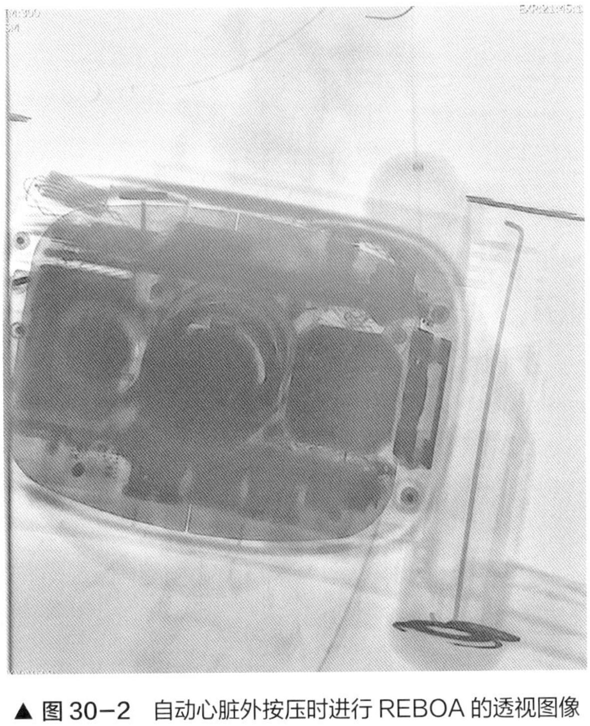

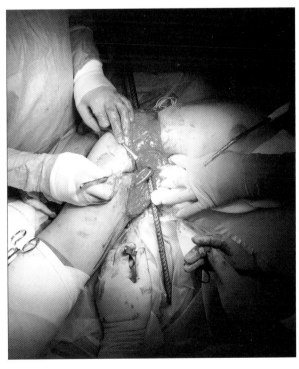

▲ 图 30-4　开放显露近端肱动脉

开放手术仍然是穿透性血管损伤最常用的方法，如在这个案例中，一个年轻的建筑工地工人从 2m 高的地方跌落到一根钢杆上，钢杆穿透了他的右腋窝

▲ 图 30-2　自动心脏外按压时进行 REBOA 的透视图像

复苏性主动脉球囊阻断术最初多为盲目使用，但在有筛查性 X 线透视时更容易控制。当 REBOA 位于胸降主动脉时，使用自动复苏装置。为了使血管穿刺更容易、更安全，建议将复苏装置停止几秒

建相结合，并因肿瘤治疗的改善而得到证实。如今，手术室的跨学科合作似乎比 20 世纪末更容易了。

五、结论

芬兰和北欧国家社会稳定，非医源性血管损伤罕见。创伤系统由公共资助、计划和组织。经济稳定使现代化设施能够分布在全国各地，但人口稀少的大片地区是对该系统的真正挑战。政治钟摆正在向一个更加集中的系统发展，这使得许多小医院的作用越来越弱，即使严重的外伤患者也必须进行长时间的运输。教育、培训和国际合作对于维持和提高熟练的血管损伤外科医师的数量至关重要，他们需要根据情况选择和实施最佳的开放、血管内或复合手术方式。此外，"优化的创伤外科医生"应具有出色的协作和沟通能力，这是一项具有挑战性的培训任务。

第 31 章 瑞典
Sweden

TAL M.HÖRER CARL MAGNUS WAHLGREN 著

李 渔 译

一、概述

在过去 20 年里，随着高级创伤生命支持、损伤控制理念、大量输血方案、技术创新和更好的重症监护在世界各地得到广泛应用，严重创伤的救治发生了重大变化[1]。在血管损伤领域，止血后液体复苏和血管损伤控制也有了发展，包括使用止血带、血管分流、血管内球囊阻断、血管内支架（覆膜支架）和栓塞来改进手术方式[2-5]。CTA 是所有可疑血管损伤且无即刻手术干预指征的患者的首选检查[6]。本文将具体剖析目前瑞典的血管损伤实践，也将讨论全国范围内的治疗模式及其实施的新趋势。

二、瑞典的创伤救治系统

瑞典是斯堪的纳维亚半岛上最大、人口最多的国家，总人口为 1020 万（瑞典政府机构，2019年），也是欧洲面积第五大的国家。它的人口密度很低，每平方公里 22 人（57 人 / 平方英里），大约 85% 的人口居住在市区（约 40% 的人口居住在斯德哥尔摩、哥德堡及马尔默的大都市地区）。该国有一些难以到达的地区，包括山区、森林和沿海地区，冬季气候严寒，对院前急救的组织和管理提出了很高的要求。这些事实表明在瑞典国内，不同地区创伤救治的条件各不相同。目前瑞典有 7 所大学附属医院和 57 所急诊医院。大学附属医院（图 31-1）可达到 1 级或 2 级创伤中心的标准，可以提供全天候的普通外科和血管外科、神经外科和胸外科及重症监护室。近年来，创伤

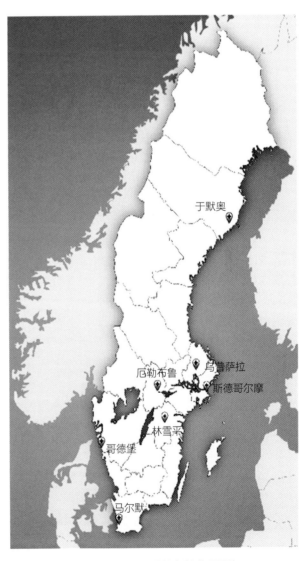

▲ 图 31-1 瑞典的大学附属医院

这些中心提供创伤护理和血管损伤治疗。所有大学附属医院涵盖血管外科、心胸外科和神经外科，完全有能力全天候开展急诊手术

救治集中化的趋势越来越明显，在条件允许的情况下，严重创伤患者被转运到主要的大学附属医院进行救治。

2015 年的一份国家创伤调查报告指出，网络化的形式对于构建瑞典创伤救治系统至关重要，目前瑞典国家创伤系统正在审议中。这一网络包括一个创伤中心作为枢纽，开展急救和外科手术、设备齐全的医院作为创伤管理卫星基地。所有急诊集中于一个指挥中心（"SOS 警报" 或 "112"），根据需要指挥各单位，安排和调度患者转运。大多数重伤患者由地面救护车运送，但大量且越来越多的患者由直升机运送到大学附属医院。地面救护车一般配备有基本的生命支持设施和救护车护士。大多数地区都有直升机运送，但没有全国范围的直升机服务。一些地区有医生伴随保障的空中和地面救护车服务。瑞典没有专门的创伤救护车。

三、瑞典的创伤和血管登记处

自 2011 年以来，瑞典建立了一个全国性的创伤登记处，名为 *SweTrau*，负责收集所有创伤病例的数据。目前，瑞典有 46 家收治严重创伤患者的医院与 *SweTrau* 相关联。瑞典国家血管登记处（*Swedvasc*）自 20 世纪 80 年代末以来一直在收集有关手术相关的信息，由血管外科医生实施的所有创伤手术在该登记处都有记录。所有医院和血管外科病区都在一定程度上开展血管腔内介入手术，但手术量往往因为经验、能力、设备等因素的差别而有所不同。2018 年 *Swedvasc* 年度报告显示，瑞典国内采用血管腔内介入的方式治疗血管疾病和血管损伤呈现出上升趋势。

四、瑞典的创伤

根据最近的 *SweTrau* 年度报告，瑞典的重大创伤人数一直在增加。钝性伤占所有创伤的90% 以上，其中一半与交通事故有关，而 1/3是由于跌倒（图 31-2）。近年来，被枪击受伤的人数也有所增加[7]。在瑞典最大的创伤中心，贯通伤的比例从 2005 年的 5.3% 增加到 2016年的 12%，火器伤害在所有贯通伤中的比例从2005 年的 16% 增加到 2016 年的 36%[8]。男性

中暴力伤害的发生率是女性的 3 倍，但跌倒事故的比例在女性中更高。图 31-3 显示了瑞典不同年龄和性别创伤的分布情况。综上所述，创伤的发生主要和交通事故和跌倒有关，但贯通伤近年来有所增加。瑞典创伤总死亡率随时间的推移保持不变，但从不同的亚群体来看，儿童（男孩）和劳动人口的死亡率有所下降，但老年人的死亡率有所上升。

在一个创伤不是主要问题，而且没有专门的创伤外科医生的国家，严重创伤的最佳治疗面临着许多挑战。随着创伤的增加，与之相关的培训、教育和集中管理等问题在瑞典持续引发热议。谁来救治创伤患者及如何培训创伤救治小组使其具备相应能力就显得十分重要。

五、瑞典的血管损伤

全国共有 23 个血管外科单位。所有大学附

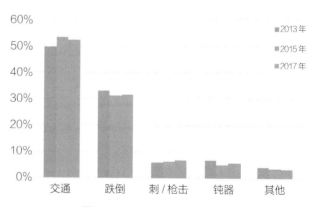

▲ 图 31-2　瑞典的创伤按机制分类

经许可转载，引自 The Swedish Trauma Registry—SweTrau 2017

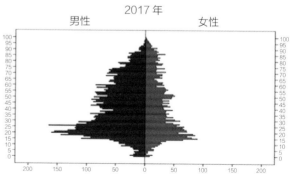

▲ 图 31-3　瑞典创伤的年龄和性别分布

经许可转载，引自 The Swedish Trauma Registry—SweTrau 2017

属医院均配备血管外科医生和介入放射科医生，可全天候开展血管腔内介入手术。许多医院可全天开展杂交手术，少数医院甚至开展专门的创伤杂交手术，有创伤外科医生随时待命。通常情况下，血管外科医生参与严重创伤的处理和止血，无论是普通外科医生还是血管外科医生都一样。自 2010 年以来，他们的工作变得越来越重要，不仅因为栓塞术和其他血管腔内介入手术方式的发展，也因为对更专业的外科医生的需求日益增长。介入放射科医生的数量每个医院不一样，他们主要参与栓塞治疗。在瑞典，血管损伤（特别是医源性血管损伤）在 1955—1984 年和 1987—2005 年两个时期进行比较时是增加的[9, 10]。1987—2005 年，每年血管损伤的手术量从每 100 000 个居民中 1.2 例增长到 1.6 例[8, 9]。

在所有血管损伤中，医源性损伤占 48%，贯通伤占 29%，钝性伤占 23%。最新的数据显示，与枪支相关的创伤数量有所增加；17% 的患者有大血管损伤，这一比例多年来一直在增加[7]。血管损伤最常见的部位是下肢血管，占 26/54（48%），其次是胸部和腹部血管。股动脉是最常见的损伤血管（24%），其次是下腔静脉（9%）、内脏血管（9%）和髂动脉（9%）[7]。幸运的是，无论在瑞典还是全球，儿童血管损伤都相对少见[11, 12]。一项 Swedvasc 关于受伤儿童接收血管手术的数据调查显示，在 1987—2013 年期间，男孩（148/222）和钝性伤占绝大多数[12]。儿童血管损伤的主要解剖位置为上肢（60%）、下肢（29%），其次为腹部（7.2%）。修复术包括血管移植、补片修复、一期修复（端 – 侧吻合 / 直接吻合）和搭桥术。仅 8 名儿童（3.7%）行血管腔内介入治疗。30 天的随访结果显示，有 1 例膝上和 2 例膝下截肢及 1 例死亡，但在受伤后 1 年没有新的死亡病例。总的来说，在儿童中应当非常谨慎的采取腔内介入手术，原因很明显，与年龄和生长发育有关，开放手术仍然是许多损伤的首选治疗措施。

近年来，全国主动脉损伤的手术数量一直较低且保持稳定（图 31-4）。2010—2017 年期间，共有 81 例注册手术：平均年龄 55 岁（标准差 21），73% 为男性，30 天和 90 天死亡率均为 12%（Swedvasc 年度报告，2018 年）。血管腔内介入治疗明显占主导地位，解剖位置主要在主动脉弓和

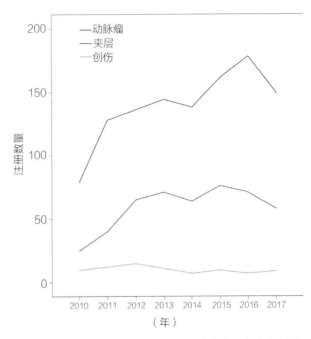

▲ 图 31-4 瑞典 2010—2017 年主动脉瘤、主动脉夹层、主动脉损伤的注册手术量（肾下腹主动脉除外）

经许可转载，引自 Swedish vascular registry—Swedvasc 2018

降主动脉。

六、血管学的新进展创伤管理：血管腔内复苏和创伤管理理念

自 2000 年以来，在瑞典和其他大多数发达国家，血管外科发生了许多重大变化。其中最主要的是从开放手术到血管腔内介入手术的转变，血管腔内介入手术的数量呈指数增长。例如，目前约 60% 的肾下腹主动脉瘤采用腹主动脉瘤腔内修复术治疗，在过去几年有上升趋势（Swedvasc 年度报告，2019 年）。随着血管内和杂交手术的发展，以及 CTA、超声和血管造影技术的发展，现在大多数破裂的动脉瘤都可以通过腔内介入方法治疗。事实上，在一些中心，血管腔内治疗占主导地位[13]。2018 年，瑞典有 53% 破裂的肾下腹主动脉瘤患者接受了 EVAR 治疗（Swedvasc 年度报告，2019 年）。瑞典的几个中心在血管腔内治疗领域处于领先地位，为腔内介入和杂交技术在创伤和出血治疗中的应用奠定了基础[14]。

在瑞典，早期采用 EVAR 治疗破裂腹主动脉瘤时就应用过主动脉球囊阻断术[13-16]。创伤性出

血、胃肠道出血和产科出血的栓塞术不仅被介入放射科医生使用，而且越来越多地被血管外科医生单独使用。血管内支架使用的数量相对较少，但已用于医源性血管损伤和血管损伤的治疗多年，复苏性主动脉球囊阻断术最近已被用于一些中心有适应证的患者。

科技的发展，结合血管外科医生精湛的技术和热情的工作，为出血和复苏的腔内介入和杂交（开放和腔内介入联合）手术治疗的发展奠定了基础。世界各地在这一领域的许多工作和研究成果现在已汇聚在"血管腔内复苏和创伤管理"名下。随着瑞典作为全球中心，EVTM 已经成为一个运用不断发展的技术手段救治危重症患者的多学科专业团队（http://www.jevtm.com/about/）。EVTM 的重点是要挑战不稳定或潜在不稳定的患者"始终开放手术"的教条。涉及的一些技术包括早期建立血管通路、REBOA（如果需要）、栓塞术、覆膜支架、开放手术组成杂交或半杂交手术，同时腔内治疗的器具作为开放手术的附属物，做到随时可用（*Top Stent Manual*,2017:16）。这些方法的实施程度因医院而异，但它们可以在一些现代化的中心和严峻的环境中应用[16, 17]。EVTM 正发展为《血管内和创伤管理杂志》（*Journal of Endovascular and Trauma Management*, JEVTM）上的一个科学平台，也用于腔内介入和杂交手术治疗创伤和非创伤病例的合作。

七、血管损伤的教学

在瑞典，创伤教育一直是重点，部分原因是为了减少重伤患者。血管损伤的理论和实践课程已经提供给外科住院医生及外科和血管外科专业化后的学习。活体组织训练用于教授和练习血管显露的技能，同时也用于开放手术和腔内介入的实践练习。瑞典外科学会急诊血管和创伤外科课程和确定性外科创伤救治课程（国际创伤外科和重症监护协会）多年来为普外和血管外科医生提供学习。瑞典也有一个军事版的 DSTC 课程。关于 EVTM 概念和 REBOA 的研讨会每年举办数次，在瑞典国内及国外吸引力和参与度都很高。这些课程和研讨会涵盖不同级别的经验，从住院医生到高级顾问，旨在增加血管损伤管理方面的知识和经验。一些传统的课程已采用了 EVTM 的理念，部分 EVTM 的内容被纳入后续的课程中（即 DSTC 课程）。

八、未来展望

瑞典的血管损伤在未来几年可能会增加，合适的手术技巧训练对于控制出血和恢复循环非常重要。在创伤病例救治过程中，血管外科医生的早期参与和 EVTM 概念的实施可能改善临床效果。对不同手术方式治疗的血管损伤病例数据进行分析，那些具有挑战性的血管损伤的救治将会取得更好的效果。

第 32 章　俄罗斯
Russia

IGOR M.SAMOKHVALOV　　VIKTOR A.REVA　著

毕现茹　译

一、历史背景

俄罗斯外科医生为血管外科做出了重大贡献。自军事外科的奠基人之一 Nikolai Pirogov 研究血管损伤并出版最早的血管解剖学图集之一后，许多俄罗斯外科医生对血管损伤领域做出了贡献：Nikolai Ekk 的门腔静脉吻合术（1877 年），Alexander Yassinovsky 的侧动脉缝合术（1899 年），Nikolai Korotkov 的血压听诊（1905 年）[1]，Yustin Dzhanelidze 的第一次升主动脉缝合术（1913 年），Sergey Brukhonenko 的第一台心肺机（1920 年），Vasilij Gudov 的第一台血管环形缝合装置（1945 年），以及 Boris Matveev 上校的 Kapron 临时血管分流术（temporary intravascular shunts, TS）（1959 年）。第二次世界大战后，在大城市建立了血管中心和单位（Boris Petrovsky, Petr Kupriyanov, Alexander Shalimov, Victor Savel'ev, Anatoly Pokrovsky 等）。第二次世界大战后的成就包括 Fedor Serbinenko（1969 年）首次临时球囊阻断颈内动脉进行选择性脑血管造影和可脱性球囊，以及 Nikolai Volodos（1987 年）发明了覆膜支架并首次置入钝性伤性主动脉假性动脉瘤。俄罗斯的腔内血管外科起源于血管外科，现在是一个独立的专业，涵盖神经、心脏和外周干预的所有问题。反过来，开放式血管手术在最近的武装冲突中得到了显著的改善。

俄罗斯军医在苏联阿富汗战争（1979—1989 年；SWA）、北高加索地区的反恐行动（1994—1996 年，1999—2002 年；CO-NC）及最近在叙利亚期间为伤亡人员提供护理（自 2015 年以来；CO-S）。

二、流行病学

严重血管损伤的发生率从 SWA 的 4.5% 上升到 CO-NC 的 6%，再到 CO-S 的 10%，达到了其他研究人员报道的数字。肢体动脉损伤在所有因"地雷战"引起的冲突中普遍存在，占所有血管病例的 80%～90%。不到 5% 的病例发生颈动脉损伤，其余 5%～15% 的病例为躯干血管损伤。

三、具体的护理系统

现代战斗伤员护理（combat casualty care, CCC）算法首先在 CO-S 期间实施。CCC 现在由 5 个连续阶段组成：院前护理和战术后送（任务 1）、初级（损害控制）手术和复苏（任务 2）、最终的战区内手术（任务 3）、战略疏散和专门外科护理（任务 4 或任务 5）。

在 SWA 期间，一个急救箱包含两个野战敷料和一条橡胶止血带。战斗医护人员配备了 15～20 份野战敷料、4 条或 5 条止血带、2U 水晶及 3 天的药物供应。目前，弹性绷带、新型战术止血带（ZhK-01/02，Medplant, Russia）和壳聚糖基局部止血药（Hemoflex, Russia 等）用于院前出血控制。从 SWA 到 CO-NC，外出血止血带的使用从 51% 下降到 32%，然后又下降到 22%。这是因为在阿富汗，每 2 名使用止血带的伤员中就有 1 名因止血带使用时间过长而导致截肢。

为了实现熟练的伤员战术后送，由一名外科医生、一名麻醉师和一名麻醉护士组成的先进空中机动医疗队应运而生。在后送过程中，使用了配备有双担架特殊模块的大容量 Mil Mi-8 直升机（90% 以上的疏散是通过航空进行的）。首次手术的平均时间从 SWA 的 4~6h 减少到 CO-NC 的 2.5~4h 和 CO-S 的 2~3h。在 Bagram、Kunduz、Feizabad 和 Jelalabad 的 2/2E 任务前线医疗单位提供损害控制手术，这些医疗单位部署在木质可拆卸单元模块中（SWA），在 Mozdok、Vladikavkaz Harrison 军事医院（CO-NC）及主要部署在充气帐篷中的 Khmeimim 空军基地医院提供损害控制手术，并且自 2018 年以来一直部署在庇护集装箱中（CO-S）。

为了为血管损伤提供最佳护理，每个外科团队都包括一名军事血管外科医生和一名血库医生。然而，在 SWA, Kabul 的 Kabul 陆军医院于 1985 年成立了一个血管专家小组。在 CO-NC 期间，血管外科医生也被派往任务 3。

任务 2 或 3 的设施可以使用空中交通基础设施，并且大多数伤者在术后几天内得到战略疏散。这是由一个以麻醉师为基础的团队在一架配备有重伤员护理模块的 Ilyushin IL-76 飞机上进行的。在 Kabul 陆军军事医院（SWA）和（或）地区（Rostovon-Don, CO-NC）和中央（Moscow）军事医院或 Kirov 军事医学院（Saint-Petersburg）提供了明确的外科治疗。

四、诊断的具体注意事项

以前采用体格检查、单次血管造影和血管显露来及时诊断。目前，更多的前沿医院已经具备了广泛的成像能力。手持式多普勒、便携式超声和最近使用移动式 C 臂的正式血管造影被广泛用于血管损伤的诊断。尽管如此，CT 在 2E 任务中并不是免费提供的。修改的 Kornilov 急性肢体缺血分类（最初发现于 1967 年，于 1971 年发布[2]）现在用于肢体评估和根据新的介入能力制订血管治疗策略（表 32-1）。

五、具体的治疗策略

损伤的大动脉结扎术从 SWA 的 31% 下降到 CO-NC 的 16%，并且现在被认为仅适用于严重不稳定的患者。在普通或局部损害控制中，TS 的使用率从 SWA 的 17% 增加到 CO-NC 的 25% 和 CO-S 的约 40%（图 32-1）。在 64 例分流术患者中，20% 的患者在 12h 内血栓形成，30% 的患者在 12~24h 内血栓形成，50% 的患者在 24h 以上保持通畅[3]。分流血栓形成的平均发生率约为 40%（股动脉较少，腘动脉较多）。除了简易的 TS（塑料管）外，Pruitt F3 颈动脉分流术现在被广泛用于术中肢体灌注。没有患者被战略性地用留置分流管疏通。动脉修复类型在侧向缝合、端-端吻合和自体静脉移植之间平均分配。

在 SWA 治疗的血管损伤患者中，88% 的患者存活、33% 的患者重返工作岗位及 43% 的患者恢

级 别	分 类	子 类	基本治疗策略	替代方法
I	补偿（可行）	—	修复 / 结扎 / 保守治疗[a]	支架 / 覆膜支架
II	无补偿（威胁）	早期	TS/ 修复	
		危急（晚期）	TS/ 修复 + 筋膜切开术	
III	不可逆	早期	TS+ 筋膜切开术 +RRT[b]	NA
		晚期	截肢	

表 32-1　血管损伤所致急性肢体缺血的现代分类

括号中注明了 Rutherford 急性肢体缺血分类的匹配定义
a. 在钝性伤的情况下
b. 在专门的创伤中心或在任务 3 医疗机构
NA. 不适用；RRT. 肾脏替代疗法；TS. 临时分流
改编自 Vadim Kornilov（1971）

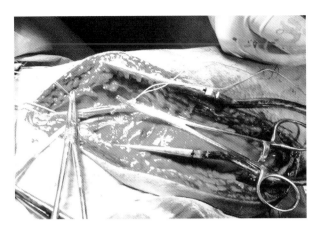

▲ 图 32-1　在闭合性动脉损伤（爆炸机制）后 7h，将塑料临时分流管插入股总动脉用于术中肢体灌注。患者入院时血压无法检测，接受了 REBOA、探查剖腹手术、盆腔填塞术、骨盆骨折外固定，随后发现有边缘性威胁的肢体缺血。即刻临时分流、血管造影、小腿筋膜切开术，然后进行自体静脉移植挽救了功能良好的肢体

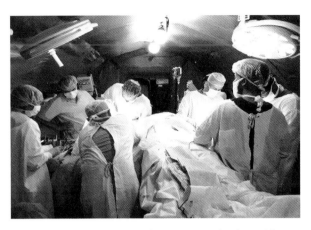

▲ 图 32-2　血管团队（左）和骨科团队（右）同时为两只严重受伤的手（由于爆炸伤）进行手术
诊断为双手多处闭合性骨折、右前臂部分截肢和右上肢脉搏缺失（肱动脉损伤）。结合使用轻柔的导管钢丝操作和连续的 X 线（无 C 臂可用），通过肱动脉穿越病变并进入正常的锁骨下动脉。然后放置一个 Fluency 覆膜支架（6mm×100mm），随后进行了完整的血管造影，显示肢体血流灌注的恢复。这是首例在恶劣环境下成功的上肢血管腔内血管重建术

复后效果良好或满意。在 CO-NC 期间，二次截肢率不超过 4%～5%。12.4% 的血管损伤患者出现感染性并发症。CO-NC 的总死亡率在 7.6%～9.4% 之间。超过一半的血管患者（57.4%）重返工作岗位。

在 CO-S 期间，CCC 实现了重大更新。一个先进的复苏团队在战术疏散期间提供院前血液和血浆输注（在途中进行交叉配血）；该团队还配备了复苏性主动脉球囊阻断术试剂盒（未登记院前使用情况）。大多数病例根据血流动力学状况行开放血管显露和修复术。严重的血管损伤，尤其是与骨折相关的血管损伤，接受 TS 治疗后使用自体静脉移植进行正式修复。在 CO-S 期间，俄罗斯历史上首次在战区使用了血管腔内技术。首例成功的 REBOA[4] 和无透视的上肢血管腔内血运重建术 [5] 在任务 2 证实了血管腔内技术在恶劣环境下的有效性（图 32-2）。因此，只有极为罕见的二次截肢和死亡在任务 2 和任务 5 中被登记。

六、维持和培训下一代创伤外科医生的策略

Kirov 军事医学院、中央和地区军事医院的军事血管外科医生在冲突期间直接参与了外科护理的协调，显著改善了血管护理结果。将血管外科医生分配到前线医疗设施，培养了新一代熟练掌握战斗血管损伤护理的外科医生。然而，事实

证明血管病例是最具挑战性的，部署血管外科医生是绝对必要的。为了培养年轻的军事外科医生，Kirov 军事医学院开设了一个为期 3 天的 SMART 课程（包括干实验室、活体组织和尸体培训），并扩展了血管内模块（SMART.REBOA）和高级血管模块（SMART.ANGIO）。

七、结论

俄罗斯的军事经验表明，与血管损伤相关的死亡率从 SWA 期间的 12% 逐渐降至 CO-NC 期间的 7.6%，并在正在进行的行动中进一步降低。在保持第二次世界大战后最佳成就的同时，院前护理的改进、现代成像模式、损伤控制血管技术和血管内治疗能力使得对伤员的血管护理得以优化。

外科手术经验的积累使得民用医疗得以改善。常规 CTA、REBOA，甚至对不稳定患者的紧急血管栓塞术，以及用于创伤的体外膜氧合的最初步骤，现在已成为民用创伤系统的一部分。军事医学院新建的急救复合手术室和在战区进行血管内手术的首次经验让我们牢记 Nikolai Pirogov 的话（1866 年）："对于外科手术来说，如果能够在不显露或结扎大动脉的情况下快速而准确地阻断其血液循环，意味着一个新的时代的来临。"

第 33 章　塞尔维亚
Serbia

LAZAR B.DAVIDOVIC　MIROSLAV MARKOVIC　**著**

肖钰宣　**译**

一、概述

许多个世纪以来，简单的结扎是血管损伤患者的主要治疗方法。塞尔维亚的外科医生 Vojislav Soubbotich 在 20 世纪初发表了第一个具有重大意义的可以应用于治疗血管损伤的血管重建术系列[1]。换句话说，在 1912—1913 年的巴尔干战争期间，他和他的同事治疗了 60 个外伤性假性动脉瘤和 17 个外伤性动静脉瘘。在大约 40% 的病例中进行了某种血管重建；其中包括 15 例端 – 端吻合术，让那个时候的外科迈出了激动人心的前进一步。30 多年后，在第二次世界大战的 2471 例动脉损伤病例中，德贝基和西梅内报道了 81 例修复术，仅包括 3 例端 – 端吻合术[2]。Norman Rich 曾对此事发表评论说[3]："讽刺的是，近 40 年过去了，在朝鲜战争后期（1952—1953 年），类似的成功工作才得以实现。"

在 Soubbotich 时代之后不到 100 年，即 20 世纪末，前南斯拉夫经历了内战，紧接着北大西洋公约组织（North Atlantic Treaty Organisation, NATO）对塞尔维亚进行了轰炸。由于这些令人不快的事实，包括本章作者在内的整整一代血管外科医生有机会治疗大量与战争有关的血管损伤。此外，在过去的时间里，我们医院还收治了大量的民事血管损伤。我们学到了什么？

二、战争与民事血管损伤

人们普遍认为，战争期间造成的血管损伤的处理与和平时期的血管损伤的处理有根本的不同。然而，情况并不一定如此。除了自然灾害（地震等），交通、工业和农业创伤，以及越来越频繁的恐怖袭击，甚至运动带来的伤害，都可能伴随着血管的严重损伤（图 33-1）。

我们在 2005 年发表的研究中也表明，关于战争和和平时期之间的血管损伤的早期结果并没有不显著的差异[4]。这项研究比较了 273 例民间和 140 例战争相关的血管损伤。根据单变量分析，在纳入的 54 个变量中，只有血管再通失败、相关的非血管性损伤、二次手术、爆炸性伤害、战争损伤、动脉挫伤、腘窝动脉损伤和延误治疗会显著增加受伤的周围动脉修复后的截肢率。然而，对前八个变量的多变量逻辑回归分析显示，只有失败的再血管化、相关的非血管损伤和二次手术才会显著增加动脉血管修复后的截肢率。

三、血管损伤处理中的策略

纵观历史，血管损伤的处理包括三个阶段：挽救生命、挽救肢体和挽救肢体功能[5]。可以认为，这些主要目标的顺序仍然用于现代血管损伤的处理，这就是为什么必须进行初级出血控制、迅速运送伤员、充分诊断和及时进行血管修复。

四、原发性出血控制

成功处理血管损伤的第一步是控制原发性出血，这个操作可以拯救生命。然而，如果这步操作没有得到恰当的执行，那么原发性出血会对已经受损的动脉血管造成更多的损伤。最初用于止

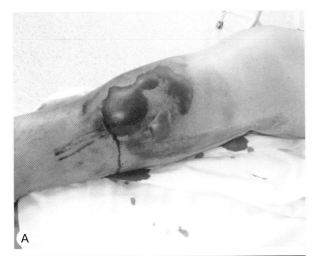

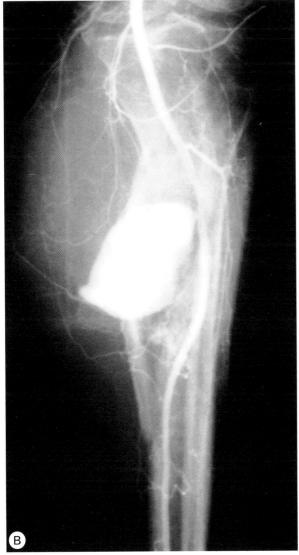

▲ 图 33-1 A. 由一场足球比赛中所谓的"滑铲"造成的严重的腿部伤害；B. 除了胫骨骨折外，患者还有一个假性外伤性的腘绳肌动脉瘤。医生们设法保住了这位患者的腿，但他无法再踢足球

血的方法对随后的血管重建有很大影响。但是，在危机中，急救往往只有一个目标：不惜一切代价止血。不幸的是，血管外科医生往往不得不为这些面临危机时候采取的止血方法付出代价（图 33-2）。

五、血管修复还是一期截肢

血管外科医生在开始治疗血管损伤之前必须回答的第一个问题是：做血管修复是否有意义？根据目前的指南，血管损伤病例中一期截肢的指征包括：骨折伴随长度超过 6cm 的连续性丧失，大量软组织损伤和损失，长期肢体缺血，严重的神经破坏，大静脉阻塞，以及大面积小腿创伤伴随小血管损伤[5, 6]。尽管这些适应证非常明确，但血管损伤后关于一期截肢的决定相当困难，尤其是在年轻患者中（图 33-3）。

六、诊断

轻微的表面伤口通常会掩盖严重的血管损伤。当血管损伤的"硬体征"（外动脉出血、急性肢体缺血、远端脉搏消失、血肿扩大、假性动脉瘤和损伤区域杂音 / 惊厥）没有出现时，医生是怎么识别并且不遗漏血管损伤的？我们使用简单的诊断算法来诊断四肢的穿透伤[4, 7, 8]。首先，在所有有血管损伤软体征（严重出血史、远端脉搏减弱、小的非扩张性血肿、解剖学相关神经损伤、伤口与大血管的解剖学接近）的病例中，均需进行数字减影血管造影或多排 CT 血管造影[9]。此外，我们还对所有血流动力学稳定伴有血管损伤硬体征的患者进行 DSA 或 MDCTA。这些步骤对于确认或排除动脉损伤的存在至关重要。它们还显示了损伤的位置、程度和复杂性。DSA 或 MDCTA 结果可提示手术方法，以及所需的血管修复类型。然而，根据我们的经验，初始 MDCTA 结果会遗漏较小的血管病变。当初始的 MDCT 发现与临床表现无关时，应在观察期间使用常规血管造影（即 DSA）进行检查。最后，在我们看来，只有血流动力学不稳定且有血管损伤硬体征的患者才需要立即手术探查，无须影像学诊断[4, 7, 8]。

七、血管修复

关于动脉血管修复，以下几点很重要：①修

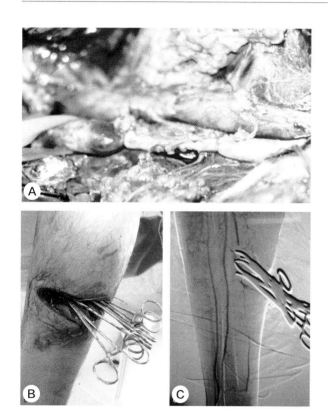

▲ 图 33-2　A. 为了主要控制出血而对受伤的股动脉进行太远的近端结扎，导致继发性血栓形成，使病变范围扩大；B 和 C. 在这个案例中，对受伤的胫前动脉的额外损害是由大量并没有必要使用的夹子造成的

复进程的选择；②血管移植的选择；③相关静脉损伤的治疗；④存在相关或其他复杂损伤；⑤长期肢体缺血的治疗方法。

　　损伤血管修复的最简单方法是侧壁缝合或端-端吻合术。这些方法只有在受伤血管边缘之间的缺口不太长（＜2cm）的情况下才能进行。否则，就需要进行移植物间置移植或旁路手术。自体隐静脉是修复受伤外周血管的首选材料。当需要重建大血管时，人工移植物是必要的。

八、静脉损伤

　　修复损伤静脉可以提高已经修复的动脉的通畅性，并最大限度地减少了肢体肿胀和骨筋膜室综合征的发展，以及长期慢性静脉功能不全。因此，我们建议修复所有血流动力学稳定的患者损伤的髂静脉、股静脉、腘静脉和锁骨下静脉[4, 7]。但是，大中型静脉应该应用板状或螺旋静脉移植物修复，而这需要额外的准备时间（图 33-4）。

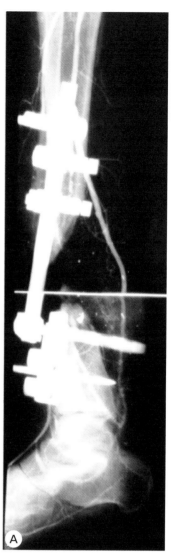

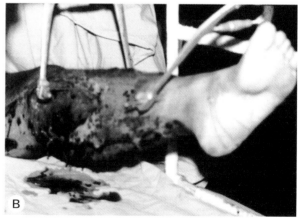

▲ 图 33-3　血管造影显示，胫后动脉的正中至远端（后臼齿）部分的旁路是通畅的。胫骨后动脉的正中到远端（后臼）部分。这与非常复杂的胫骨和腓骨骨折有关。与大量软组织缺失有关的长骨缺损。因此，四肢的功能恢复是不可能的。几个月后进行了二次截肢，但作者认为在这种情况下，初次截肢会是一个更好的选择

九、复合性损伤

复合性损伤应由经验丰富的跨学科团队治疗,该团队由一名血管外科医生和其他专家组成[4]。大量外周血管损伤的患者也伴有骨折。在这种情况下,骨碎片的牵引和二次移动可能会损害血管重建[4, 10]。因此,在近端和远端出血得到控制并置入分流器后,应在血管修复之前进行骨折固定(图 33-5)。

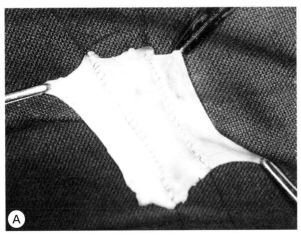

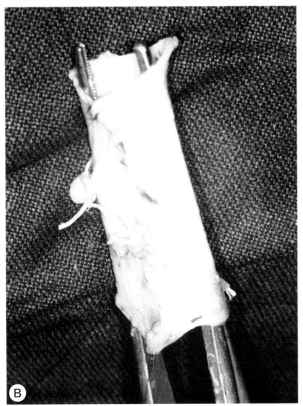

▲ 图 33-4 创建板状隐静脉移植,用于修复中型或大型受伤静脉

在前南斯拉夫内战开始时,我们曾经通过标准的解剖血管重建进行血管修复。然而,在随访期间,我们意识到,在伤口受污染或感染,以及在大量皮肤破坏和软组织丢失的病例中,解剖血管重建与继发性出血显著相关,通常会导致大截肢[4, 10, 11]。认识到这一点后,我们决定在伤口受污染和大量软组织损伤和损失的情况下,应避免对受伤动脉进行解剖重建。在这种情况下,解剖外的术式提供了明显更好的早期结局和肢体挽救。

十、晚期血运重建

外周血管损伤后晚期(或延迟)进行的血运重建尝试可导致许多严重疾病:骨筋膜室综合征;肌肉挛缩和坏死;致残传出神经痛;功能差,并最终导致大截肢。患者未治疗的创伤性动静脉瘘可发展为充血性心力衰竭[8, 12](图 33-6)。

晚期血运重建最具威胁性的后遗症可以通过使用临时血管分流来预防。对于长期肢体缺血、多发性创伤患者及伴有骨科损伤的患者,应考虑使用临时血管分流。如果发生骨筋膜室综合征,必须立即进行筋膜切开术,松解四个小腿间室[13]。值得注意的是,筋膜切开术很少适用于上肢。

十一、血管修复后的早期并发症

我们发现血管狭窄、血栓形成和感染是血管修复后最常见和最严重的早期并发症[4, 10, 11]。吻合口狭窄在小动脉修复(小腿动脉等)的情况下,以及由缺乏经验的血管外科医生进行重建时尤其常见。理想的端-端吻合的倾斜形状可防止狭窄,并提供更好的早期和长期通畅性。这种技术最初是由 Alexis Carrel 在 1 个多世纪前记录的[14]。

残留的远端血栓形成可损害损伤动脉的近端重建。因此,在修复之前必须使用 Fogarty 导管探查远端动脉[4, 10]。

在动脉挫伤的情况下,重建之前需要对受损动脉进行大量切除(图 33-7)。而动脉清创术不足是术后早期动脉血栓形成的常见原因[4, 10]。在存在污染的情况下,受损 / 坏死组织和血管修复的清创不足,如大量软组织损伤和丢失及原发性皮肤闭合的病例,会增加血管损伤治疗后早期感染和继发性出血的发生率[4, 8]。在这种情况下,应

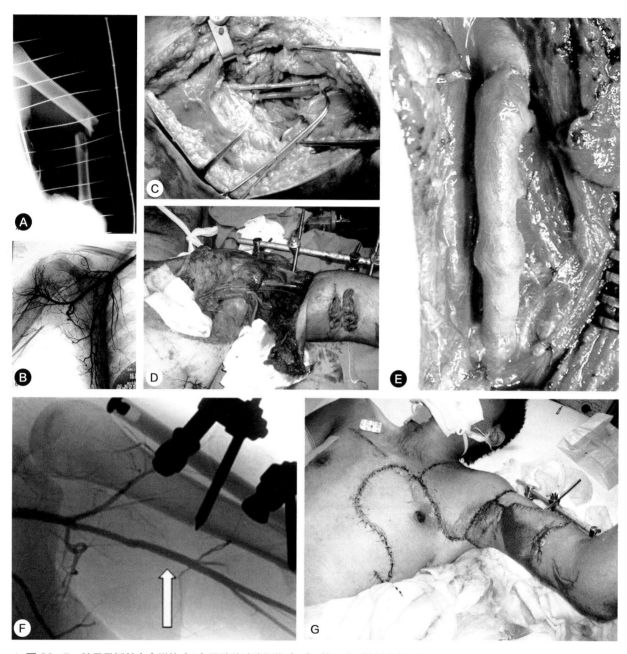

▲ 图 33-5　肱骨骨折并完全脱位（A）导致腋动脉损伤（B）。第 1 步：控制出血和插入临时分流器图（C）。第 2 步：通过外固定来稳定骨裂(D),大量的皮肤和肌肉破坏是显著的。第 3 步：受伤的腋动脉用隐静脉移植取代（E）。对照数字减影血管造影。箭所指的是隐静脉移植手术（F）。第 4 步：使用血管化肌肉皮瓣重建缺失的软组织（G）

考虑进行新的解剖外重建；如果不可行，截肢是唯一剩下的和挽救生命的选择。

十二、损伤血管的血管内修复

血管内修复是目前治疗胸主动脉钝性伤的首选方法 [15]。受损的主动脉胸内段上分支的开放修复需要胸骨切开术或开胸术，部分夹住主动脉弓，甚至体外循环 [16]。如果使用血管内修复，则避免

所有这些进程 [17]。然而，它仅适用于相对血流动力学稳定的患者。

血管内手术是治疗颈部Ⅲ区受损颈内动脉和椎动脉、锁骨下动脉近端段的首选方法 [18]（图 33-8）。栓塞是手术无法接近的中动脉和小动脉出血的理想手术（图 33-9）。血管腔内修复也可用于治疗损伤动脉开放修复后的早期和长期狭窄（图 33-10）。

穿透性动脉损伤血管腔内修复的禁忌证包括血流动力学不稳定、广泛血管损伤、近端或远端血管固定点不足的损伤、动脉横断。在我们看来，这个禁忌证可能会更多。

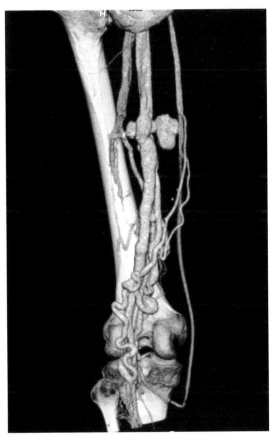

▲ 图 33-6　股动脉和静脉之间的外伤性瘘管，刚开始没有被发现，也没有得到治疗。结果继发了静脉曲张和肢体肿胀

十三、小儿血管损伤

与成人相比，小儿血管损伤的主要特征是动脉血管痉挛、侧支循环发育不良、血液总量较小且对出血性休克的耐受性有限。因此，小儿血管损伤需要更积极和更早的干预。

在血管修复过程中，应考虑儿童特有的几个因素。首先，损伤血管的内径使手术矫正更加复杂，增加了并发症发生率。其次，圆周连续缝合会在动脉生长过程中导致"荷包穿线"效应。出于这些原因，建议采用允许血管发育的间断缝合修复。此外，在修复儿童受伤血管期间，外科医生应考虑到生长发育相关并发症的重大风险，包括跛行、肢体长度差异和血流灌注减少。考虑到血管长期通畅的问题，使用合成导管或同种异体移植物将受到重大限制。随着时间的推移，静脉移植物会扩张（图 33-11）。这就是为什么一些作者建议用合成网片加固静脉移植物的原因。与成人相比，儿童的内膜增生发生的时间更长，因此内膜增生可能更频繁。我们的观点是，在多发性合并损伤的儿童中使用血管内技术似乎是合理的，至少是作为桥梁。

十四、血管损伤修复后的长期并发症

损伤动脉开放修复后的两种长期并发症分别是静脉移植物真性动脉瘤和狭窄（新生内膜增生所致）。损伤动脉的血管内修复可因早期血栓形成和远端栓塞而复杂化。创伤血管内修复后的长期

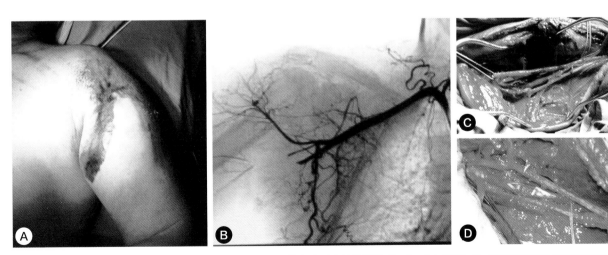

▲ 图 33-7　A. 肩部的钝性伤，导致了腋动脉挫伤；B. 数字减影血管造影发现；C. 术中发现；D. 打开挫伤的动脉段提示内膜夹层

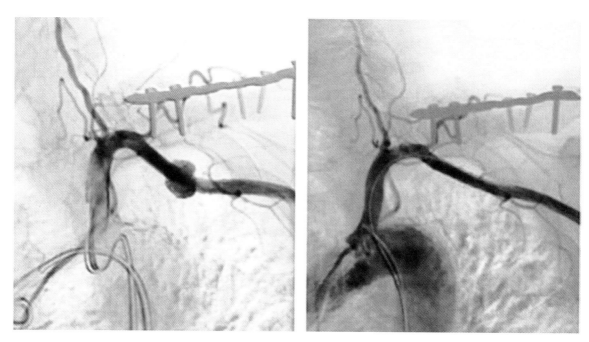

▲ 图 33-8　锁骨下动脉假性外伤性动脉瘤的血管内修复（支架置入）

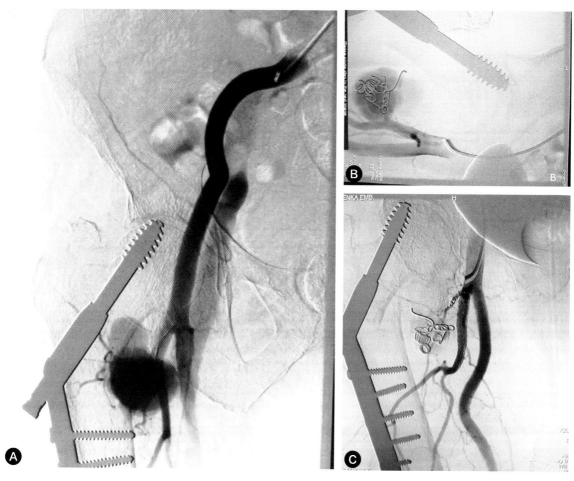

▲ 图 33-9　医源性假性动脉瘤和瘘管的血管内联合治疗
A. 假性动脉瘤和动静脉瘘；B. 栓塞治疗假性动脉瘤；C. 股深动脉的支架置入

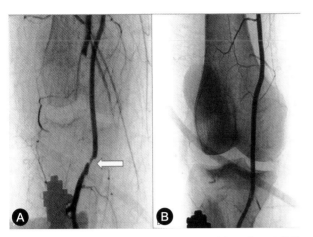

▲ 图 33-10　A. 受伤的腘绳肌动脉开放修复后有明显的狭窄（箭）; B. 支架术后的对照血管造影

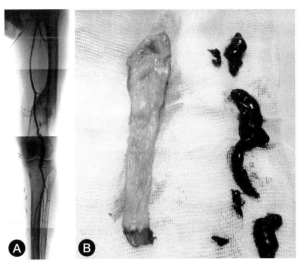

▲ 图 33-11　隐静脉移植动脉瘤发生在儿童时期受伤的腘绳肌动脉修复后 12 年

结果尚不清楚。但由新内膜增生引起的内移植物迁移、骨折和狭窄是已知的潜在的并发症。

十五、结论

血管内修复在血管损伤的治疗中具有重要作用（例如，胸降主动脉和主动脉上分支胸内段的钝挫伤，手术无法接近的中小动脉止血，或开放修复术后失败）。但是，在大多数情况下，开放手术仍是首选方法。

第34章 以色列

Israel

EITAN HELDENBERG ELON GLASSBERG **著**

李 超 **译**

以色列医院作为国家卫生系统的一部分，提供先进的医疗护理，包括血管手术。

与其他发达国家一样，外周动脉闭塞性疾病的血管腔内治疗正在取代"旧的"手术方法。例如，无论是简单的还是复杂的主动脉瘤，血管内治疗都已成为首选的治疗方式。作为世界上预期寿命最高的国家之一，以色列人对血管手术的需求正在上升[1]。为了满足这些需求，专门的血管科在以色列的每一家公立医院提供 24/7 的即时血管治疗，包括创伤患者。

在以色列，血管损伤手术的主要特征与其他西方国家相似，主要为穿透性和钝性机制造成的血管损伤。在过去的几十年里，随着微创技术在心脏病学、血管学和普通外科等专业的普及，医源性血管损伤的发生率有所增加[2]。

以色列位于中东（图 34-1），自 1948 年以来一直为生存而战，有着军事战争冲突的历史。这些军事冲突虽然不常见，但涉及周边阿拉伯国家军队与以色列国防军之间的高强度战争。这些战争冲突的经验已被广泛报道（既在一般创伤领域，也在血管损伤领域）[3]。不幸的是，多年来，以色列也面临着与恐怖主义有关的袭击，总体而言，以色列保持着高度的国家战备状态（图 34-2）。

大多数以色列医生是在需要时作为预备役人员被招募到以色列国防军的。这些医生在民用医院执业（以色列国防军不经营医院，而是依靠国家卫生系统），每年接受以色列国防军额外的军事培训和与创伤有关的培训。因此，以色列国防军

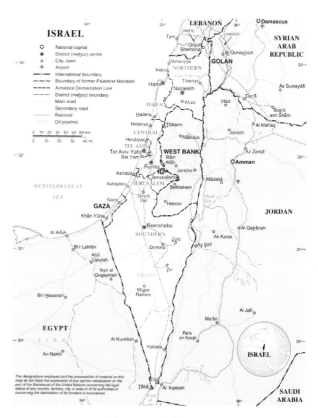

▲ 图 34-1 以色列和邻国

的外科医生（在全面战争期间）大多是应征入伍的平民。值得一提的是，以色列国防军为几乎所有以色列居民提供高级创伤生命支持培训，无论他们是否在预备役中。以色列民用和军事医疗部门之间的这些密切合作，使与战斗有关的军事医疗专业人员能够在民用领域迅速适应。

来自以色列国防军既往战争冲突的数据表

明，其血管损伤率与美国驻阿富汗民兵报告的相似[4-6]。伤员由前方的以色列国防军小组进行治疗，并被疏散到平民创伤中心。迅速将伤员从现场转移到最近的医院是影响伤员预后的最重要因素。严重的伤员大多为空运转运，最好是由以色列空军（israeli air force, IAF）战斗救援和撤离部队（669）运送，由高级医师操作（图34-3）。

自20世纪90年代初以来，针对平民的恐怖主义袭击在世界范围内蔓延。以制造大量受害者、引发恐惧、造成国家间混乱为目的的袭击大多使用如图34-4所示的简易爆炸装置进行。

不幸的是，人们将恐怖袭击相关创伤的文献视为轶事，其中很大一部分来自以色列，并与治疗自杀式爆炸的伤亡所获得的经验有关。在21世纪早期[7-14]，以色列经历了一波自杀式炸弹袭击，袭击目标是公共汽车、半密闭空间（餐馆、咖啡馆、夜总会等）和开放空间（室外咖啡馆、公共汽车站和开放市场）[14]（图34-5）。

与"典型"的公民相关创伤不同，简易爆炸装置爆炸给平民和血管外科医生带来了军事（战斗）型损伤，Heldenberg等在两项研究中描述了以色列在恐怖主义相关血管损伤（terror-related vascular trauma, TVT）方面的经验[15.16]。与非恐怖相关血管损伤（non-terrorrelated vascular trauma,

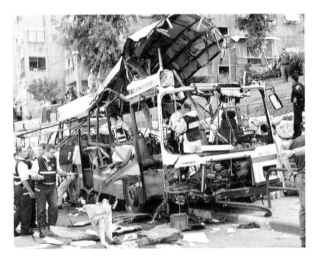

▲ 图 34-2　一辆被自杀式炸弹炸毁的公共汽车的废墟，特拉维夫市，1994 年 10 月 19 日

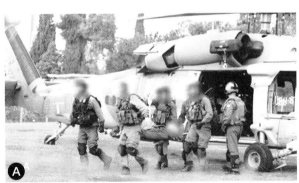

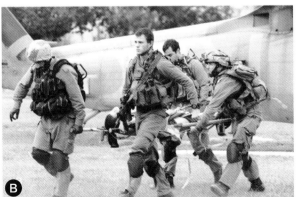

▲ 图 34-3　被以色列空军特别战斗救援和撤离部队——669 部队撤离的受伤平民

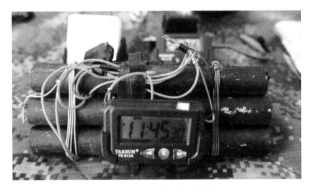

▲ 图 34-4　简易爆炸装置

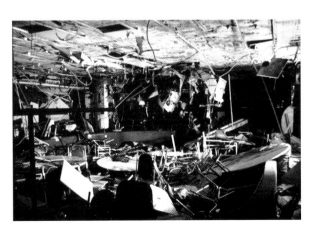

▲ 图 34-5　2003 年 10 月 04 日，在海法的马克西姆餐厅发生自杀式炸弹爆炸

NVT）相比，血管损伤的发生率有显著差异（TVT 伤员为 9.85%，NVT 为 1.1%，$P<0.01$）[14]。此外，TVT 患者中严重损伤患者（ISS>25 分）的患病率是 NVT 受害者的 3.3 倍（分别为 51.4% 和 15.5%），这很可能反映了 IED 能引起大量组织损伤[16]。较高的 ISS 也证明了迅速撤离重伤濒死患者的重要性。由于大多数爆炸发生在大城市中心，邻近 1 级创伤中心和有经验的血管外科医生的便利可能对其患者的生存起着至关重要的作用[16]。

除了典型的钝伤、穿透伤和烧伤外，爆炸的受害者也可能遭受爆炸伤。以色列的恐怖分子还经常使用钢球、钉子、螺丝和螺母等包裹在爆炸性物质外周，造成毁灭性的穿透性伤害，增加了死亡率[7, 9, 13, 14, 16-18]。

爆炸造成的伤害的严重程度与受伤者距离爆炸地点的远近有关。在靠近爆炸中心的地方，弹片的动能最大，从而增加了该区域个体血管损伤的风险[19-21]。Peleg 已经表明，恐怖袭击中平民受伤的模式与军事伤害不同，这可能是由于环境、撤离时间的差异，以及平民没有佩戴防护装备。总的来说，平民更容易受到恐怖分子的伤害，死亡率也更高[22]。

以色列在处理 TVT 方面的经验（如在 IED 受伤的平民方面的经验）表明，对恐怖袭击受害患者早期评估很重要的一点是进行彻底的检查，以排除血管损伤。在多人员伤亡事件中，当决定通常基于临床判断时，伤检人员应考虑血管损伤的高概率，并保持高度怀疑。

恐怖袭击中，尤其是简易爆炸装置受害者中，血管损伤发生率很高，这进一步证明了建立和维持一个随时可用的国家血管外科创伤系统的重要性。不幸的是，随着世界各地越来越多的城市受到爆炸袭击的影响，以色列自 21 世纪初以来吸取的教训变得越来越重要。

第35章 南非

South Africa

KENNETH BOFFARD　**著**

董译文　**译**

一、流行病学

南非是一个大国（120万平方公里），人口约6000万，其中一半人口生活在城市，一半生活在农村。因此，在提供一般和专门医疗服务方面不可避免地存在巨大差异。

多年来，南非一直有暴力背景。其中一些可以归因于种族隔离时代的政治和其他困难，但很大一部分是犯罪和社区间的根源。自1984年以来一直存在的约翰内斯堡医院创伤登记处反映，1984年在每年1000例重大创伤复苏（ISS＞15分）中，约有300例外伤是穿透性的。在20世纪80年代，这些主要是由于刺伤，通常与酒精相关。

在1994年实现充分民主前后，最初出现了人际暴力的激增，部分原因是枪支的相对自由，部分原因是民主选举前政治制度最初出现了一些不稳定。当时，不仅枪伤数量激增，而且在农村和城市环境中，高能突击步枪（AK-47）弹药造成的伤口发生率更高。到1994年，在Charlotte Maxeke约翰内斯堡学术医院（Charlotte Maxeke Johannesburg Academic Hospital, CMJAH）的2000例复苏中，有1000例是穿透性的，到1999年，有2500例复苏，其中2000例是穿透性的，其中大多数是枪击。在约翰内斯堡的两所主要大学教学医院［索韦托的Chris Hani Baragwanath学术医院（Chris Hani Baragwanath Academic Hospital, CHBAH）和约翰内斯堡中部的CMJAH（图35-1）］，穿透伤的发生率约占所有创伤受害者的85%。其中70%是继发于枪伤。其余的伤大多

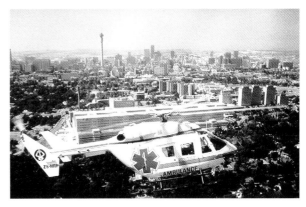

▲ 图35-1　紧急医疗服务直升机飞过Charlotte Maxeke约翰内斯堡学术医院和约翰内斯堡市区

是刺伤造成的。

自1994年以来，政府的重点一直是向穷人，特别是农村地区的穷人提供初级保健。尽管总预算大幅增加，但著名的城市医院（如CHBAH）和开普敦的Groote Schuur却被忽视了，而成千上万的农村居民却得到了一些医疗照顾，其中许多人是有生以来第一次得到医疗照顾。然而，到主要设施的距离没有改变，航空运输也很有限。

自2009年以来（除了毒品和帮派相关的暴力事件），全国的凶杀率一直在下降。严格的枪支法律，包括背景调查和获得许可证前的实际能力证书，以及对拥有未经许可的枪支的强制性监禁，大大减少了枪支的使用。持刀伤人的数量略有增加，但总的来说，尤其是在约翰内斯堡地区，凶杀率和穿透伤发生率都下降了，在某些情况下下降了70%。2011年，同样的创伤记录显示总共有

2200 例，其中 900 例是穿透性的。在该大学的私立米尔帕克学术创伤中心，在每年 1200 起案件中，枪击的比例从 60% 下降到 10% 以下，穿透伤的比例下降到 25% 以下。开普敦和德班地区的枪伤发生率并没有出现如此戏剧性的下降，但这可能部分是由于帮派文化和毒品文化的增加导致枪支使用的增加。现在很少看到高能步枪造成的伤害。

在南非的情况下，大量血管损伤出现较晚，并伴有其他竞争性损伤，患者处于低血容量性休克状态。患者的预后也可能受到 HIV 高流行率的影响。

钝性伤的常见损伤机制与其他国家相似，与长骨骨折、颈部直接撞击和压迫损伤有关。许多都与工业有关。南非的机动车行人伤害发生率非常高，并伴有骨盆、股骨和下肢骨折，其中许多还与血管损伤有关其他损伤包括勒死、动物咬伤（一种不同形式的穿透伤）（图 35-2）、从机动车中弹射，以及与钝性颈内动脉损伤相关的颈高位骨折和涉及横突孔的骨折。

穿透伤中，目前 50% 的血管损伤与枪伤有关，尤其常见于颈部和躯干，还有经纵隔损伤、经腹部损伤和股血管损伤。导致血管损伤的大部分刺伤发生在颈部，尤其是 I 区和 II 区（与气消化损伤有关）[1-4]（图 35-3）。

心脏被刺伤的患者中有相当多的人能够存活到医院，我们的经验和其他地方的类似病例一样，如果他们能够存活到医院，就很有可能活着离开医院。另一个单独描述的伤害子集是心脏再次被刺伤的患者！

最后，南非拥有重要的黄金和煤炭开采业。最深的金矿位于约翰内斯堡以西约 50 英里处的西维茨金矿区（Tau Tona 和 Mponeng 金矿）。正在开采的矿井位于地下 5000m/17 000 英尺（约 3 英里）处。在这个深度，岩石的非冷却温度可达 67℃ /150 ℉，气压可达海平面气压的 2 倍多。岩石移动很常见。采矿业拥有良好的安全记录，但所造成的伤害包括岩石坠落导致的挤压和筋膜间隔综合征，而到达地面所需的长时间（长达 2h）往往使情况更加复杂。

在南非，可靠的后续治疗往往十分困难，而且保守治疗（非手术治疗）轻微损伤并不总是可行或可能的。由于高护理床位短缺，许多在其他

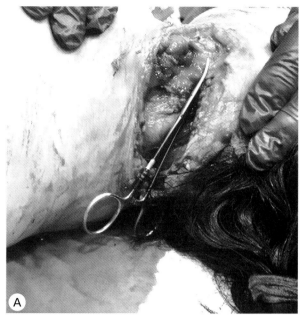

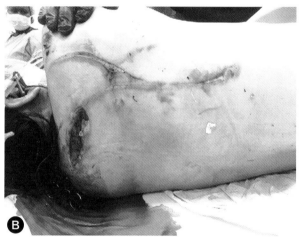

▲ 图 35-2　A. 河马咬伤颈部左侧，颈动脉和颈静脉血管受损；B. 同一例患者肩部撕裂伤，背部挤压伤

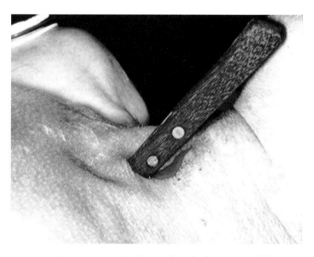

▲ 图 35-3　胸部第 1 区穿透伤（刀还在原处）

地方无法进行手术的损伤都要通过手术（包括使用血管内技术）来处理。主要由于社会经济因素，南非的医疗机构很难进行长期随访，尤其是创伤后随访。预计只有约 1/3 的患者会在出院后 2 个月内重返诊所就诊。

二、针对特定区域的保健系统

在南非农村地区，每 2.5 万名患者约有 1 名医生，在城市地区，每 700 名患者约有 1 名医生。全国大约有 50 名注册的专科血管外科医生和 35 名注册的专科创伤外科医生，几乎全部集中在城市地区，全国约有 800 名执业普通外科医生，他们大多在主要的医疗中心工作，首当其冲地承担着血管损伤的重任[5]。

目前，南非有 8 所医学院，每年培养 2000 名毕业生。遗憾的是，每年有 700 名医生离开这个国家，主要前往加拿大和澳大利亚，其中许多人已经接受过包括外科在内的专科培训。因此，总的来说，医疗从业人员，尤其是外科医生严重短缺。虽然在大多数情况下，合格的普通外科医生可以提供全方位的创伤治疗，但一些需要亚专科治疗或技术（如血管腔内支架置入术）的病例可能会被转介到亚专科血管或创伤中心。由于创伤的性质和急迫性，许多创伤是由普通外科医生，甚至是地区或区级医院的全科医生处理的。

私营医疗机构蓬勃发展，与国家医疗机构相比，私立医疗机构不可避免地要为每位患者花费更多的国民医疗费用。一般来说，私立医疗机构的设备和人员配备都比较完善，许多中心都能进行先进的外科手术（如立体定向神经外科心肺移植）。在这些私人机构，诊断成像技术通常要优越得多，也更容易获得，血管腔内手术和微创手术也是如此。相当一部分人口（多达 1/3）享有私人医疗保险，如果受害者在汽车事故中受伤，则享有汽油税，并享有工人赔偿保险计划。因此，大量的创伤将由私营机构处理；事实上，南非创伤协会认证的头两家一级创伤中心完全是由私人资助的。

许多农村外科手术，包括基本外科手术和产科手术，都是由全科医生进行的。尽管全国各地既有公立医院，也有私立医院，但现实情况是，大多数创伤，特别是在主要城市中心以外的地区，

是由政府雇用的医生或"医务官"在公立医院处理的，其中许多人资历较浅，缺乏高级后备人员和充足的基础设施，可能既没有适当的培训，也没有充分的监督。

与许多其他发展中国家一样，大城市的院前护理在某些地方很好，有公共和私人救护车服务、护理人员、相连公路和空中救护车及综合护理系统。然而在农村地区，培训水平往往很差，车辆装备不良，距离很远，导致医院间运输时间长达 8h。像澳大利亚一样，该国的许多地区都有农村飞行医生服务，尽管有时只在白天服务。

三、救护技术

人们非常重视短期课程，以提高创伤救治水平和对血管损伤的识别能力。美国外科医师学会的高级创伤生命支持计划自 1978 年以来一直存在。除了外科等专科奖学金（通常为 5 年）、血管外科等亚专科奖学金、创伤外科与创伤重症监护奖学金（通常为 2 年）之外，南非医学院还提供为期 2 年的高级外科文凭，为从事基础普通外科手术（包括损伤控制手术等救生手术）的农村普通医生提供额外的准备和支持。

国际创伤外科和重症监护协会的确定性外科创伤救治课程非常受欢迎，目前约有 1000 名外科医生和外科医务人员接受了先进的紧急外科生命和肢体拯救技术的培训，包括损伤控制、血管分流和基本血管修复[6]。

复苏性主动脉球囊阻断术在一些应用中，尽管成本在国家部门是令人望而却步的。因此，这项技术仍然必须在南非找到一个明确的位置，迄今为止，它主要用于三级医院，以便在妇产科和一些穿透伤中"争取时间"。该技术不用于院前环境[7]。

（一）急性出血的处理

重点是使用常规技术止血，有时也使用 Foley 导管等辅助工具进行填塞。事实证明，这种技术非常有用，尤其是在颈部 I 区的刺伤中，可以将伤员转移到更合适的中心[8]（图 35-4）。

外科止血带（也许是因为南非没有最近在中东和阿富汗的战斗经验）并没有被频繁使用。穿

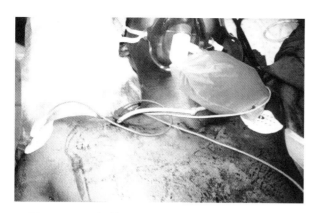

▲ 图 35-4 颈部刺伤的患者，显示使用 Foley 导管作为棉塞

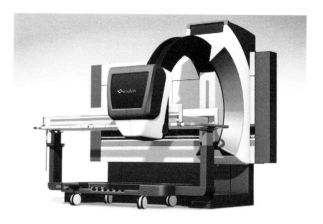

▲ 图 35-5 Lodox 单元照片

透性伤口通常是低能量的枪伤或刺伤，几乎所有的伤口都可以通过直接按压或使用血压袖带来控制。

（二）急性缺血的处理

无法识别急性缺血，尤其是钝性伤，仍然是一个挑战，而由于识别和患者转运延误而导致的肢体消融仍然是一个实际问题。国家医院的康复设施往往很简陋。

四、诊断的区域特异性考虑因素

前面提到的许多培训和治疗方面的考虑因素同样适用于影像诊断。在大城市医院，CTA 通常是首选的诊断方法，通常与单纯或双相多普勒成像一起使用。MRA 通常也可以使用。介入血管造影则不那么容易获得。急诊室血管造影技术虽然描述得很好，但只有极少数中心采用[9]。

低剂量数字 X 线机（Lodox；www.lodox.com）（图 35-5）是一种南非开发的设备，最初用于检测采矿业中吞下的钻石，非常快速有效[10]（图 35-6）。Lodox 可以生成高质量的数字全身图像[10]。在超低辐射剂量下，在 13s 内完成 X 线。它的使用减少了一半的复苏时间，在我们的中心，它被安装在复苏病房里，因此所有 X 线检查都能在患者到达后 120s 内完成，而且常规情况下无须再进行其他 X 线检查。

特别是在使用 Lodox 装置后，急诊室血管造影在同一时间内使用低至 20ml 的对比剂，就可以获得高质量的肢体血管造影（图 35-7）。

然而，在农村地区，即使是 24h 普通 X 线或

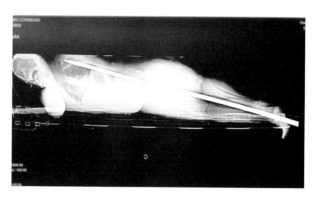

▲ 图 35-6 Lodox 全身扫描显示穿刺损伤

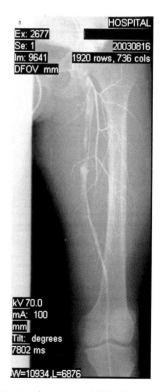

▲ 图 35-7 在 Lodox 上进行的肢体动脉造影

手持式多普勒设备也不容易获得，因此诊断主要依靠临床转运到最近的适当中心。这些转院往往会造成延误和随后的肢体缺失。康复设施少之又少，虽然矿业和私营部门可以提供非常先进的康复设施，但绝大多数患者通常无法利用这些设施。

五、特定区域的治疗策略

血管损伤的治疗遵循与大多数西方国家相同的技术，使用相同的设备，包括初级修复、静脉修补和使用静脉或合成移植物的间置移植物。

在动脉不完全破裂和分离的情况下，在具备血管造影能力和血管内移植物可用的情况下，商业上可获得的自膨胀支架移植是一个合乎逻辑的选择。

（一）颈部

至少 20 年来，约翰内斯堡对于颈部穿透伤的治疗一直倾向于选择性保守治疗，尽管追求非手术政策的一个动机是我们医院的创伤负荷很大，而且资源相对有限。这是一把双刃剑，因为可用的手术室数量往往超过对手术室的需求，而选择性非手术政策的起源是一些患者在等待手术期间无症状康复！在观察到有穿透性颈部伤口的患者中，6%～9% 的患者在 24h 内延迟手术，通常是食管或喉部损伤。双相多普勒可用于随访经血管造影检查发现的轻微颈动脉损伤，但这些损伤并未进行手术。一般认为，手术治疗应仅限于病情不稳定的Ⅰ区和Ⅲ区损伤患者、持续出血的患者、需要对其他损伤进行探查的患者。其他病例则采用无创或血管内技术治疗 [11, 12]。

（二）颈纵隔损伤

颈纵隔静脉损伤很难控制 [13-15]。在 49 个患者中，45% 的人表现为低血容量性休克，Nair 等表明，在存在血流动力学不稳定的情况下，结扎是一种可接受的治疗方式 [16]。

（三）跨纵隔或跨腹部躯干损伤

大多数胸内或腹内主动脉损伤的患者通常在到达医院之前死亡。在可能的情况下，血管腔内支架置入术已成为首选的治疗方法。对于跨躯干枪伤，相关损伤（如食管）的发生率要高得多。钝性胸主动脉夹层的诊断通常基于 CT 扫描而不是血管造影，原因和其他国家一样。治疗方法一般也被认为是相似的，血管内支架置入术是首选治疗方法。

（四）心脏损伤

大多数穿透性心脏损伤无法存活到医院；不过，在存活的患者中，大多数都能获得良好的治疗效果 [17, 18]。大多数南非住院医师在完成住院医师培训之前，都已完成了数例急诊室胸廓切开术（emergency room thoracotomies, ERT），包括前外侧切口和胸骨切开术。修复技术与其他地方的做法类似。一个有趣的挑战是，患者的心脏第二次被刺伤，而之前的伤口已在另一个场合得到修复。通常需要采用不同的方法，特别是如果之前曾进行过胸骨切开术，并使用钢丝进行了修复或缝合！

六、维持和培养下一代创伤外科医生的策略

南非的医疗培训通常为 5～6 年，随后是 2 年的实习期，另外 1 年通常在农村或社区医院进行强制性社区医疗服务。这是在任何批准的专业培训计划之前进行的。普通外科培训（包括至少 3～6 个月的特殊重症监护培训）包括与许多西方国家类似的 5 年培训期，并且有可能在血管外科或创伤外科（包括创伤重症监护）再做 2 年的亚专科研究，并完成相关的研究，从而获得独立的亚专科资格。

作为普通外科培训的一部分，大多数普通外科培训生将在他们的 5 年中至少花 1 年的时间在专门的创伤中心处理创伤病例。南非不存在美国实行的急诊外科，因为所有急诊外科病例都是由处理普通外科和创伤急诊的受训人员和外科医生处理的，此外，他们还需要在专门的烧伤、创伤或重症监护环境中工作一段时间。许多专科中心，尤其是那些与学术机构有关联的中心，都会有单独的急诊血管服务。急诊外科病例和需要手术干预的创伤病例的数量都很高，足以保留外科技能。

然而，一些二级中心缺乏监督，这意味着有时缺乏外科决策技能。DSTC 课程在高工作量环境中的成功可能就反映了这一点。

创伤科和急诊科都是年轻的专科，都有一批热心的追随者，以创伤科为职业的人也会从事重症监护。尽管如此，大多数血管损伤仍将由普通外科医生处理，作为他们更多实践的一部分，而且至少在南非，大多数此类手术（尤其是在主要的学术中心和私立中心之外）将是开放性的，而不是血管腔内的。

第36章 哥伦比亚
Colombia: Don't Dread the Popliteal and Axillary Fossa

CARLOS A.ORDOÑEZ　MICHAEL W.PARRA　著

周发权　译

根据世界卫生组织的统计，全世界每年有500 多万人因创伤而死亡[1]。作为该流行病学的一个组成部分，拉丁美洲是凶杀率最高的地区之一[2]。该地区仅占世界人口的 8%，但却占了谋杀总数的 33%；每 10 万名居民中有 21.5 人被谋杀，而全世界平均每 10 万名居民中有 7 人被谋杀。不幸的是，哥伦比亚被列为是世界上最暴力的 50个国家之一，年轻人之间的暴力是死亡的主要原因。雪上加霜的是，这种暴力大多发生在穷人身上，他们几乎得不到足够的医疗资源[3]。

哥伦比亚卡利的创伤中心在穿透性和钝性血管损伤方面有丰富的经验，在一项已发表的回顾性队列研究中，对 175 例腘动脉损伤患者进行了回顾性研究。在这些损伤中，最常见的术式是移植物修复，共有 116 名（66.3%）患者；其中 105名患者使用了静脉移植，11 名患者使用了人工移植物。34 名（19.4%）患者进行了直接吻合。102名患者（58.3%）报告了腘静脉损伤,46 名（26.3%）需要结扎血管，38 例（21.7%）需要静脉修补术，7 例（4%）需要直接吻合，2 例（1.1%）需要静脉移植。最后，只有 4 名（1.5%）患者需要截肢，总体死亡率为 9.6%（n=19）[4]。由于有了这些丰富的手术经验，我们总结出了一些有用的手术方案。

一、不要畏惧腘窝：腘动脉后入路

一名 23 岁的男性受害者来到我们的一级创伤中心，血液动力学稳定，右膝部有枪伤（图 36-1），伴有疼痛、肿胀，触诊时远端脉搏减少。X 线显示没有相关的四肢骨折，患者的生命体征保持平稳。对肢体进行 CT 血管造影，显示腘动脉中段损伤，无对比剂外渗，无远端血流重建。我们认为，术前对受累肢体进行 CTA 对于确定血液动力学稳定的患者的确切位置和损伤程度是至关重要的。如果患者出现血流动力学不稳定或活动性动脉出血的情况，应立即送往手术室，在那里可以进行传统血管造影。一旦明确了腘动脉损伤，我们建议理想的手术方式是通过后入路进行开放式手术修复。

1. 腘动脉任何部分都易于修复。

2. 避免肌肉被离断的切口。

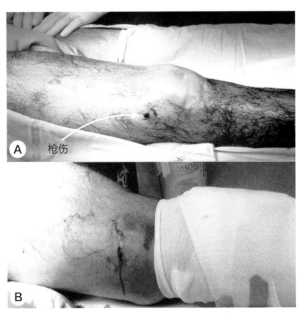

▲ 图 36-1　A. 伤口入口；B. 伤口出口

3. 较少的解剖即可实现近端和远端血管的控制。

后入路最初由 Rudolph Matas 博士在 1921 年描述，用于治疗腘窝血管损伤性动静脉瘤，需要通过腘窝进行垂直切口[5]。Shumacker 医生在 1946 年，根据他在第二次世界大战中处理数百名美国战斗伤员的丰富经验，详细描述了腘窝的几种非垂直切口，避免了 Matas 切口经常出现的严重瘢痕和关节挛缩[6]。目前，后入路要求创伤、血管或普通外科医生对下肢进行预防性或治疗性的四腔室筋膜切开，并在将患者置于俯卧位之前从对侧腿取下大隐静脉[7]。我们建议对所有腘动脉损伤的病例均进行筋膜切开术，因为切口的发病率明显低于遗漏或迟发性肢体筋膜间室综合征的潜在发病率。完成后，在筋膜切开伤口上放置负压敷料，并在对侧腹股沟、大腿区域做一个近端纵向切口，以获取近端大隐静脉的一部分（至少 5cm）。将患者取俯卧位，并有加以适当的衬垫和气道保护。对受伤的肢体进行重新准备和包扎。腘窝皮肤切口以 S 形垂直进行，目的是避免术后瘢痕挛缩，因为这有可能限制受累膝关节的活动范围（图 36-2）。进行皮肤切开后，其余的皮下剥离应以中线为标志，腘窝血管、神经束位于皮肤切口的很浅处（图 36-3）。腘动脉可以很容易地全部显露出来，不需要离断任何肌肉就可以显露近端和远端血管（图 36-4）。腘动脉的手术修复更多地取决于损伤的程度，包括从简单的直接修复到用自体或合成材料修补，再到用自体或合成材料进行置换术（图 36-5）。我们通常会对大多数受伤者进行倒置隐静脉移植，并事先用 Fogarty（3F）导管对近、远端血管进行取栓（图 36-6）。在完成移植吻合术之前，我们也会对患

者进行全身肝素化，并在局部输注肝素化的冲洗液（图 36-7）。修复完成后，建议在手术台上进行血管造影，以验证远端血流是否充足。如果伴

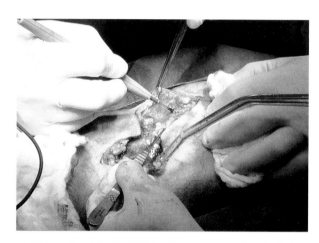

▲ 图 36-3　在进行皮肤切口后，皮下切口的其余部分应面向中线

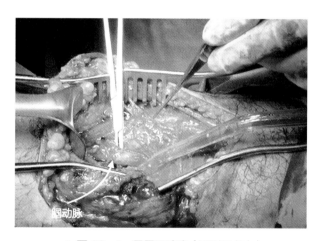

▲ 图 36-4　显露腘动脉（彩图见书末）

胫动脉

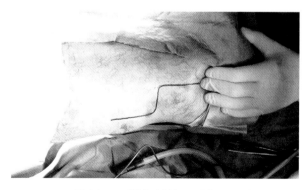

▲ 图 36-2　腘窝皮肤切口垂直呈 S 形

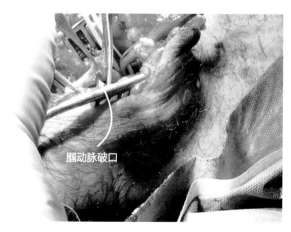

腘动脉破口

▲ 图 36-5　腘动脉损伤（彩图见书末）

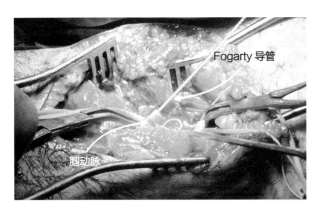

▲ 图 36-6　腘窝动脉的 Fogarty 导管栓塞切除术（彩图见书末）

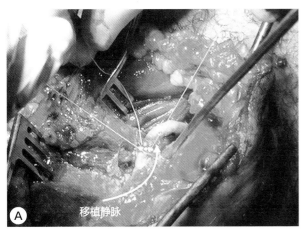

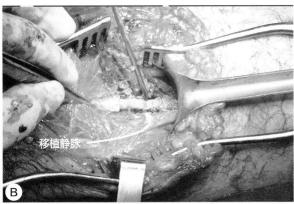

▲ 图 36-7　移植静脉（彩图见书末）

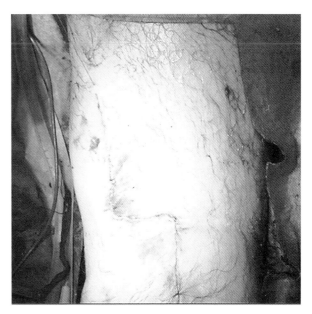

▲ 图 36-8　闭合切口

有腘静脉损伤，我们建议在大多数情况下进行一期血管缝合修复。如果修复不可行，那么可以直接结扎。间置移植物修复腘静脉常以失败告终，因此不适用。最后逐层缝合切口（图 36-8）。术后将患者转移至可以进行血管检查的监护室。应尽快缝合或重新修复筋膜切开术的伤口，并在恢复早期开始物理治疗，可作为门诊患者进行恢复治疗。

腘动脉前内侧入路联合筋膜切开术是世界上血管外科医生和创伤外科医生最广泛使用的手术方式，也是医学文献中引用和描述最多的处理这些损伤的技术。最初由 Szilagyi 博士于 1959 年描述，它需要在大腿和小腿上做内侧做切口，并需要进行广泛的肌肉离断，以达到血管的近端和远端显露 [8]。这种解剖既耗时又乏味，而且血管的远端更深，更难接近和显露 [9]。关于长期结果，文献没有报道关于通畅性和随后的截肢率的任何显著差异 [10]。但我们已经能够证明总的手术时间明显减少（超过 50%）。我们认为，所有目前从事创伤患者的外科医生都应该"接受腘窝"，在面对有潜在腘窝血管损伤的患者时，将后入路作为医疗过程的一个关键组成部分。

二、不要畏惧腋窝：腋动脉入路

一名 27 岁的男性患者来到我们的一级创伤中心，血液动力学不稳定，脸色苍白，发热，血压为 90/60mmHg，心率为 115 次 / 分，右肩有枪伤。医院启动了大量输血方案，并由麻醉师对患者进行快速插管。在二次检查中，在右锁骨下区域和腋前线的水平上发现了枪伤。枪伤口处有大量的活动性动脉出血，最初通过直接加压处理。经创伤室初步抢救患者暂时稳定，被立即送往 CT 室进行胸部 CT 检查和上肢检查。发现右腋动脉近端损伤伴活动性出血，后立即将患者送往手术室进行手术修复[11]。传统的手术切口从锁骨下开始至胸三角窝，必要时延伸至上臂内侧。这种切口通常需要同时切开胸大肌和胸小肌才能以显露并控制近端血管[12]。但这种方法耗时长，技术难度大，而且对患者的身体有影响[13]。正因如此，并结合在乳腺癌腋窝淋巴结清扫中取得的经验，我们采用了类似的技术处理这些复杂的创伤。将患者置于仰卧位，受伤的上肢手放在患者的前额上（改良的军礼姿势）（图 36-9）。切口沿着腋窝以形成略微倒置的 S 形。切口形状的目的是为了避免后期的瘢痕挛缩，这可能会影响肩关节长期活动和运动范围。腋动脉的近端和远端血管控制都可以通过这个切口快速而安全地进行，而不需要横切任何的肌肉群（图 36-10）。动脉的近端解剖可以一直延伸到同侧的胸腔，并且可以在血管从胸腔延伸出时得到控制。腋动脉的手术修复更多取决于受伤的程度，包括从简单的直接修复到用

自体或合成材料修补，再到用自体或合成材料进行节段性置换（图 36-11 和图 36-12）。我们通常对大多数受伤者进行倒置大隐静脉移植，事先对近端和远端血管应用 Fogarty（3F）导管进行取栓术。我们强烈建议当采用间置移植方案时，在对血管进行任何近端操作或取栓术前，首先进行近端吻合，以避免因其缩回胸腔而丢失血管近端的风险。在完成远端移植吻合术之前，我们还常规对患者进行全身肝素化，并局部注入肝素化冲洗液。修复完成后建议在手术台上进行血管造影，以确认远端血流是否充足。如果有相关的腋窝静脉损伤，我们建议在大多数情况下进行一期血管缝合修复。如果不可缝合修复，可以直接结扎静脉（图 36-11）。应用间置移植修复腋窝静脉极易失败，所以不建议应用。最后逐层缝合切口（图

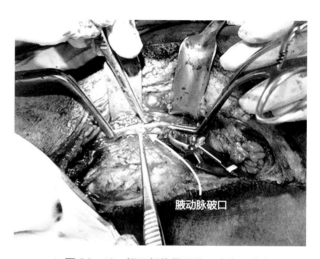

腋动脉破口

▲ 图 36-10　切口部位显示腋下动脉和弹孔

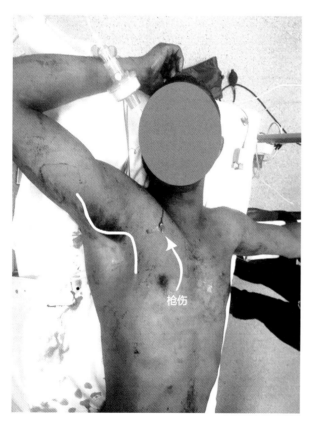

枪伤

▲ 图 36-9　患者摆出改良的军礼姿势，切口沿腋窝以略微倒置的 S 形方式进行

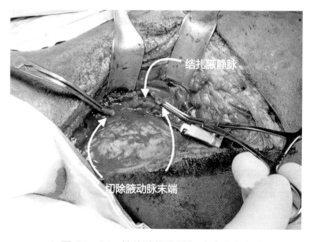

结扎腋静脉

切除腋动脉末端

▲ 图 36-11　结扎腋静脉并切除腋动脉末端

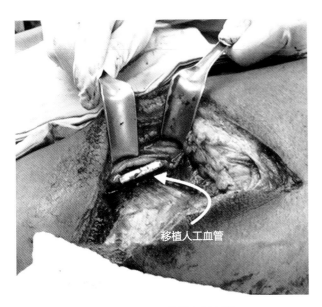

▲ 图 36-12 移植人工血管

36-13）。是否进行上肢筋膜切开术要根据具体情况来考虑，如果存在有任何可能导致筋膜室综合征或高血压的因素，则常规进行筋膜切开。患者在术后被转移到监护病房，在那里可以进行一系列的血管检查。筋膜切开术后的伤口应尽快缝合或重新包扎，并在恢复早期开始物理 / 职业治疗，可在门诊进行。我们再次重申，目前所有参与创伤患者治疗的外科医生都应该"拥抱腋窝"，在面对可能有腋窝血管损伤的患者时，将腋窝入路作为治疗的关键组成部分。100 多年前（1888 年）

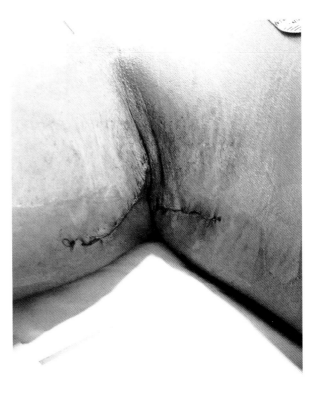

▲ 图 36-13 闭合切口

进行的原始 Matas 手术经受住了时间的考验，我们对 Elkin 的修改版本进行了调整，不仅应用于处理复杂的腘窝血管损伤，而且还应用于上肢的复杂创伤：腋窝血管的 Cali 方法 [14, 15]。

第 37 章　巴西
Brazil

ROSSI MURILO　RINA PORTA　**著**

杨世伟　**译**

一、概述

这一章节的目的，主要讲解血管损伤的诊断与处理，根据解剖部位分为以下五个部分：①颈部或颈动脉；②腋窝 – 锁骨下动脉；③胸部；④腹部；⑤四肢。尽管大多数血管损伤是通过开放手术方式处理的，但在全国的大都市中心最常使用的还是腔内技术。在这些情况下，支架置入通常用于治疗或"封闭"外科手术难以缝合的血管破裂，如胸腔和胸廓出口的血管。在巴西，创伤和血管外科医生的"最佳培训模式"面临挑战。然而，一些巴西医疗中心和紧急医疗系统，与巴西创伤学会等专业协会的努力一起，强调创伤护理在该国的重要性。

二、流行病学

目前，巴西大多数外伤是由于城市暴力、车祸和与工作有关的事故引起的，这些伤害中有相当一部分是对主要血管结构的伤害，因此，巴西许多较大的急诊室制订了更好的救生干预措施和早期复苏战略。此外，由于缺乏标准化的数据检索和存档机制或数据库，全面了解血管损伤的流行病学还存在一定难度[1-3]。

根据巴西地理与统计研究所的数据，巴西人口超过 2.1 亿。直到最近十年，巴西某些城市地区和区域地区的暴力和创伤水平一直在不断上升（表 37-1）。随着包括杀人在内的暴力犯罪率与人口增长的比例趋于稳定或下降，这一趋势最近有所减弱。目前，总体凶杀率在每 10 万人中 30 人

左右波动[1-3]。

在这 35 年里，凶杀案的增长主要是由于枪支造成的死亡，而其他方式造成的死亡则相对稳定。20 世纪 80 年代初，随着城市人口的大量增加（农村人口的过渡），社会紧张局势加剧，出现了"军备竞赛"，尽管 2003 年的《裁军规约》（*disarmament statute*）有助于限制枪支的供应。在巴西有两种类型的医疗保健系统：公共系统（Sistema Único de Saúde, SUS）和私人系统（医疗和私人计划）。

约 90% 的巴西人口需要依靠政府维持的公共卫生系统。卫生系统由不同复杂程度的设施组成：基本医疗单位和急诊室、二级医院、三级医院和大学医院。其中一些三级和大学医院对应并充当创伤中心。20 世纪 80 年代，随着巴西高级创伤生命支持系统的引入和推广，巴西公立（大学）医院开始对多重创伤患者进行系统化、标准化的临床应对措施。在过去的十年里，一些私立医院已经开始实施以创伤外科医生团队为基础的创伤护理系统。院前急救由紧急医疗服务处（急救服务处）提供。主要由技术人员和护士组成的基本护理单元和由医生和护士组成的高级护理单元构成。拨打 192 即可获得紧急医疗服务（救护车）。然而在一些城市，如圣保罗、里约热内卢和库里蒂巴，除了 SAMU 的响应外，医生和护士还与消防局（Corpo de Bombeiros）的救援队联合开展院前创伤护理，拨打 193 即可启动。

（一）城市环境

血管损伤的严重程度各不相同，军事或与战

表 37-1 按凶杀率（每 10 万人）分列的巴西地区排名（2000—2016 年）

地 区	2000 年		2010 年		2016 年	
	凶杀率	排 名	凶杀率	排 名	凶杀率	排 名
阿拉戈斯州	25.6	11	66.8	1	55.9	3
圣埃斯皮里图州	46.8	3	50.1	2	32.5	16
帕拉州	13.0	21	45.9	3	50.9	4
伯南布哥州	54.0	1	38.8	4	47.6	6
阿马帕州	32.5	9	38.7	5	49.6	5
帕拉伊巴州	15.1	20	38.6	6	33.1	13
巴伊亚州	9.4	23	37.7	7	46.5	7
朗多尼亚州	33.8	8	34.6	8	32.8	14
巴拉那州	18.5	16	34.4	9	25.9	20
墨西哥城	37.5	7	34.2	10	22.1	22
塞尔希培州	23.3	12	33.3	11	64.0	1
马托格罗索州	39.8	5	31.7	12	35.5	11
亚马孙州	19.8	14	30.6	13	29.4	18
塞阿拉州	16.5	17	29.7	14	39.8	9
戈亚斯州	20.2	13	29.4	15	43.8	8
罗赖马州	39.5	6	27.3	16	19.8	25
里约热内卢	51.0	2	26.2	17	37.6	10
南马托格罗索州	31.0	10	25.8	18	22.7	21
北里奥格兰德州	9.0	24	22.9	19	56.9	2
托坎廷斯州	15.5	19	22.5	20	27.1	19
马拉尼昂州	6.1	27	22.5	21	33.7	12
阿克里州	19.4	15	19.6	22	29.8	17
南里奥格兰德州	16.3	18	19.3	23	31.2	16
米纳斯吉拉斯州	11.5	22	18.1	24	20.7	24
圣保罗州	12.2	4	13.9	25	11.0	27
皮奥伊州	8.2	25	13.7	26	21.9	23
圣卡塔琳娜州	7.9	26	12.9	27	15.0	26

引自 Sistema de Informação sobre Mortalidade（SIM）/Secretária de Vigilância em Saúde（SVS）/Ministério da Saúde（MS）;Araujo et al.（2006）,Waiselfisz（2018）,and Rossi et al.（2013）.

斗有关的弹药造成的伤害通常会更为广泛[4, 5]。巴西外科医生一般缺乏处理军用弹药和爆炸装置造成的严重伤害的经验，尽管在城市环境中零星使用军用武器令人遗憾，但这并非巴西独有的社会问题。尽管不常见，但 AR-15、AK-47、M16 甚至手榴弹等武器造成的血管损伤在巴西的一些地区时有发生（图 37-2），尽管从市政 Souza Aguiar 医院（1995—2000 年）的一系列数据来看，这类损伤的比例有所下降。这一观察结果是在凶杀率上升的时期得出的，这表明高速弹药仍然是造成包括致命伤害在内的创伤的重要原因。一个令人鼓舞的最新趋势是，

该州的暴力事件发生率和目前处理的高速枪伤数量急剧下降[1-3]。

（二）农村环境

在巴西较偏远的农村地区，1%～4% 的伤害与血管有关。下肢创伤通常是由车祸造成的，而上肢创伤则通常是由于工厂或工业事故、农业事故或家庭纠纷（刀或玻璃割伤）。在家庭纠纷中，刀具和玻璃撕裂伤更为常见，上肢血管损伤通常局限于桡动脉（34% 的病例）或尺动脉（36% 的病例）。这两种情况通常都可以通过结扎而不是修复或重建来处理。

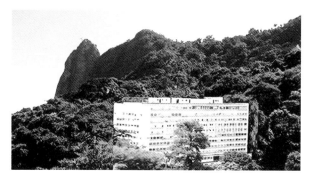

▲ 图 37-1　位于里约热内卢的国家心脏病研究所，该研究所强调了创伤护理在该国的重要性

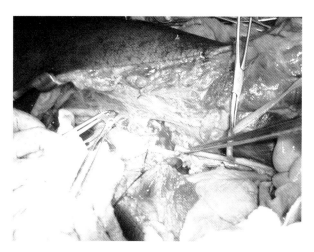

▲ 图 37-2　高速枪伤（AK-47 枪伤）后的右髂外侧（静脉和动脉）（彩图见书末）

（三）汽车事故

汽车事故巴西是交通事故造成的创伤死亡人数最多的国家之一，仅次于印度、中国、美国和俄罗斯。1980—2011 年，全国有近 100 万人死于交通事故；2000—2010 年间，死亡人数从 28 995 人增至 42 844 人，增幅达 32.3%。其中，男性占 82.3%，中西部和南部地区的死亡率最高，分别为每 10 万居民 29.0 人和 25.4 人。摩托车驾驶员占死亡总人数的 76.9%。英国也发现了摩托车死亡的趋势，每年因交通事故住院的人数增加了 4.6%。巴西圣保罗州坎皮纳斯市 2008 年的一项研究表明，致命交通事故显著增加，摩托车驾驶员占交通事故死亡人数的 49.3%[6]。

三、巴西血管损伤的评估和诊断

在较大城市或者较偏远的农村，创伤患者获

得的分诊、评估和诊断资源存在很大差异。对巴西公立和私立医疗中心之间资源差异的详细总结超出了本综述的范围，故在此不详述。里约热内卢是巴西第二大城市，人口超过 750 万，其对创伤受害者的院前评估分为四个阶段，全部由消防部门（急诊医生）进行。

1. 快速评估：这一阶段在几分钟内完成，目的是诊断和治疗危及生命的病症，并评估患者是否危在旦夕。

2. 重症干预和转运：在完成稳定程序后，应立即将患者送往里约热内卢的七个创伤转诊中心之一。

3. 非必要程序：这些程序应推迟到患者被送往创伤转诊中心之后进行。

4. 详细检查：这项检查是为了诊断在快速评估过程中没有观察到的损伤。对于危重患者，这一阶段必须在转运途中进行；而对于病情稳定的患者，这一阶段可在 5min 内就地完成。

里约热内卢、贝洛奥里藏特市和圣保罗市的创伤转诊中心使用现代化的复苏室，院前急救车辆和医疗服务提供者可以使用这些复苏室，这些复苏室有足够的空间供多学科团队快速分类并执行一系列诊断和复苏操作，并且配备了放射摄影和超声设备，以进行诊断成像和协助血管通道，以及开放设备，以促进和立即采取救生干预措施。根据伤病情况，一旦初步检查完成在实施救生措施时，患者通常会被转移到以下三个地点之一：放射科进行进一步的影像检查、重症监护病房的监测和复苏、手术室进行抢救和修复。在大多数重大血管损伤病例中，患者会从抢救室转移到手术室，在抢救的同时可根据需要进行额外的成像和修复。

四、血管损伤模式和治疗策略

苏萨 - 阿吉亚尔市立医院（拉丁美洲最大的急诊中心之一）在 1998—2008 年间进行了一项回顾性研究，报道了 1236 名患者中的 1478 例血管损伤。与世界其他地区一样，该研究结果显示，巴西的血管损伤最常见于 40 岁以下的男性（占总数的 73%）（占总数的 69%）。在这项研究中，血管损伤的主要机制是枪伤（73%），低速损伤比高速损伤更常见（分别为 83% 和 17%）。血管损伤最常见的解剖位置是下肢，其次是上肢（分别为54%和33%）。约有5%的血管损伤发生在颈部，腹部（5%）和胸部（3%）的比例同样较小。

在这一回顾性系列研究中，血管损伤的手术治疗包括初次吻合术（39%）、移植重建术（21%）、结扎术（16%）和缝合修复术（12%）。仅有1.5%的四肢血管损伤病例报道了原发性截肢。作为血管替代物的主要导管是自体静脉，只有5%的重建中使用了合成移植物。使用自体导管时，90%的病例使用大隐静脉（图37-3），使用上肢肱静

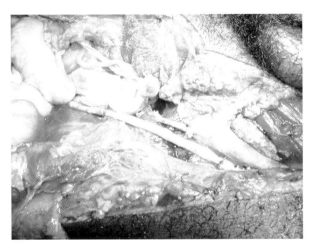

▲ 图37-3　大隐静脉移植术用于动脉重建（彩图见书末）

脉的病例很少（1.3%）。不出意料的是（与世界其他地区一样），血管性和非血管性创伤（即多发性创伤）患者的死亡率最高，尤其是血管性创伤并伴有颅脑和（或）胸部损伤的患者。

（一）腔内治疗设备

与世界其他地区一样，血管腔内技术（即球囊、支架和支架移植物）在处理某些类型的血管损伤方面发挥着越来越重要的作用，尤其是在巴西规模较大、设备较完善的三级创伤中心（图37-4）。一般来说，血管内支架可以治疗主动脉及其近端分支小血管的损伤，如锁骨下血管、胸内颈动脉，甚至偶尔用于肠系膜血管损伤[8-10]。为了提供这些疗法,开发一个单一的物理场所（即通过血管造影进行抢救、经皮腔内手术和开放手术修复），在这里可以提供经皮腔内治疗、手术修复、横断面成像和初始重症监护，这一点极具吸引力。我国主要的创伤中心都采用了这种混合手术和复苏的理念。值班的血管外科医生是急诊外科团队的一部分，与创伤团队合作控制出血和治疗血管损伤。重伤患者被送往手术室，安置在外科放射镜手术台上。这里有标准的血管造影设备、诊断标记造影导管及用于大多数血管介入治

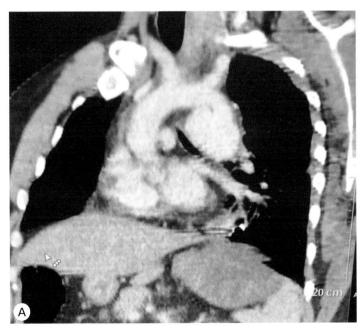
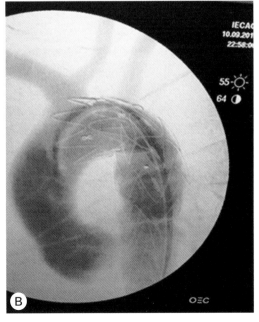

▲ 图37-4　A. CTA显示车祸导致的胸主动脉钝性伤（假性动脉瘤）; B. 胸椎血管内主动脉修复支架数字减影血管造影。注意不同的主动脉弓分支解剖（左颈总动脉起源于头臂动脉）

疗的导丝。主动脉介入手术专用设备，包括大直径鞘、超硬导丝及不同尺寸和类型的主动脉覆膜移植物。这样一些大学医院就可以进行杂交手术。

（二）具体注意事项

1. 颈动脉损伤　颈总动脉和颈内动脉的病变可能导致血栓形成和（或）出血，特别是当病变发生时，并导致新的问题（如假性动脉瘤）。我们的经验是，即使是有神经症状的患者，开放性修复和重建也是最佳选择。手术前后对患者进行神经系统评估对于确定最佳治疗方案和评估手术效果至关重要。对于颈外动脉及其分支的损伤，血管内栓塞对这些作者来说非常有用，效果良好。

2. 锁骨下动脉损伤　与其他作者一样，作者也认识到锁骨下动脉三个不同节段的手术方法存在显著差异。锁骨下动脉胸内段通常采用高位前外侧胸廓切开术，同时或不单独进行锁骨上动脉远端显露。由于显露和控制胸腔内锁骨下动脉的难度很大，作者发现这一损伤部位特别适合使用覆膜支架进行血管内治疗。通常锁骨上切口联合至腋动脉的锁骨下切口可以显露第 1 肋骨后和远端的锁骨下动脉段。作者发现在某些病例中，对较远端锁骨下动脉甚至近端腋动脉进行腔内修复是有利的（图 37-5）。

3. 心脏损伤　心脏外伤死亡率高，可引起不同程度的纵隔和胸膜穿刺出血，心脏压塞。贝克三联征的典型表现（颈静脉充血、心音窒息和低血压）发生在不到 40% 的病例中[11]（图 37-6）。

4. 胸部血管损伤　由于巴西车祸频发，处理钝性胸主动脉损伤的经验相当丰富。与世界其他发达地区一样，这种损伤的诊断目前几乎完全依靠对比剂增强 CT 和（或）MRI。对比剂血管造影通常用于钝性主动脉损伤的支架修复，鉴于胸主动脉腔内修复术的低死亡率（小于 5%）和手术修复钝性主动脉损伤的高死亡率（10%～35%），这是目前大多数这类损伤的首选方法[12, 13]。因为胸主动脉腔内修复术的死亡率很低（低于 5%），而外科手术修复钝性胸主动脉损伤的死亡率要高得多（10%～35%）[2, 3]。与世界其他地区的情况一样，目前的挑战是如何在农村和大都市地区更广泛地普及这种治疗方法。

5. 腹部血管损伤　对于腹主动脉损伤（钝性或穿透性），作者更倾向于开腹手术（即剖腹手术）。由于腹主动脉损伤容易造成大量复苏和中空内脏或实心器官的损伤，作者们推崇损伤控制开腹手术的原则，在控制出血和感染的同时关注患者生理条件和复苏，同时也计划二次手术进行更明确的修复[14-16]。

6. 四肢血管损伤　此类损伤通常需要多学科的治疗方法，包括血管、创伤和矫形外科医生。与其他血管损伤的解剖领域一样，四肢的首要任务是控制出血和恢复灌注。然而，与其他解剖区域不同，骨折复位和稳定必须与血管修复一起考虑。出血控制后，通常完成骨折复位和复位，作者通常在骨骼固定前进行肢体灌注重建。这可以通过正式的血管重建来完成或者使用临时血管分

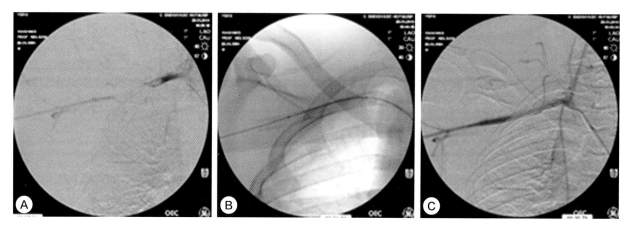

▲ 图 37-5　摩托车多发伤合并右侧上肢多发骨折，右侧臂丛损伤，右侧锁骨下动脉损伤，右肺挫伤
A. 数字减影血管造影显示 SCA 充盈缺损；B. 缺损与 Viabahn 9mm×100mm 支架交叉；C. 血流恢复满意

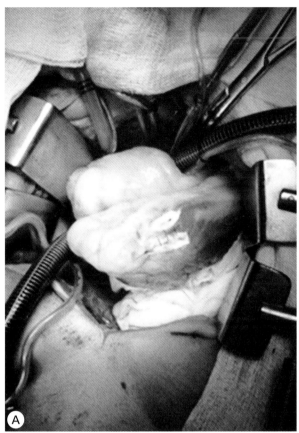

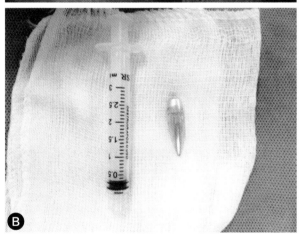

▲ 图 37-6　高速弹丸心脏损伤及心脏修复
A. 心肺分流术；B. "丢失的子弹"

流术。如果使用分流器，则在骨折固定完成后将其移除并进行血管修复。另一个重要的考量是血管修复后需要有足够的软组织覆盖。如果组织破坏使得血管移植不能在正常位置或原位位置完成，则需要解剖外旁路，以减少感染和破坏的风险。在巴西，截肢者在获得合适的假肢和康复方面非常困难，这就需要外科团队最大限度地努力挽救四肢血管损伤患者的肢体 [17, 18]。

五、培养下一代创伤外科医生

根据我们自己的经验，以及军事实践和来自世界各地的报道，巴西有两种临床环境可以利用创伤训练的机会 [8-10]。第一种情况是在与医学院有联系的学术性大学医院内，这些医院接收过创伤患者；第二种情况涉及更多的医院，大部分是公立医院，它们在照顾创伤受害者方面有着悠久的历史和经验，但它们缺乏创伤外科领域正式学术研究的机会。

在巴西，要成为一名普通外科医生，至少拥有 2 年的普通外科住院医师培训，然后才能获得普通外科医生资格证书并从事急诊外科手术。还需要 2～3 年的专业学习（如血管外科），以培养专业技能。一些住院医师项目在最初 2 年的普通外科培训的基础上，增加了 2 年的高级普通外科培训。巴西的专科外科医生有两个头衔：普通外科医生和另一个反映他们专长的头衔。在巴西，每年有 55 个创伤外科住院医师培训计划的职位空缺，分布在 9 个州。这些住院医师培训计划包括 2 年的普通外科培训和 1 年的创伤外科培训。由于该专业的复杂性，该项目在积累创伤经验方面仍有不足。然而，由于巴西绝大多数创伤和急诊外科手术都是由只接受过 2 年普通外科培训的外科医生或接受过 2 年普通外科培训并再接受过 2 年或 3 年任何（非创伤）专科培训的专科医生完成的，因此这些项目的毕业生非常珍贵。为了应对这些挑战，1984 年成立的专业协会（如 SBAIT）一直在为所有医护人员提供创伤方面的年会和许多培训课程。

总之，作者认为，血管外科特别是血管损伤，在巴西的前景非常光明。对这个国家和区域来说，城市暴力的总体指数正在下降，有实力的正规创伤中心数量也在增加，这是一个良好的迹象。创伤和血管手术的"最佳训练模式"仍然存在挑战，然而，随着损伤控制和复苏方法的改进，以及血管腔内技术治疗某些形式的血管损伤的广泛应用，这种血管损伤的患者可能会得到更好的诊治。

推 荐 阅 读

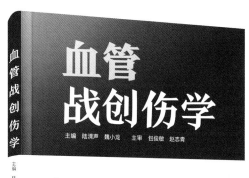

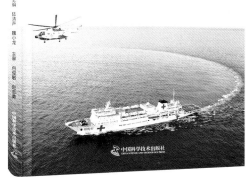

主编　陆清声　魏小龙
主审　包俊敏　赵志青
定价　128.00 元

　　血管战创伤是一种日常与战争时都非常常见又凶险的损伤，处理不及时将严重威胁军民健康。在腔内微创治疗的时代大背景下，编者结合临床实践，紧扣技术前沿，以血管战创伤的救治为主线，从血管战创伤的病理基础出发，深入剖析院前救治、临床诊断及创伤复苏理论，同时还在传统治疗的基础上，重点分享了血管腔内微创救治理论和技术，针对不同部位的血管损伤，从解剖基础、诊断、救治原则、动静脉损伤、手术入路选择进行具体阐述。全书共 17 章，涵盖了血管创伤救治的各个阶段，以图示、表格、流程图等多种形式全面展现了救治方法，适合从事血管战创伤外科工作的医务人员阅读参考。

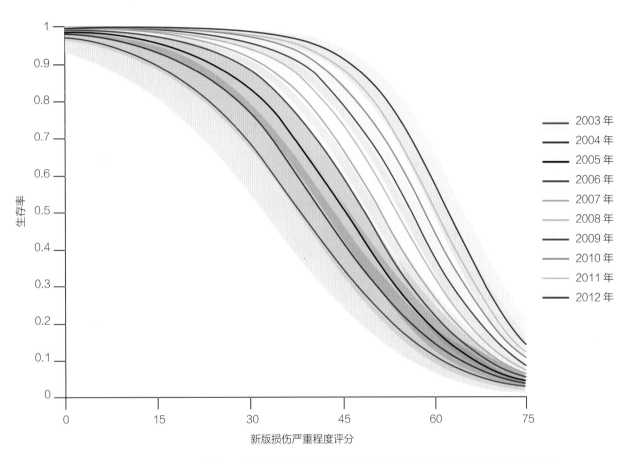

图例：
2003 年
2004 年
2005 年
2006 年
2007 年
2008 年
2009 年
2010 年
2011 年
2012 年

▲ 图 5-1　2003—2012 年在阿富汗和伊拉克接受治疗患者的累积生存率与新版损伤严重程度评分

经许可转载，引自 Penn-Barwell, et al.Improved survival in UK combat casualties from Iraq and Afghanistan:2003-2012. *J Trauma and Acute Care Surg*.2015;78(5):1014-1020.

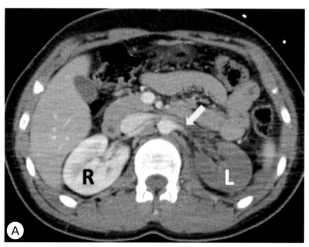

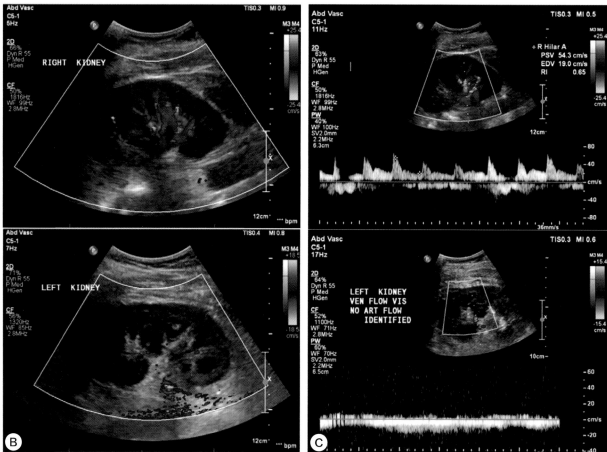

▲ 图 8-11　创伤性肾动脉闭塞。14 岁的男孩从一辆时速 35 英里（1 英里 ≈ 1.6km）的摩托车上摔下来，导致胸部和腹部受伤

A. CT 显示左肾动脉闭塞，可能是发生夹层（箭）。右肾（R）显影增强，左肾（L）无显影。B. 肾彩色血流双功超声显示右肾（上）动脉和静脉有血流，左肾（下）无血流。C. 右肾（上）脉冲多普勒动脉波形正常，左肾（下）静脉流速缓慢

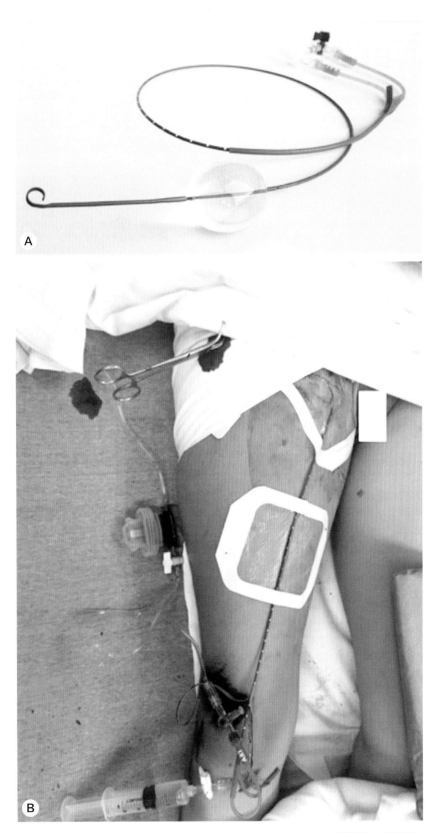

▲ **图 11-2** ER-REBOA 导管（Prytime Medical, Arvada, CO），在 7F（2.33mm）鞘管兼容导管（A）上安装顺应性球囊，用于怀疑骨盆损伤的患者，并配有用于临时稳定的鞘管（B）

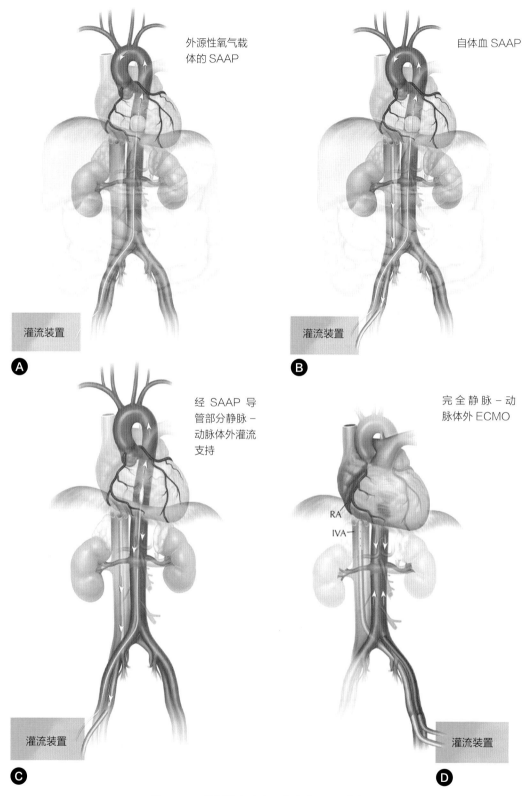

▲ 图 13-4　选择性主动脉弓灌注（SAAP）复苏方式

使用外源性氧气载体的 SAAP（A），如果需要，依次是自体血 SAAP（B）和球囊放气后经 SAAP 导管部分静脉 - 动脉体外灌流支持（C）。这样可以暂时稳定下来，或者作为在完全静脉 - 动脉 ECMO 支持（D）之前的桥接步骤。ECMO. 体外膜氧合；IVC. 下腔静脉；RA. 右心房 [引自 Manning JE, Rasmussen TE, Tisherman SA, Cannon JW.Emerging hemorrhage control and resuscitation strategies in trauma:endovascular to extracorporeal. *J Trauma Acute Care Surg*.2020;89（2S）:S50-S58.]

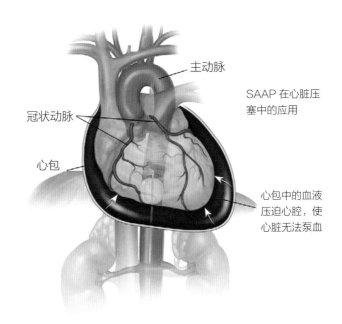

主动脉

SAAP 在心脏压
塞中的应用

冠状动脉

心包

心包中的血液
压迫心腔，使
心脏无法泵血

▲ 图 13-9 心脏压塞时选择性主动脉弓灌注（SAAP）的图示

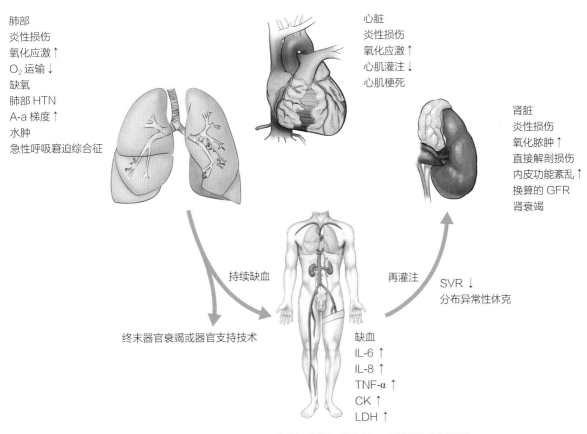

肺部
炎性损伤
氧化应激↑
O₂ 运输↓
缺氧
肺部 HTN
A-a 梯度↑
水肿
急性呼吸窘迫综合征

心脏
炎性损伤
氧化应激↑
心肌灌注↓
心肌梗死

肾脏
炎性损伤
氧化脓肿↑
直接解剖损伤
内皮功能紊乱↑
换算的 GFR
肾衰竭

持续缺血

再灌注

SVR ↓
分布异常性休克

终末器官衰竭或器官支持技术

缺血
IL-6 ↑
IL-8 ↑
TNF-α ↑
CK ↑
LDH ↑

▲ 图 14-1 在缺血再灌注损伤期间发生的一系列事件解剖示意

缺血导致细胞缺氧，导致细胞死亡和细胞内酶、炎症细胞因子和趋化因子局部释放到局部组织。组织床再灌注后，酶被释放到系统循
环中，导致各种器官（包括肾脏、心脏、肺、肝脏和胃肠道）的直接和间接炎症损伤。这最终导致终末器官衰竭，可单独或合并发生。
CK. 肌酸激酶；GFR. 肾小球滤过率；HTN. 高血压；IL. 白细胞介素；LDH. 乳酸脱氢酶；SVR. 全身血管阻力；TNF-α. 肿瘤坏死因子 -α

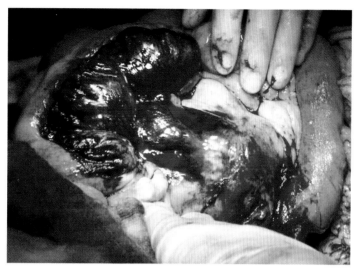

▲ 图 18-6　肠系膜上动脉在快速减速损伤后破裂。图像显示中心血肿和出血进入小肠系膜

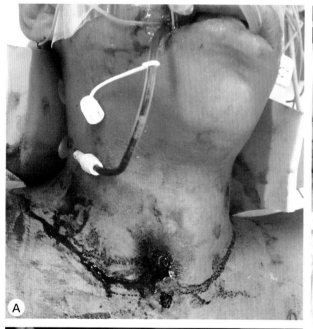

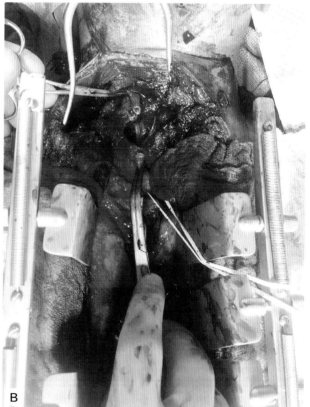

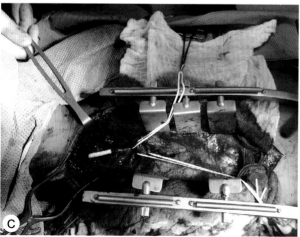

▲ 图 20-2　A. I 区枪伤的照片；B. 无名动脉枪伤段切除后的手术照片；C. 采用膨体聚四氟乙烯间置桥血管修复无名动脉的手术照片

图片由 Gregory A.Magee, University of Southern California 提供

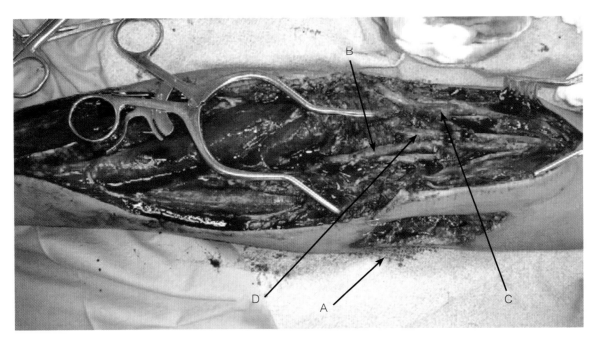

▲ 图 21-1　患者头部视角。左臂内侧的高能量枪伤导致子弹出口处出现"爆裂伤"。由肱动脉至桡动脉使用大隐静脉作旁路手术修复肱动脉损伤，并使用 GSV 移植修复贵要静脉损伤，并进行了筋膜切开术
A. 空洞化损伤；B. 肱 - 桡 GSV 旁路；C. 贵要静脉；D. 正中神经

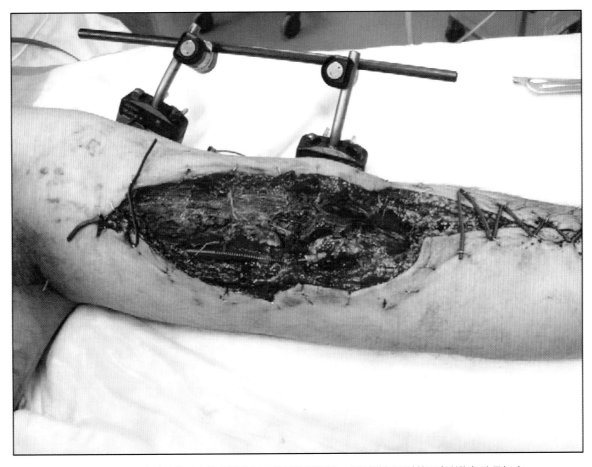

▲ 图 21-2　肱动脉临时血管分流术用于维持远端灌注，同时进行骨科外固定以恢复肱骨长度

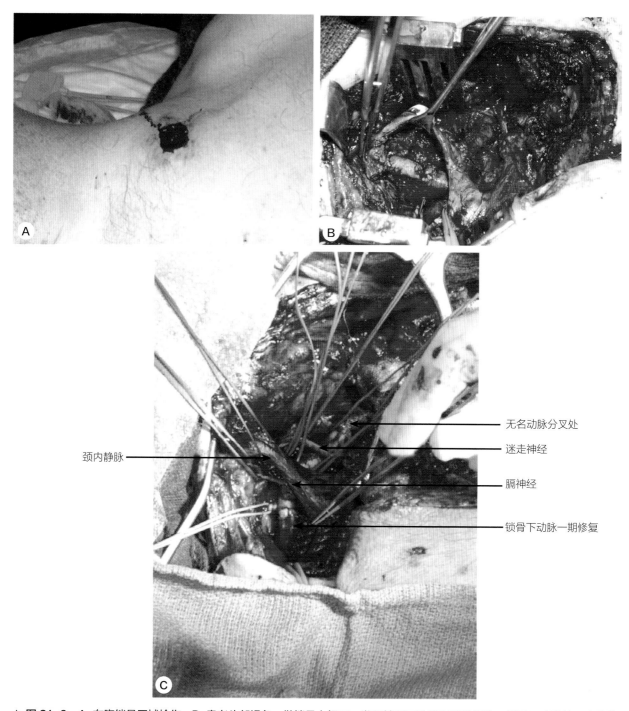

无名动脉分叉处

迷走神经

颈内静脉

膈神经

锁骨下动脉一期修复

▲ 图 21-6　A. 左胸锁骨区域枪伤。B. 患者头部视角。做锁骨上切口，发现锁骨下动脉和静脉损伤。锁骨下动脉使用大隐静脉间置移植修复，同时锁骨下静脉至颈内静脉使用 GSV 作旁路分流术。C. 锁骨下动脉和静脉区域的解剖结构复杂，在手术显露时必须进行细致的解剖

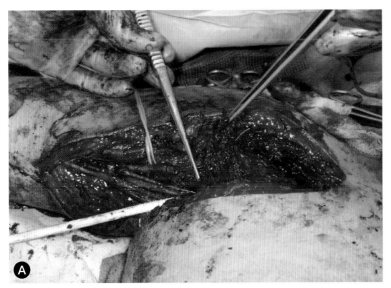

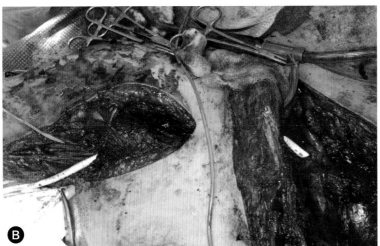

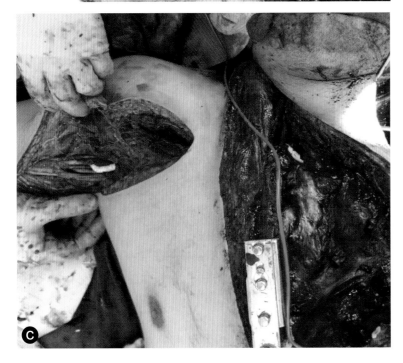

◀ 图 23-2　A. 可见 Javid 分流管的远端插入右腋动脉，近端置于右锁骨下动脉的近端，其下方为锁骨、上方为胸大肌，内部为损伤区（右锁骨下动脉中段）。B. 与 A 图为同一病例，视野更大，可见通过正中胸骨切开术显露分流管近端。Javid 分流管的近端已被移除，并用止血钳固定（照片上部可见）。6mm 膨胀聚四氟乙烯移植物的近端已与右锁骨下动脉的起点吻合，移植物通过解剖穿越组织，为与右腋动脉吻合做准备。C. 使用 6mm ePTFE 从右锁骨下动脉到右腋动脉成功重建后的手术完成图像。本例锁骨下动脉损伤是在锁骨附近过度缝合造成的

图片由 Rasmussen, TE 提供

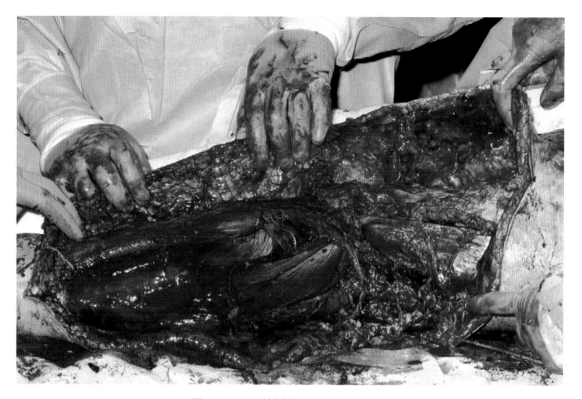

▲ 图 26-1 下肢被卡车碾过后的多平面脱套

向腘窝看可以看到小腿的后侧。血管完好，但骨骼和软组织损伤严重不能挽救

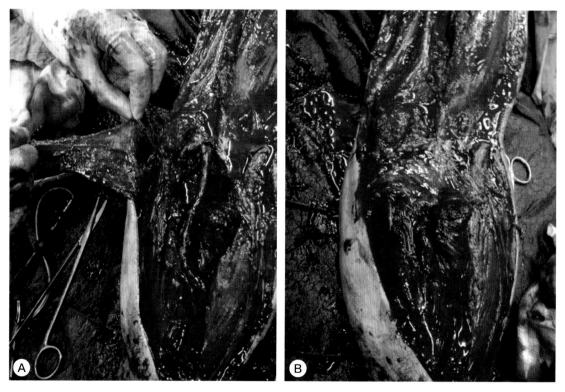

▲ 图 26-2 A. 逆向静脉移植治疗高能枪伤所致的肘窝臂动脉缺损，可用于原位覆盖的移植物选择很少；B. 从前臂提起近端脂肪筋膜瓣覆盖血管

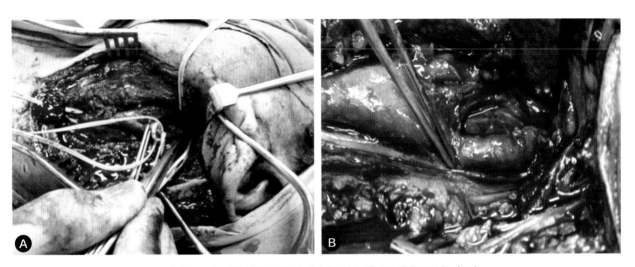

▲ 图 27-8　颈动脉Ⅲ区损伤（A），使用静脉补片修补缺损（B）

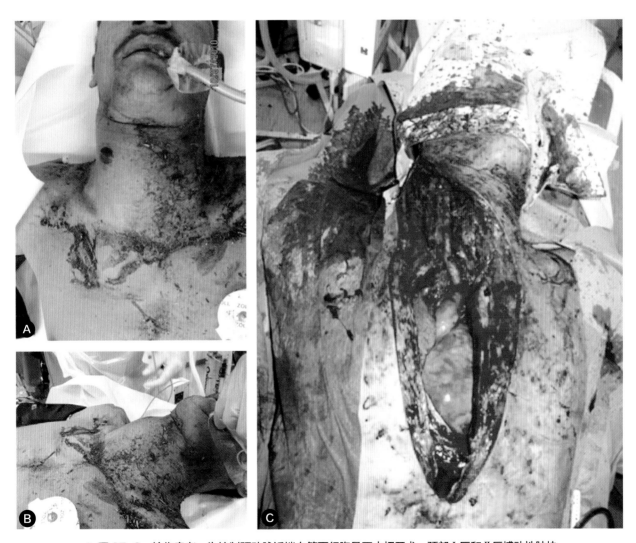

▲ 图 27-9　枪伤患者，为控制颈动脉近端血管而行胸骨正中切开术，颈部Ⅰ区和Ⅱ区搏动性肿块

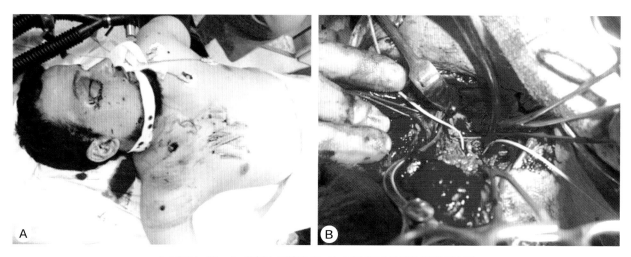

▲ 图 27-10　A. 颈部 I 区枪击伤；B. 切除锁骨并结扎锁骨下动脉

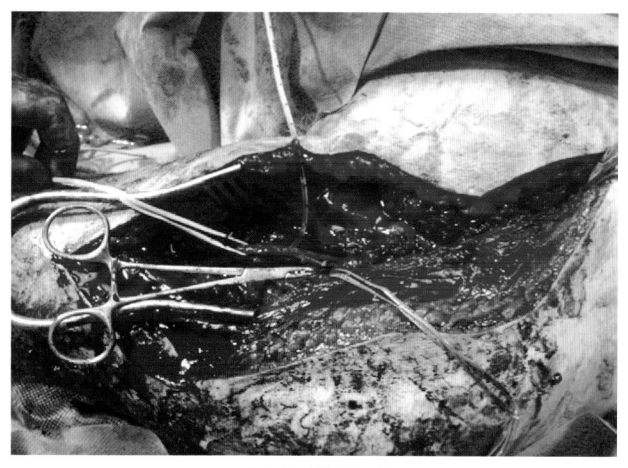

▲ 图 27-12　完全显露腋窝动脉

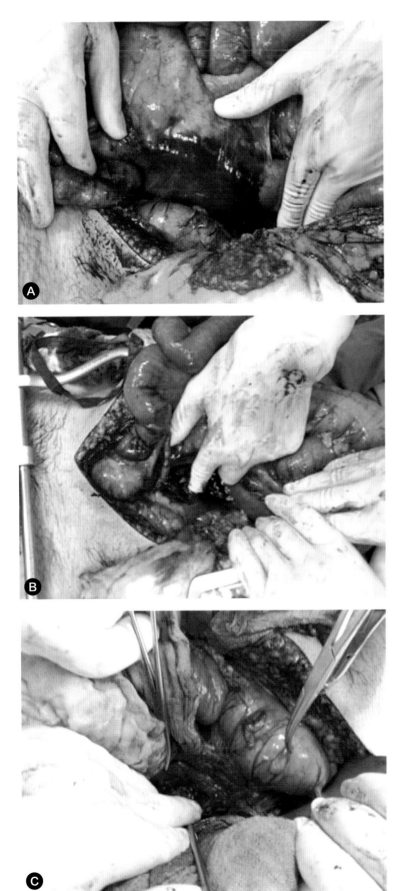

▲ 图 27-20 采用 Cattell-Braasch 手法处理下腔静脉穿透性枪伤

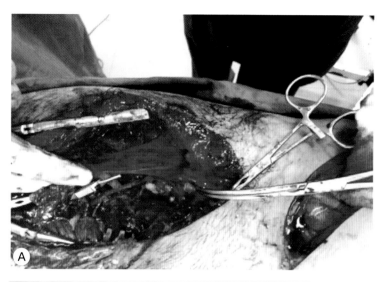

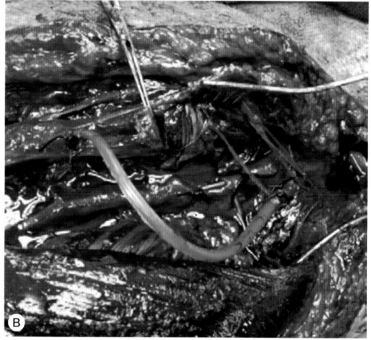

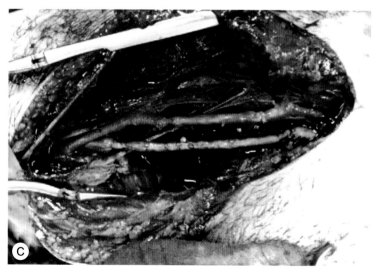

◀ 图 27-22　腹股沟枪伤

A. 初步经腹膜外显露髂外动脉以控制近端血管；
B. 使用筋膜切开术进行动脉和静脉分流以维持灌
注；C. 12h 后，采用另一条腿的大隐静脉修复股动
脉和股静脉

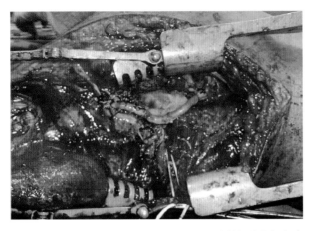

▲ 图 29-7　间置静脉移植，最常见的弹道血管损伤修复方式

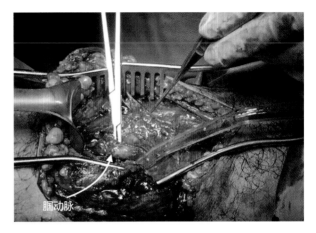

▲ 图 36-4　显露腘动脉

腘动脉

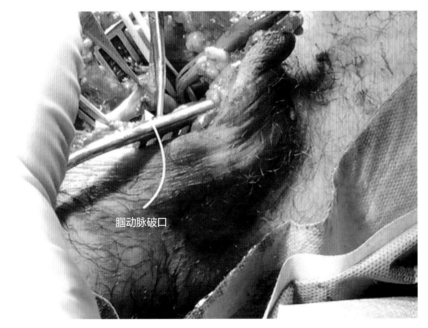

腘动脉破口

◀ 图 36-5　腘动脉损伤

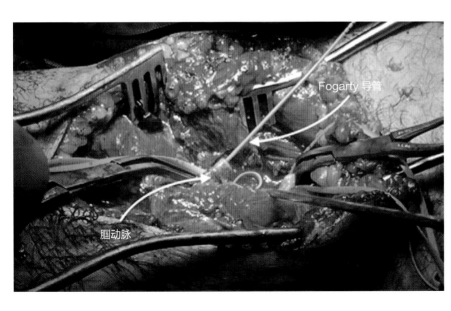

Fogarty 导管

腘动脉

◀ 图 36-6　腘窝动脉的 Fogarty
导管栓塞切除术

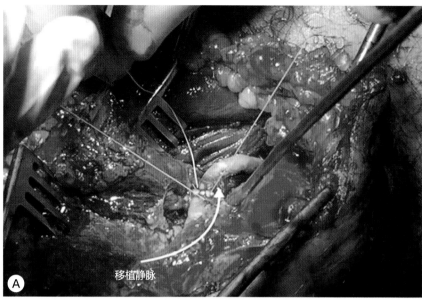

◀图 36-7　移植静脉

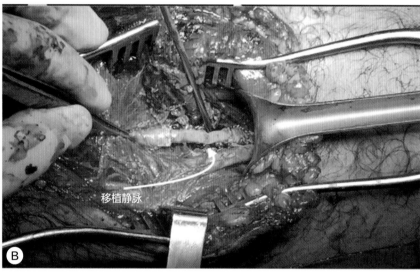

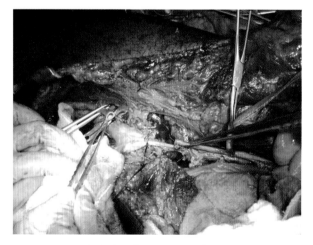

▲ 图 37-2　高速枪伤（AK-47 枪伤）后的右髂外侧（静脉和动脉）

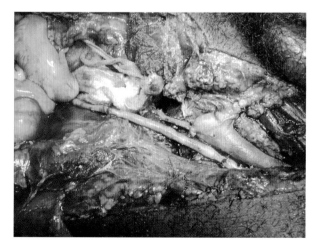

▲ 图 37-3　大隐静脉移植术用于动脉重建